"十三五"国家重点图书出版规划项目

国家新闻出版改革发展项目

国家出版基金项目

全国中药资源普查项目

云南省基础研究专项重大项目

横断山三江并流区中药资源图志

第二卷

|主|编|

李国栋　钱子刚

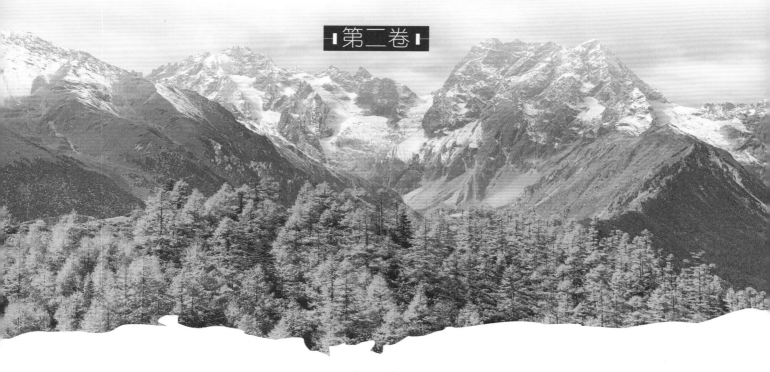

海峡出版发行集团 | 福建科学技术出版社

THE STRAITS PUBLISHING & DISTRIBUTING GROUP | FUJIAN SCIENCE & TECHNOLOGY PUBLISHING HOUSE

目录

猕猴桃科

硬齿猕猴桃 马奶奶、羊奶奶、母猪藤
Actinidia callosa Lindl.

【标本采集号】2353290514

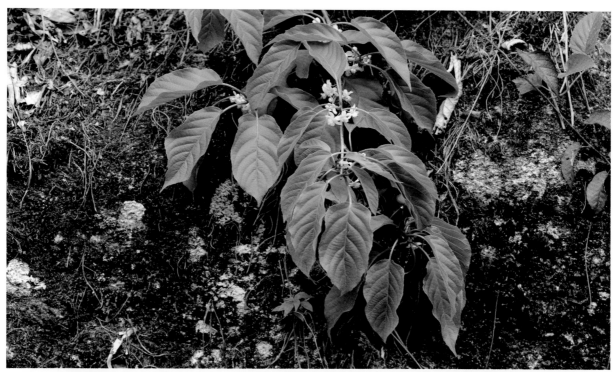

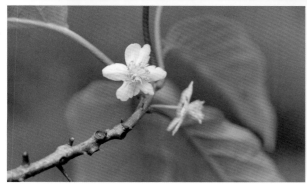

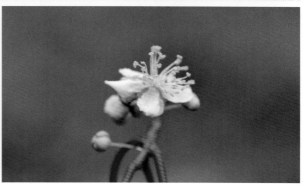

【形态特征】大型落叶藤本。叶卵形、阔卵形、倒卵形或椭圆形。花序有花 1~3，通常单生，花白色，5 数。果墨绿色，近球形至卵珠形或乳头形，长 1.5~4.5cm，有显著的淡褐色圆形斑点，具反折的宿存萼片。

【适宜生境】生于低山和丘陵中的沟谷或山坡乔木林或灌丛林。

【资源状况】分布于高黎贡山北坡泸水一带。偶见。

【入药部位】根（硬齿猕猴桃）。

【功能主治】清热解毒，活血散瘀，祛风利湿，接骨。用于风湿性关节炎，淋巴结结核，跌打损伤，痈疖。

显脉猕猴桃 酸枣子藤
Actinidia venosa Rehd.

【标本采集号】533324180903661LY

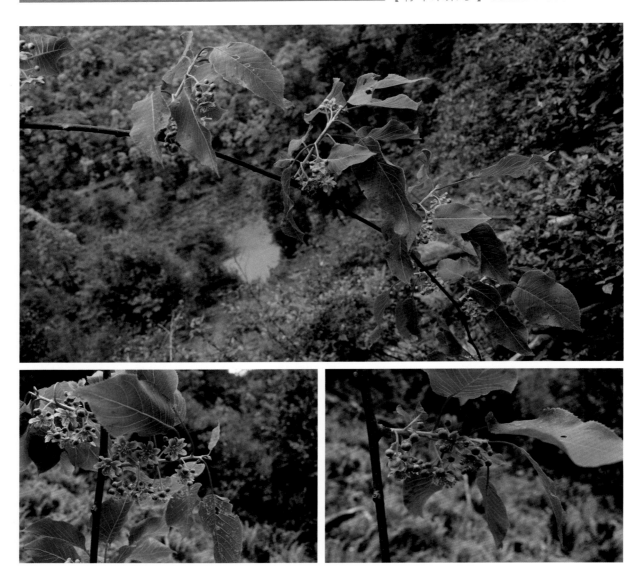

【形态特征】大型落叶藤本。皮孔相当显著，髓白色。叶纸质，长卵形或长圆形，两侧常不对称。聚伞花序一回分枝或二回分枝，花 1~7，花淡黄色，直径约 1.5cm，花 5 数。果绿色，卵珠形或球形，长约 1.5cm，有淡褐色圆形斑点，顶端有宿存花柱，基部有反折的宿存萼片。

【**适宜生境**】生于海拔 1200~2400m 的山地树林中。

【**资源状况**】分布于德钦、维西、贡山、兰坪、玉龙等地。偶见。

【**入药部位**】根皮（酸枣子藤）。

【**功能主治**】祛风除湿，活血祛瘀。用于风湿性关节炎，跌打损伤。

尼泊尔水东哥 马耳朵果、牛嗓管树、添饭果
Saurauia napaulensis DC.

【**标本采集号**】2353290008

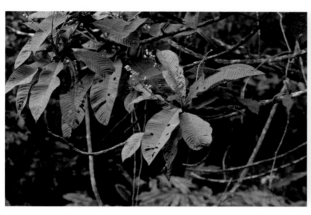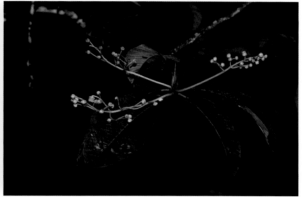

【**形态特征**】乔木。小枝被爪甲状或钻状鳞片，有褐色短柔毛或无毛。叶薄革质，椭圆形或倒卵状矩圆形，叶缘具细锯齿，叶背面被薄层糠秕状短绒毛。花序圆锥式，于叶腋单生；花粉红色至淡紫色，花 5。浆果扁球形或近球形，绿色或淡黄色，具明显或不明显 5 棱。花、果期 7~12 月。

【**适宜生境**】生于海拔 450~1200m 的山地林中或林边路旁。

【**资源状况**】分布于贡山、福贡、玉龙等地。

【**入药部位**】树皮、果（鼻涕果）。

【**功能主治**】散瘀活血，接骨，拔脓。用于骨折，跌打损伤，慢性骨髓炎，创伤出血，疮疖。

山茶科

普洱茶 野茶树、普雨茶、大叶茶
Camellia assamica (Mast.) Chang

【标本采集号】5333241812061306LY

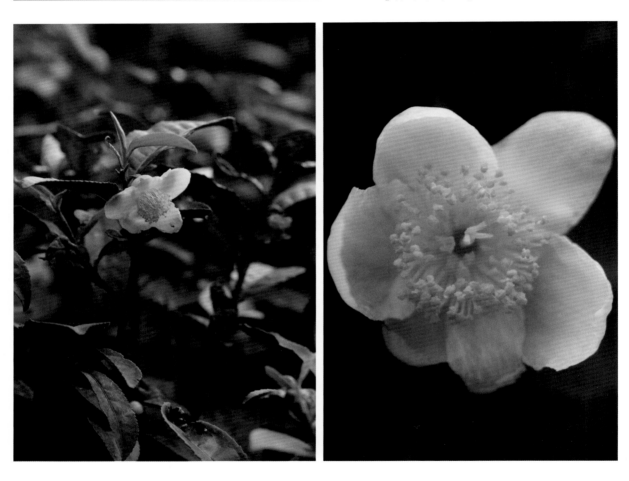

【**形态特征**】大乔木。嫩枝无毛，顶芽有白柔毛。叶薄革质，椭圆形，上面干后褐绿色，下面褐色。花腋生，苞片2，早落；萼片5，花瓣6~7片，倒卵形。蒴果扁三角球形。种子每室1个，近圆形。

【**适宜生境**】生于海拔1000~2100m的山地。

【**资源状况**】分布于贡山等地。常见。

【**入药部位**】嫩叶加工品（普洱茶）。

【**功能主治**】清热利水，消食醒神。用于神疲多眠，头痛，目昏，小便不利，解酒毒。

山 茶 薔春、山椿、耐冬
Camellia japonica L.

【标本采集号】5304270020

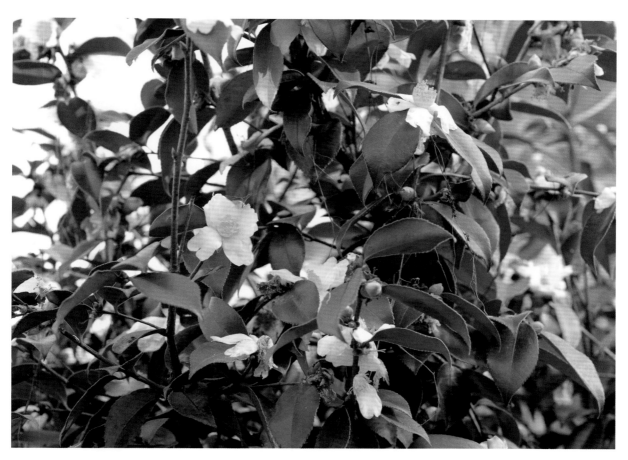

【形态特征】灌木或小乔木。叶革质，椭圆形，上面深绿色，干后发亮，下面浅绿色。花顶生，红色；苞片及萼片组成杯状苞被，半圆形至圆形；花瓣外侧2片近圆形，几离生，内侧5片基部连生，倒卵圆形。蒴果圆球形，果爿厚木质。花期1~4月。

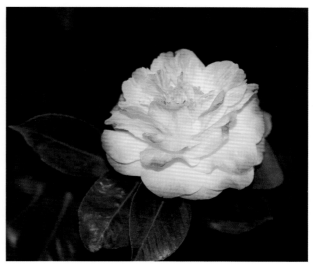

【适宜生境】生于喜温暖、湿润和半阴环境，怕高温，忌烈日。

【资源状况】分布于玉龙等地。常见。

【入药部位】花（山茶花）。

【功能主治】收敛止血，活血。用于吐血，衄血，便血，血崩；外用于烧烫伤，创伤出血。

油 茶 茶麸、茶袖巴、油茶籽
Camellia oleifera Abel.

【标本采集号】5329290614

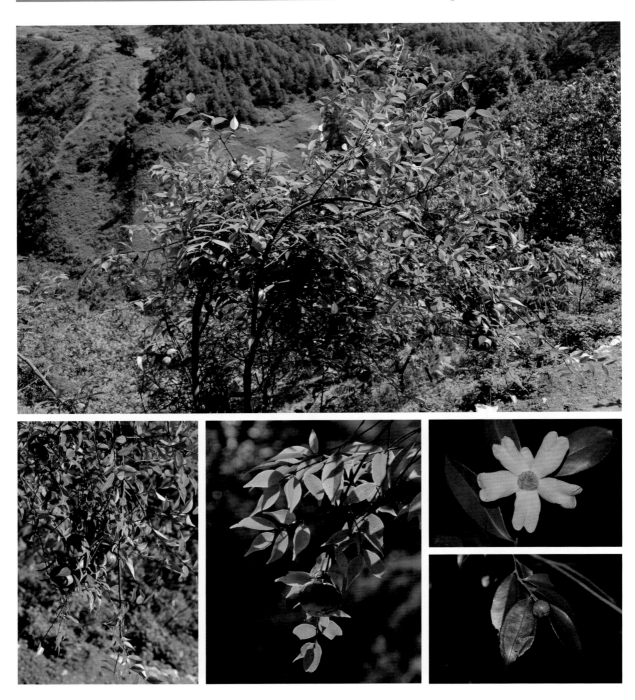

【形态特征】灌木或中乔木。嫩枝有粗毛。叶革质，椭圆形，长圆形或倒卵形，上面深绿色，发亮，下面浅绿色。花顶生，花瓣白色，5~7 片，倒卵形。蒴果球形或卵圆形；果柄粗大，有环状短节。花期冬春间。

【适宜生境】生于海拔 900~1500（~2100）m 的杂木林下或灌丛。

【资源状况】分布于贡山、福贡、玉龙等地。常见。

【入药部位】种子脂肪油（茶油）、种子（茶子心）。

【功能主治】清热化湿，杀虫解毒。用于痧气腹痛，急性蛔虫阻塞性肠梗阻，疥癣，烫火伤。

西南红山茶 匹他山茶、野山茶
Camellia pitardii Coh. Stuart

【标本采集号】2353290135

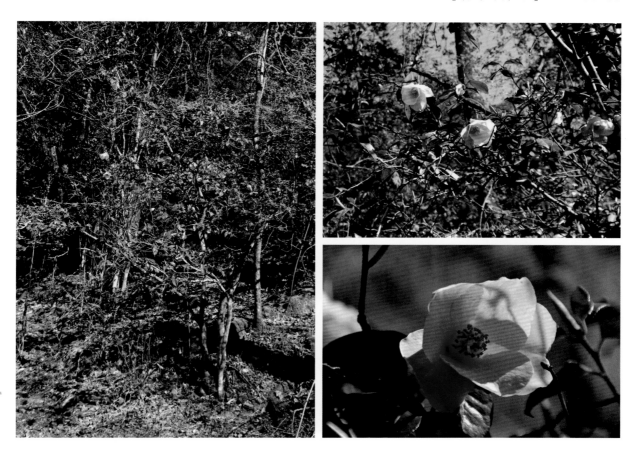

【形态特征】灌木至小乔木。叶革质，披针形或长圆形，边缘有尖锐粗锯齿。花顶生，红色，无柄；苞片及萼片 10 片，组成苞被；花瓣 5~6 片。蒴果扁球形，果爿厚。花期 2~3 月，果期 9~10 月。

【适宜生境】生于海拔 1150~2100m 的阔叶林下或林缘灌丛。

【资源状况】分布于玉龙等地。常见。

【入药部位】花、叶、根（山茶花）。

【功能主治】消炎，止痢，调经，活血止血，收敛止泻。用于痢疾，月经不调，鼻衄，吐血，肠风下血，关节炎，脱肛。

滇山茶 南山茶、云南茶花、红花油茶
Camellia reticulata Lindl.

【标本采集号】3229010064

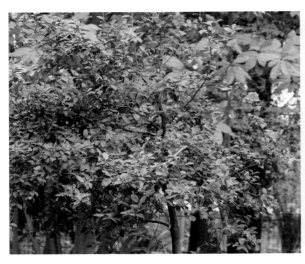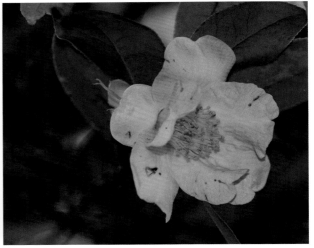

【形态特征】灌木至小乔木。叶阔椭圆形，上面干后深绿色，发亮，下面深褐色。花顶生，红色；苞片及萼片组成杯状苞被；花瓣红色，最外1片近似萼片，倒卵圆形，背有黄绢毛；子房有黄白色长毛。蒴果扁球形，3片裂开。花期1~4月。

【适宜生境】生于海拔1500~2500（~2800）m的阔叶林或混交林中。

【资源状况】分布于维西、玉龙等地。少见。

【入药部位】叶、花、果（云南茶花）。

【功能主治】凉血，止血，调经。用于鼻衄，血崩，月经不调。

怒江红山茶 狗爪爪、野茶花、怒江山茶
Camellia saluenensis Stapf

【标本采集号】5329290050

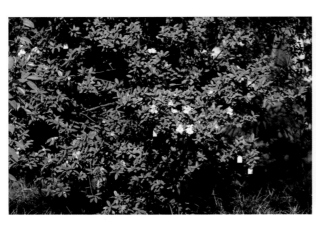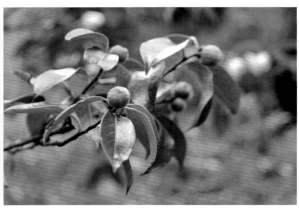

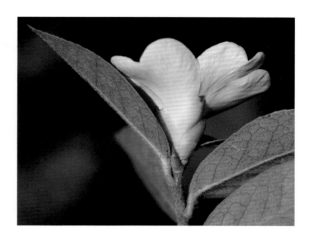

【**形态特征**】灌木至小乔木。嫩枝通常有毛，或早秃。叶革质，长圆形。花顶生，红色或白色，无柄；苞片及萼片组成苞被，革质；最外侧 1~2 片花瓣有毛，其余无毛，先端凹入或圆形。蒴果圆球形，直径 2.5cm；如为哑铃状，则宽 3cm。

【**适宜生境**】生于海拔 1900~2800（~3200）m 的干燥山坡的松林、混交林下，或山顶灌丛。

【**资源状况**】分布于兰坪等地。少见。

【**入药部位**】叶、嫩尖（怒江山茶）。

【**功能主治**】清热利尿。用于心烦口渴。

茶

山茶仔、木茶
Camellia sinensis (L.) O. Ktze.

【**标本采集号**】5329291062

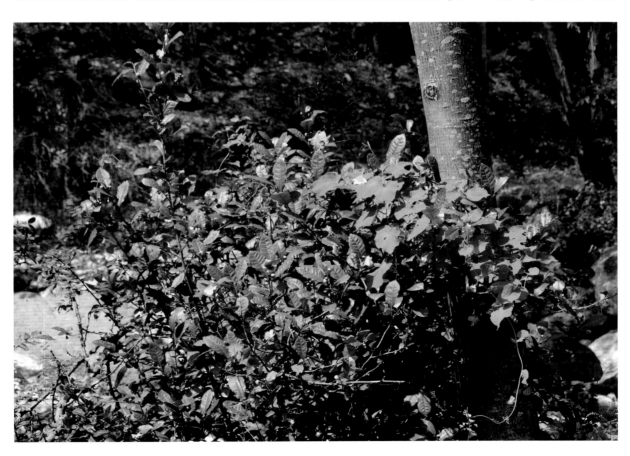

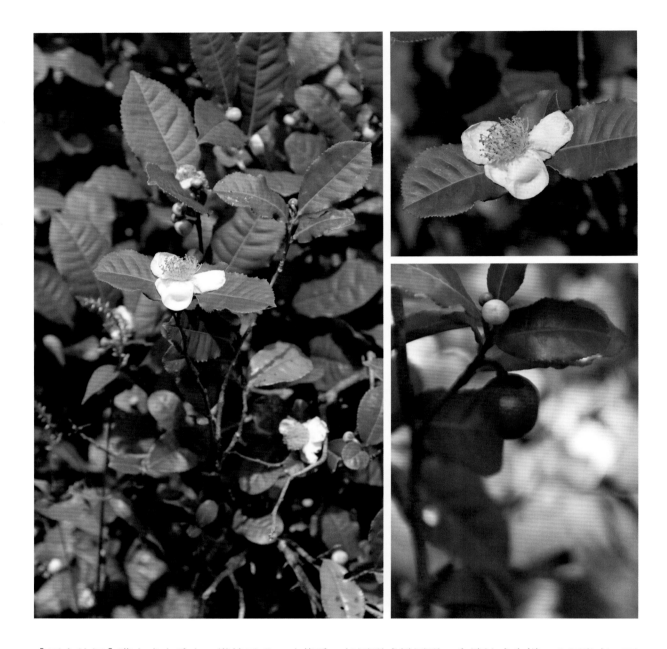

【形态特征】灌木或小乔木。嫩枝无毛。叶革质，长圆形或椭圆形，先端钝或尖锐，上面发亮，下面无毛或初时有柔毛。花 1~3 朵腋生，白色；苞片 2，早落；萼片 5，阔卵形至圆形；花瓣 5~6 片，阔卵形。蒴果 3，球形或 1~2 个球形。花期 10 月至翌年 2 月。

【适宜生境】生于海拔（130~）1300~2100m 的阔叶林下或灌丛中。

【资源状况】分布于香格里拉、德钦、维西、兰坪、玉龙等地。常见。

【入药部位】芽、叶（茶叶）。

【功能主治】清头目，除烦渴，消食，利尿，解毒。用于头痛，头昏，嗜睡，心烦口渴，食积痰滞，疟疾，痢疾。

银木荷 金丝木、麻木树、禾木树
Schima argentea Pritz. ex Diels

【标本采集号】5329320126

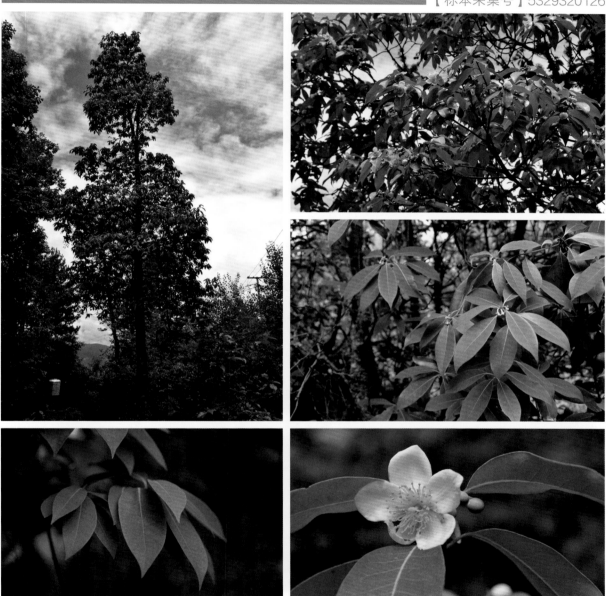

【**形态特征**】乔木。嫩枝有柔毛，老枝有白色皮孔。叶厚革质，长圆形或长圆状披针形，上面发亮，下面有银白色蜡被。花数朵生枝顶，花柄有毛；苞片2，卵形，有毛；萼片5，圆形，外面有绢毛；花瓣5，最外1片较短，有绢毛。蒴果球形，木质，室背裂开。花期7~8月。

【**适宜生境**】生于山地常绿阔叶林或针阔混交林。

【**资源状况**】分布于维西、玉龙等地。偶见。

【**入药部位**】根皮或树皮（银木荷皮）。

【**功能主治**】有毒。能驱蛔虫、绦虫。用于痢疾，灭钉螺，蛆虫。

木 荷
木艾树、何树、桐树
Schima superba Gardn. et Champ.

【标本采集号】2353290041

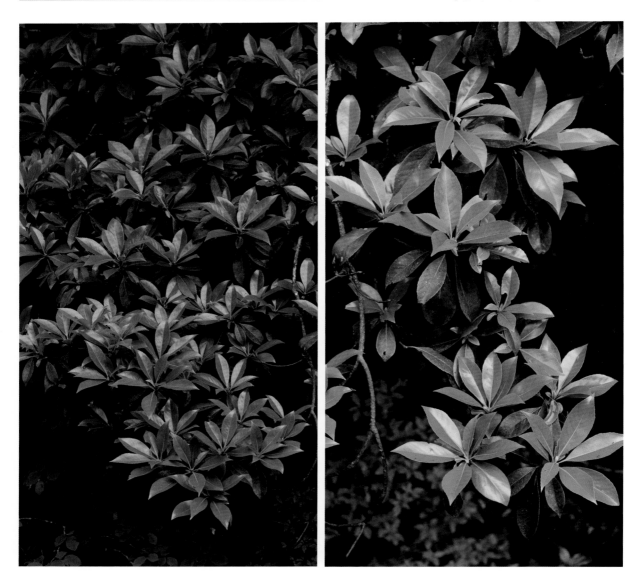

【形态特征】大乔木。嫩枝通常无毛。叶革质或薄革质，椭圆形，上面干后发亮，下面无毛。花生于枝顶叶腋，常多朵排成总状花序，白色；苞片2，贴近萼片，早落；萼片5，半圆形，外面无毛，内面有绢毛；花瓣5，花瓣最外1片风帽状，边缘多少有毛。蒴果球形，木质，室背裂开。花期6~8月。

【适宜生境】生于海拔1000m的山地雨林。

【资源状况】分布于香格里拉、维西、贡山、兰坪、玉龙等地。常见。

【入药部位】根皮（木荷皮）。

【功能主治】利水消毒，催吐。外用于疮痈肿毒。

西南木荷

峨眉木荷、麻木树、毛木叶
Schima wallichii (DC.) Choisy

【标本采集号】5329290587

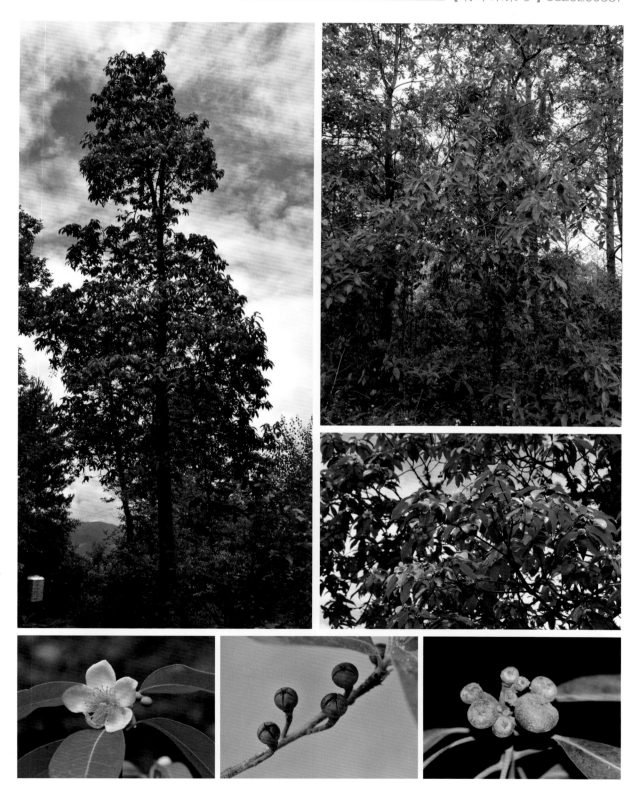

【形态特征】乔木。嫩枝有柔毛，老枝多白色皮孔。叶薄革质或纸质，椭圆形，先端尖锐，基部阔楔形，上面干后暗绿色，不发亮，下面灰白色。花数朵生于枝顶叶腋；萼片 5，半圆形，背面有柔毛，内面有长绢毛；花瓣 5，外面基部有毛。蒴果，直径 1.5~2cm，果柄有皮孔。花期 7~8 月。

【适宜生境】生于山区常绿阔叶林、半常绿季雨林或次生季雨林中。

【资源状况】分布于玉龙等地。偶见。

【入药部位】皮或叶（毛木树）。

【功能主治】有小毒。收敛止泻，杀虫。用于外伤出血，虫、蛇咬伤。

厚皮香 珠木树、猪血柴、水红树
Ternstroemia gymnanthera (Wight et Arn.) Beddome

【标本采集号】5329320127

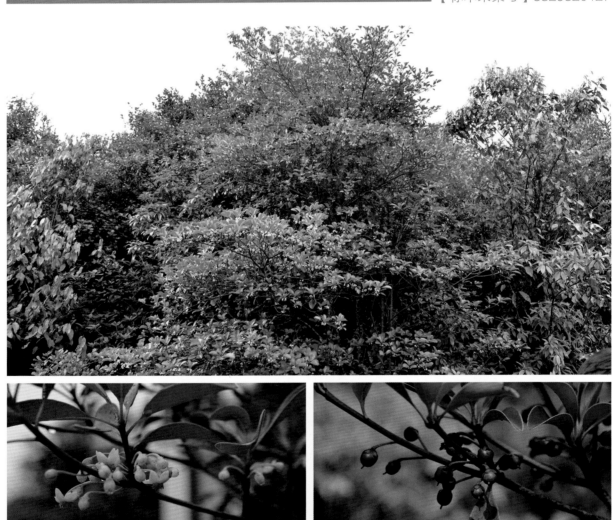

【**形态特征**】灌木或小乔木。嫩枝浅红褐色或灰褐色，小枝灰褐色。叶革质或薄革质，通常聚生于枝端，呈假轮生状，椭圆形、椭圆状倒卵形至长圆状倒卵形。花两性或单性，小苞片2，三角形或三角状卵形，边缘具腺状齿突；萼片5，边缘通常疏生线状齿突；花瓣5，淡黄白色，倒卵形。果实圆球形，小苞片和萼片均宿存。花期5~7月，果期8~10月。

【**适宜生境**】生于海拔200~1400m的山地林中、林缘路边或近山顶疏林中。

【**资源状况**】广泛分布于横断山三江并流区。常见。

【**入药部位**】果、叶、花（厚皮香）。

【**功能主治**】清热解毒，消痈肿。用于疮疡痈肿，乳腺炎。

藤黄科

尖萼金丝桃 黄花香、香针树、黄木
Hypericum acmosepalum N. Robson

【标本采集号】3229010584

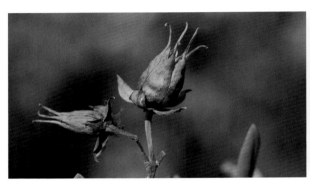
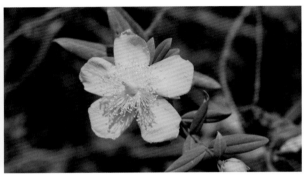

【形态特征】灌木。茎橙色。叶片长圆形或椭圆状长圆形，坚纸质至近革质，腺体多少呈小点状，有时呈短条纹状。花序 1~3(~6)，花近伞房状；苞片叶状至披针形，宿存；花星状，花瓣深黄色，有时有红晕，倒卵形，边缘全缘或小尖突附近常有细小腺齿；雄蕊 5。蒴果卵珠形至狭卵珠状圆锥形，成熟时鲜红色。花期 6~7 月，果期 11 月。

【适宜生境】生于海拔 1400~3800m 的松林下、灌丛及草坡或石坡上。

【资源状况】分布于玉龙等地。偶见。

【入药部位】根（尖萼金丝桃）。

【功能主治】清热解毒，散瘀消肿，利尿。用于皮炎。

美丽金丝桃 土连翘、甲橡旺利、栽秧花
Hypericum bellum Li

【标本采集号】5334210304

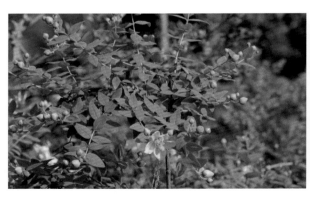
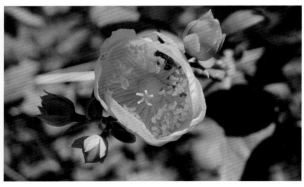

【形态特征】灌木。茎红色至橙色。叶片卵状长圆形或宽菱形至近圆形，坚纸质，腺体点状及短条纹状。花序具花 1~7，近伞房状，金黄色；苞片叶状至狭椭圆形；花盏状，腺体约 12，线形；花瓣金黄色至奶油黄色，无红晕，内弯；雄蕊 5 束。蒴果卵珠形，常具皱。花期 6~7 月，果期 8~10 月。

【适宜生境】生于海拔 1500~3300m 的山坡多石地、溪边或松林林缘。

【资源状况】分布于香格里拉、德钦、维西、贡山、福贡、玉龙等地。常见。

【入药部位】根茎、果、全草（西藏土连翘）。

【功能主治】清热解毒，祛风除湿，凉血止血，杀虫止痒。用于肝炎，感冒，痢疾，口疮，皮炎，蛔虫病，"黄水"疮，水肿。

短柱金丝桃 过路黄、苦连翘、金丝桃
Hypericum hookerianum Wight et Arn.

【标本采集号】533421130

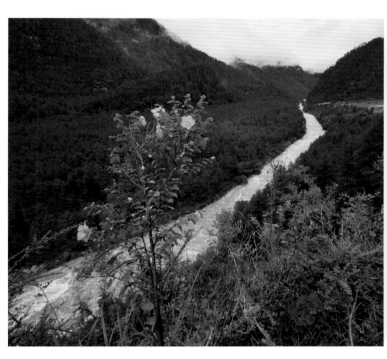
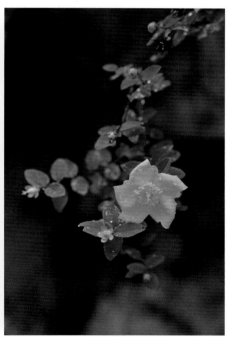

【形态特征】灌木，丛状。茎红色至浅黄色。叶片坚纸质，三角状披针形，腺体呈条纹状和点状。花序近伞房状，花直径 4~7cm，浅杯状至深杯状；花瓣深黄色至暗黄色，无腺体，无红晕，雄蕊 5。蒴果卵珠状圆锥形至近圆球形。花期 4~7 月，果期 9~10 月。

【适宜生境】生于海拔 2500~3400m 的山坡灌丛中或林缘处。

【资源状况】分布于香格里拉等地。少见。

【入药部位】枝、叶（金丝海棠）。

【功能主治】清热利湿。用于小便淋痛，"黄水"疮，疝气。

单花遍地金
花生草、观音草、双筋草
Hypericum monanthemum Hook. f. et Thoms. ex Dyer

【标本采集号】533324180828493LY

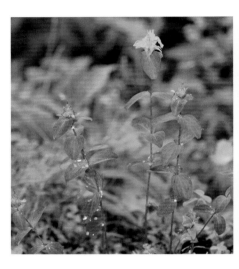
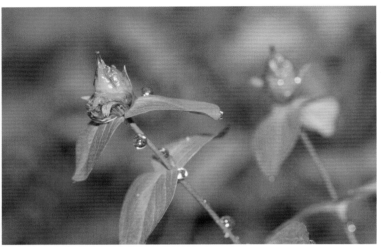

【形态特征】多年生草本。茎单一，红褐色。茎中上部叶片宽三角状卵形，边缘有黑色腺点，散布透明或黑色腺点。花序顶生，二歧聚伞状；花直径达 2cm，平展或反折；花瓣金黄色；无腺点或上部边缘有黑色腺点；雄蕊少数，3 束。蒴果卵珠形。花期 7~8 月，果期 9~10 月。

【适宜生境】生于海拔 2700~4300m 的山坡草地、竹林、灌丛、林下、水边等处。

【资源状况】分布于香格里拉、德钦、维西、贡山、福贡、玉龙等地。常见。

【入药部位】全草（单花金丝桃）。

【功能主治】破瘀活血。用于月经不调，痛经。

云南小连翘
云南金丝桃
Hypericum petiolulatum Hook. f. et Thoms. ex. Dyer subsp.*yunnanense* (Franch.) N. Robson

【标本采集号】5334211098

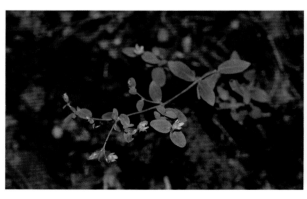
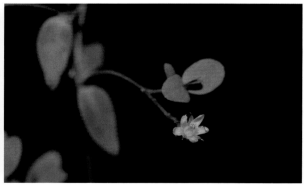

【形态特征】多年生草本。叶片倒卵状长圆形，基部圆形或近心形，边缘生有黑腺点，散生淡色腺点。二至三回二歧聚伞状，花瓣黄色，长圆形，长约 5mm；雄蕊 3 束。蒴果宽卵珠形或近圆珠形，成熟时紫红色，外有多数腺纹。

【适宜生境】生于海拔 1700~3100m 的山坡草地、路旁、石岩上及林缘草地。

【资源状况】分布于香格里拉、贡山、泸水等地。常见。

【入药部位】全草（云南小连翘）。

【功能主治】清热解毒，通经活络，收涩，止泻。用于口腔炎，小儿肺炎，小儿消化不良，乳腺炎，腹泻久痢；外用于"黄水"疮，毒蛇咬伤。

遍地金 *Hypericum wightianum* Wall. ex Wight et Arn.

【标本采集号】533324180819382LY

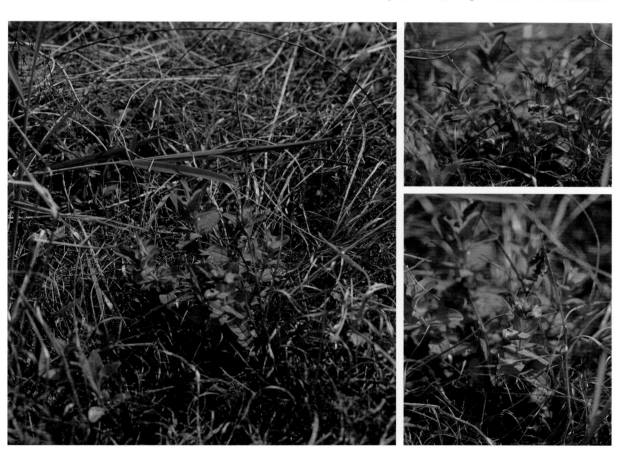

【形态特征】一年生草本。根状茎短而横走，有多数黄棕色纤维状须根。叶片卵形或宽椭圆形，上面绿色，下面淡绿色，散布透明的腺点。花序顶生，为二歧聚伞花序；花小，直径约 6mm，斜展；花瓣黄色，椭圆状卵形；雄蕊多数，3 束。蒴果近圆球形或圆球形，红褐色。花期 5~7 月，果期 8~9 月。

【适宜生境】生于海拔 800~2750m 的田地或路旁草丛。

【资源状况】分布于香格里拉、德钦、维西、贡山、泸水、福贡、玉龙等地。常见。

【入药部位】全草（遍地金）。

【功能主治】收敛，止泻，清热解毒。用于小儿发热，消化不良，久痢，久泻，毒蛇咬伤。

栽秧花 大花金丝梅、黄花香、过路黄

Hypericum beanii N. Robson

【标本采集号】3229010281

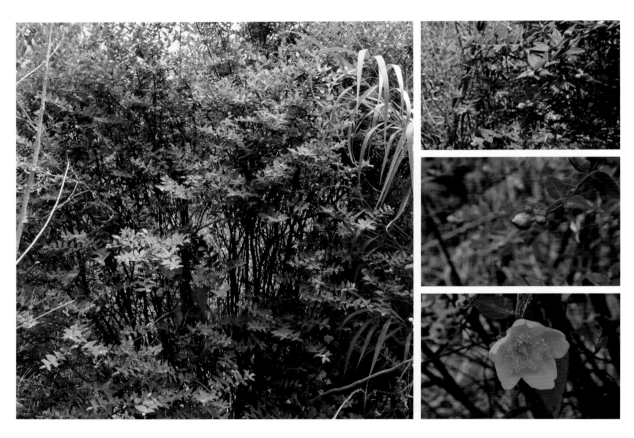

【形态特征】灌木。茎红色至橙色，初时具 4 棱，两侧压扁。叶片狭椭圆形或长圆状披针形至披针形或卵状披针形，坚纸质至近革质。花序具花 1~14，近伞房状；花直径 3~4.5cm，星状至杯状；花瓣金黄色，无红晕，开张至较深的内弯；雄蕊 5。蒴果狭卵珠状圆锥形至卵珠形。花期 5~7 月，果期 8~9 月。

【适宜生境】生于海拔 1500~2100m 的疏林或灌丛、溪旁及草坡或石坡上。

【资源状况】分布于德钦、维西、贡山、玉龙等地。常见。

【入药部位】根、叶（黄花香）。

【功能主治】清肝利湿，解毒散瘀。用于急、慢性黄疸性肝炎，尿路感染，结石，跌打损伤，毒蛇咬伤。

挺茎遍地金 地耳草、对叶草、雀舌草
Hypericum elodeoides Choisy

【标本采集号】3229010729

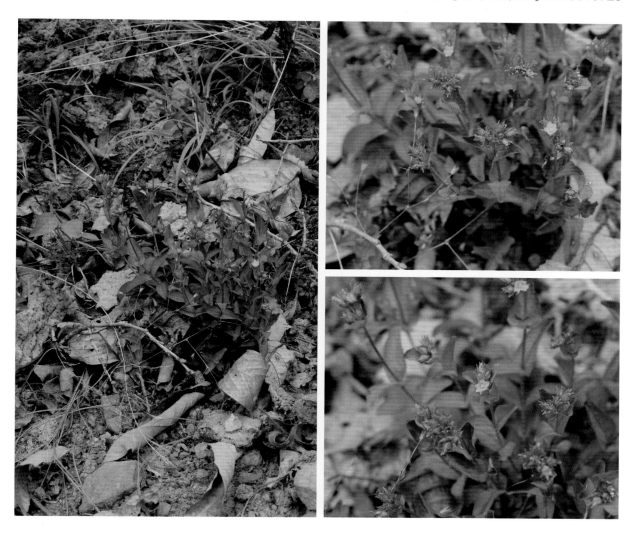

【形态特征】多年生草本或亚灌木状。叶披针状长圆形或长圆形，边缘疏生黑色腺点，全面散布多数透明松脂状腺点。多花蝎尾状二歧聚伞花序；萼片齿端具黑色腺体；花黄色；雄蕊3。蒴果卵球形，密被腺纹。花期7~8月，果期9~10月。

【适宜生境】生于海拔750~3200m的山坡草丛、灌丛、林下及田埂上。

【资源状况】分布于香格里拉、维西、贡山、玉龙等地。偶见。

【入药部位】全株（对对草）。

【功能主治】活血，调经。用于月经不调。

地耳草 一枝香、七寸金、金锁匙
Hypericum japonicum Thunb. ex Murray

【标本采集号】5329290080

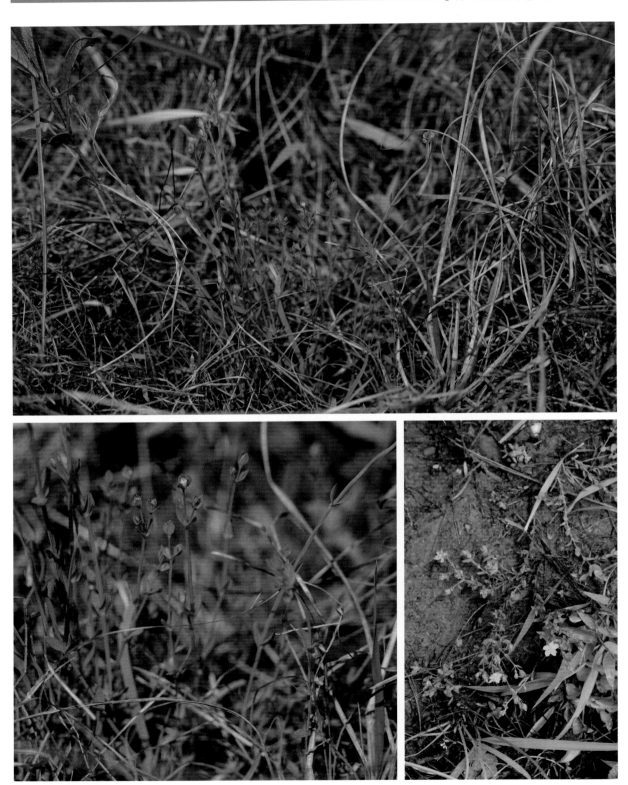

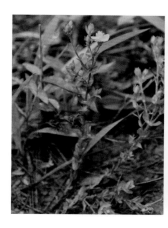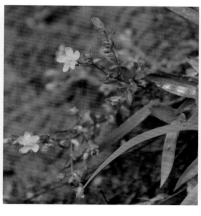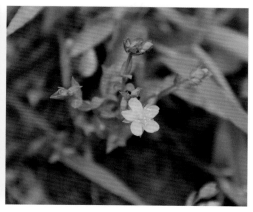

【形态特征】一年生或多年生草本。茎散布淡色腺点。叶片通常卵形或卵状三角形。花序具花1~30，二歧状或多少呈单歧状；花瓣白色、淡黄色至橙黄色。蒴果短圆柱形至圆球形。花期3月，果期6~10月。

【适宜生境】生于海拔2800m以下的田边、沟边、草地以及撂荒地上。

【资源状况】分布于维西、贡山、泸水、福贡、兰坪、玉龙等地。常见。

【入药部位】全草（地耳草）。

【功能主治】清热利湿，解毒消肿，散瘀止痛。用于肝炎，早期肝硬化，阑尾炎，结膜炎，扁桃体炎；外用于痈疖肿毒，带状疱疹，毒蛇咬伤，跌打损伤。

金丝桃 土连翘、金丝海棠、垣上黄
Hypericum monogynum Linn.

【标本采集号】3229010597

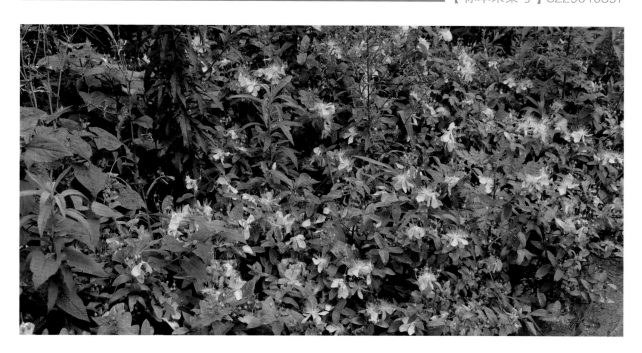

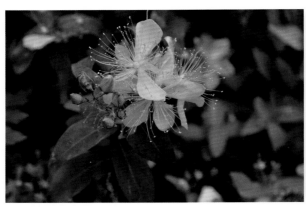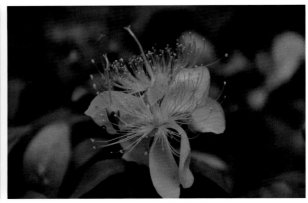

【形态特征】灌木。叶倒披针形、椭圆形或长圆形，具小突尖。花序近伞房状，具花 1~15（~30）；花瓣金黄色或橙黄色，三角状倒卵形。蒴果宽卵球形，稀卵状圆锥形或近球形。花期 5~8 月，果期 8~9 月。

【适宜生境】生于沿海地区海拔 150m 以下和山地海拔 1500m 以下的山坡、路旁或灌丛中。

【资源状况】分布于福贡等地。常见。

【入药部位】全株（金丝桃）。

【功能主治】祛风除湿，止咳，清热解毒。用于风湿腰痛，肝炎，疖肿，毒蛇咬伤。

茅膏菜科

茅膏菜 石龙芽草、盾叶茅膏菜、球子参
Drosera peltata Sm. ex Willd.

【标本采集号】5334210693

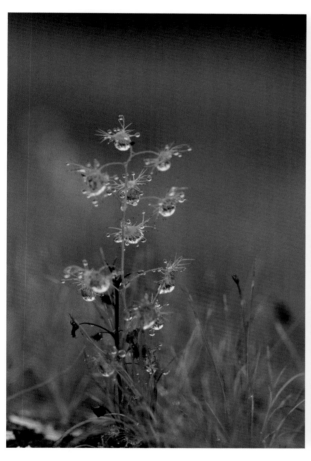 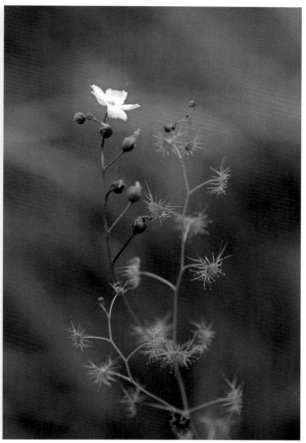

【形态特征】多年生草本，直立，有时攀缘状，具紫红色汁液。鳞茎状球茎紫色。基生叶密集成近一轮，茎生叶稀疏，盾状。螺状聚伞花序；花瓣白色、淡红色或红色，基部或有黑点。蒴果长 2~4mm，花、果期 6~9 月。

【适宜生境】生于海拔 1200~3650m 的松林、疏林、草丛、灌丛，田边、水旁、草坪。

【资源状况】分布于香格里拉、德钦、维西、兰坪、玉龙等地。常见。

【入药部位】地上部分（茅膏菜）。

【功能主治】滋补，抗衰，益血，荣色。用于衰老，虚弱，血病，"赤巴"病。球茎作抗疟药（石底藏族民间药）。

罂粟科

美丽紫堇 美紫堇
Corydalis adrienii Prain

【标本采集号】ZM346

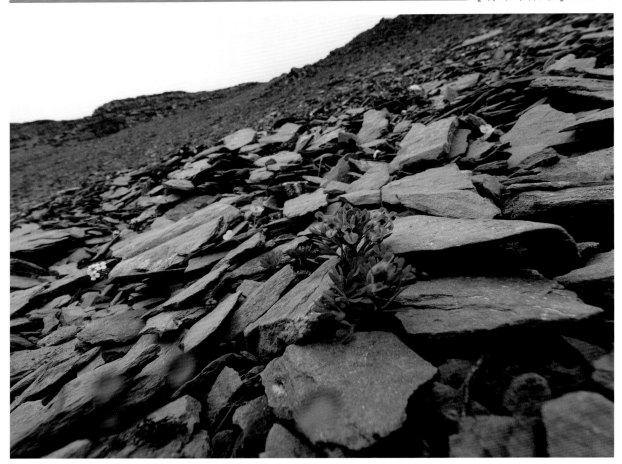

【形态特征】无毛草本。须根成簇，棒状肉质。根状茎具鳞茎。基生叶 2~3 枚，叶片轮廓近卵形，三回羽状全裂；茎生叶 1~5 枚，基生叶小。总状花序，苞片指状全裂，裂片多，近线形；萼片小，白色；花瓣蓝色，距圆筒形，稍内弯。蒴果狭倒卵形。花、果期 6~9 月。

【适宜生境】生于海拔 3800~4500m 的石灰岩草坡或流石滩。

【资源状况】分布于香格里拉、德钦、维西、玉龙等地。常见。

【入药部位】叶或全草（美丽紫堇）。

【功能主治】清热解毒。用于流行性感冒，传染性热病，潜伏热病，宿热。

灰绿黄堇
旱生紫堇、师子色巴、柴布日 – 萨巴乐干纳
Corydalis adunca Maxim.

【标本采集号】5334211146

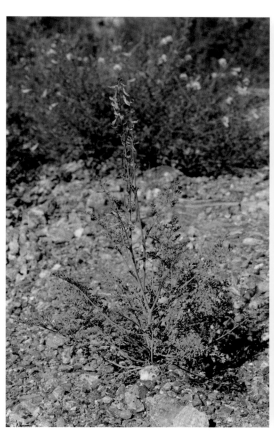 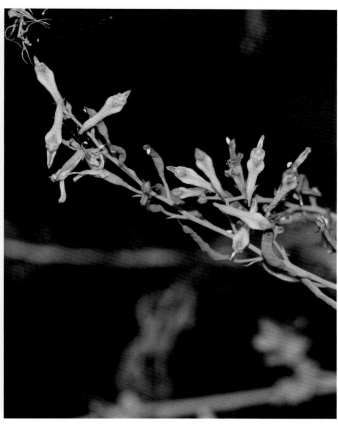

【形态特征】多年生灰绿色丛生草本，多少具白粉。主根具多头根状茎。基生叶狭卵圆形，二回羽状全裂；茎生叶与基生叶同形。总状花序，多花；苞片狭披针形；花黄色，外花瓣顶端浅褐色；萼片距占花瓣全长的 1/4~1/3；蜜腺体约占距长的 1/2。蒴果长圆形，直立或斜伸。

【适宜生境】生于海拔 1000~3900m 的干旱山地、河滩地或石缝中。

【资源状况】分布于香格里拉、德钦、维西等地。常见。

【入药部位】全草（黄草花）。

【功能主治】清热解毒，活血消肿，止血，退黄。用于肝、胆及血分实热，以及血热引起的疼痛。

囊距紫堇 美国紫堇
Corydalis benecincta W. W. Sm.

【标本采集号】5334210404

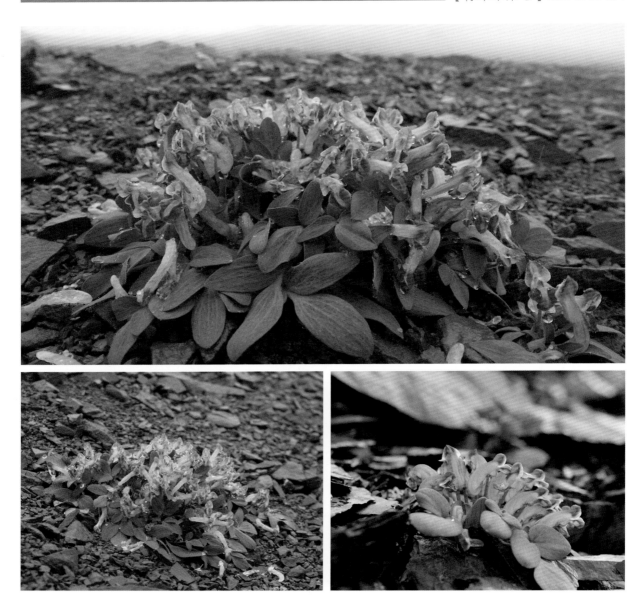

【形态特征】主根肉质，黄色。茎地下部分约占 1/3，具鳞片 2~4，地上部分具叶 3~4。叶三出，肉质。总状花序伞房状；苞片倒卵状长圆形至倒披针形；萼片近圆形，具齿；距粗大，囊状；蜜腺体短。蒴果椭圆形。

【适宜生境】生于海拔 4000~6000m 高山流石滩的页岩和石灰岩基质上。

【资源状况】分布于香格里拉、德钦等地。偶见。

【入药部位】全草（莪德瓦）。

【功能主治】清疫热。用于瘟疫发热，流行性感冒。

灰岩紫堇 丽江马尾黄连

Corydalis calcicola W. W. Smith

【标本采集号】5334210450

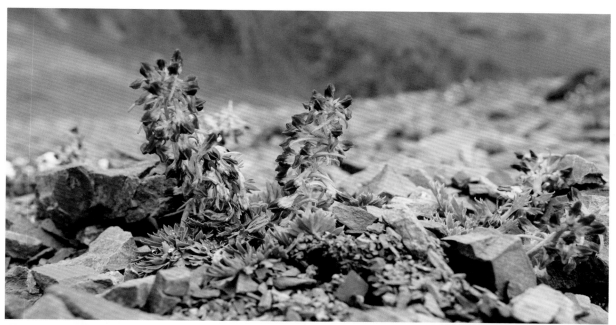

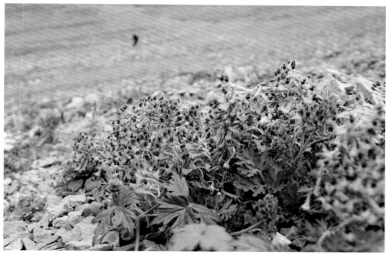

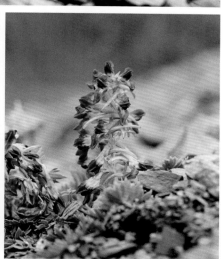

【形态特征】无毛草本。须根多数成簇。茎具条纹。叶片卵形；茎生叶互生于茎上部。总状花序；
萼片边缘撕裂状；距圆锥状近圆筒形，钝，近劲直或稍弯曲；花瓣紫色。蒴果狭椭圆
形，具多数小瘤密集排列成的纵棱。花、果期5~10月。

【适宜生境】生于海拔2900~4800m的灌丛、高山草甸或石灰岩流石滩的石缝中。

【资源状况】分布于香格里拉、德钦、玉龙等地。常见。

【入药部位】地上部分或叶（灰岩紫堇）。

【功能主治】清热，止渴，消肿。用于诸热，胆热，火烧伤，时疫。

伞花黄堇 *Corydalis corymbosa* C. Y. Wu et Z. Y. Su

【标本采集号】ZM143

【形态特征】多年生丛生草本。根状茎散生棕褐色披针形鳞片和腋生于鳞片的芽；茎花葶状。基生叶多数，叶片二回羽片，3~5 深裂；茎生叶与基生叶同形或退化。总状花序；下部苞片 3 深裂，花污黄色，平展；上花瓣伸达距中部。蒴果倒卵圆形至卵圆形。

【适宜生境】生于海拔 3300~4600m 的多石山坡。

【资源状况】分布于德钦等地。偶见。

【入药部位】全草（伞花黄堇）。

【功能主治】清血热，散瘀血，止泻。用于"木保"病，"脉热"，高原多血症，神经炎。

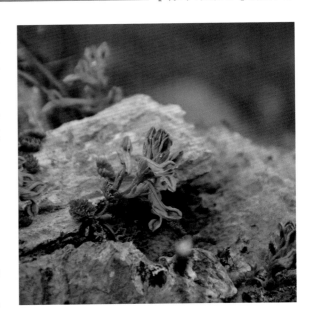

皱波黄堇 抓桑、隆恩、隆结路恩
Corydalis crispa Prain

【标本采集号】5334211016

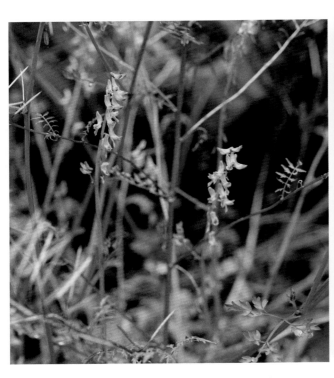
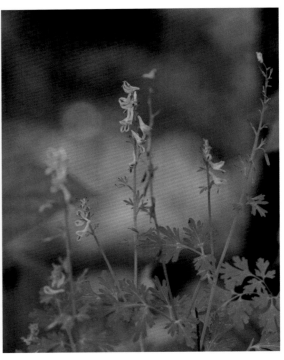

【形态特征】多年生草本。主根长，具少数纤维状分枝。基生叶数枚，叶片卵形。总状花序；花瓣黄色，距圆筒形，花瓣片倒卵形，具 1 侧生囊。蒴果圆柱形，果棱常粗糙。花、果期6~10 月。

【适宜生境】生于海拔 3500~4500m 的山坡草地、高山灌丛、高山草地或路边石缝中。

【资源状况】分布于香格里拉等地。偶见。

【入药部位】全草（隆恩）。

【功能主治】清热解毒，消肿镇痛，止血。用于四肢疼痛，水肿，疮痈肿毒，出血。

曲花紫堇 洛阳花、玉周丝哇、恰布子子巧
Corydalis curviflora Maxim.

【标本采集号】5334210131

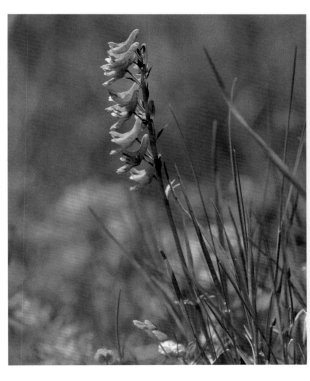
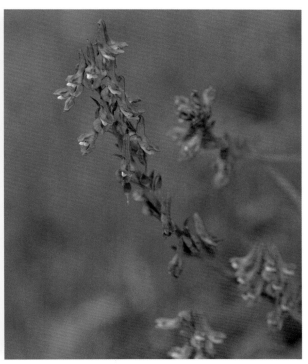

【形态特征】无毛草本。须根多数成簇，狭纺锤状肉质增粗。茎基部丝状，绿色或下部带紫红色。基生叶少，3 全裂；茎生叶互生，掌状全裂。总状花序；花瓣淡蓝色、淡紫色或紫红色，花瓣片舟状宽卵形，距圆筒形。蒴果线状长圆形，成熟时自果梗先端反折。花、果期 5~8 月。

【适宜生境】生于海拔 2400~3900m 的山坡云杉林下、灌丛或草丛。

【资源状况】分布于香格里拉、德钦等地。偶见。

【入药部位】全草（曲花紫堇）。

【功能主治】活血散瘀，清热解毒，止血，止痛。用于月经不调，血滞痛经，衄血，湿热黄疸。

南黄堇
断肠草、黄断肠草、土黄苓
Corydalis davidii Franchet

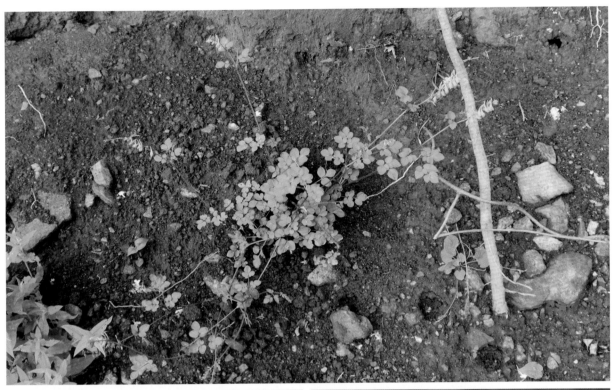

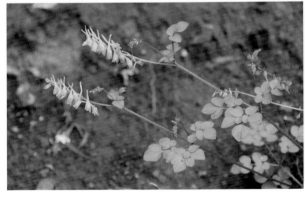
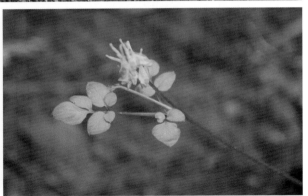

【形态特征】多年生草本。须根数条，粗线形，黄色。茎 1~4，脆嫩，易折断，具翅状的棱。叶片宽三角形，三回三出全裂。总状花序顶生，苞片全缘，短于花梗，花瓣黄色，距圆筒形，占上花瓣长的 2/3，纤细。蒴果圆柱形。花、果期 4~10 月。

【适宜生境】生于海拔 1700~3500m 的林下、林缘、灌丛、草坡或路边。

【资源状况】分布于德钦、泸水、玉龙等地。偶见。

【入药部位】根及根茎（黄断肠草）。

【功能主治】清热解毒，镇痛。用于骨折，跌打损伤，痈肿，无名肿毒。

密穗黄堇 *Corydalis densispica* C. Y. Wu

【标本采集号】ZM089

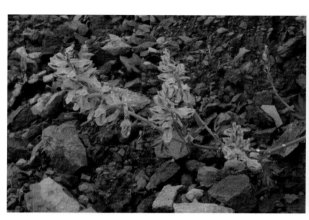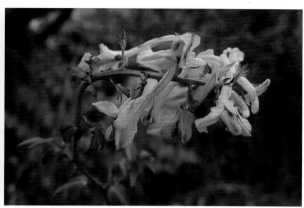

【形态特征】无毛草本。须根多数成簇，棒状增粗或纺锤状增粗。基生叶二至三回羽状分裂，茎生
　　　　　　叶 1~5 枚，叶片宽卵形或三角形。总状花序，小花排列密集。萼片白色，边缘流苏状；
　　　　　　花瓣黄色，距圆筒形，约占上花瓣长的 2/3，下花瓣倒卵形，花瓣黄色。蒴果椭圆形，
　　　　　　成熟时自果梗基部反折。花、果期 6~8 月。

【适宜生境】生于海拔 3200~4200m 的灌丛草甸或林下。

【资源状况】分布于香格里拉、德钦、维西等地。偶见。

【入药部位】根（贾大丝哇）。

【功能主治】解毒，杀虫。用于高热；外用于顽癣，牛皮癣，疮毒，毒蛇咬伤。

粗距紫堇　康定紫堇
Corydalis eugeniae Fedde

【标本采集号】5334210402

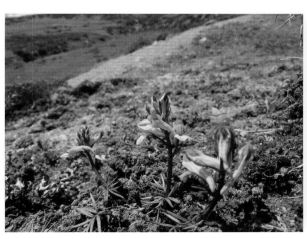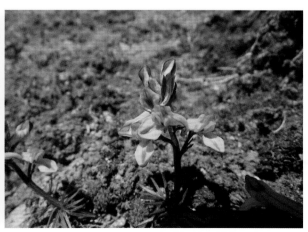

【形态特征】直立草本。须根数条，纤细，下部极狭，纺锤状增粗。基生叶 1 枚，纵脉在背面凸起，无毛；茎生叶 2 枚，互生于茎上部。总状花序，先密后疏；萼片鳞片状，极小，边缘流苏状；花瓣黄色，距圆筒形，漏斗状弯曲，末端圆，与花瓣片近等长。花期 6~7 月。

【适宜生境】生于海拔 3400~4500m 的高山灌丛或草坡。

【资源状况】分布于香格里拉、维西等地。偶见。

【入药部位】全草（粗距紫堇）。

【功能主治】解毒，退黄。用于瘟疫时病，发热。

纤细黄堇 小黄断肠草
Corydalis gracillima C. X. Wu

【标本采集号】533324180828495LY

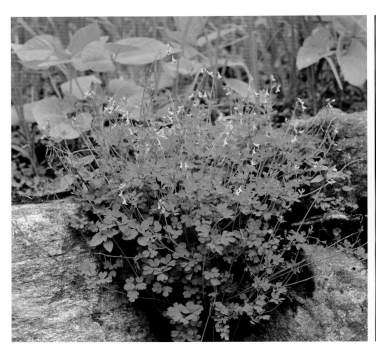 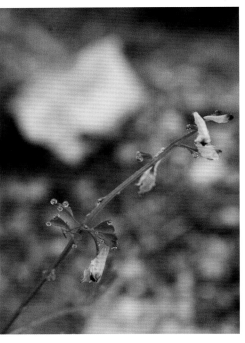

【形态特征】一年生小草本。主根有少数纤维状分枝。茎纤细，直立或近匍匐，淡绿色，近基部具多数分枝。基生叶数枚，叶片三回三出分裂。总状花序；萼片鳞片状，具细牙齿；距纤细，圆锥状，与花瓣片近等长，花瓣黄色。蒴果狭倒卵状长圆形，幼时绿色，肋红色。花、果期 7~10 月。

【适宜生境】生于海拔 2700~4000m 的亚高山针叶林下、草坡或石缝中。

【资源状况】分布于香格里拉、德钦、维西、贡山、福贡、玉龙等地。偶见。

【入药部位】全草（小黄断肠草）。

【功能主治】清热解毒，利尿杀虫。用于肺病咯血，小儿惊风，止痢止血，暑热泻痢，湿热黄疸，肿毒，目赤；外用于疥癣，疮毒，毒蛇咬伤等。

钩距黄堇
都拉色布、都力色布
Corydalis hamata Franch.

【标本采集号】ZM136

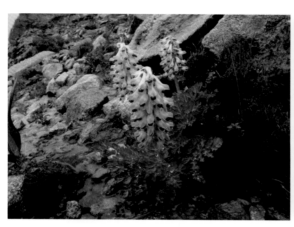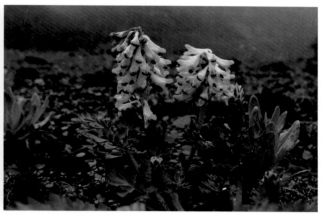

【形态特征】丛生草本，绿色。根状茎粗短，具长条形肉质须根；茎常扭曲。基生叶多数，基部鞘状宽展，具膜质边缘；茎生叶片长圆形，二回羽状全裂。总状花序，密集；花常俯垂；花黄褐色或污黄色；距圆筒形，约与瓣片等长，蜜腺约贯穿距长的1/2。蒴果披针形。

【适宜生境】生于海拔3400~3800m的多石路边或溪水中。

【资源状况】分布于香格里拉、德钦、维西、贡山等地。偶见。

【入药部位】地上部分或叶（钩距黄堇）。

【功能主治】清热，止痛。用于高热，胃痛。

半荷包紫堇
三叶紫堇
Corydalis hemidicentra Hand. -Mazz.

【标本采集号】5334210580

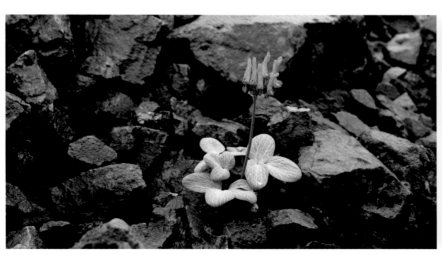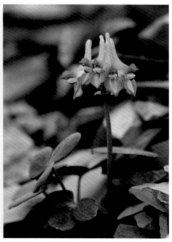

【形态特征】草本。块茎圆柱形。叶三出，具长柄，基部多少具鞘；小叶肉质，较厚，圆形至椭圆形。花序伞房状或近伞形；花梗粗而直立；花蓝白色，蓝色至蓝紫色；距近直或上弯；蜜腺体约占距长的 2/3。蒴果倒卵圆形。

【适宜生境】生于海拔 3500~5300m 的高山流石滩。

【资源状况】分布于香格里拉、德钦等地。偶见。

【入药部位】全草（半荷包紫堇）。

【功能主治】清疫热。用于疫毒发热，流行性感冒。

狭距紫堇 *Corydalis kokiana* Hand. -Mazz.

【标本采集号】5329320131

【形态特征】多年生无毛草本。细长块根数条，棒状。基生叶卵形或近三角形，三回三出全裂至浅裂；茎生叶同形而无柄。总状花序，花期密，略下垂，果期疏，劲直；苞片下、中、上形状不同，萼片鳞片状；花瓣蓝色，上花瓣瓣片边缘反折，距圆筒形，与花瓣片近等长。蒴果下垂，圆柱形。花、果期6~9月。

【适宜生境】生于海拔 3100~4700m 的林下、灌丛或草地。

【资源状况】分布于香格里拉、德钦、维西、玉龙等地。偶见。

【入药部位】全草（狭距紫堇）。

【功能主治】解暑退热，止血。用于传染病，感冒发热，疮疖，外伤。

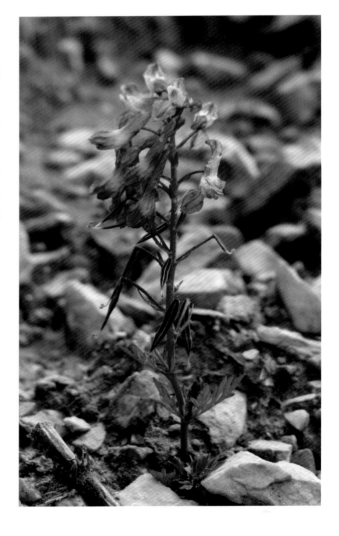

条裂黄堇 铜棒锤、铜锤紫堇、甲打色尔娃
Corydalis linarioides Maxim.

【标本采集号】5334210433

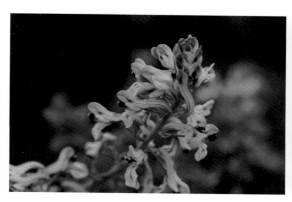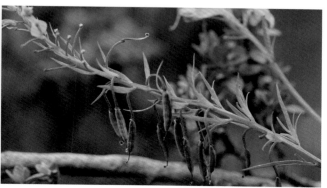

【形态特征】直立草本。须根多数成簇，纺锤状肉质增粗。基生叶少数，二回羽状分裂。总状花序顶生，多花；萼片鳞片状，边缘撕裂状，白色；花瓣黄色，距圆筒形，蜜腺体贯穿距的 1/2。蒴果长圆形，成熟时自果梗基部反折。花、果期 6~9 月。

【适宜生境】生于海拔 2100~4000m 的林下、林缘、灌丛、草坡或石缝中。

【资源状况】分布于香格里拉、德钦等地。偶见。

【入药部位】块根（铜棒锤）。

【功能主治】活血化瘀，祛风湿，止痛。用于跌打损伤，风湿疼痛，皮肤瘙痒。

暗绿紫堇 麦强日（热）尔瓦、银周色尔瓦
Corydalis melanochlora Maxim.

【标本采集号】5334210463

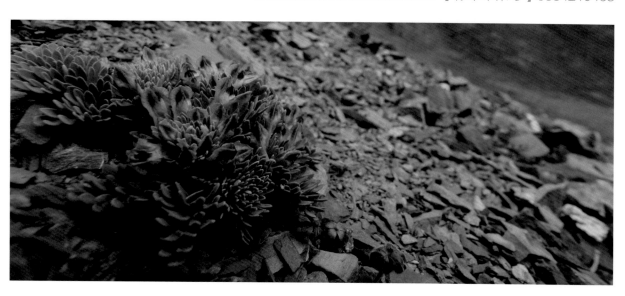

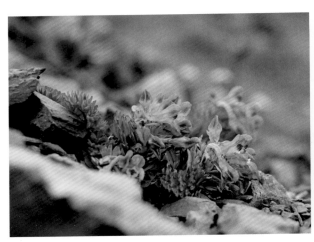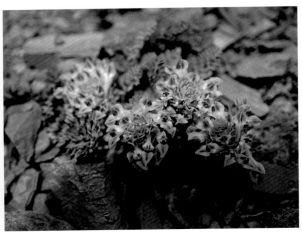

【形态特征】无毛草本。须根多数成簇，棒状肉质增粗。根状茎短，具鳞茎。基生叶 2~4 枚，卵形或狭卵形，三回羽状全裂；茎生叶 2 枚。总状花序顶生；萼片呈撕裂状，微透明；花瓣天蓝色，距圆筒形，末端钝，略下弯。未成熟蒴果狭椭圆形，成熟时自果梗先端反折。花、果期 6~9 月。

【适宜生境】生于海拔 3900~4500m 的高山草甸或流石滩。

【资源状况】分布于香格里拉、德钦等地。偶见。

【入药部位】叶或全草（暗绿紫堇）。

【功能主治】镇静，利胆，清热。用于流行性感冒发热，所含生物碱可用于心血管疾患，败血症；外用于创伤感染。

蛇果黄堇

弯果黄堇、找正、弟夏
Corydalis ophiocarpa Hook. f. et. Thoms.

【标本采集号】533324180508129LY

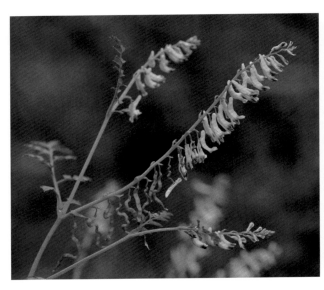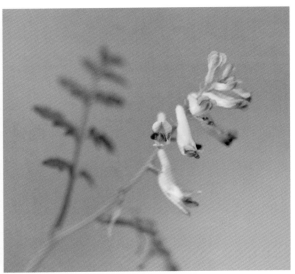

【**形态特征**】丛生灰绿色草本。茎常多条，枝条花葶状，对叶生。基生叶多数，叶柄边缘具膜质翅，叶片长圆形，二回至一回羽状全裂；茎生叶与基生叶同形。总状花序；花淡黄色至苍白色；距短囊状，约占花瓣全长的 1/3 至 1/4；蜜腺体约贯穿距长的 1/2。蒴果线形，蛇形弯曲。花期 6~8 月，果期 7~10 月。

【**适宜生境**】生于海拔 1100~2700m 的沟谷林缘。

【**资源状况**】分布于香格里拉、德钦、维西、贡山、福贡、兰坪、玉龙等地。偶见。

【**入药部位**】地上部分（巴夏嘎）。

【**功能主治**】祛风除湿，镇痛，活血。用于肺痨咳嗽，流行性感冒发热，肝炎，痢疾；外用于疮疖痈肿，皮肤瘙痒，跌打损伤。

尖瓣紫堇 *Corydalis oxypetala* Franch.

【**标本采集号**】5334210338

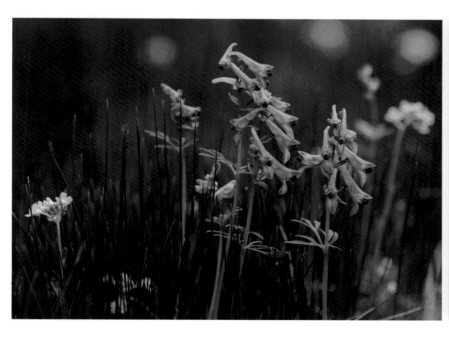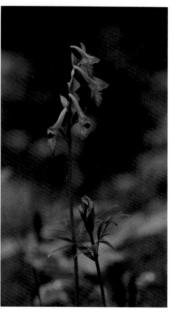

【**形态特征**】无毛草本。须根多数成簇，纺锤状肉质增粗。基生叶 1~2 枚，三角形至圆形，3 全裂，全裂片近圆形至扇形。茎生叶 1 枚，三角形，3 全裂。总状花序顶生；苞片披针形；萼片极小，鳞片状，边缘具流苏；花瓣蓝色，距近圆锥形，稍长于花瓣片。蒴果狭圆柱形。花、果期 7~9 月。

【**适宜生境**】生于海拔 3000~3400m 的山顶疏林、灌丛草坡或草地。

【**资源状况**】分布于香格里拉等地。偶见。

【**入药部位**】全草（尖瓣紫堇）。

【**功能主治**】止血。用于各种出血。

金钩如意草

水晶金钩如意草、五味草、水黄连
Corydalis taliensis Franch.

【标本采集号】533324180419027LY

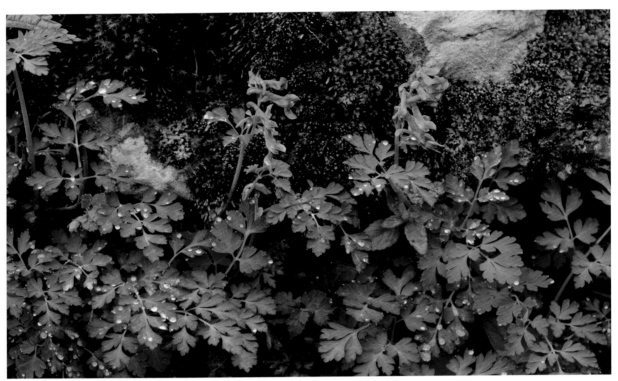

【形态特征】无毛草本。主根增粗。基生叶数枚，叶片近圆形或楔状菱形，二至三回三出全裂；茎生叶数枚，疏离，与基生叶同形。总状花序；萼片鳞片状，白色，具流苏状齿缺；花瓣紫色、蓝紫色、红色或粉红色，距圆筒形，末端圆，略下弯，与花瓣片近等长。蒴果狭圆柱形。花、果期3~11月。

【适宜生境】生于海拔1500~1800m的林下、灌丛或草丛。

【资源状况】分布于香格里拉、维西、贡山、福贡、玉龙等地。常见。

【入药部位】全草（五味草）。

【功能主治】祛风除湿，清热，止痛，明目。用于风湿痛，肺热咳嗽，肝炎，泄泻，痢疾，牙痛，目赤。

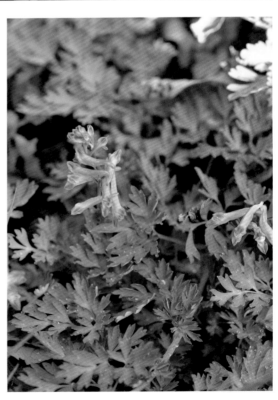

滇黄堇 *Corydalis yunnanensis* Franch.

【标本采集号】3229010712

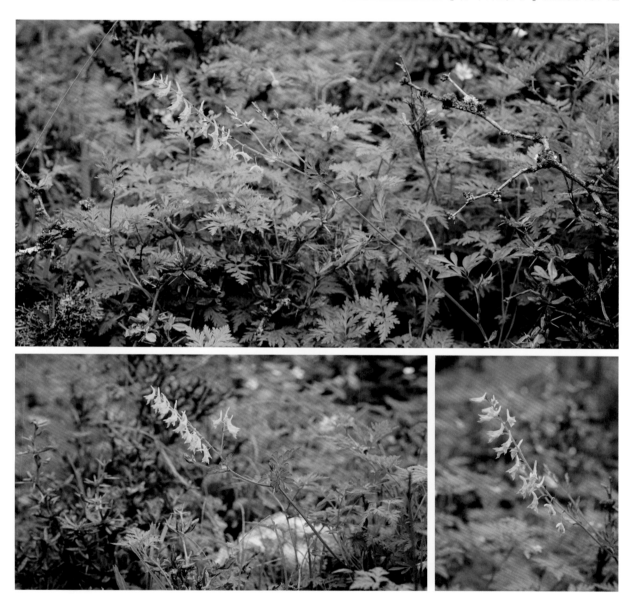

【形态特征】多年生草本。须根多数。茎分枝，叶基宿存。基生叶少数，三回三出分裂，下面被白粉；茎生叶 3~5 枚，疏离互生。总状花序少数；萼片鳞片状，具细牙齿，白色；花瓣黄色，距圆筒形，与瓣片近等长，末端稍向上弧曲。蒴果圆柱形，反折。花、果期 6~9 月。

【适宜生境】生于海拔 2100~3400m 的林下、山坡灌丛、草坡或山脚荒地。

【资源状况】分布于香格里拉、德钦、维西、贡山、泸水、福贡、玉龙等地。偶见。

【入药部位】全草（黄水金钩如意）。

【功能主治】祛风除湿，镇痛，明目退翳。用于风湿痛，目翳。

丽江紫金龙 *Dactylicapnos lichiangensis* (Fedde) Hand. -Mazz.

【标本采集号】5334210752

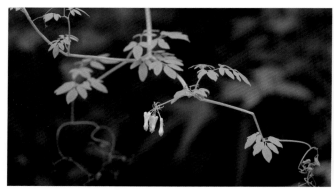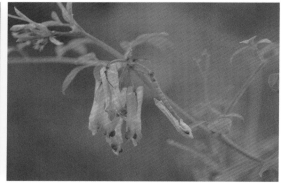

【形态特征】草质藤本。茎绿色，具分枝。叶片轮廓卵形，二回三出羽状复叶，小叶卵形至披针形，背面具白粉。总状花序伞房状，具下垂花 2~6，苞片线状披针形，边缘具疏齿；萼片狭披针形；花瓣 4，外 2，内 2，淡黄色。蒴果线状长圆形。外种皮密具小乳突。花期 6~10 月，果期 7 月至翌年 1 月。

【适宜生境】生于海拔 1700~3000m 的林缘、灌丛和山坡草地。

【资源状况】分布于香格里拉、德钦、兰坪、玉龙等地。常见。

【入药部位】全草（丽江紫金龙）。

【功能主治】清热，止痛，止血。用于神经性头痛，牙痛，胃痛，风湿关节痛等痛症，跌打损伤，外伤出血，产后出血不止，崩漏下血，高血压。

紫金龙
申枝莲、豌豆七、川山七
Dactylicapnos scandens (D. Don) Hutch.

【标本采集号】5329290550

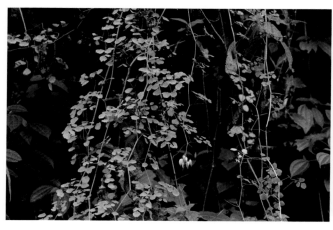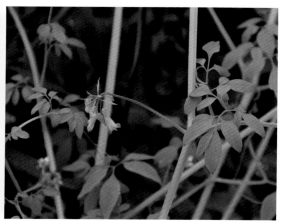

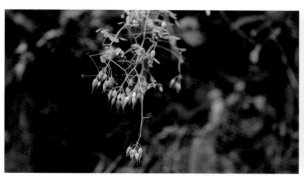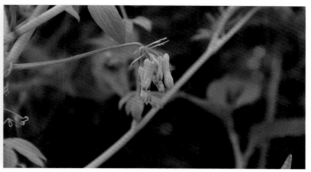

【形态特征】多年生草质藤本。茎攀缘向上，绿色，有时微带紫色，有纵沟。三回三出复叶，叶片三角形或卵形，小叶背面具白粉。总状花序具花（2~）7~10（~14）；花瓣4，外2，内2，黄色至白色，先端粉红色或淡紫红色。蒴果卵形或长圆状狭卵形，紫红色，浆果状。花期7~10月，果期9~12月。

【适宜生境】生于海拔1100~3000m的林下、山坡、石缝、水沟边、低凹草地或沟谷。

【资源状况】分布于贡山等地。偶见。

【入药部位】根（紫金龙）。

【功能主治】镇痛，解痉，止血，活血，降压。用于神经性头痛，胃病，牙痛，外伤肿痛，内伤出血，跌打损伤，骨折，高血压。

扭果紫金龙　大藤铃儿草、野落松
Dactylicapnos torulosa (Hook. f. et Thoms.) Hutch.

【标本采集号】533324180914881LY

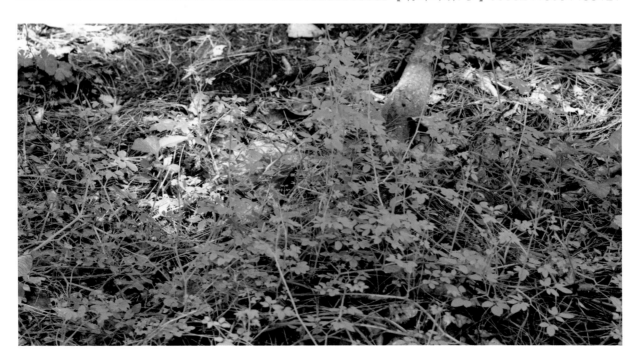

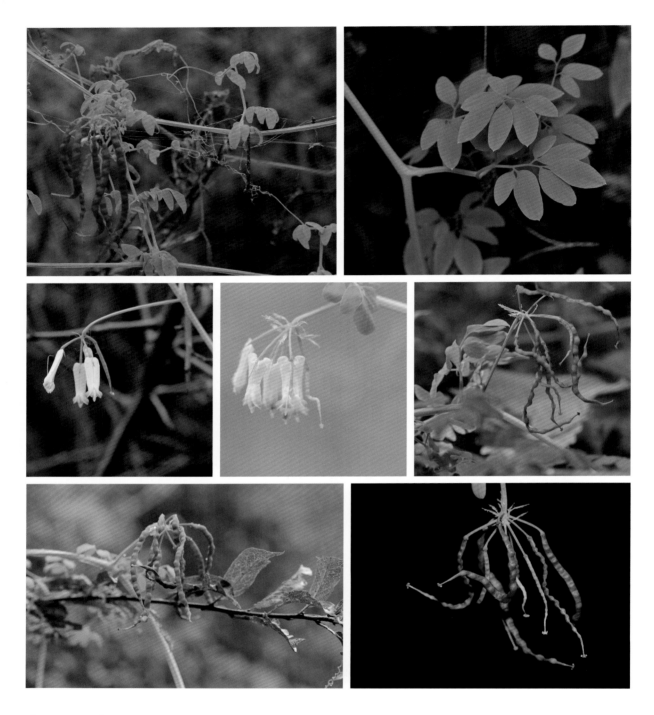

【形态特征】草质藤本。叶片卵形，二回或三回三出复叶，小叶表面绿色，背面具白粉。总状花序伞房状，具下垂花 2~6 朵；花瓣 4，外 2，内 2，淡黄色。蒴果线状长圆形，念珠状，稍扭曲，由绿色转红色，熟时紫红色。花期 6~10 月，果期 7 月至翌年 1 月。

【适宜生境】生于海拔 1200~3000m 的林下、灌丛、沟边或路旁。

【资源状况】分布于德钦、维西、贡山、兰坪、玉龙等地。常见。

【入药部位】全株（扭果紫金龙）。

【功能主治】止痛，降压，止血。用于各种疼痛，高血压，血崩，内伤出血，跌打损伤。

宽果秃疮花 *Dicranostigma platycarpum* C. Y. Wu et H. Chuang

【标本采集号】5334210652

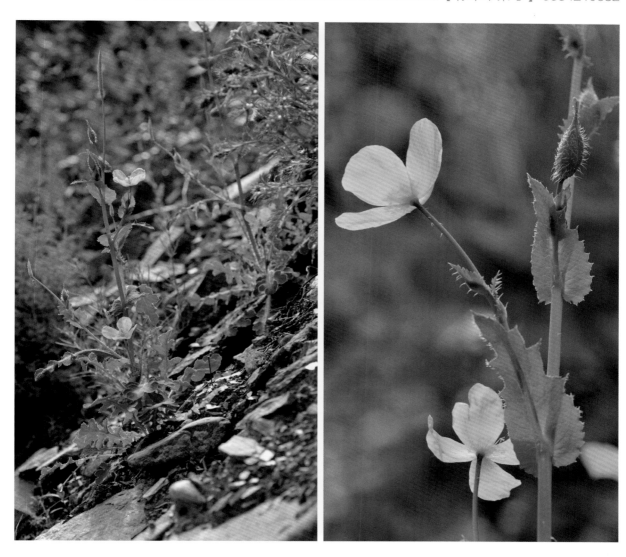

【**形态特征**】草本。茎直立，粗壮，无毛。基生叶数枚，叶片大头羽状分裂；下部茎生叶倒披针形或狭倒披针形，大头羽状深裂，边缘为不规则的粗齿。聚伞花序；萼片2，先端延长成长约1cm的距，外面疏被短柔毛；花瓣倒卵形，黄色。蒴果圆柱形。花、果期8~9月。

【**适宜生境**】生于海拔3300~3500m的高山草地或沟边岩石隙。

【**资源状况**】分布于香格里拉等地。少见。

【**入药部位**】全草（宽果秃疮花）。

【**功能主治**】清热解毒，消肿，止痛，杀虫。用于扁桃体炎，牙痛，咽喉痛，淋巴结结核，秃疮，疖疮，痈疽等。

细果角茴香 节裂角茴香、哇日哇达、巴尔巴大

Hypecoum leptocarpum Hook. f. et Thoms.

【标本采集号】5334210976

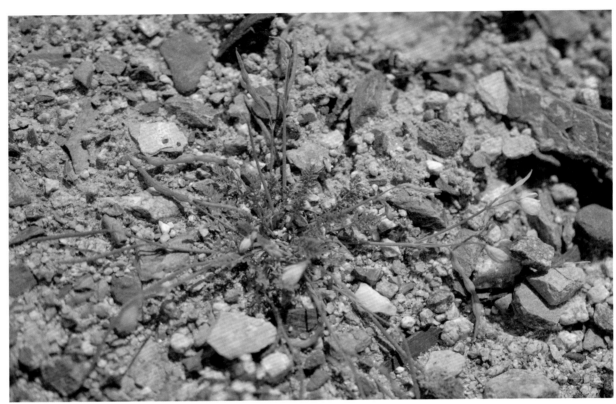

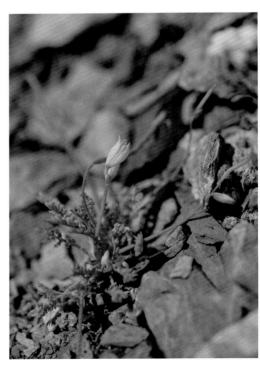

【形态特征】一年生草本，略被白粉。茎丛生，长短不一，铺散而先端向上，多分枝。基生叶多数，蓝绿色，二回羽状全裂，叶片狭倒披针形，茎生叶同基生叶。花小，排列成二歧聚伞花序，花瓣淡紫色，外2，内2。蒴果直立，圆柱形，两侧压扁，成熟时在关节处分离成数小节。花、果期6~9月。

【适宜生境】生于海拔（1700~）2700~5000m的山坡、草地、山谷、河滩、砾石坡、沙质地。

【资源状况】分布于香格里拉、德钦、维西、玉龙等地。偶见。

【入药部位】全草（节裂角茴香）。

【功能主治】清热解毒，镇痛，凉血。用于咽喉痛，目赤，伤风感冒，头痛，关节痛，胆囊炎，食物中毒。

滇西绿绒蒿 欧贝
Meconopsis impedita Prain

【标本采集号】ZM034

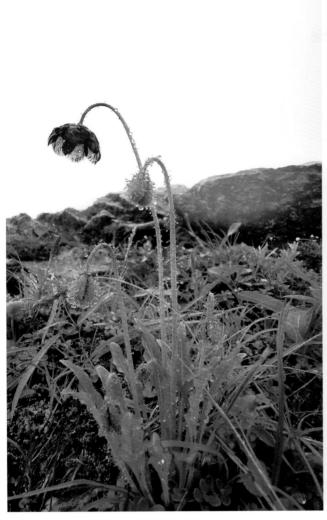
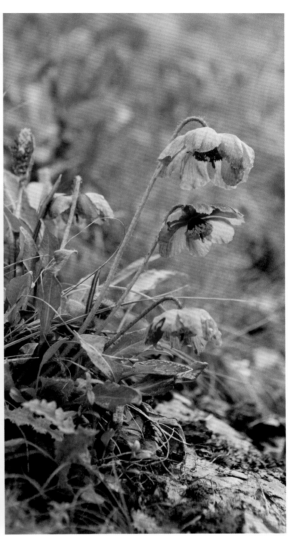

【形态特征】一年生草本。主根肥厚。叶全部基生，叶片狭椭圆形、披针形、倒披针形或匙形。花葶多数，花单生于花葶上，下垂；萼片外面被锈色或黄褐色的硬毛，具明显的线纹；花瓣4~10，倒卵形或近圆形，深紫色或蓝紫色。蒴果灰褐色，狭倒卵形至狭长圆状椭圆形。花、果期5~11月。

【适宜生境】生于海拔3400~4500m的草坡或岩石坡。

【资源状况】分布于香格里拉、德钦、维西、贡山、玉龙等地。偶见。

【入药部位】全草（山莴笋）。

【功能主治】清热，解毒，利湿。用于肺热咳嗽，湿热黄疸，肠胃炎，湿热水肿，头痛，痛经，白带异常。

全缘叶绿绒蒿
鹿耳菜、黄芙蓉、雅片花
Meconopsis integrifolia (Maxim.) French.

【标本采集号】5334210367

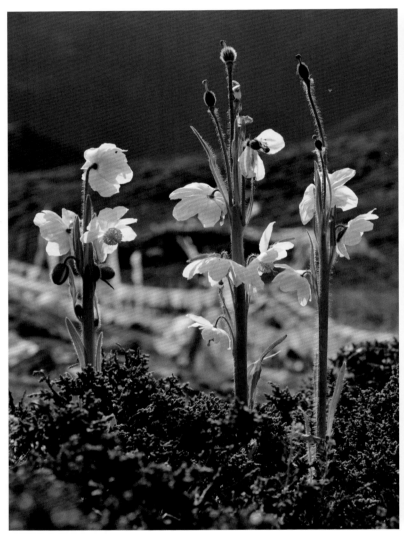
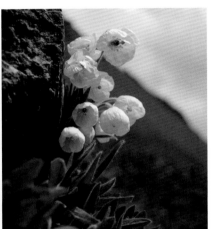
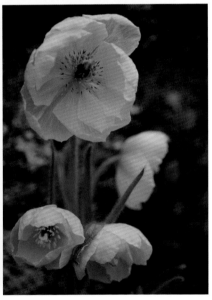

【形态特征】一年生至多年生草本。主根向下渐狭，具侧根和纤维状细根。茎粗壮，不分枝，幼时被毛，老时近无毛。基生叶莲座状，其间常混生鳞片状叶，叶片倒披针形、倒卵形或近匙形，两面被毛，边缘全缘且毛较密。花通常4~5朵，稀达18朵；花瓣6~8，近圆形至倒卵形，黄色或稀白色，干时具褐色纵条纹。蒴果宽椭圆状长圆形至椭圆形。花、果期5~11月。

【适宜生境】生于海拔2700~5100m的草坡或林下。

【资源状况】分布于香格里拉、德钦、维西、贡山、福贡、兰坪、玉龙等地。偶见。

【入药部位】全草、根（绿绒蒿）。

【功能主治】清肺热，除湿利尿。用于咳嗽，肺炎，肝炎，湿热水肿。

长叶绿绒蒿

具叶绿绒蒿、吾巴拉恩博、木穹典元
Meconopsis lancifolia (Franch.) Franch. ex Prain

【标本采集号】5334210914

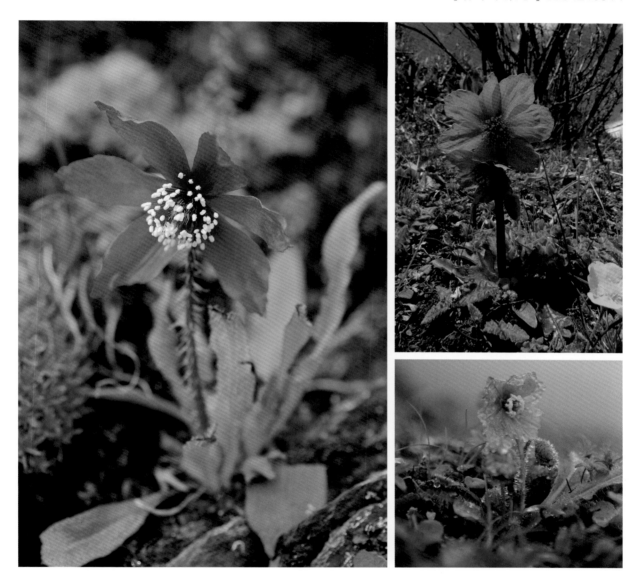

【**形态特征**】一年生草本。主根萝卜状。茎直立，被黄褐色、平展或反曲的硬毛，或者无毛。叶基生或有时也生于茎下部，叶片倒披针形、条形、匙形、倒卵形、椭圆状披针形、狭倒披针形。花数朵排列成总状花序，无苞片；萼片外面疏被锈色硬毛；花瓣 4~8，紫色或蓝色。蒴果狭倒卵形、长圆状椭圆形，绿色，成熟时褐色。花、果期 6~9 月。

【**适宜生境**】生于海拔 3300~4800m 的林下和高山草地。

【**资源状况**】分布于香格里拉、德钦、维西、玉龙等地。偶见。

【**入药部位**】全草、根（绿绒蒿）。

【**功能主治**】清热利湿，止咳。用于肺热咳嗽，湿热黄疸，水肿，创伤久不愈合。

尼泊尔绿绒蒿

欧贝赛保、山莴笋
Meconopsis napaulensis DC.

【标本采集号】5329290788

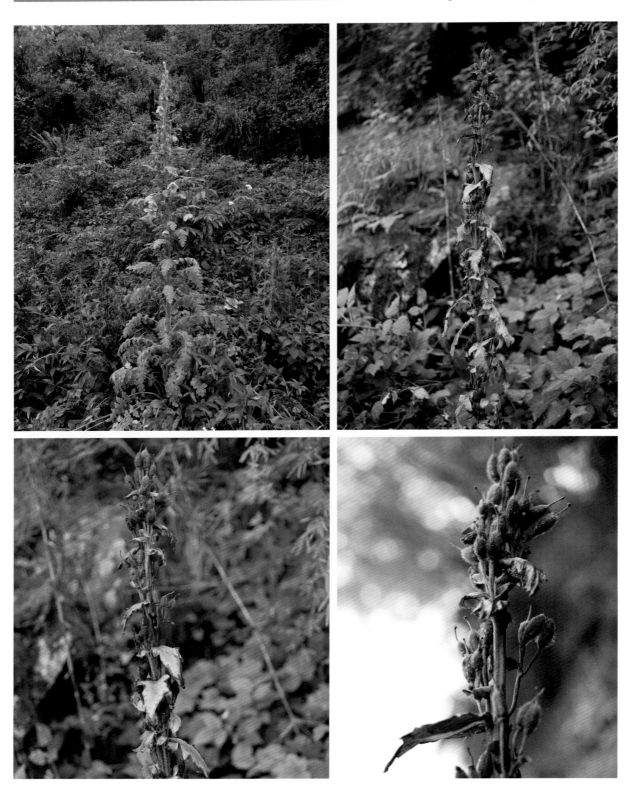

【形态特征】一年生草本，全体被黄褐色、具多数短分枝的长柔毛。主根肥厚延长，向下渐狭。茎圆柱形，粗壮。基生叶密集丛生，通常基部羽状全裂，两面被毛，边缘具较密的长柔毛。花排列成总状圆锥花序；萼片卵圆形；花下垂，花瓣4，蓝色，稀红色、紫色或白色。蒴果长圆形或椭圆状长圆形。花、果期6~9月。

【适宜生境】生于海拔2700~4000m的草坡。

【资源状况】分布于泸水、福贡等地。偶见。

【入药部位】全草（山莴笋）。

【功能主治】清热，止咳，利湿。用于肺炎，肝炎，湿热黄疸，皮肤病，头痛，痛经，白带异常，肠胃炎，湿热水肿，伤口久不愈合。

横断山绿绒蒿 *Meconopsis pseudointegrifolia* Prain

【标本采集号】5334211114

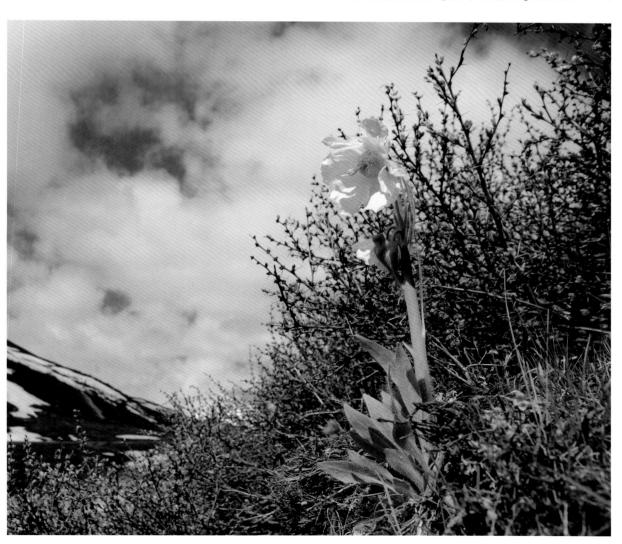

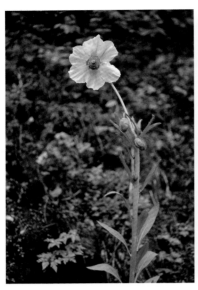 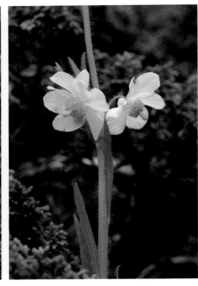 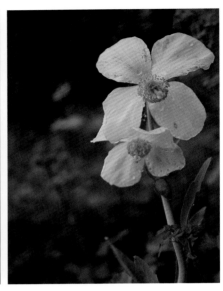

【形态特征】一年生草本。茎直立，为柔软的金色或红褐色毛所覆盖。叶聚生成基生莲座丛，椭圆形至倒披针形。花数朵于花茎上排列成总状花序，花下垂或半下垂，萼片卵圆形，短柔毛开展，花瓣6~8，淡柠檬色或硫黄色。蒴果倒卵球形至椭圆形。花、果期6~8月。

【适宜生境】生于海拔2700~4200m的沼泽地和林地、草坡、岩石坡、峡谷，以及开阔的灌丛。

【资源状况】分布于德钦和维西。偶见。

【入药部位】全草。

【功能主治】用于头伤，骨折。

拟秀丽绿绒蒿 *Meconopsis pseudovenusta* Tayl.

【标本采集号】5334211046

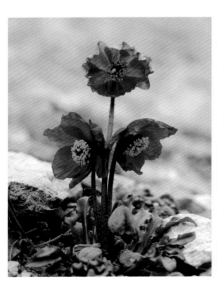 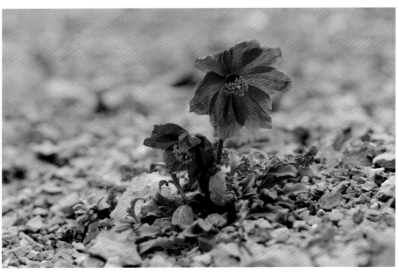

【**形态特征**】一年生草本。主根肥厚而延长。叶全部基生或稀生于花茎下部，羽状深裂或二回羽状深裂。花生于基生花葶上；花瓣 4~10，深紫色。蒴果狭倒卵形至狭椭圆形，疏被锈色、平展或反曲的刚毛，3~4 瓣自顶端微裂。花、果期 6~10 月。

【**适宜生境**】生于海拔 3400~4200m 的高山草甸、岩坡或高山流石滩。

【**资源状况**】分布于香格里拉、德钦、维西、玉龙等地。偶见。

【**入药部位**】花、全草（拟秀丽绿绒蒿）。

【**功能主治**】清热，止痛，除湿，利尿。用于肝肺热证，热性病，肝炎，肺炎，血热水肿。

总状绿绒蒿　刺参、条参、鸡脚参
Meconopsis racemosa Maxim.

【标本采集号】5334210282

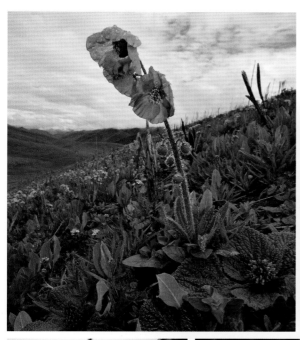
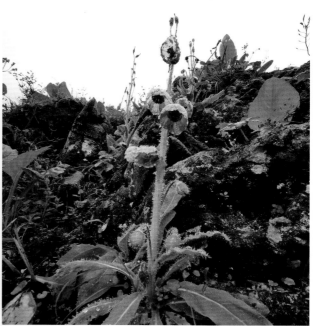

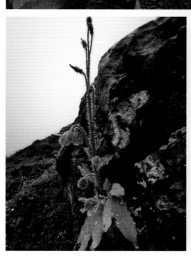
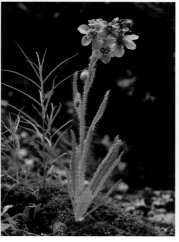
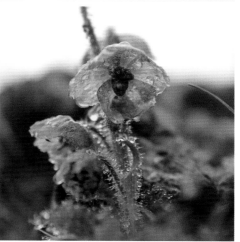

【形态特征】一年生草本。主根圆柱形，向下渐狭。基生叶长圆状披针形至条形，下边缘全缘或波状，被黄褐色或淡黄色刺毛，有时刺毛基部呈紫色。花生于上部茎生叶腋内，有时也生于基生叶腋的花葶上；花瓣 5~8，天蓝色或蓝紫色，有时红色。蒴果卵形或长卵形，密被刺毛。花、果期 5~11 月。

【适宜生境】生于海拔 3000~4600（~4900）m 的草坡、石坡、林下。

【资源状况】分布于香格里拉、德钦、贡山、福贡、玉龙等地。偶见。

【入药部位】全草（总状绿绒蒿）。

【功能主治】活血，止痛。用于外伤痛，各种剧烈性刺痛。

宽叶绿绒蒿 *Meconopsis rudis* (Prain) Prain

【标本采集号】5334210076

【形态特征】一年生草本。主根圆柱形，向下渐狭。茎圆柱形，不分枝。基生叶长圆状披针形、倒披针形，稀狭卵形、条形，下边缘全缘或波状，两面绿色，被黄褐色或淡黄色平展或紧贴的刺毛，有时刺毛基部呈紫色。花生于上部茎生叶腋内，有时也生于基生叶腋的花葶上；花瓣 5~8，天蓝色或蓝紫色，无毛。蒴果卵形或长卵形，密被刺毛。花、果期 5~11 月。

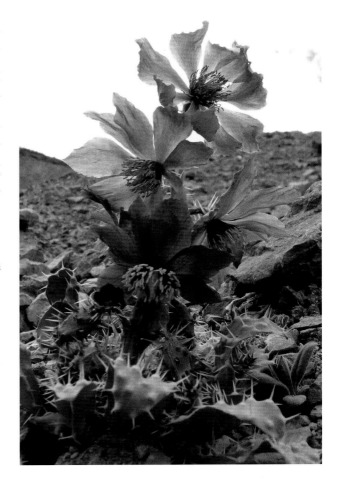

【适宜生境】生于海拔 3000~4600（~4900）m 的草坡、石坡、林下。

【资源状况】分布于德钦等地。

【入药部位】花或全草。

【功能主治】清胃热，补骨髓，接骨，利头目。用于骨热、骨折、筋痛、跌打，对头骨创伤最有效。

美丽绿绒蒿 *Meconopsis speciosa* Prain

【标本采集号】5334210381

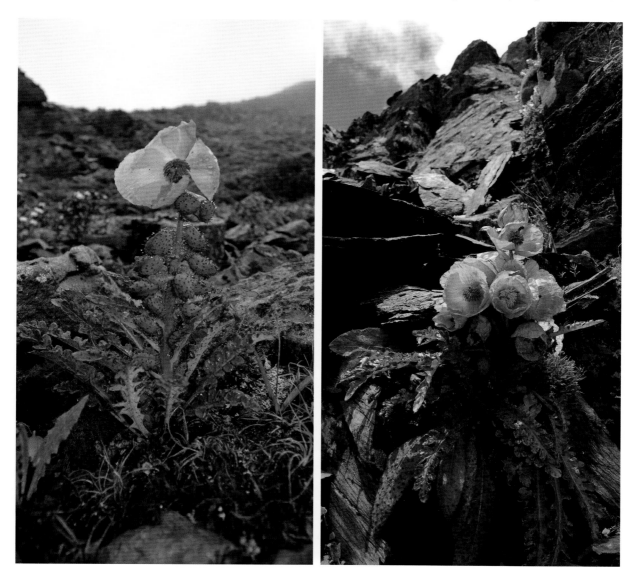

【形态特征】一年生草本。主根粗而长。茎圆柱形，不分枝，被锈色或淡黄色刺毛，基部盖以宿存的叶基。基生叶披针形或狭卵形，边缘羽状深裂。花多数，极香；花瓣 4~8，倒卵形至近圆形，蓝色至鲜紫红色。蒴果椭圆形，密被锈色而基部紫色或黄褐色的刺毛。花、果期 7~10 月。

【适宜生境】生于海拔 3700~4400m 的高山灌丛草地、岩坡、岩壁和高山流石滩。

【资源状况】分布于香格里拉、德钦、维西、贡山等地。偶见。

【入药部位】花（美丽绿绒蒿）。

【功能主治】清热，利尿。用于"赤巴"病，肝热，肺热，咽喉热闭。

秀丽绿绒蒿 *Meconopsis venusta* Prain

【标本采集号】5334210925

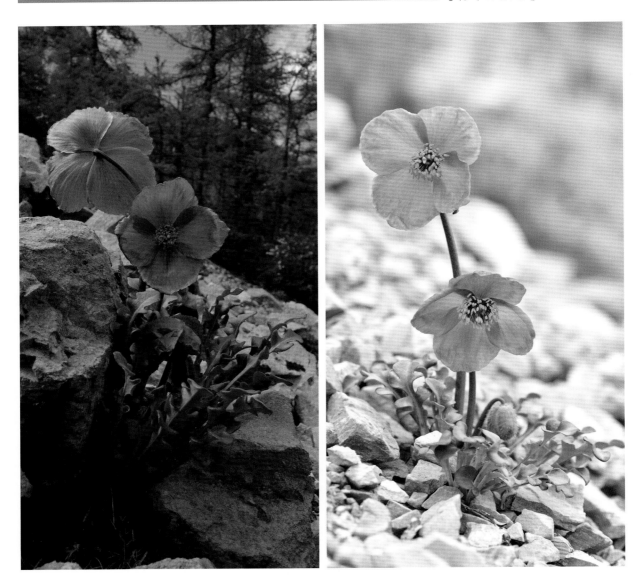

【形态特征】一年生草本。主根肥厚。叶全部基生，叶片厚且近肉质，卵形或长圆形，羽状深裂或常为3裂片。花单生于花葶上；花瓣4，倒卵形至近圆形，淡蓝色、淡紫色或深紫色。蒴果狭长圆形或近圆柱形，疏被锈色或黄褐色平展的刺毛，3~4瓣自顶端开裂至全长的1/3。花、果期7~8月。

【适宜生境】生于海拔3300~4650m的山坡。

【资源状况】分布于香格里拉、丽江等地。少见。

【入药部位】花、全草（秀丽绿绒蒿）。

【功能主治】清热，止痛。

野罂粟
山大烟、山米壳、野大烟
Papaver nudicaule L.

【标本采集号】LGD-QL012

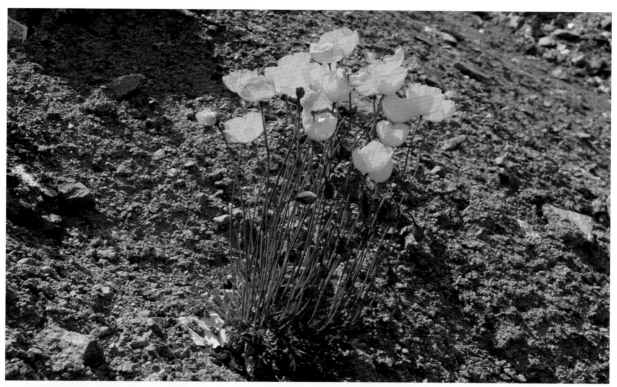

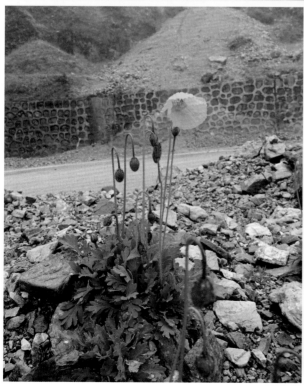

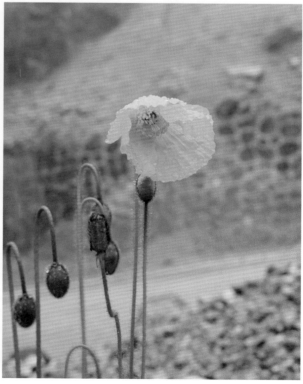

【形态特征】多年生草本。主根圆柱形，或为纺锤状。叶全部基生，叶片轮廓卵形至披针形。花葶一至数枚，圆柱形，直立，密被或疏被斜展的刚毛；花单生于花葶先端；花蕾宽卵形至近球形；花瓣 4，宽楔形或倒卵形。蒴果狭倒卵形、倒卵形或倒卵状长圆形。花、果期 5~9 月。

【适宜生境】生于海拔 580~3500m 的林下、林缘、山坡草地。

【资源状况】分布于香格里拉等地。常见。

【入药部位】全草（野罂粟）。

【功能主治】敛肺止咳，涩肠止泻，镇痛。用于久咳喘息，泻痢，便血，脱肛，遗精，带下病，头痛，胃痛，痛经。

罂 粟 鸦片、大烟、米壳花
Papaver somniferum L.

【标本采集号】2353290158

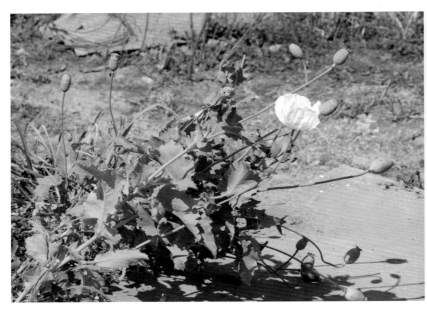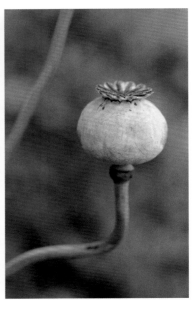

【形态特征】一年生草本，无毛或稀在植株下部或总花梗上被极少的刚毛。茎直立，不分枝，无毛，具白粉。叶互生，叶片卵形或长卵形，边缘为不规则的波状锯齿，两面具白粉。花单生；花瓣 4，白色、粉红色、红色、紫色或杂色。蒴果球形或长圆状椭圆形，无毛，成熟时褐色。花、果期 3~11 月。

【适宜生境】生于海拔 900~1300m 的地方。

【资源状况】分布于德钦、玉龙等地。少见。

【入药部位】果壳（罂粟壳）。

【功能主治】敛肺，涩肠，止痛。用于久咳，久泻，脱肛，脘腹疼痛。

十字花科

硬毛南芥　野南芥菜、毛筷子芥、毛南芥
Arabis hirsuta (L.) Scop.

【标本采集号】3229010303

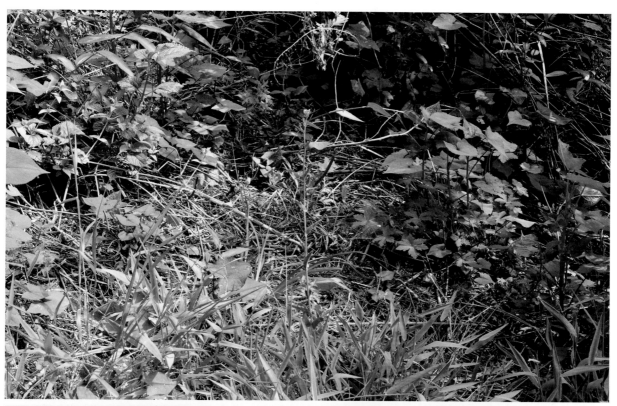

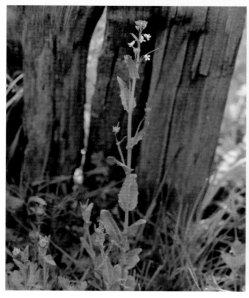

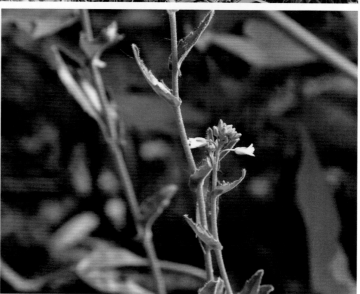

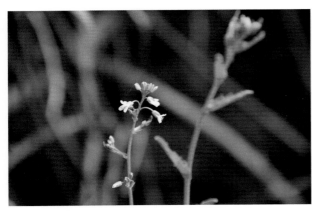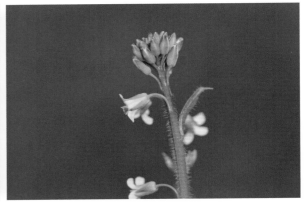

【形态特征】一年生或二年生草本。全株被有硬单毛、2~3叉毛、星状毛及分枝毛。茎直立。基生叶长椭圆形或匙形，边缘全缘或呈浅疏齿；茎生叶多数，常贴茎，叶片长椭圆形或卵状披针形，顶端钝圆，边缘具浅疏齿。总状花序顶生或腋生；花瓣4，白色。长角果线形，直立，紧贴果序轴。花期5~7月，果期6~7月。

【适宜生境】生于海拔1500~4000m的草原、干燥山坡及路边草丛。

【资源状况】分布于香格里拉、德钦、玉龙等地。常见。

【入药部位】种子。

【功能主治】清热解毒。

圆锥南芥 *Arabis paniculata* Franch.

【标本采集号】5329320136

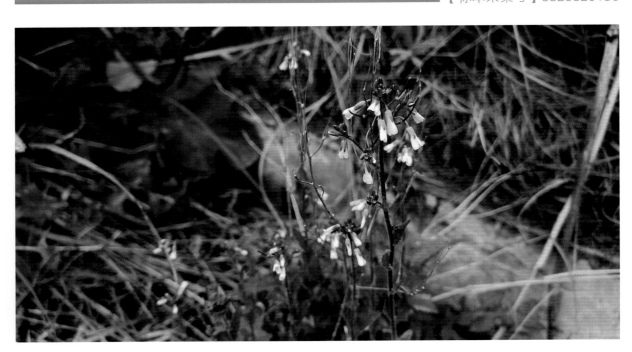

【**形态特征**】二年生草本。茎直立，被 2~3 叉毛及星状毛。基生叶簇生，叶片长椭圆形；茎生叶多数，叶片长椭圆形至倒披针形，基部呈心形或肾形，半抱茎或抱茎，两面密生 2~3 叉毛及星状毛。总状花序顶生或腋生，呈圆锥状；花瓣 4，白色。长角果线形，排列疏松，斜向外展。花期 5~6 月，果期 7~9 月。

【**适宜生境**】生于海拔 2500~2900m 的山坡林下荒地。

【**资源状况**】分布于香格里拉、德钦、维西、玉龙等地。偶见。

【**入药部位**】种子（圆锥南芥）。

【**功能主治**】退热。用于发热。

芥　菜　芥菜子、青菜子、黄芥子
Brassica juncea (L.) Czern. et Coss.

【**标本采集号**】530427LY0846

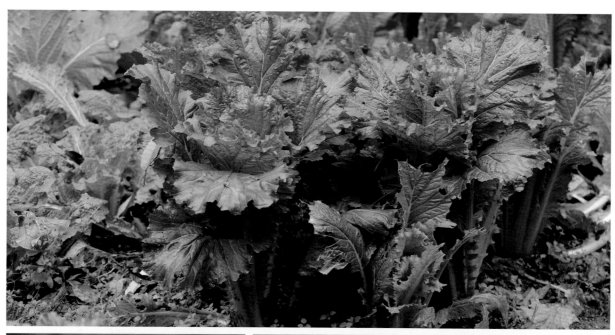

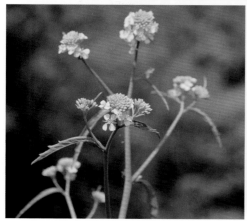
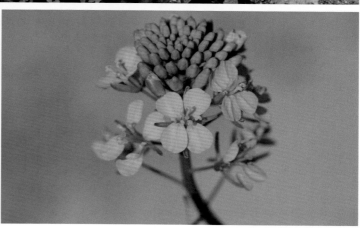

【形态特征】一年生草本。茎直立，有分枝，有时幼茎及叶具刺毛，带粉霜，有辣味。基生叶宽卵形至倒卵形；茎上部叶窄披针形。总状花序顶生，花后延长；萼片淡黄色，直立开展；花瓣4，黄色，花瓣倒卵形。长角果线形。花期3~5月，果期5~6月。

【资源状况】栽培于玉龙、维西等地。

【入药部位】种子（芥子）。

【功能主治】利气化痰，温中散寒，通络止痛，消肿解毒。用于寒痰喘咳，胸胁胀痛，痰滞经络，关节麻木，痛经，痰湿流注，阴疽肿毒。

荠 靡草、护生草
Capsella bursa-pastoris (L.) Medic.

【标本采集号】5307210633

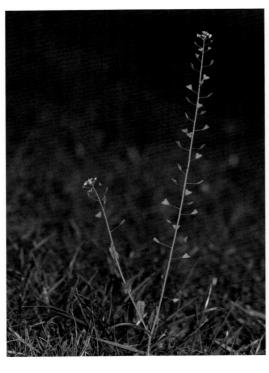
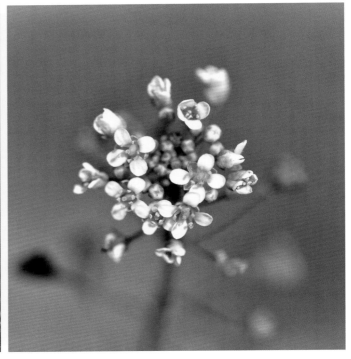

【形态特征】一年生或二年生草本。茎直立，单一或从下部分枝。基生叶丛生，呈莲座状，大头羽状分裂；茎生叶窄披针形或披针形。总状花序顶生及腋生；花瓣4，白色，卵形。短角果倒三角形或倒心状三角形，扁平。花、果期4~6月。

【适宜生境】生于山坡、田边及路旁。

【资源状况】分布于香格里拉、德钦、维西、贡山、玉龙等地。常见。

【入药部位】全草（荠菜）。

【功能主治】凉血止血，清热利尿，明目，降压，解毒。用于痢疾，高血压，乳糜尿，水肿及各种出血。

弯曲碎米荠
碎米荠、蓴菜、小菜子七
Cardamine flexuosa With.

【标本采集号】5333241812011031LY

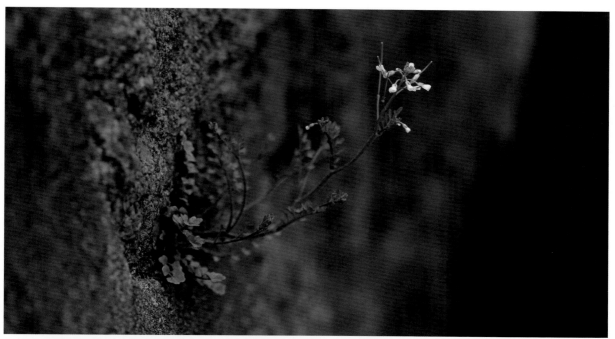

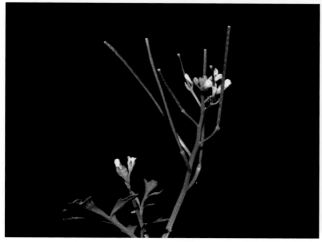

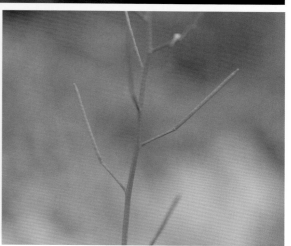

【**形态特征**】一年生或二年生草本。茎斜升呈铺散状，表面疏生柔毛。基生叶小叶 3~7 对；茎生叶小叶 3~5 对，小叶多为长卵形或线形，1~3 裂或全缘。总状花序多数；花瓣 4，白色。长角果线形，扁平，果序轴左右弯曲。花期 3~5 月，果期 4~6 月。

【**适宜生境**】生于田边、路旁及草地。

【**资源状况**】分布于香格里拉、贡山等地。常见。

【**入药部位**】全草（白带草）。

【**功能主治**】清热利湿，养心安神，收敛，止带。用于痢疾，淋证，小便涩痛，心悸，失眠，带下病。

纤细碎米荠 *Cardamine gracilis* (O. E. Schulz) T. Y. Cheo et R. C. Fang

【标本采集号】5334210841

【形态特征】多年生草本。根状茎匍匐，于节上密生须根。茎上着生多数叶片，羽状复叶。总状花序顶生，花梗细；萼片长卵形，边缘膜质，内萼片基部呈囊状；花瓣4，紫色或玫瑰红色，倒卵形。花期5~7月。果实未见。

【适宜生境】生于海拔2900m的沼泽地。

【资源状况】分布于香格里拉、德钦、玉龙等地。偶见。

【入药部位】全草（纤细碎米荠）。

【功能主治】活血调经，清热解毒，利尿通淋。用于妇女月经不调，痈肿，淋证。

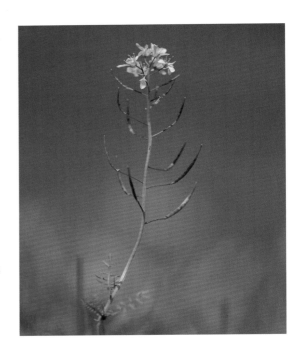

碎米荠 野荠菜、米花香荠菜、白带草
Cardamine hirsuta L.

【标本采集号】5334210520

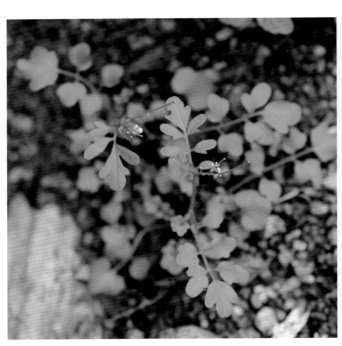
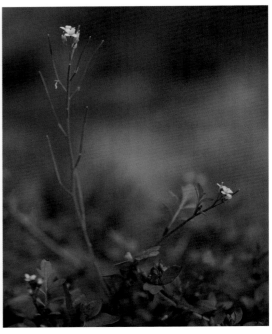

【形态特征】一年生小草本。茎直立或斜升，下部有时淡紫色。羽状复叶。总状花序生于枝顶，花
　　　　　　小；萼片绿色或淡紫色，长椭圆形；花瓣4，白色，倒卵形。长角果线形，稍扁，无毛。
　　　　　　花期 2~4 月，果期 4~6 月。

【适宜生境】生于海拔 1000m 以下的山坡、路旁、荒地及耕地的草丛中。

【资源状况】分布于香格里拉、贡山、泸水、玉龙等地。常见。

【入药部位】全草（白带草）。

【功能主治】清热解毒，祛风除湿。用于痢疾，泄泻，腹胀，带下病，乳糜尿，外伤出血。

多叶碎米荠 *Cardamine macrophylla* Willd. var. *polyphylla* (D. Don) T. Y. Cheo et R. C. Fang

【标本采集号】533324180901617LY

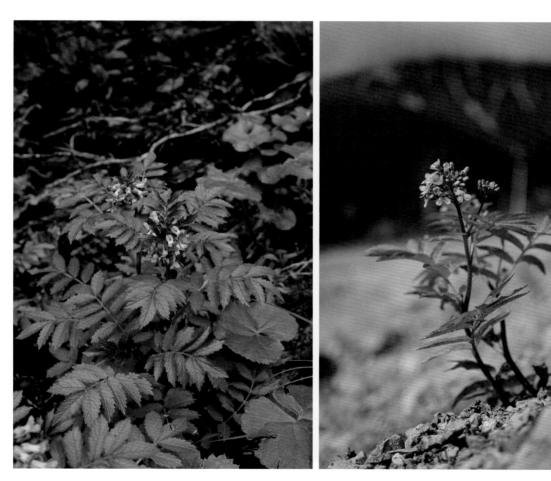

【形态特征】多年生草本。根状茎匍匐延伸，无鳞片，有结节，无匍匐茎。茎上着生的羽状复叶有
　　　　　　8 枚以上，小叶多为 4~6 对，长圆形或卵状披针形。总状花序多花，花序顶生和腋生；
　　　　　　花瓣紫红色或淡紫色。长角果扁平，果瓣平坦无毛，有时带紫色。花期 5~6 月，果期
　　　　　　7~8 月。

【适宜生境】生于海拔 1600~4200m 的山坡灌木林下、沟边、石隙、高山草坡水湿处。

【资源状况】分布于香格里拉、德钦、维西、贡山、福贡等地。常见。

【入药部位】全草（多叶碎米荠）。

【功能主治】消肿，补虚，利尿，止痛。用于虚劳内伤，头晕，体倦乏力，崩漏，白带异常，小便不利，败血症。

紫花碎米荠 石芥菜、石菖蒲、石格菜
Cardamine tangutorum O. E. Schulz.

【标本采集号】533324180424096LY

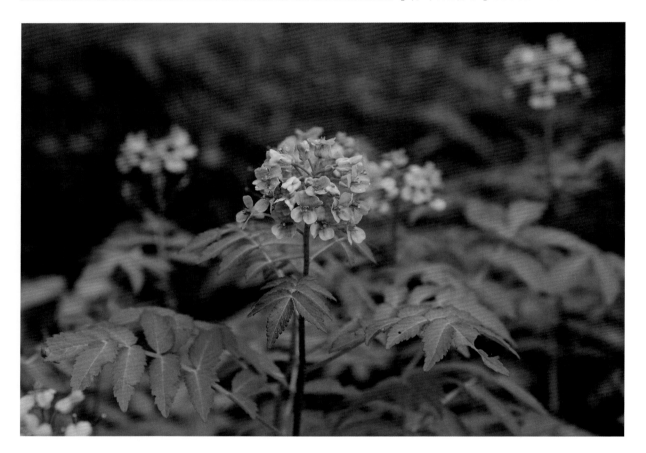

【形态特征】多年生草本。根状茎细长呈鞭状，匍匐生长。基生叶有长叶柄；茎生叶通常只有 3 枚。总状花序，外轮萼片长圆形，内轮萼片长椭圆形，基部囊状；花瓣紫红色或淡紫色，倒卵状楔形。长角果线形，扁平，基部具长约 1mm 的子房柄。花期 5~7 月，果期 6~8 月。

【适宜生境】生于海拔 2100~4400m 的高山山沟草地及林下阴湿处。

【资源状况】分布于香格里拉、贡山等地。偶见。

【入药部位】全草。

【功能主治】清热利湿，平肝，利尿。用于"黄水"疮，外伤出血。

抱茎葶苈 *Draba amplexicaulis* Franch.

【标本采集号】5334210449

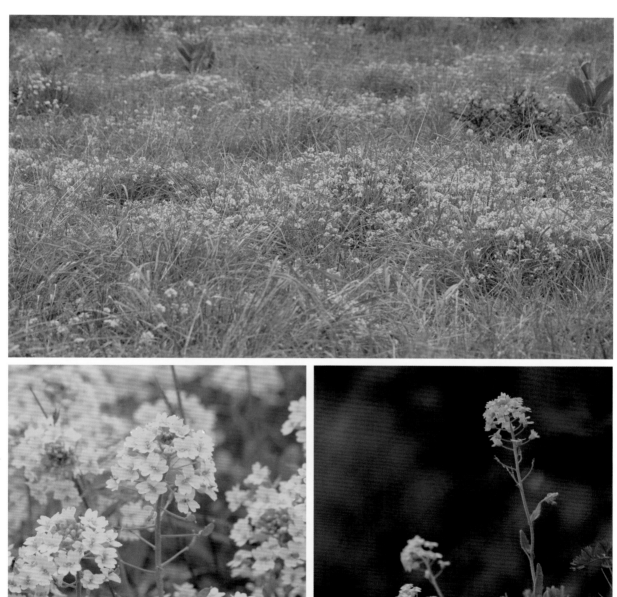

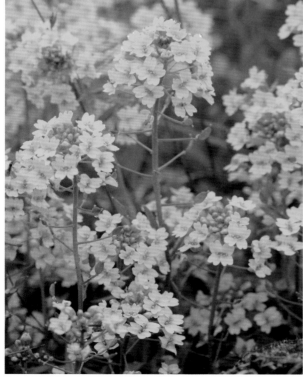

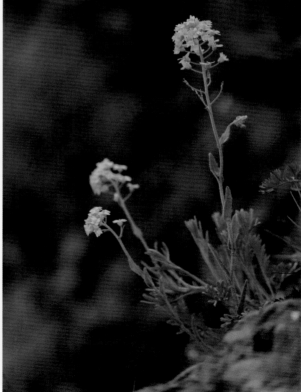

【形态特征】多年生草本。茎直立，密被长单毛、叉状毛和星状毛。基生叶狭匙形，茎生叶披针形。总状花序，下面数花有苞片，密集成伞房状，以后剧烈地伸长；萼片椭圆形或卵形，背面有单毛；花瓣4，金黄色，倒卵形。角果椭圆状卵形，顶端扭捩。花期5~8月。

【适宜生境】生于海拔3000~4600m的高山与亚高山草地。

【资源状况】分布于香格里拉、德钦、维西、福贡、玉龙等地。常见。

【入药部位】全草（抱茎葶苈）。

【功能主治】消食。用于解肉食中毒。

喜山葶苈 石波菜
Draba oreades Schrenk

【标本采集号】5334210142

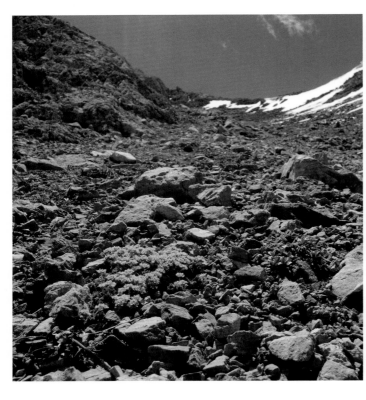 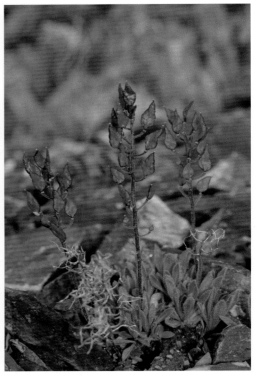

【形态特征】多年生草本。根状茎分枝多，下部留有鳞片状枯叶。叶片长圆形至倒披针形。总状花序密集成近头状，结实时疏松，但不伸长；萼片长卵形，背面有单毛；花瓣4，黄色，倒卵形。短角果短宽卵形，顶端渐尖，基部圆钝，无毛，果瓣不平。花期6~8月。

【适宜生境】生于海拔3000~5300m的高山岩石边及高山石砾的沟边裂缝中。

【资源状况】分布于香格里拉、德钦、维西等地。偶见。

【入药部位】全草（喜山葶苈）。

【功能主治】消食，解毒。用于消化不良，肉食中毒。

云南葶苈 *Draba yunnanensis* Franch.

【标本采集号】5334210458

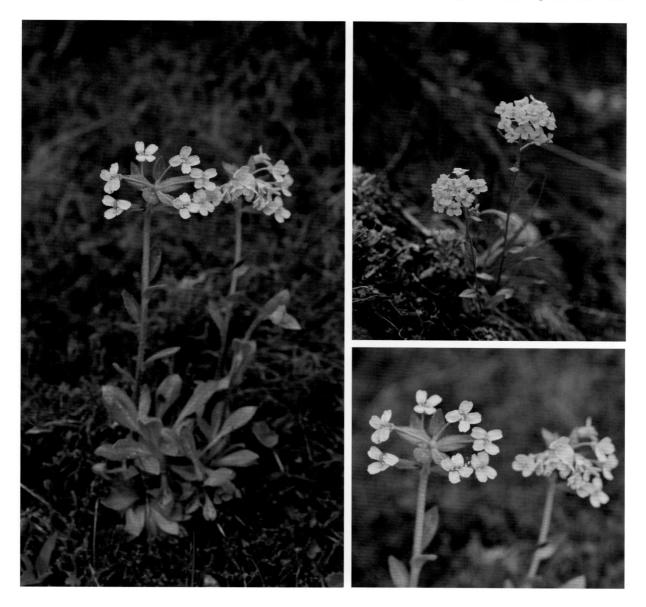

【形态特征】多年生草本。根状茎略伸长，分枝，上部生莲座状叶。茎直立，不分枝。莲座状基生叶椭圆形，茎生叶窄披针形，全缘或有锯齿。总状花序，萼片椭圆形或卵形；花瓣4，金黄色，倒卵形。短角果卵形，扁平。花期5~7月，果期8月。

【适宜生境】生于海拔2300~4600m的岩石间隙、山坡水边。

【资源状况】分布于香格里拉、德钦、玉龙等地。常见。

【入药部位】全草（云南葶苈）。

【功能主治】助消化。用于炎症，消肉食之积。

山柳菊叶糖芥

山柳叶糖芥、草地糖芥

Erysimum hieraciifolium L.

【标本采集号】5334210094

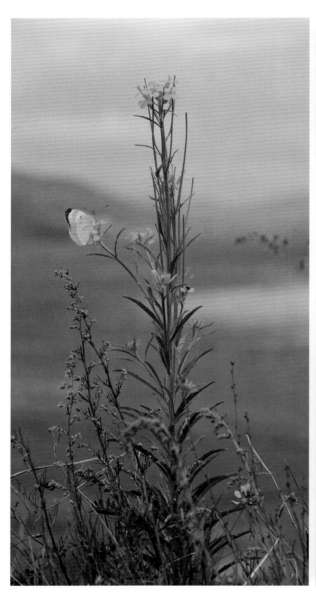
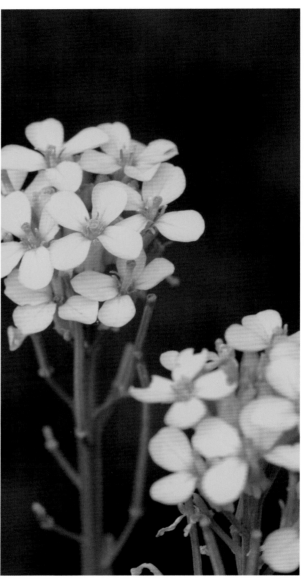

【形态特征】二年生或多年生草本。茎直立，稍有棱角。基生叶莲座状，叶形变异很大，叶片椭圆状长圆形至倒披针形；茎生叶略似基生叶或呈线形。总状花序有多数花；花瓣4，鲜黄色，倒卵形。长角果线状圆筒形。花期6~7月，果期7~8月。

【适宜生境】生于海拔2740~3800m的高山草地。

【资源状况】分布于香格里拉等地。偶见。

【入药部位】种子（冈托巴）。

【功能主治】清热，镇咳，解毒。用于热证，肺病，肉食中毒，血热。

菘 蓝 板蓝根、大青根、茶蓝、大青叶
Isatis indigotica Fortune

【标本采集号】5333210767

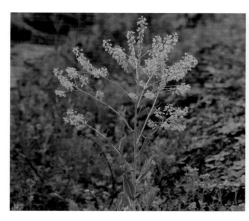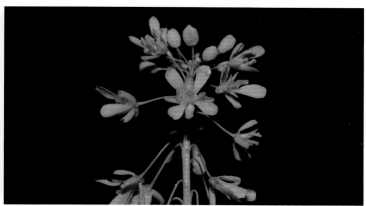

【**形态特征**】二年生草本。茎直立，绿色，顶部多分枝，植株光滑无毛，带白粉霜。基生叶莲座状，长圆形至宽倒披针形；花瓣黄白色，宽楔形，顶端近平截，具短爪。短角果近长圆形，扁平，无毛，边缘有翅；果梗细长，微下垂。种子长圆形，淡褐色。花期 4~5 月，果期 5~6 月。

【**适宜生境**】生于海拔 200~3500m 的荒坡各地。

【**资源状况**】横断山三江并流区各地均有栽培。常见。

【**入药部位**】根（板蓝根）、叶（大青叶）。

【**功能主治**】根：清热解毒，凉血利咽。用于温疫时毒，发热咽痛，温毒发斑，痄腮，烂喉丹痧，大头瘟疫，丹毒，痈肿。叶：清热解毒，凉血消斑。用于温病高热，神昏，发斑发疹，痄腮，喉痹，丹毒，痈肿。

独行菜 腺独行菜、腺茎独行菜
Lepidium apetalum Willd.

【标本采集号】5334210396

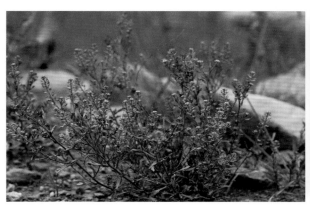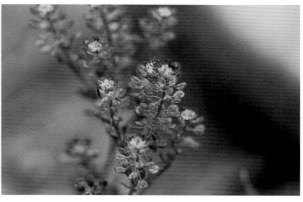

【形态特征】一年生或二年生草本。茎直立，有分枝。基生叶窄匙形，一回羽状浅裂或深裂；茎上部叶线形，有疏齿或全缘。总状花序；萼片早落，卵形；花瓣不存或退化成丝状，比萼片短。短角果近圆形或宽椭圆形，扁平。花、果期 5~7 月。

【适宜生境】生于海拔 400~2000m 的山坡、山沟、路旁及村庄附近。

【资源状况】分布于香格里拉、德钦、玉龙等地。常见。

【入药部位】种子（葶苈子）。

【功能主治】泻肺平喘，行水消肿。用于喘咳痰多，胸胁胀满，不得平卧，胸腹水肿，小便涩痛。

高河菜 *Megacarpaea delavayi* Franch.

【标本采集号】5334210303

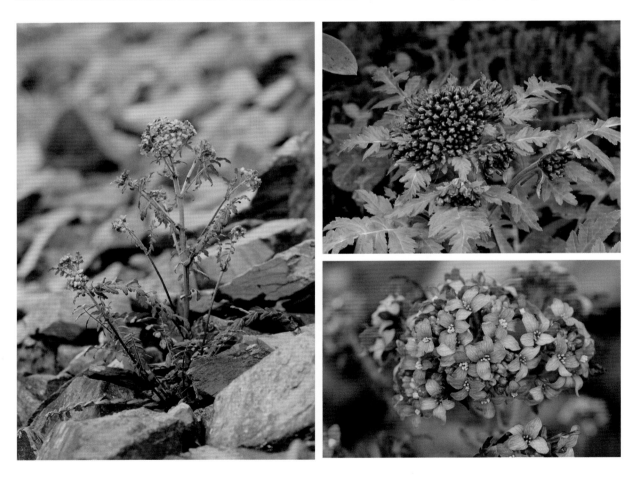

【形态特征】多年生草本。根肉质，肥厚。茎直立，分枝。羽状复叶，基生叶及茎下部叶具柄，外形长圆状披针形。总状花序顶生，圆锥花序状；总花梗及花梗有柔毛；花 4，粉红色或紫色。短角果黄绿色带紫色，扁平。花期 6~7 月，果期 8~9 月。

【适宜生境】生于海拔 3400~3800m 的高山草原。

【资源状况】分布于香格里拉、维西、福贡、玉龙等地。偶见。

【入药部位】全草（高河菜）。

【功能主治】清热。

单花荠 苏罗尕布、苏罗尕保、无茎荠
Pegaeophyton scapiflorum (Hook. f. et Thoms.) Marq. et Shaw

【标本采集号】5334210562

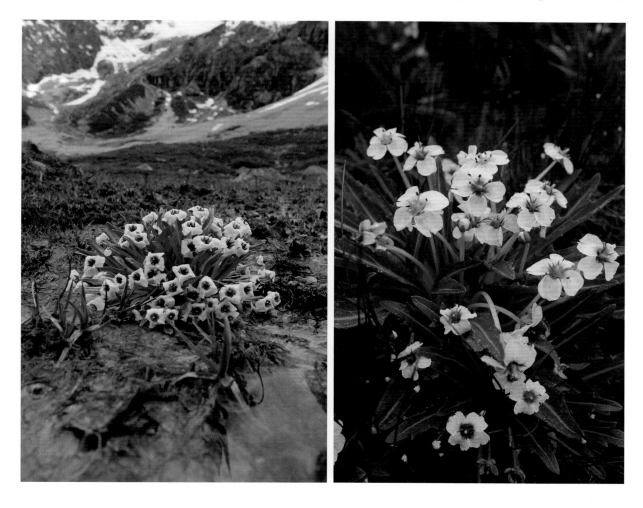

【形态特征】多年生草本，植株光滑无毛。根粗壮，表皮多皱缩。叶多数，旋叠状着生于基部，叶片线状披针形或长匙形。花大，单生，白色至淡蓝色。短角果宽卵形，扁平，肉质，具狭翅状边缘。花、果期 6~9 月。

【适宜生境】生于海拔 3500~5400m 的山坡潮湿地、高山草地、林内水沟边及流水滩。

【资源状况】分布于香格里拉、德钦、维西、贡山、福贡等地。常见。

【入药部位】全草（高山辣根菜）。

【功能主治】清热解毒，消肿止痛。用于肺热咳嗽，急性热病，肺咯血，刀伤出血，食物中毒。

萝卜
脆萝卜、仙人头、灯笼红萝卜
Raphanus sativus L.

【标本采集号】3229010146

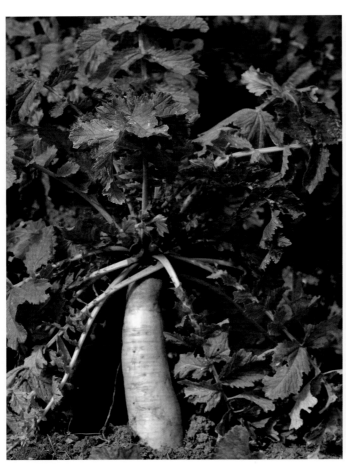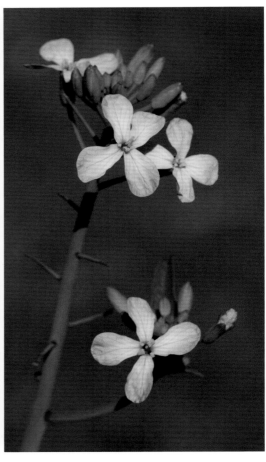

【形态特征】一年生或二年生草本。直根肉质，长圆形、球形或圆锥形，外皮绿色、白色或红色。茎有分枝。基生叶和下部茎生叶大头羽状半裂。总状花序顶生及腋生；花白色或粉红色。长角果圆柱形，在种子间处缢缩，并形成海绵质横隔。花期4~5月，果期5~6月。

【资源状况】栽培于横断山三江并流区各地。

【入药部位】种子（莱菔子）、干枯老根（地骷髅）、鲜根（萝卜）、根叶（莱菔叶）。

【功能主治】种子：消食除胀，降气化痰。用于饮食停滞，脘腹胀痛，积滞泻痢，痰壅喘咳。干枯老根：宣肺化痰，消食利水。用于咳嗽多痰，食积气滞，脘腹痞闷胀痛，水肿喘满，噤口痢疾。鲜根：消积滞，化痰热，下气，宽中，解毒。用于食积胀满，痰嗽失音，吐血，衄血，消渴，痢疾，偏正头痛。根叶：消食，理气。用于胸膈痞满作呃，食滞不消，泻痢，喉痛，妇女乳痈，乳汁不通。

无瓣蔊菜 塘葛菜、蔊菜、野油菜
Rorippa dubia (Pers.) Hara

【标本采集号】2353290304

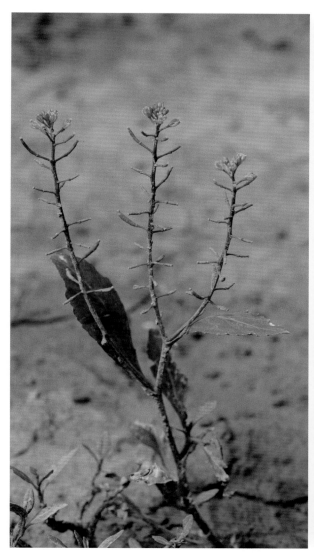
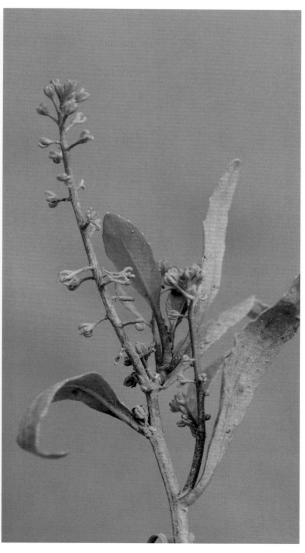

【形态特征】一年生草本。植株光滑无毛，直立或呈铺散状分枝。单叶互生，基生叶与茎下部叶倒卵形或倒卵状披针形，多数呈大头羽状分裂；茎上部叶卵状披针形或长圆形，边缘具波状齿。总状花序顶生或侧生；无花瓣，偶有不完全花瓣。长角果线形。花期 4~6 月，果期 6~8 月。

【适宜生境】生于海拔 500~3700m 的山坡路旁、山谷、河边湿地、园圃及田野较潮湿处。

【资源状况】分布于玉龙等地。常见。

【入药部位】全草（野油菜）。

【功能主治】止咳化痰，平喘，祛痰消肿，清热解毒。用于咽喉痛，感冒发热，经闭，风湿关节痛。

高薷菜 苦菜、葶苈

Rorippa elata (Hook. f. et Thoms.) Hand. -Mazz.

【标本采集号】5334210914

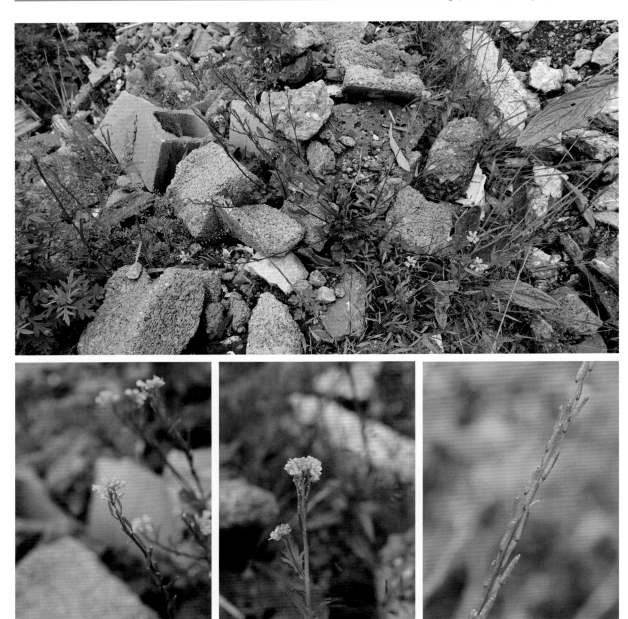

【形态特征】二年生草本。茎直立，粗壮，下部单一，上部分枝。基生叶丛出，大头羽裂，基部扩大成圆耳状，抱茎；茎下部叶及中部叶亦为大头羽裂或浅裂，基部耳状抱茎。总状花序顶生或腋生，花多数，黄色；萼片宽椭圆形，花瓣长倒卵形。长角果圆柱形。花期5~7月，果期7~10月。

【适宜生境】生于海拔2600~5000m的高原地区阳坡草地、林下水沟边、路旁及高山灌丛草地。

【资源状况】分布于香格里拉、德钦、维西、福贡、玉龙等地。偶见。

【入药部位】全草、根（高葶菜）。

【功能主治】清热，解毒，健胃。用于宿热，"培根"病、"木保"病、"赤巴"病，肝胆病，血病，胃病，喉热病，急性中毒，疖痈。茎、叶能催乳。

大蒜芥 田蒜芥
Sisymbrium altissimum L.

【标本采集号】5329320139

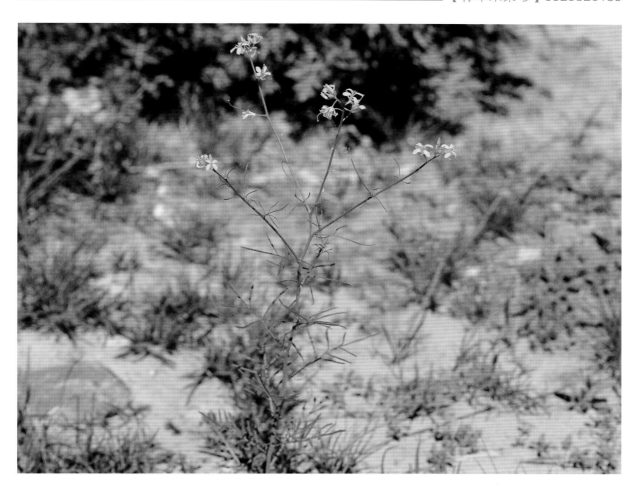

【形态特征】一年生或二年生草本。茎直立，下部及叶均散生长单毛，上部近无毛；茎上部分枝，枝开展。基生叶及下部茎生叶有柄，羽状全裂或深裂；中、上部茎生叶羽状分裂。总状花序顶生；花瓣黄色，后变为白色。长角果略呈四棱状，直或微曲。花期4~5月。

【适宜生境】生于荒漠草原、荒地、路边。

【资源状况】分布于香格里拉、德钦等地。偶见。

【入药部位】种子、全草（大蒜芥）。

【功能主治】种子：用于哮喘，胸胁胀痛，反胃呕吐，跌打肿痛，扭挫伤，肿毒，神经痛，肉食中毒。全草：用于瘰疬，肉瘤。

线叶丛菔 鸡掌
Solms-laubachia linearifolia (W. W. Smith) O. E. Schulz

【标本采集号】LGD-XGLL091

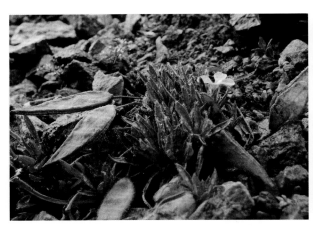
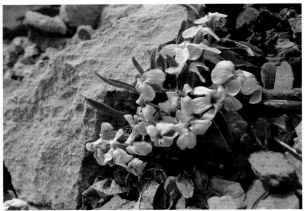

【形态特征】多年生草本。根粗壮。茎密被宿存叶柄及叶痕。叶少数，叶片狭长椭圆形或条形，两面密被长柔毛。花单生于花葶顶端，萼片长椭圆形；花瓣粉红色，倒卵形。长角果长椭圆形或卵形，密被长柔毛。花期5~6月，果期7~8月。

【适宜生境】生于海拔3600~4300m的山坡石灰岩缝中。

【资源状况】分布于香格里拉、德钦、维西等地。偶见。

【入药部位】根、全草（线叶丛菔）。

【功能主治】祛风止咳，止血消炎，续筋接骨，益气补血。用于肺炎，咳嗽，感冒，外伤出血，外伤和老年性骨折，病后体虚，血虚。

细叶丛菔 *Solms-laubachia minor* Hand. -Mazz.

【标本采集号】LGD-XGLL101

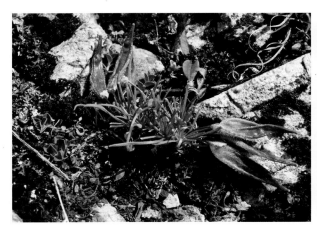
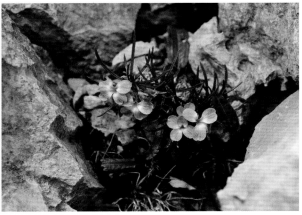

【形态特征】多年生矮草本。根圆锥状，粗壮。叶多数，叶片舌状线形，密集成球形。花葶在茎顶端抽出，各具花1朵；萼片线状长椭圆形；花瓣紫红色，倒卵形。长角果卵状长椭圆形，密被褐色柔毛。花、果期6~7月。

【适宜生境】生于海拔2500~4100m的堤边、山顶流石滩。

【资源状况】分布于香格里拉、德钦等地。少见。

【入药部位】根、全草（丛菔）。

【功能主治】祛风止咳，止血消炎。用于肺炎，咯血，感冒。

丛 菔 索鲁卡鲁
Solms-laubachia pulcherrima Muschl.

【标本采集号】LGD-XGLL106

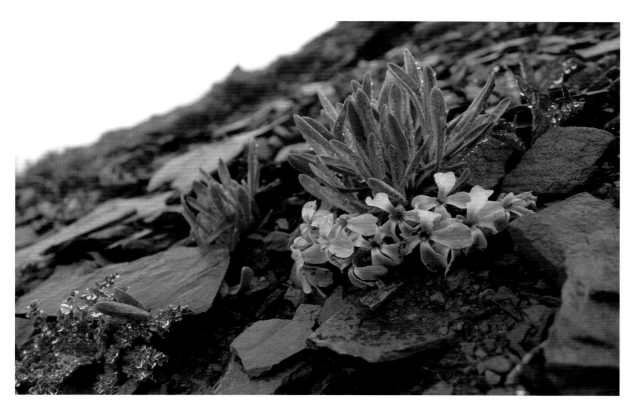

【形态特征】多年生草本。根肉质，粗长。叶在根状茎分枝上端紧密排列，近肉质；叶片矩圆状匙形或狭倒披针形。花葶具白色单毛；花单生，绿蓝色，芳香；萼片近圆形或宽倒卵形，有长爪。长角果卵状长圆形，扁平。花期6月，果期7~8月。

【适宜生境】生于海拔2800~3000m的草坡、河边、石灰岩的石缝中。

【资源状况】分布于香格里拉、德钦、维西、玉龙等地。少见。

【入药部位】根茎（丛菔）。

【功能主治】清热解毒，发散风热。用于肺热咳嗽，感冒发热，肝火耳鸣，头晕目眩。

旱生丛菔 *Solms-laubachia xerophyta* (W. W. Smith) Comber

【标本采集号】5334210457

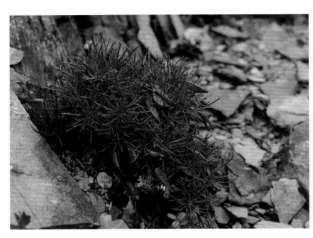 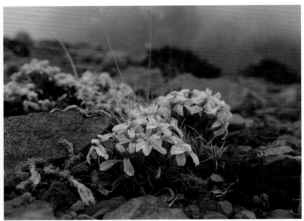

【形态特征】多年生草本。主根粗壮而长。茎具分枝，密被宿存叶柄，灰白色或灰黑色。叶多数，叶片窄匙形或线形。花葶几个至多数；萼片长椭圆形；花瓣白色或红色，倒卵形。长角果镰状长椭圆形，果瓣扁平，具中脉。花期6月，果期7月。

【适宜生境】生于海拔3900m的峭壁岩石裂缝中或干燥的山坡上。

【资源状况】分布于香格里拉等地。偶见。

【入药部位】根茎（旱生丛菔）。

【功能主治】祛风止咳，止血消炎，续筋接骨。用于肺炎，咳嗽，感冒，外伤出血，外伤和老年性骨折。

菥 蓂
过蓝菜、败酱草、犁头草
Thlaspi arvense L.

【标本采集号】5334210263

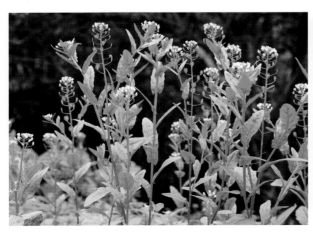 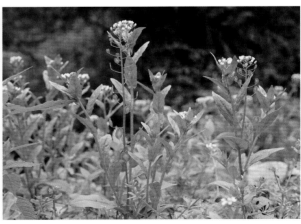

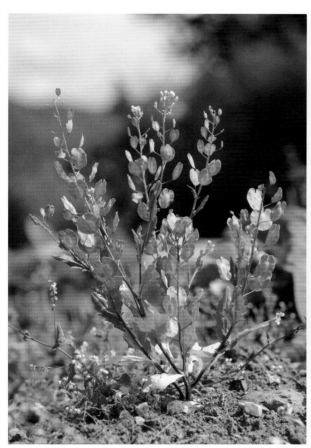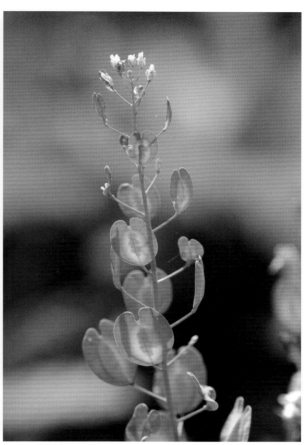

【**形态特征**】一年生草本。茎直立，不分枝或分枝，具棱。基生叶倒卵状长圆形。总状花序顶生；花白色；萼片直立，卵形；花瓣长圆状倒卵形。短角果倒卵形或近圆形，扁平，顶端凹入。花期 3~4 月，果期 5~6 月。

【**适宜生境**】生于海拔 4000m 以下的山野、地边。

【**资源状况**】分布于香格里拉、德钦、维西、贡山、玉龙等地。常见。

【**入药部位**】全草（荠菜）、种子（荠菜子）。

【**功能主治**】全草：清热解毒，利水消肿，和中平胃。用于阑尾炎、肺脓肿，痈疖肿毒，丹毒，子宫内膜炎，带下病，肾炎，肝硬化腹水，小儿消化不良。种子：祛风除湿，和胃止痛。用于风湿性关节炎，腰痛，急性结膜炎，胃痛，肺炎。

金缕梅科

蜡瓣花
连核梅、连合子、猴栗子树
Corylopsis sinensis Hemsl.

【标本采集号】5331230488

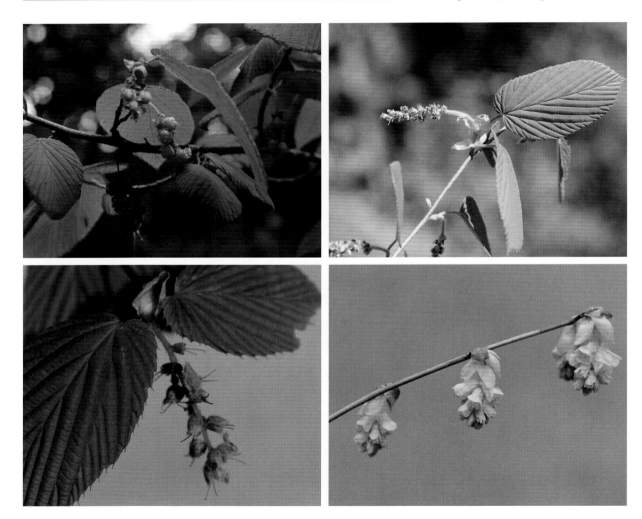

【形态特征】落叶灌木。嫩枝有柔毛，老枝秃净，有皮孔。叶薄革质，倒卵圆形，基部不等侧心形，上面秃净无毛，下面有灰褐色星状柔毛。总状花序，总苞状鳞片卵圆形，萼筒有星状绒毛；花瓣5，匙形，黄色。蒴果近圆球形，被褐色柔毛。

【适宜生境】生于山地灌丛。

【资源状况】分布于贡山等地。偶见。

【入药部位】根、叶（蜡瓣花）。

【功能主治】清热镇痛，止呕逆。用于恶寒发热，呕逆，心悸，烦乱昏迷。

马蹄荷

合掌木、白克木、马蹄樟

Exbucklandia populnea (R. Br.) R. W. Br.

【标本采集号】533324180911829LY

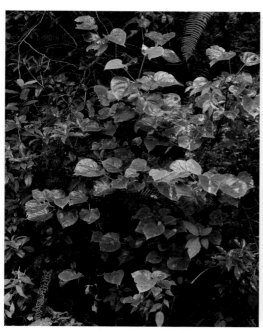 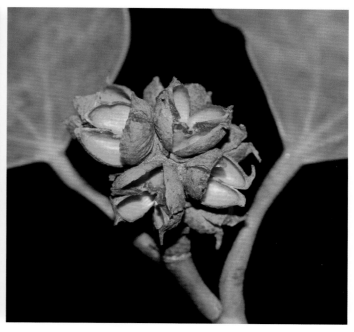

【形态特征】乔木。叶革质，阔卵圆形，全缘，或嫩叶有掌状 3 浅裂。头状花序单生或数枝排成总状花序，有花 8~12；花两性或单性，花瓣长 2~3mm，或缺。头状果序，有蒴果 8~12 个，蒴果椭圆形。花期 10 月至次年 3 月，果期 4~10 月。

【适宜生境】生于海拔 1000~2600m 的山地常绿林或混交林。

【资源状况】分布于贡山、福贡等地。常见。

【入药部位】茎（马蹄荷）。

【功能主治】舒筋活血，通络止痛。用于风湿关节痛，腰腿痛。

景天科

德钦红景天 *Rhodiola atuntsuensis* (Praeg.) S. H. Fu

【标本采集号】5334211071

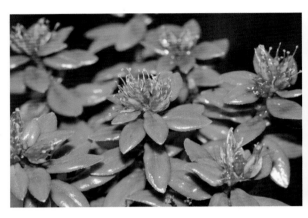 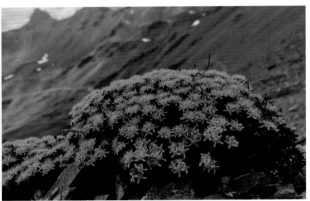

【形态特征】多年生草本。根状茎直立，分枝少。叶互生，长圆状卵形，或宽长圆状披针形。花序顶生，密集，近伞形；花两性；萼片线形或披针形；花瓣黄色，近直立，长圆形或长圆状披针形。花期8月。

【适宜生境】生于海拔4200~5000m处。

【资源状况】分布于香格里拉、德钦、维西等地。少见。

【入药部位】根、根茎（德钦红景天）。

【功能主治】养肺，清热，滋补元气。用于肺病。

柴胡红景天 伸长红景天、不丹红景天、柴胡景天
Rhodiola bupleuroides (Wall. ex Hk. f. et Thoms.) S. H. Fu

【标本采集号】5334210419

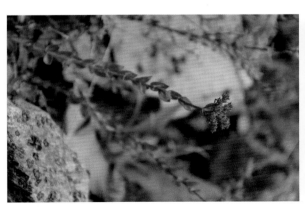 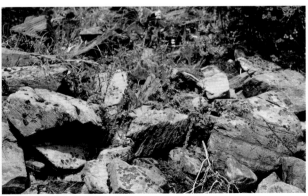

【形态特征】多年生草本。根颈粗，倒圆锥形，棕褐色。叶互生，无柄或有短柄，厚草质，狭椭圆形至长圆状卵形。伞房状花序顶生；雌花花瓣狭长圆形、长圆状卵形至狭三角形；雄花花瓣暗紫红色，倒卵形至长圆状卵形。蓇葖果。花期 6~8 月，果期 8~9 月。

【适宜生境】生于海拔 2400~5700m 的山坡石缝、灌丛或草地上。

【资源状况】分布于香格里拉、德钦等地。偶见。

【入药部位】根茎（柴胡红景天）。

【功能主治】止咳平喘。用于肺炎，支气管炎，口臭，淋巴肿大。

大花红景天 宽瓣红景天、宽叶景天、圆景天
Rhodiola crenulata (HK. f. et Thoms.) H. Ohba

【标本采集号】5334210368

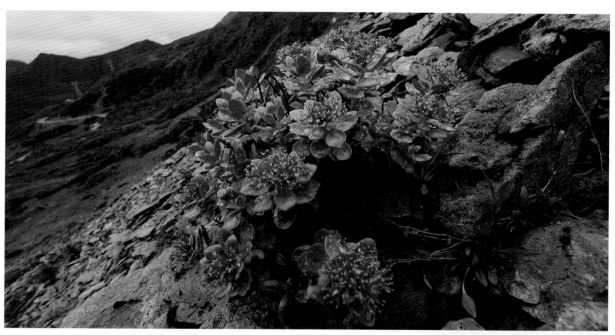

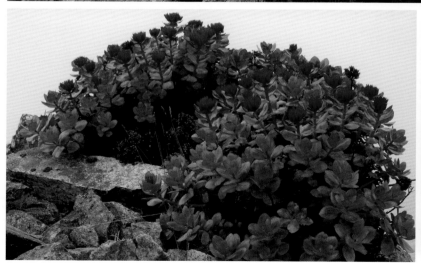

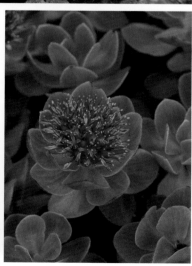

【形态特征】多年生草本。地上的根颈短。叶宽倒卵形，有短的假柄，椭圆状长圆形至几为圆形。花序伞房状，多花，花大形，雌雄异株；雄花萼片5，花瓣5，红色，有长爪；雌花蓇葖5，直立，花枝短，干后红色。花期6~7月，果期7~8月。

【适宜生境】生于海拔2800~5600m的山坡草地、灌丛、石缝中。

【资源状况】分布于香格里拉、德钦、贡山等地。偶见。

【入药部位】花、根茎（宽瓣红景天）。

【功能主治】退热，利肺。用于劳伤，风湿，止血，肺结核，支气管炎。

长鞭红景天 宽叶红景天、竖枝景天、大理景天
Rhodiola fastigiata (HK. f. et Thoms.) S. H. Fu

【标本采集号】5334210380

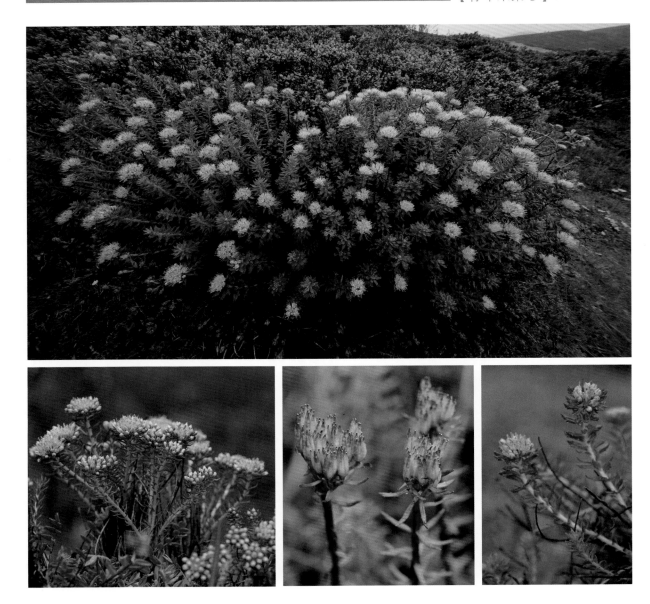

【**形态特征**】多年生草本。根状茎不分枝或少分枝，基部鳞片三角形。叶互生，线状长圆形至倒披针形。花序伞房状，花密生；萼片线形或长三角形；花瓣红色，长圆状披针形。蓇葖果直立。花期 6~8 月，果期 9 月。

【**适宜生境**】生于海拔 2500~5400m 的山坡石上。

【**资源状况**】分布于香格里拉、德钦、维西、贡山、泸水、玉龙等地。偶见。

【**入药部位**】根茎（长鞭红景天）。

【**功能主治**】益气活血，清肺，止咳，止血。用于高原反应所见的胸闷，全身无力。

菱叶红景天
豌豆七、一代宗、还阳参景天
Rhodiola henryi (Diels) S. H. Fu

【标本采集号】5334210427

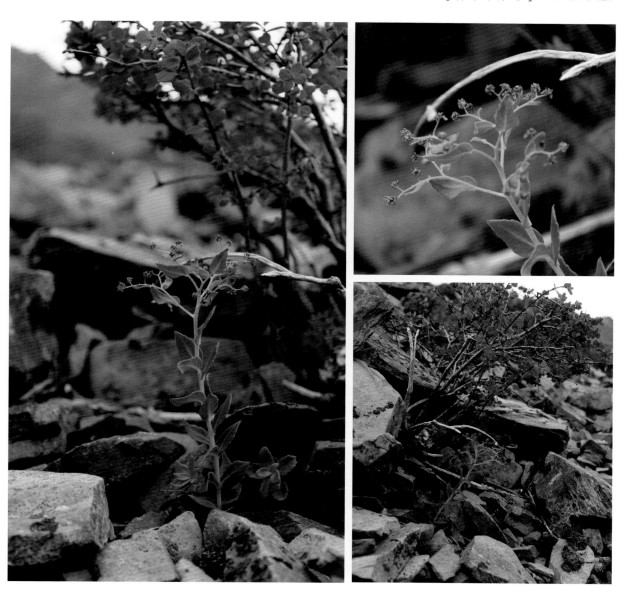

【形态特征】多年生草本。根状茎直立，先端被披针状三角形鳞片。3叶轮生，卵状菱形至椭圆状菱形。聚伞圆锥花序；雌雄异株；花瓣4，黄绿色。蓇葖上部叉开，呈星芒状。花期5月，果期6~7月。

【适宜生境】生于海拔1000~3300m的山坡沟边岩石上。

【资源状况】分布于香格里拉等地。偶见。

【入药部位】带根全草（白三七）。

【功能主治】理气，活血，接骨止痛，解毒消肿，止泻。用于痢疾，泄泻，跌打损伤，风湿痛，疮痈。

狭叶红景天
狮子草、九头狮子七、涩疙瘩
Rhodiola kirilowii (Regel) Maxim.

【标本采集号】5334211073

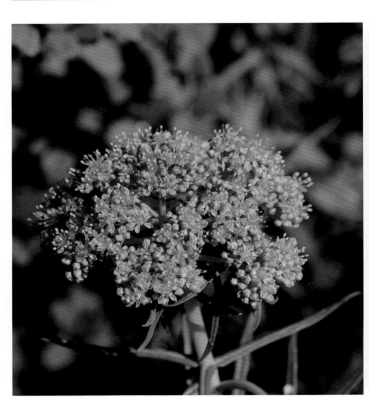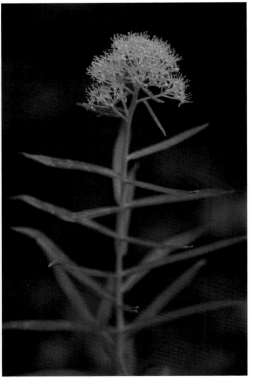

【形态特征】多年生草本。根粗，直立，先端被三角形鳞片。叶互生，线形至线状披针形。花序伞房状，有多花；雌雄异株；花瓣5或4，绿黄色。蓇葖披针形，有短而外弯的喙。花期6~7月，果期7~8月。

【适宜生境】生于海拔2000~5600m的山地多石草地或石坡。

【资源状况】分布于香格里拉、德钦、福贡、玉龙等地。偶见。

【入药部位】根茎（红景天）。

【功能主治】止血，止痛，破坚，消积，止泻。用于跌打损伤，腰痛，吐血，崩漏，月经不调，痢疾。

优秀红景天 贵景天、岩七
Rhodiola nobilis (Franch.) S. H. Fu

【标本采集号】5334210393

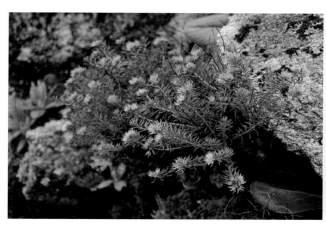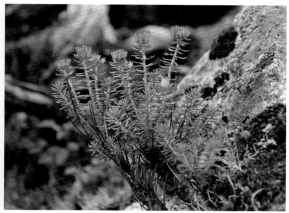

【形态特征】多年生草本。主根长，根颈直立。叶长圆状披针形至长圆状倒披针形。花单生茎顶，雌雄异株；花瓣红色。蓇葖 4~5，直立。花期 7 月，果期 8~10 月。

【适宜生境】生于海拔 3700~4500m 的草坡上。

【资源状况】分布于香格里拉、德钦、维西、贡山等地。偶见。

【入药部位】全草（优秀红景天）。

【功能主治】消肿止痛。用于跌打损伤。

裂叶红景天 深波线叶景天
Rhodiola sinuata (Royle ex Edgew.) S. H. Fu

【标本采集号】5334210814

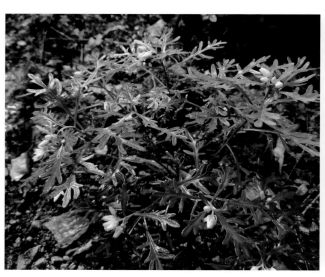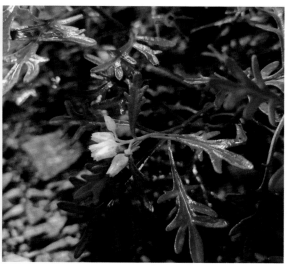

【形态特征】多年生草本。根长，根茎先端被鳞片。叶互生，外观椭圆形或倒卵形，2~3 羽状深裂或全裂。花序伞房状，花密集，聚伞状着生；花瓣 5，绿白色，椭圆形；鳞片近正方形。蓇葖直立。花期 8 月，果期 10 月。

【适宜生境】生于海拔 3200~4300m 的山坡岩缝及流石山坡。

【资源状况】分布于香格里拉等地。偶见。

【入药部位】根茎（裂叶红景天）。

【功能主治】止咳平喘。用于肺炎，支气管炎，口臭，淋巴肿大。

云南红景天 云南景天、三台观音、铁脚莲
Rhodiola yunnanensis (Franch.) S. H. Fu

【标本采集号】5334210078

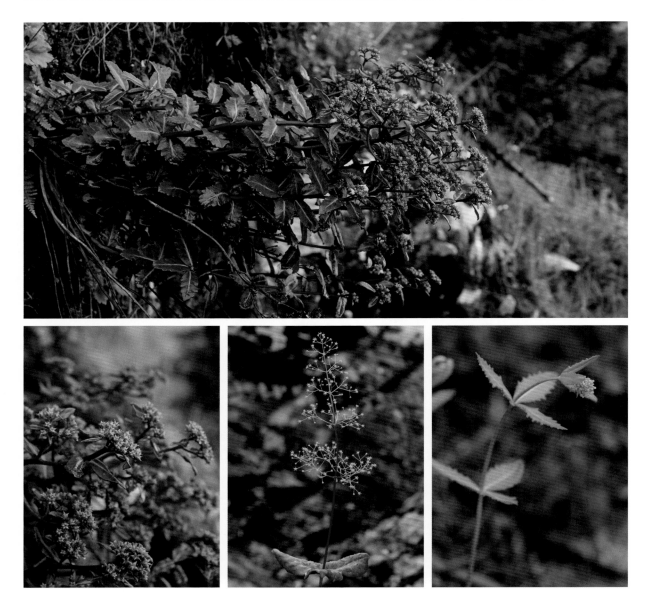

【形态特征】多年生草本。根颈粗，长。花茎单生或少数着生。叶轮生，稀对生，卵状披针形至宽卵形。聚伞圆锥花序，多次三叉分枝；雌雄异株；雄花小，多，萼片4，花瓣4，黄绿色，匙形；雌花萼片、花瓣各4，绿色或紫色，线形。蓇葖星芒状排列。花期5~7月，果期7~8月。

【适宜生境】生于海拔 2000~4000m 的山坡林下。

【资源状况】分布于香格里拉、德钦、维西、贡山、玉龙等地。偶见。

【入药部位】带根全草（还魂草）。

【功能主治】清热解毒，散瘀止血，消肿。用于疮痈，跌打损伤，泄泻。

珠芽景天 马尿花、零余子景天
Sedum bulbiferum Makino

【标本采集号】5329290770

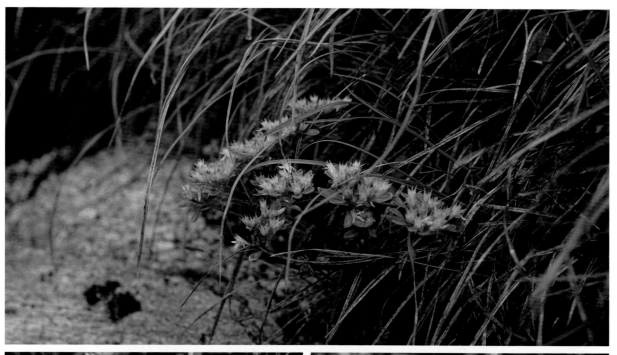

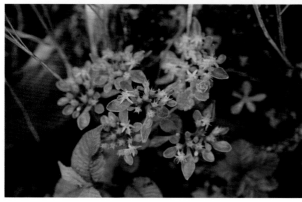
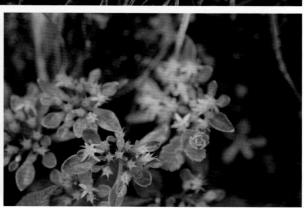

【形态特征】多年生草本。根须状。茎下部常横卧。叶腋常有圆球形、肉质、小型珠芽；基部叶常对生，上部的互生；下部叶卵状匙形，上部叶匙状倒披针形。花序聚伞状，分枝 3，常再二歧分枝；萼片 5，有短距；花瓣 5，黄色。花期 4~5 月。

【适宜生境】生于海拔 1000m 以下的低山、平地树阴下。

【资源状况】分布于德钦等地。少见。

【入药部位】全草（小箭草）。

【功能主治】散寒，理气，止痛，消肿，止血，截疟。用于食积腹痛，风湿瘫痪；外用于痈肿疮毒。

佛甲草 佛指甲、铁指甲、狗牙菜
Sedum lineare Thunb.

【标本采集号】5334210721

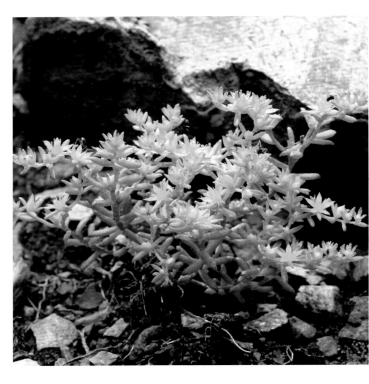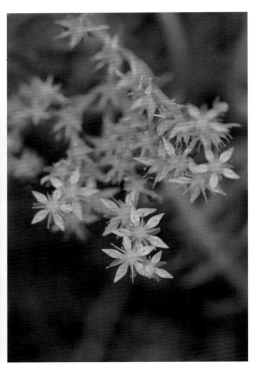

【形态特征】多年生草本。3 叶轮生，叶线形。花序聚伞状，顶生，中央有一朵有短梗的花；萼片线状披针形；花瓣黄色，披针形；鳞片宽楔形至近四方形。蓇葖略叉开。花期 4~5 月，果期 6~7 月。

【适宜生境】生于低山或平地草坡上。

【资源状况】分布于香格里拉、玉龙等地。偶见。

【入药部位】全草（佛甲草）。

【功能主治】清热解毒，消肿排脓，止痛退黄。用于咽喉痛，肝炎、痈肿疮毒，毒蛇咬伤，缠腰火丹，烧烫伤。

高原景天　*Sedum przewalskii* Maxim.

【标本采集号】533324180906750LY

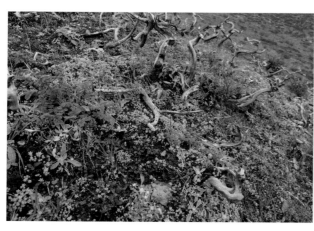 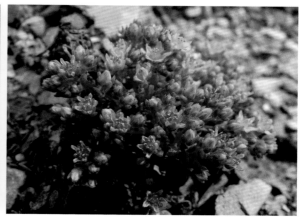

【形态特征】一年生草本。根纤维状。花茎直立，常自基部分枝。叶宽披针形至卵形，有截形宽距，先端钝。花序伞房状，有花 3~7；苞片叶形；花为 5 基数，花瓣黄色。花期 8 月，果期 9 月。

【适宜生境】生于海拔 2400~5400m 的高山坡干草地或岩石上。

【资源状况】分布于香格里拉、贡山等地。偶见。

【入药部位】带根全草（高原山景天）。

【功能主治】清热利肺，活血止血。用于肺炎，血证。

石　莲　莲花还阳、碎骨还阳、狗牙还阳
Sinocrassula indica (Decne.) Berger

【标本采集号】5334210311

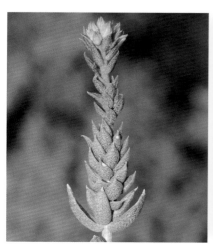 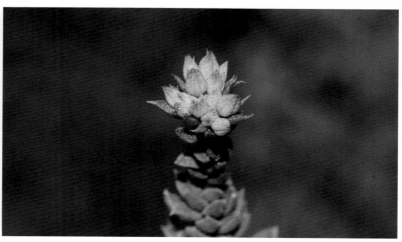

【形态特征】二年生草本。根须状。基生叶莲座状，匙状长圆形；茎生叶互生，宽倒披针状线形至近倒卵形。花序圆锥状或近伞房状；萼片三角形；花瓣红色，披针形至卵形。蓇葖的喙反曲。花期7~10月，果期8月。

【适宜生境】生于海拔1300~3300m处。

【资源状况】分布于香格里拉、德钦、贡山、玉龙等地。常见。

【入药部位】全草（石莲）。

【功能主治】清热，活血散瘀，祛瘀止痛。用于头晕，头痛，肝炎，乳痈，月经不调，中耳炎，跌打损伤，痢疾，咽喉痛，崩漏，便血；外用于疮疡久不收口，烧烫伤。

德钦石莲 德钦景天
Sinocrassula techinensis (S. H. Fu) S. H. Fu

【标本采集号】5334210696

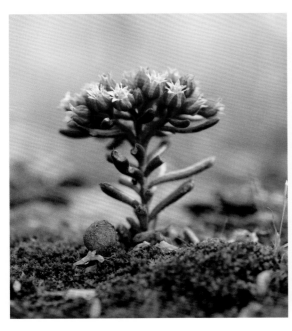 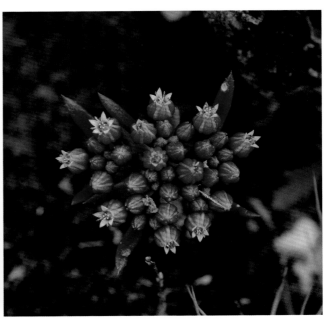

【形态特征】植株矮小。花茎单一，直立。基生叶脱落未见；茎生叶互生，线形或披针形。伞房状花序，花5数；萼片披针形；花瓣红色；鳞片近四方形或宽四方形。蓇葖有多数种子。花期9月。

【适宜生境】生于海拔2700m的山坡石上。

【资源状况】分布于香格里拉、德钦等地。偶见。

【入药部位】全草（德钦石莲）。

【功能主治】活血散瘀，疗伤止痛。用于跌打损伤及外伤肿痛。

虎耳草科

落新妇 小升麻、术活、金毛三七
Astilbe chinensis (Maxim.) Franch. et Sav.

【标本采集号】533324180419038LY

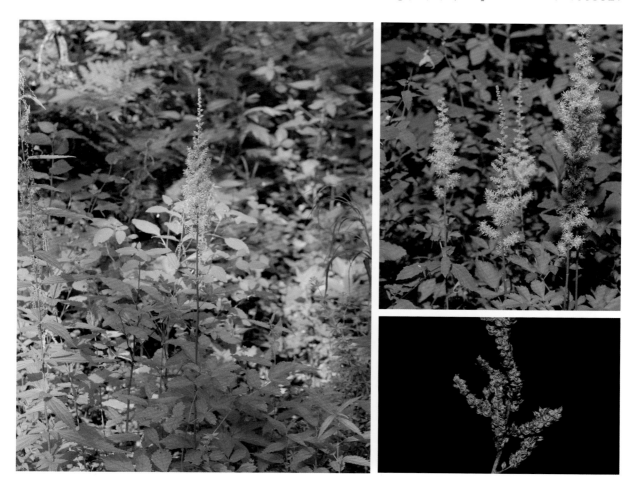

【形态特征】多年生草本。根状茎暗褐色，粗壮，须根多数。基生叶为二至三回三出羽状复叶，小叶腹面沿脉生硬毛，背面沿脉疏生硬毛和小腺毛。圆锥花序；花序轴密被褐色卷曲长柔毛；苞片卵形，几无花梗；花密集；萼片5；花瓣5，淡紫色至紫红色。花、果期6~9月。

【适宜生境】生于海拔390~3600m 的山谷、溪边、林下、林缘和草甸等处。

【资源状况】分布于香格里拉、维西、贡山、泸水、福贡、兰坪、玉龙等地。偶见。

【入药部位】根茎或全草（红升麻）。

【功能主治】活血止痛，祛风除湿，强筋健骨，解毒。用于跌打损伤，手术后疼痛，风湿关节痛，毒蛇咬伤。

腺萼落新妇
牛尾子、红花升麻、红升麻
Astilbe rubra Hook. f. et Thoms.

【标本采集号】5329290844

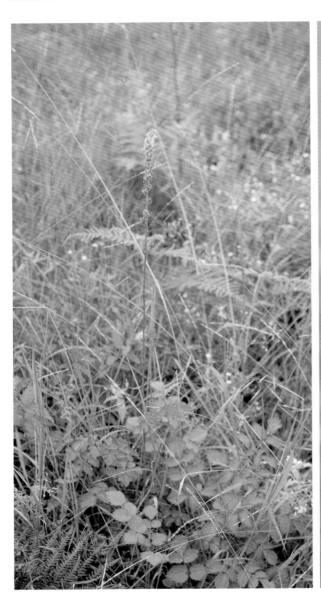
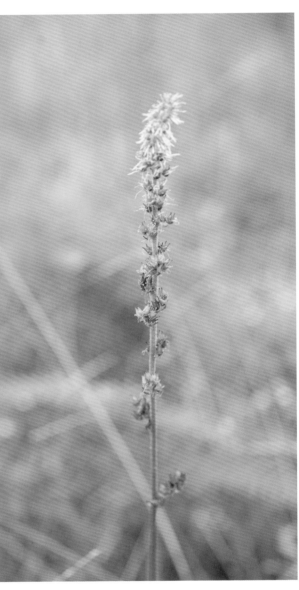

【形态特征】多年生草本。茎疏生褐色卷曲长腺毛。基生叶为三回三出复叶，小叶两面和边缘均具腺毛；茎生叶与基生叶相似，但较小。圆锥花序；花5数；萼片背面和边缘具腺毛，单脉；花瓣5，粉红色至红色，线形。花期6~7月。

【适宜生境】生于海拔2400m左右的林缘。

【资源状况】分布于云龙。偶见。

【入药部位】全草（腺萼落新妇）。

【功能主治】涩肠止泻。用于泄泻。

岩白菜 滇岩白菜、岩菖蒲、蓝花岩陀

Bergenia purpurascens (Hook. f. et Thoms.) Engl.

【标本采集号】5334210045

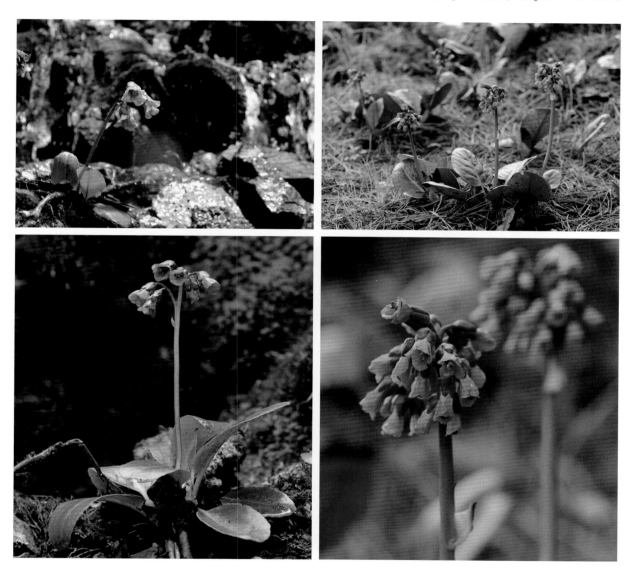

【形态特征】多年生草本。根状茎粗壮，被鳞片。叶片革质，倒卵形、狭倒卵形至近椭圆形。聚伞花序圆锥状；花较大，5 数；萼片革质，近狭卵形；花瓣紫红色，阔卵形。蒴果先端 2 瓣裂。花、果期 5~10 月。

【适宜生境】生于海拔 2700~4800m 的林下、灌丛、高山草甸和高山碎石隙。

【资源状况】分布于香格里拉、德钦、维西、贡山、泸水、玉龙等地。

【入药部位】全草、根状茎（岩白菜）。

【功能主治】润肺止咳，清热解毒，止泻，止血，调经。用于肺痨咳嗽，咯血，衄血，便血，崩漏，带下病，泄泻，痢疾，劳伤；外用于"黄水"疮。

锈毛金腰 *Chrysosplenium davidianum* Decne. ex Maxim.

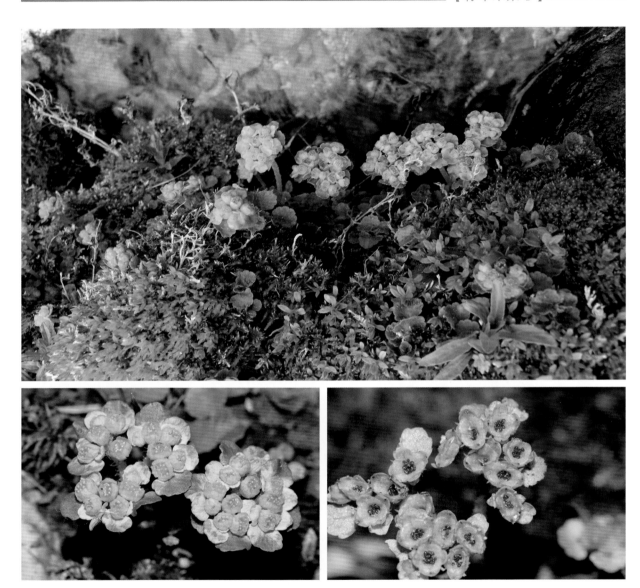

【形态特征】多年生草本。根状茎横走，密被褐色长柔毛。叶片阔卵形至近阔椭圆形，密被褐色卷曲长柔毛。聚伞花序；花黄色；萼片通常近圆形。蒴果，两果瓣近等大且水平状叉开。花、果期 4~8 月。

【适宜生境】生于海拔 1500~4100m 的林下阴湿草地或山谷石隙。

【资源状况】分布于香格里拉、维西、泸水、玉龙等地。偶见。

【入药部位】全草（锈毛金腰）。

【功能主治】祛风解毒。用于蚂蝗咬伤。

肾叶金腰

高山金腰子

Chrysosplenium griffithii Hook. f. et Thoms.

【标本采集号】5334210159

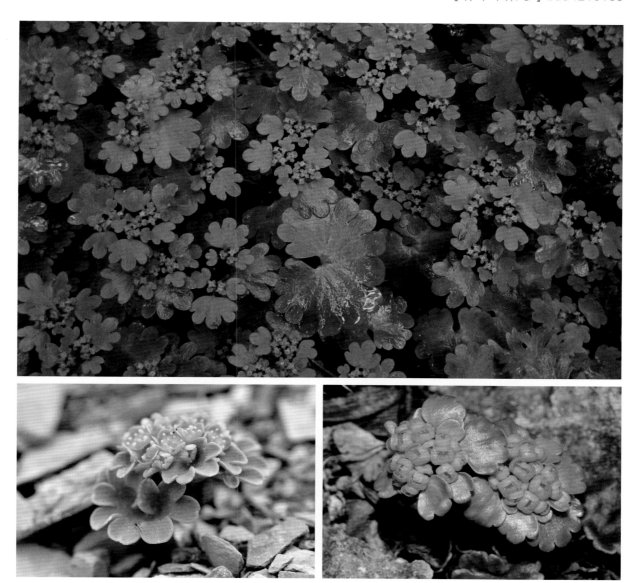

【形态特征】多年生草本。茎不分枝，无毛。叶片肾形，浅裂，叶腋具褐色乳头突起和柔毛。聚伞花序；苞片肾形、扇形、阔卵形至近圆形；花黄色；萼片在花期开展，近圆形至菱状阔卵形。蒴果，两果瓣近等大。花、果期 5~9 月。

【适宜生境】生于海拔 2500~4800m 的林下、林缘、高山草甸和高山碎石隙。

【资源状况】分布于香格里拉、德钦、维西、玉龙等地。偶见。

【入药部位】全草（肾叶金腰）。

【功能主治】清热，泻下，利胆。

山溪金腰 金腰草
Chrysosplenium nepalense D. Don

【标本采集号】3229010371

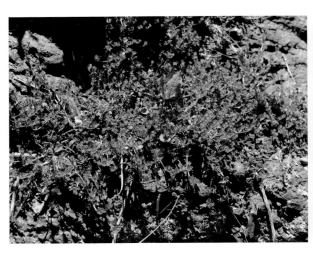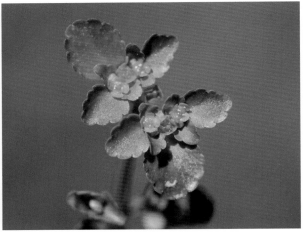

【形态特征】多年生草本。不育枝出自叶腋。叶对生，叶片卵形至阔卵形。聚伞花序；苞叶阔卵形；花黄绿色；萼片在花期直立，近阔卵形。蒴果，两果瓣近等大，具喙。花、果期5~7月。

【适宜生境】生于海拔1550~5850m的林下、草甸或石隙。

【资源状况】分布于香格里拉、德钦、贡山、泸水、兰坪、玉龙等地。偶见。

【入药部位】全草。

【功能主治】清肝胆热。用于发热，肝炎，胆囊炎，胆病引起头痛等。

球花溲疏 团花溲疏
Deutzia glomeruliflora Franch.

【标本采集号】5334210213

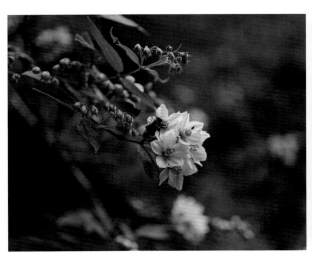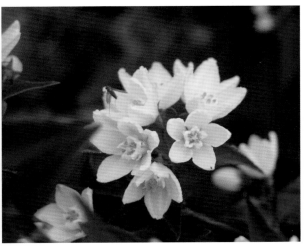

【**形态特征**】灌木。老枝灰色或褐色。叶纸质，卵状披针形或披针形，边缘具细锯齿。聚伞花序，常紧缩而密聚；萼筒杯状，密被星状毛；花瓣白色，外面被星状毛。蒴果半球形，褐色，宿存萼裂片外弯。花期 4~6 月，果期 8~10 月。

【**适宜生境**】生于海拔 2000~2900m 的灌丛中。

【**资源状况**】分布于香格里拉、德钦、维西、贡山、玉龙等地。偶见。

【**入药部位**】枝叶或果（球花溲疏）。

【**功能主治**】清热除烦，利尿消积。用于外感身热烦渴，热淋涩痛，小儿疳积，风湿痹证，湿热疮毒，毒蛇咬伤。

常　山　黄常山、鸡骨常山、恒山
Dichroa febrifuga Lour.

【**标本采集号**】2353290220

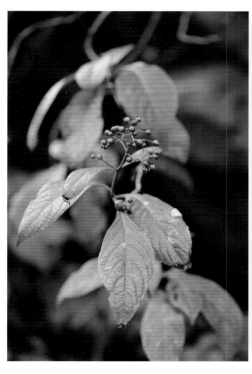 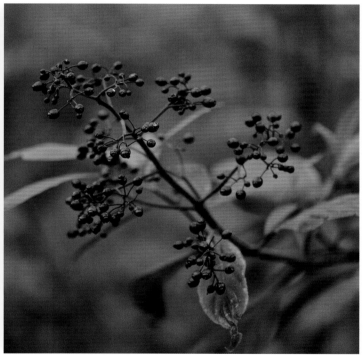

【**形态特征**】灌木。叶椭圆形至披针形，两面绿色或下面紫色。伞房状圆锥花序，花白色或蓝色，花萼裂片宽三角形，花瓣长圆状椭圆形，稍肉质，花后反折。浆果蓝色，干后黑色。花期 2~4 月，果期 5~8 月。

【**适宜生境**】生于海拔 200~2000m 的阴湿林中。

【**资源状况**】分布于贡山等地。偶见。

【**入药部位**】根（常山）。

【**功能主治**】截疟，解热，催吐，祛痰。用于疟疾，痰饮停积，感冒。

微绒绣球
印度白绒绣球、密毛绣球
Hydrangea heteromalla D. Don

【标本采集号】5334210903

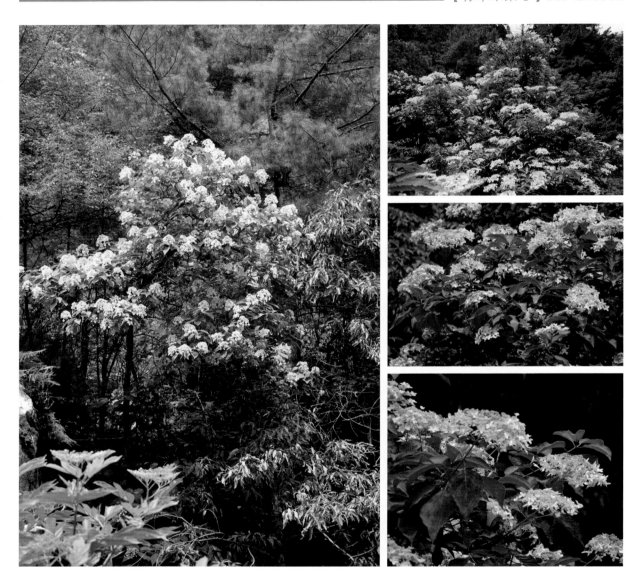

【形态特征】灌木至小乔木。小枝红褐色或淡褐色。叶纸质，椭圆形、阔卵形至长卵形，边缘有密集小锯齿。伞房状聚伞花序具总花梗；苞片和小苞片披针形；不育花萼片通常4，稍不等大，白色或浅黄色，孕性花萼筒钟状；花瓣淡黄色。蒴果卵球形或近球形。花期6~7月，果期9~10月。

【适宜生境】生于海拔2400~3400m的山坡杂木林、山腰或近山顶灌丛。

【资源状况】分布于香格里拉、德钦、维西、贡山、玉龙等地。偶见。

【入药部位】种子（微绒绣球）。

【功能主治】解毒，解热。

蜡莲绣球　狭叶蜡莲绣球、长叶蜡莲绣球、八仙蜡莲绣球
Hydrangea strigosa Rehd.

【标本采集号】5333241812021072LY

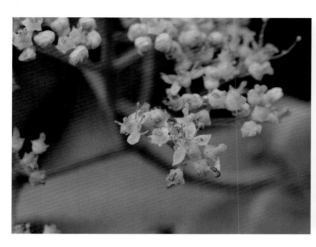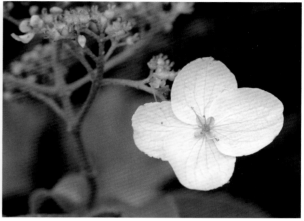

【形态特征】灌木。叶纸质，长圆形至倒披针形。伞房状聚伞花序分枝扩展，不育花萼片 4~5，全缘或具数齿；孕性花淡紫红色，萼筒钟状，花瓣分离，长卵形。蒴果半球状。种子褐色，宽椭圆形，两端具短翅。花期 7~8 月，果期 11~12 月。

【适宜生境】生于海拔 500~1800m 的山谷密林、山坡路旁疏林或灌丛。

【资源状况】分布于维西、贡山等地。偶见。

【入药部位】根（土常山）。

【功能主治】消积食，涤痰结，解热毒，截疟，退热。用于瘰疬，疟疾，疥癣。

鼠　刺　老鼠刺、中国拟铁
Itea chinensis Hook. et Arn.

【标本采集号】533324180911850LY

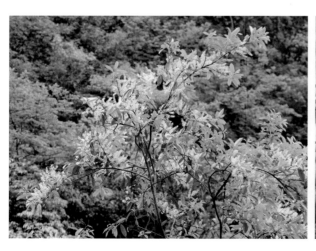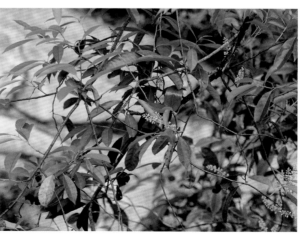

【形态特征】灌木或小乔木。幼枝黄绿色，无毛；老枝棕褐色，具纵棱条。叶薄革质，倒卵形或卵状椭圆形，边缘上部具不明显的圆齿状小锯齿。腋生总状花序；花瓣白色。蒴果长圆状披针形，被微毛，具纵条纹。花期 3~5 月，果期 5~12 月。

【适宜生境】生于海拔 140~2400m 的山地、山谷、疏林、路边及溪边。

【资源状况】分布于贡山、福贡等地。偶见。

【入药部位】根、叶（老鼠刺）。

【功能主治】活血消肿，止痛。用于风湿痛，跌打肿痛。

滇鼠刺 云南鼠刺
Itea yunnanensis Franch.

【标本采集号】5334210320

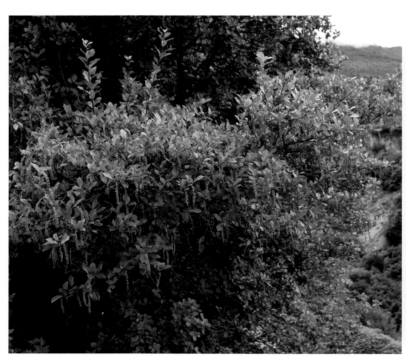
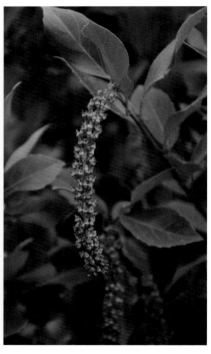

【形态特征】灌木或小乔木。幼枝黄绿色，具纵条纹；老枝深褐色。叶薄革质，卵形或椭圆形，边缘具稍内弯的刺状锯齿。顶生总状花序，俯弯至下垂；花瓣淡绿色，线状披针形。蒴果锥状。花、果期 5~12 月。

【适宜生境】生于海拔 1100~3000m 的针阔叶林、杂木林下、河边或岩石处。

【资源状况】分布于香格里拉、贡山、兰坪、玉龙等地。偶见。

【入药部位】根（滇鼠刺）。

【功能主治】活血消肿，止痛。用于风湿痛，跌打肿痛。

高山梅花草

玉树梅花草
Parnassia cacuminum Hand. -Mazz.

【标本采集号】5334210445

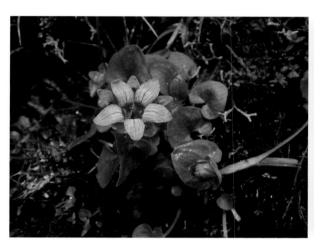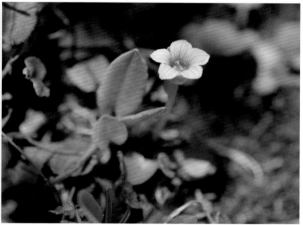

【形态特征】矮小草本。根状茎短小，其下生出多数成簇细长之根。基生叶多数，叶片稍厚，卵形。花单生于茎顶；萼筒陀螺状，萼片5，两面均密被紫褐色小点；花瓣白色，匙形，边缘啮蚀状，两面密具紫褐色小斑点。花期6~7月。

【适宜生境】生于海拔3400~4000m的阴湿沟边或灌丛边。

【资源状况】分布于香格里拉等地。常见。

【入药部位】全草（高山梅花草）。

【功能主治】消食健胃，理气止痛。

突隔梅花草

芒药苍耳七
Parnassia delavayi Franch.

【标本采集号】5329320149

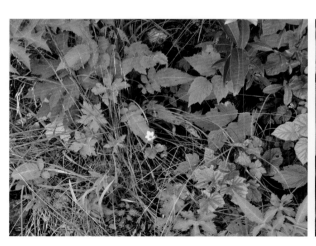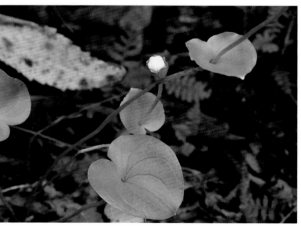

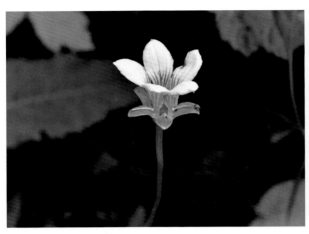
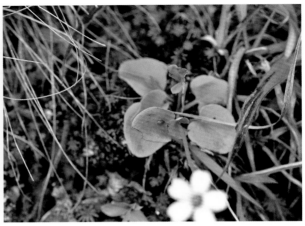

【形态特征】多年生草本。根状茎形状多样，其上部有褐色鳞片，下部有不甚发达的纤维状根。
基生叶 3~4（~7），具长柄；叶片肾形或近圆形，先端带突起圆头或急尖头，基部
弯缺甚深，呈深心形，全缘。花单生于茎顶；萼筒倒圆锥形，有明显密集的褐色小点；
花瓣白色，上半部 1/3 有短而疏的流苏状毛，密被紫褐色小点。蒴果 3 裂。花期 7~8 月，
果期 9 月。

【适宜生境】生于海拔 1800~3800m 的溪边疏林、冷杉林和杂木林下，以及草滩湿处和碎石坡上。

【资源状况】分布于香格里拉、德钦、维西、玉龙等地。

【入药部位】全草（肺心草）。

【功能主治】清热，润肺，消肿，止痛。用于肺痨，风热咳嗽，疟腮，咽喉痛，带下病，痈肿疮毒，
跌打损伤。

凹瓣梅花草 小苍耳七
Parnassia mysorensis Heyne ex Wight et Arn.

【标本采集号】5329320150

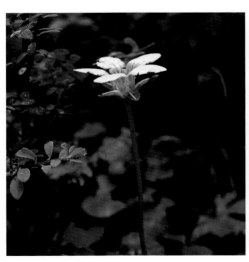
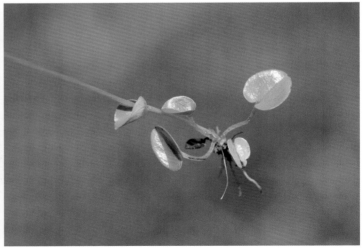

【**形态特征**】多年生草本，细弱。根状茎块状或长圆状，被鳞片。基生叶2~4，叶片卵状心形或宽卵形，基部有一圈膜，托叶膜质，边缘常有流苏状毛；茎生叶半抱茎，与基生叶同形，在基部常有铁锈色的附属物。花单生于茎顶；萼筒管陀螺状；花瓣白色，先端常2裂或微凹。蒴果3裂。花期7~8月，果期9月。

【**适宜生境**】生于海拔2490~3600m的山坡杂木林、灌丛草甸、山坡草地或山坡开阔地。

【**资源状况**】分布于香格里拉、玉龙等地。偶见。

【**入药部位**】全草（凹瓣梅花草）。

【**功能主治**】清肺止咳，解暑，止血。用于肺虚咳嗽，咯血。

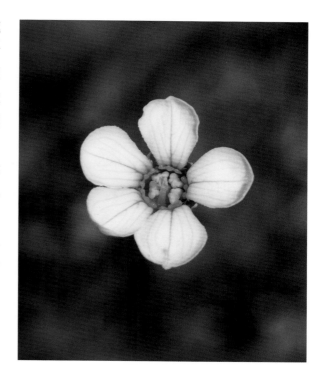

近凹瓣梅花草 *Parnassia submysorensis* J. T. Pan

【**标本采集号**】5334210945

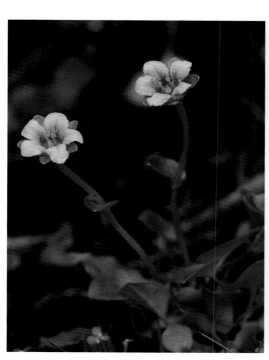
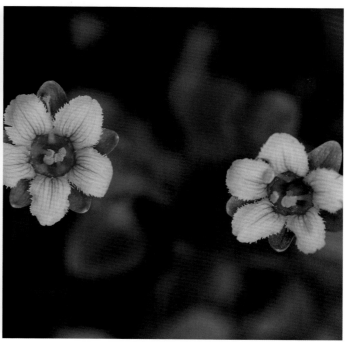

【形态特征】多年生草本。根状茎长圆形或块状，直立或横生，其上有褐色膜质鳞片。叶片卵状长圆形或宽卵形，基部心形或深心形，全缘。花单生；萼筒管陀螺状，萼片两面均密被小斑点；花瓣白色，下部2/3呈稀疏啮蚀状，并具极短流苏状毛，有3~5条脉和稀疏紫褐色小斑点。花期7月。

【适宜生境】生于海拔3400~3600m的林下阴湿草坡灌丛。

【资源状况】分布于香格里拉、兰坪等地。少见。

【入药部位】全草（近凹瓣梅花草）。

【功能主治】清热解毒，解暑消炎。用于暑湿伤胃。

鸡肫梅花草 苍耳七、荞麦叶、鸡肫草
Parnassia wightiana Wall. ex Wight et Arn.

【标本采集号】5334210709

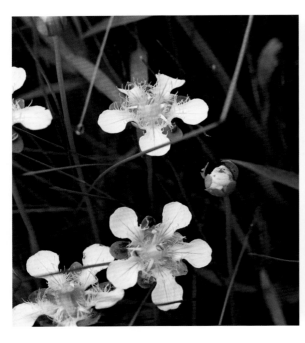
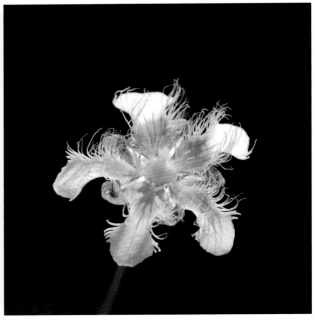

【形态特征】多年生草本。根状茎粗大，块状。基生叶具长柄；叶片宽心形。花单生于茎顶；萼片基部常有2~3条铁锈色附属物；花瓣白色，下半部除爪外具长流苏状毛。蒴果倒卵球形，褐色。花期7~8月，果期9月。

【适宜生境】生于海拔600~2000m的山谷疏林、山坡杂草、沟边和路边。

【资源状况】分布于香格里拉、维西、贡山、福贡、玉龙等地。少见。

【入药部位】全草（鸡肫草）。

【功能主治】清肺止咳，止血，利湿。用于肺热咳嗽，咯血，吐血，肾结石，胆结石，白带异常，湿热疮毒。

云南山梅花

西南山梅花

Philadelphus delavayi L. Henry

【标本采集号】533324180519278LY

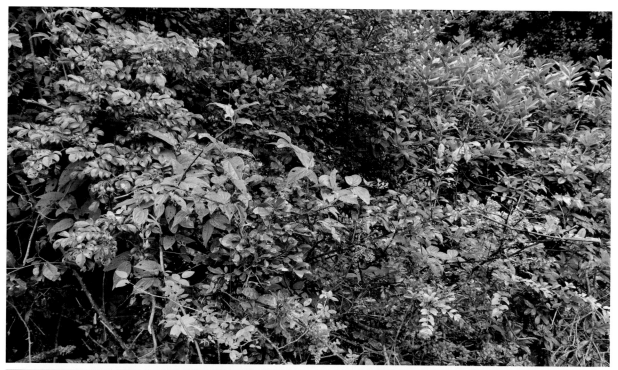

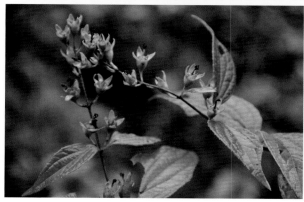

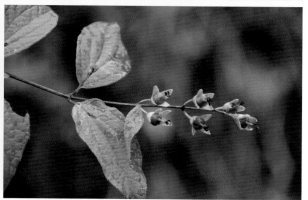

【形态特征】灌木。小枝无毛，常具白粉。叶长圆状披针形或卵状披针形，上面被糙伏毛，下面密
　　　　　被灰色长柔毛。总状花序有花 5~9（~21），最下分枝具花 3~5 且排成聚伞状或总状；
　　　　　花瓣近圆形或宽倒卵形。蒴果倒卵形。花期 6~8 月，果期 9~11 月。

【适宜生境】生于海拔 700~3800m 的林中或林缘。

【资源状况】分布于香格里拉、德钦、维西、贡山、福贡、兰坪、玉龙等地。偶见。

【入药部位】根皮（云南山梅花）。

【功能主治】活血，止痛。用于疟疾，挫伤，腰肋疼痛。

刺果茶藨子 刺梨、山梨、醋栗
Ribes burejense Fr. Schmidt

【标本采集号】5334210096

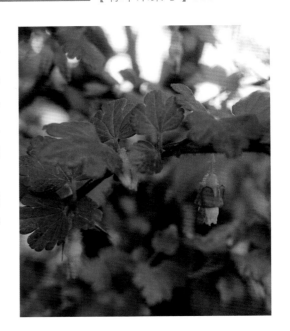

【形态特征】落叶灌木。老枝较平滑，灰黑色或灰褐色；小枝灰棕色。叶宽卵圆形，边缘有粗钝锯齿。花两性，单生于叶腋或 2~3 朵组成短总状花序；花萼浅褐色至红褐色；花瓣匙形或长圆形，浅红色或白色。果实圆球形，具多数黄褐色小刺。花期 5~6 月，果期 7~8 月。

【适宜生境】生于海拔 900~2300m 的山地针叶林、阔叶林或针阔混交林下及林缘，也可见于山坡灌丛及溪流旁。

【资源状况】分布于香格里拉、玉龙等地。常见。

【入药部位】果（刺果茶藨）。

【功能主治】清热燥湿，利水，调经。用于风湿痛。

糖茶藨子 埃牟茶藨子、喜马拉雅茶藨子、酸吊吊
Ribes himalense Royle ex Decne.

【标本采集号】5334210685

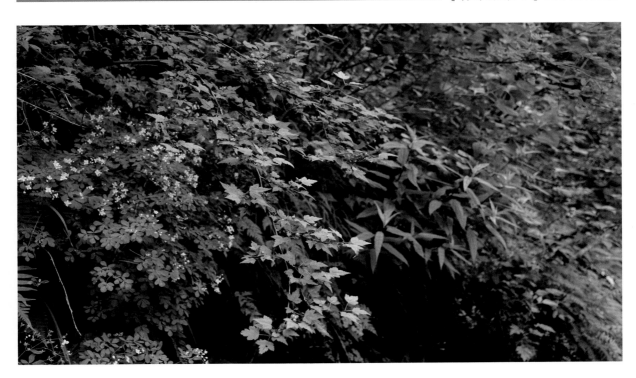

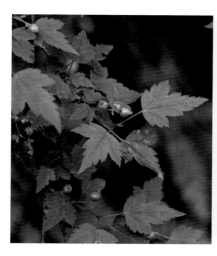
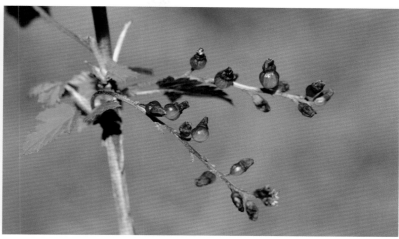

【形态特征】落叶小灌木。枝粗壮，小枝黑紫色或暗紫色，皮长条状或长片状剥落。叶卵圆形或近圆形，基部心形。总状花序，花朵排列较密集；花萼绿色带紫红色晕或紫红色；花瓣近匙形或扇形，边缘微有睫毛，红色或绿色带浅紫红色。果实球形，红色或成熟后变成紫黑色。花期 4~6 月，果期 7~8 月。

【适宜生境】生于海拔 1200~4000m 的山谷、河边灌丛、针叶林下和林缘。

【资源状况】分布于香格里拉、德钦、维西、贡山、泸水、福贡、玉龙等地。常见。

【入药部位】茎枝（糖茶藨）。

【功能主治】清热解毒。用于肝炎。

康边茶藨子 *Ribes kialanum* Jancz.

【标本采集号】5334210494

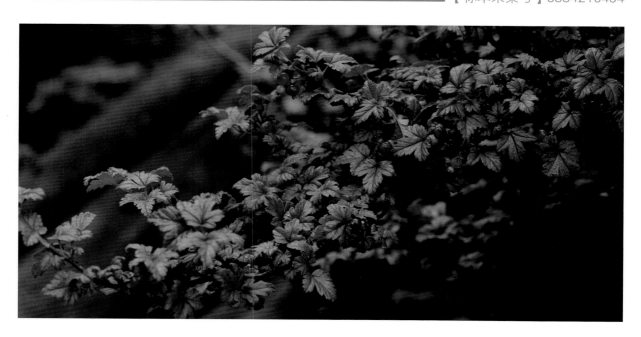

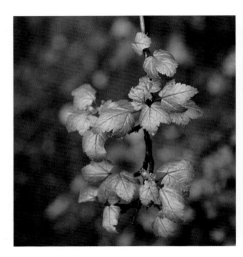
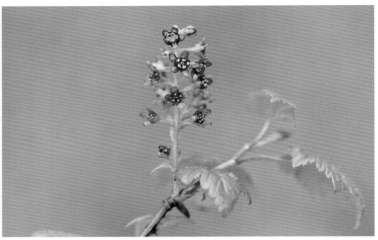

【形态特征】落叶灌木。小枝粗壮，褐色或灰褐色，皮呈纵向长条状剥落；嫩枝红褐色或红棕色。叶近圆形或宽卵圆形，边缘具不整齐的圆钝锯齿或重锯齿。直立总状花序；花序轴和花梗具短柔毛和腺毛；花萼绿色或绿色带红褐色；花瓣小，近扇形或楔状匙形，绿色带红紫色。果实近球形或椭圆形，红色或红褐色。花期 4~5 月，果期 7~9 月。

【适宜生境】生于海拔 2500~4000m 的山麓灌丛、针叶林缘、沟边或路旁。

【资源状况】分布于香格里拉、福贡、玉龙等地。偶见。

【入药部位】根（康边茶藨子）。

【功能主治】用于妇女五心烦热、四肢乏力、月经不调、痛经。

裂叶茶藨子 狭萼茶藨
Ribes laciniatum Hook. f. et Thoms.

【标本采集号】5334210120

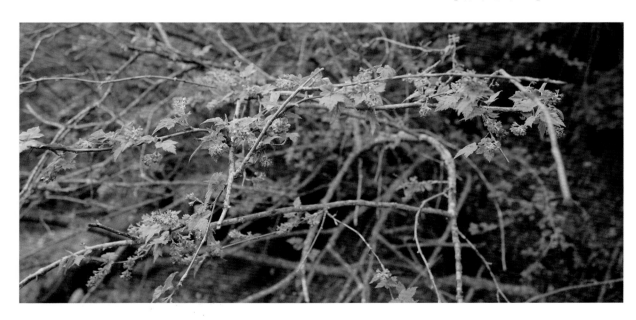

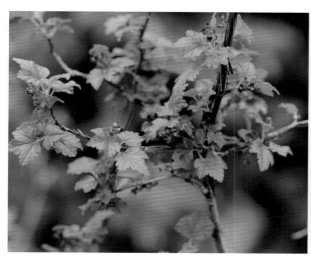 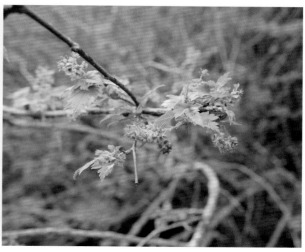

【形态特征】落叶灌木。小枝灰褐色或灰棕色；嫩枝红褐色，具短柔毛和疏腺毛。叶宽卵圆形至近圆形。总状花序；花萼近辐状，红褐色或紫褐色，外面无毛；花瓣扇形或近楔状圆形，紫红色。果实球形，红色或暗紫红色。花期 6~7 月，果期 8~10 月。

【适宜生境】生于海拔 2700~4300m 的山坡针叶林及阔叶林、灌丛、林间草地、溪边或山谷。

【资源状况】分布于香格里拉、玉龙等地。偶见。

【入药部位】茎内皮、果（裂叶茶藨子）。

【功能主治】解毒。用于肝炎。

七叶鬼灯檠　瓣合山、红骡子、山藕
Rodgersia aesculifolia Batalin

【标本采集号】533324180819405LY

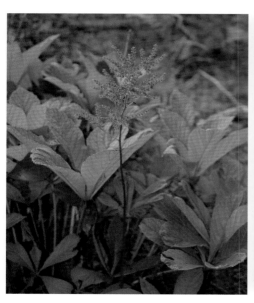 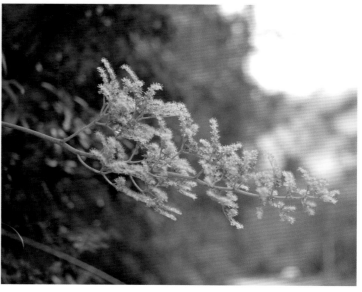

【形态特征】多年生草本。根状茎圆柱形，横生，内部微紫红色；茎具棱，近无毛。掌状复叶具长柄，草质，基部扩大，呈鞘状，具长柔毛，腋部和近小叶处毛较多。多歧聚伞花序圆锥状，花序轴和花梗均被白色膜片状毛；萼片开展，近三角形；花瓣不存在。蒴果卵形，具喙。花、果期 5~10 月。

【适宜生境】生于海拔 1100~3400m 的林下、灌丛、草甸和石隙。

【资源状况】分布于德钦、维西、贡山、玉龙等地。偶见。

【入药部位】根状茎（索骨丹）。

【功能主治】清热解毒，止血生肌，止痛消瘿。用于吐血，衄血，崩漏，肠风下血，痢疾，月经不调，外伤出血，外痔，瘿瘤，咽喉痛，疮痈，毒蛇咬伤。

羽叶鬼灯檠 岩陀、九叶岩陀、大红袍
Rodgersia pinnata Franch.

【标本采集号】5334210053

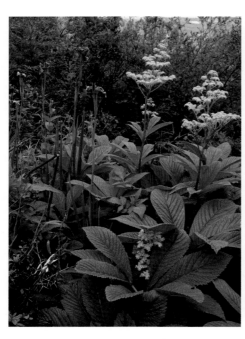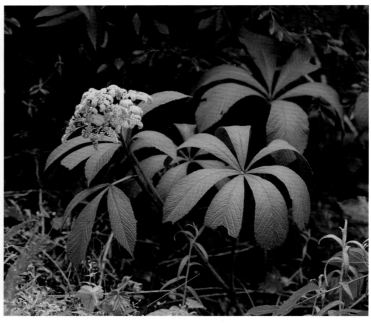

【形态特征】多年生草本。茎无毛。近羽状复叶，小叶片边缘有重锯齿。多歧聚伞花序圆锥状；萼片革质，近卵形；花瓣不存在。蒴果紫色。花、果期 6~8 月。

【适宜生境】生于海拔 2400~3800m 的林下、林缘、灌丛、高山草甸或石隙。

【资源状况】分布于香格里拉、维西、贡山、玉龙等地。偶见。

【入药部位】根茎（岩陀）。

【功能主治】活血调经，行气，祛风湿，收敛消炎，止痛，接骨，健胃止泻。用于跌打损伤，劳伤咳嗽，月经不调。

橙黄虎耳草
Saxifraga aurantiaca Franch.

【标本采集号】5334210468

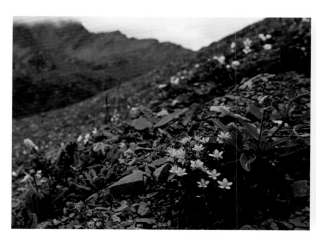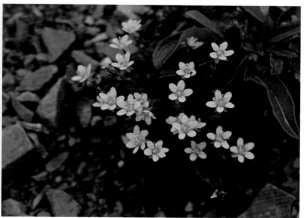

【形态特征】多年生草本。小主轴分枝，具莲座叶丛；花茎分枝，被褐色腺毛。小主轴叶近匙形，边缘疏生刚毛状睫毛，肉质肥厚；茎生叶线形，边缘先端具极少刚毛状睫毛。聚伞花序具花 2~4；萼片在花期反曲，肉质肥厚，近卵形；花瓣黄色，中部以下具紫色斑点，卵形至近长圆形。花期 7~8 月。

【适宜生境】生于海拔 3700~4200m 的高山草甸和石隙。

【资源状况】分布于香格里拉等地。偶见。

【入药部位】花、全草（橙黄虎耳草）。

【功能主治】消炎，镇痛。用于传染病发热，头痛，外伤感染。

喜马拉雅虎耳草
直打洒曾
Saxifraga brunonis Wall. ex Ser.

【标本采集号】5334210480

【形态特征】多年生草本。茎紫褐色，不分枝；鞭匐枝紫褐色，出自基部叶腋。基生叶密集，呈莲座状，肉质肥厚且较硬，长圆状剑形。聚伞花序，具花 3~9；花序分枝长达 6.5cm，疏生黑紫色短腺毛；花瓣黄色，椭圆形、长圆形至披针形。花、果期 6~10 月。

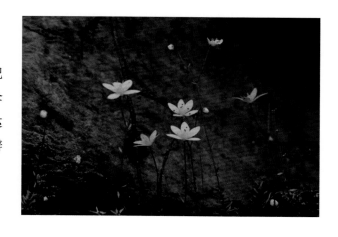

【适宜生境】生于海拔 3100~4000m 的林下、高山草甸、岩坡石隙。

【资源状况】分布于香格里拉等地。偶见。

【入药部位】全草（喜马拉雅虎耳草）。

【功能主治】利痰。用于肺痨，肺脓肿。

灯架虎耳草 松蒂
Saxifraga candelabrum Franch.

【标本采集号】5334210892

【形态特征】草本。茎被褐色腺毛。基生叶密集，呈莲座状，轮廓为匙形。多歧聚伞花序圆锥状；萼片在花期开展至反曲，披针形至狭卵形；花瓣浅黄色，中下部具紫色斑点，狭卵形至近长圆形。花、果期 7~9 月。

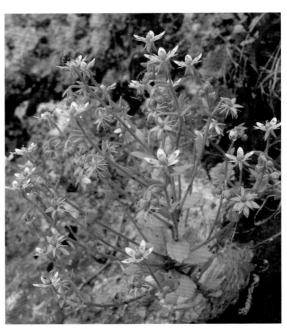

【适宜生境】生于海拔 2000~4200m 的林下、林缘、高山草甸和石隙。

【资源状况】分布于香格里拉、德钦、贡山、玉龙等地。偶见。

【入药部位】全草（松蒂）。

【功能主治】清肝胆实热及疮热，排脓。用于肝热，胆热，肠病，疮疥肿毒。

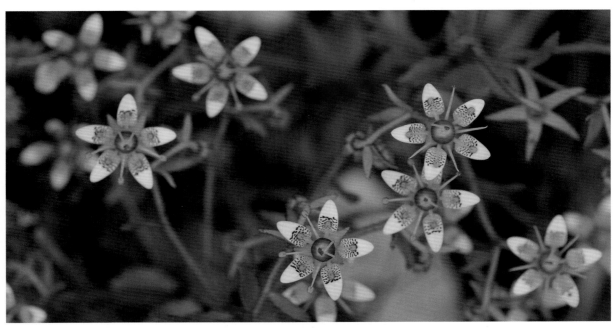

异叶虎耳草 山羊参、虎耳草
Saxifraga diversifolia Wall. ex Ser.

【标本采集号】5334210844

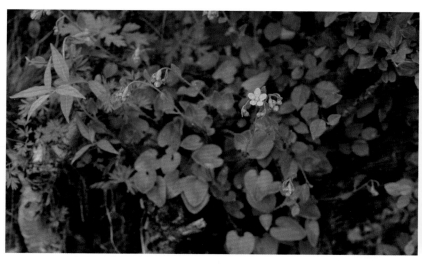
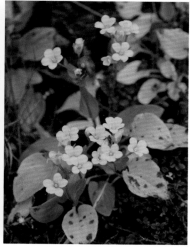

【形态特征】多年生草本。茎中下部被褐色卷曲长柔毛或无毛，上部被短腺毛，腺头黑褐色。基生叶具长柄，叶片卵状心形至狭卵形。聚伞花序通常伞房状；花瓣黄色，椭圆形、倒卵形、卵形至狭卵形。花、果期 8~10 月。

【适宜生境】生于海拔 2800~4300m 的林下、林缘、灌丛、高山草甸和石隙。

【资源状况】分布于香格里拉、德钦、维西、玉龙等地。偶见。

【入药部位】全草（异叶虎耳草）。

【功能主治】清热凉血，祛风镇静。用于风湿痛，惊风。

优越虎耳草 *Saxifraga egregia* Engl.

【标本采集号】5334210882

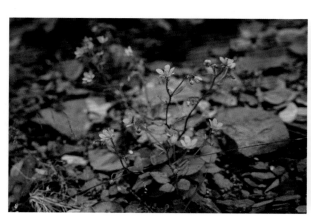
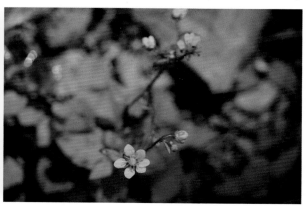

【形态特征】多年生草本。茎中下部疏生褐色卷曲柔毛，稀无毛，上部被短腺毛，腺头黑褐色。基生叶具长柄，叶片心形、心状卵形至狭卵形，背面和边缘具褐色长柔毛。多歧聚伞花序伞房状；萼片在花期反曲，卵形至阔卵形；花瓣黄色，椭圆形至卵形。花期 7~9 月。

【适宜生境】生于海拔 2800~4500m 的林下、灌丛、高山草甸和高山碎石隙。

【资源状况】分布于香格里拉、玉龙等地。偶见。

【入药部位】全草（优越虎耳草）。

【功能主治】清热降火，凉血解毒，祛风止咳。用于肺热咳嗽，肺痈。

芽生虎耳草 *Saxifraga gemmipara* Franch.

【标本采集号】3229011033

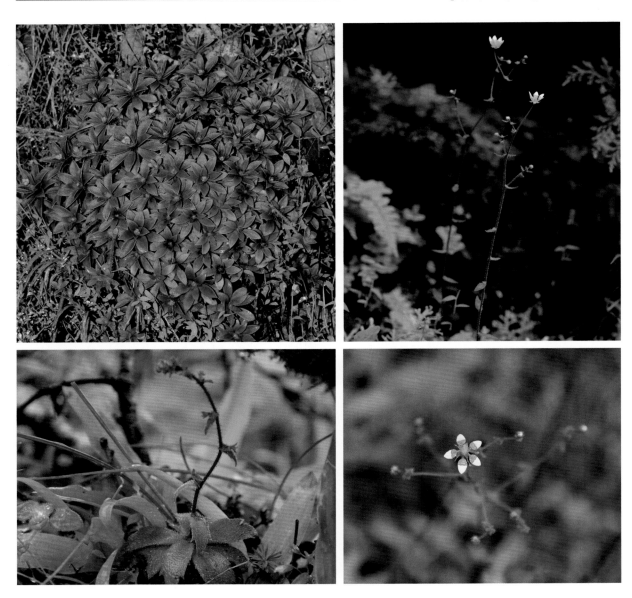

【形态特征】多年生草本。茎多分枝，被腺柔毛，具芽。茎生叶通常密集，呈莲座状，叶片倒狭卵形、长圆形至线状长圆形，先端急尖，基部楔形，两面被糙伏毛，有时具腺头，边缘具腺睫毛。聚伞花序通常为伞房状，密被腺毛；萼片在花期由直立变开展；花瓣白色，具黄色或紫红色斑纹。花、果期6~11月。

【适宜生境】生于海拔2100~4900m的林下、林缘、灌丛、草甸和山坡石隙。

【资源状况】分布于香格里拉、兰坪、玉龙等地。偶见。

【入药部位】全草（芽生虎耳草）。

【功能主治】健脾消食。用于食积停滞。

山羊臭虎耳草 *Saxifraga hirculus* L.

【标本采集号】5334210964

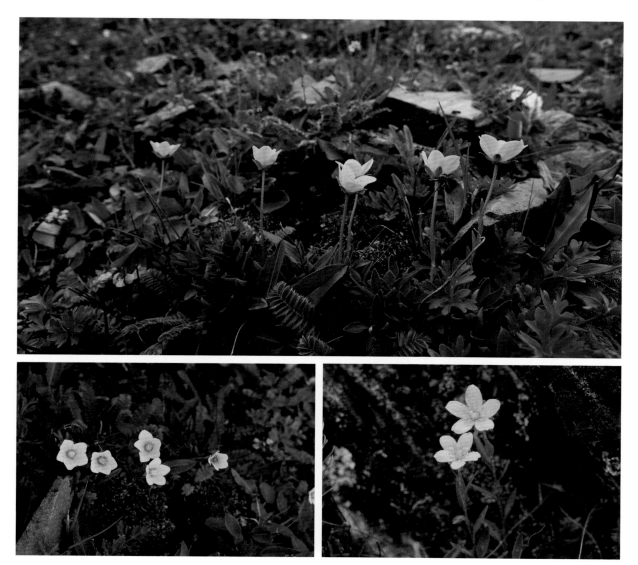

【形态特征】多年生草本。茎疏被褐色卷曲柔毛，而叶腋部之毛较密。基生叶具长柄，叶片椭圆形、披针形、长圆形至线状长圆形；茎生叶披针形至长圆形。单花生于茎顶，或成聚伞花序；萼片在花期由直立变开展至反曲；花瓣黄色，椭圆形、倒卵形至狭卵形。花、果期 6~9 月。

【适宜生境】生于海拔 2100~4600m 的林下、高山草甸、高山沼泽草甸及高山碎石隙。

【资源状况】分布于香格里拉等地。

【入药部位】全草（山羊臭虎耳草）。

【功能主治】清热解毒。用于传染病发热，瘟疫时病。

齿叶虎耳草 *Saxifraga hispidula* D. Don

【标本采集号】5334210780

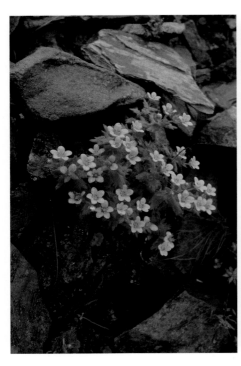 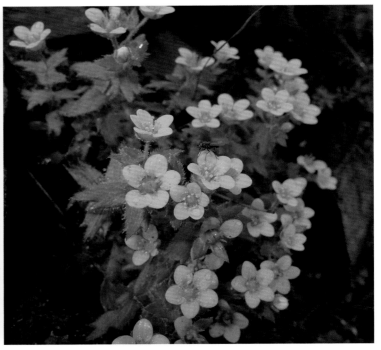

【形态特征】多年生草本。茎通常分枝，被腺柔毛。无基生叶；茎生叶近椭圆形至卵形。单花生于茎顶或枝端，或聚伞花序；萼片在花期直立或稍开展；花瓣黄色，倒卵形、椭圆形至阔椭圆形。花期 7~9 月。

【适宜生境】生于海拔 2300~5600m 的林下、林缘、灌丛、高山草甸及石隙。

【资源状况】分布于香格里拉、德钦、维西、玉龙等地。

【入药部位】全草（齿叶虎耳草）。

【功能主治】清热，利胆，愈疮。用于肝热，胆热，血热，疮痈。

金丝桃虎耳草 *Saxifraga hypericoides* Franch.

【标本采集号】5334211041

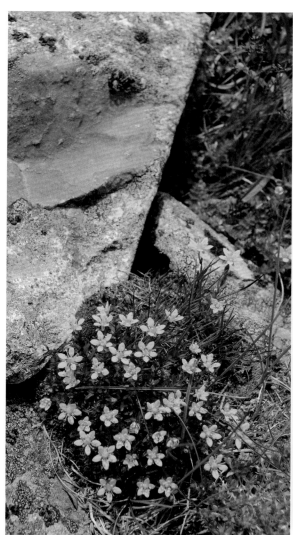 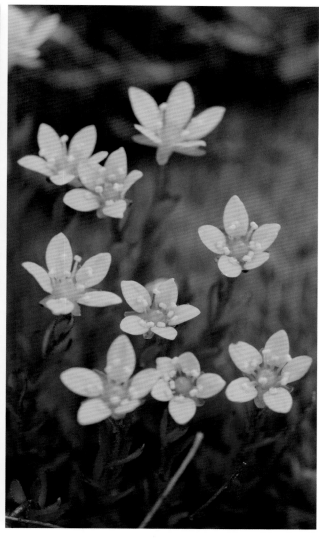

【形态特征】多年生草本，密且丛生。茎被褐色卷曲长腺毛（近节处较多）和短腺毛。基生叶密集，叶片长圆形至线形，两面和边缘均具褐色柔毛；茎生叶叶片倒披针形至狭长圆形，两面和边缘均具腺毛。聚伞花序具 2~4 花；萼片在花期从直立变开展，背面具腺毛；花瓣黄色，狭卵形至长圆形。花、果期 7~9 月。

【适宜生境】生于海拔 2700~4600m 的林下、林缘、高山灌丛、高山草甸和石隙。

【资源状况】分布于香格里拉、德钦、维西等地。偶见。

【入药部位】花、全草（金丝桃虎耳草）。

【功能主治】消炎镇痛。用于传染病发热，头痛，头伤，外伤感染。

黑蕊虎耳草
黑心虎耳草、针色达奥
Saxifraga melanocentra Franch.

【标本采集号】5334210959

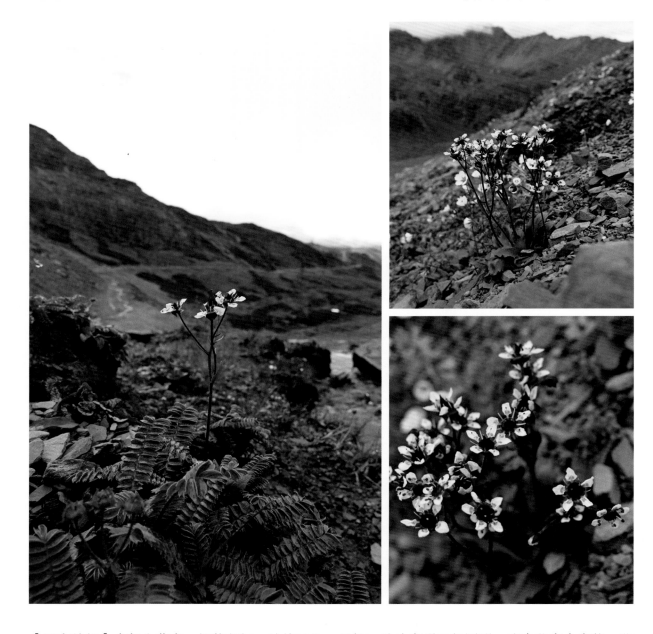

【**形态特征**】多年生草本。根状茎短。叶均基生，具柄，叶片卵形至长圆形。聚伞花序伞房状；花瓣白色，稀红色至紫红色，基部具2黄色斑点，阔卵形、卵形至椭圆形。花、果期7~9月。

【**适宜生境**】生于海拔3000~5300m的高山灌丛、高山草甸和高山碎山隙。

【**资源状况**】分布于香格里拉、德钦、玉龙等地。偶见。

【**入药部位**】全草（黑蕊虎耳草）。

【**功能主治**】清热利胆，补血，散瘀。用于眼疾。

山地虎耳草 金柴胡、塞仁交木
Saxifraga montana H. Sm.

【标本采集号】ZM143

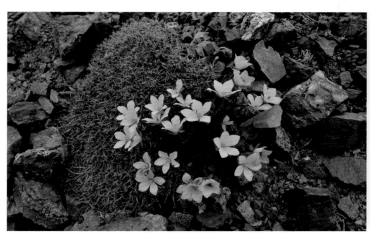 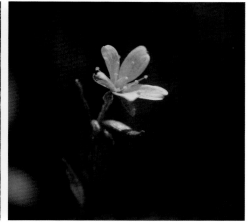

【**形态特征**】多年生草本。丛生。茎疏被褐色卷曲柔毛。基生叶发达，叶片椭圆形、长圆形至线状长圆形；茎生叶披针形至线形。聚伞花序，具花 2~8，花梗被褐色卷曲柔毛；萼片在花期直立，近卵形至近椭圆形；花瓣黄色，基部侧脉旁具 2 痂体。花、果期 5~10 月。

【**适宜生境**】生于海拔 2700~5300m 的灌丛、高山草甸、高山沼泽化草甸和高山碎石隙。

【**资源状况**】分布于香格里拉、德钦等地。偶见。

【**入药部位**】全草（山地虎耳草）。

【**功能主治**】清热解毒，镇痛。用于头痛。

矮生虎耳草 **Saxifraga nana** Engl.

【标本采集号】5334211062

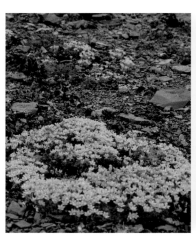 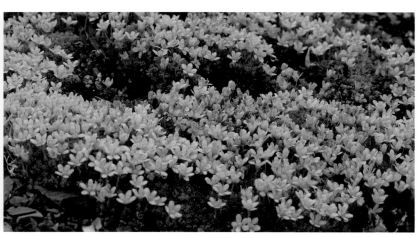

【形态特征】多年生草本。小主轴极多分枝，叠结呈坐垫状。小主轴叶密集，呈莲座状，肉质，近匙状长圆形。花单生于茎顶；萼片在花期反曲，稍肉质，近椭圆形至卵形；花瓣白色，椭圆形。花期 7~8 月。

【适宜生境】生于海拔 4200~5200m 的高山碎石隙和高山湖畔。

【资源状况】分布于香格里拉等地。

【入药部位】全草（矮生虎耳草）。

【功能主治】利痰排脓。用于肺结核，肺脓肿。

垂头虎耳草 *Saxifraga nigroglandulifera* Balakr.

【标本采集号】ZM188

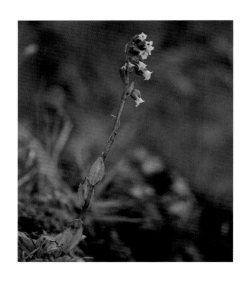

【形态特征】多年生草本。茎不分枝，中下部仅于叶腋具黑褐色长柔毛，上部被黑褐色短腺毛。基生叶具柄，叶片阔形至近长圆形。聚伞花序总状；萼片在花期直立，三角状卵形、卵形至披针形；花瓣黄色，近匙形至狭倒卵形。花、果期 7~10 月。

【适宜生境】生于海拔 2700~5350m 的林下、林缘、高山灌丛、高山草甸和高山湖畔。

【资源状况】分布于香格里拉等地。

【入药部位】全草（垂头虎耳草）。

【功能主治】清热，疏肝，利胆。用于胆病，血热，诸疮。

垫状虎耳草 *Saxifraga pulvinaria* H. Smith

【标本采集号】5334210136

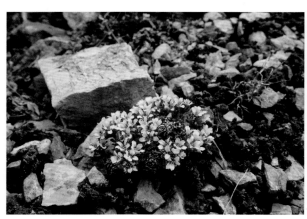
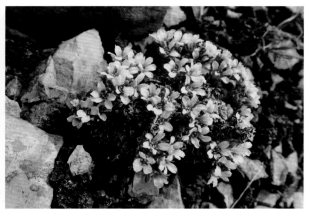

【形态特征】多年生草本。花茎埋藏于莲座叶丛中，不外露。小主轴叶覆瓦状排列，密集，呈莲座状，肉质肥厚，狭椭圆形；茎生叶线状长圆形。花单生于茎顶；萼片在花期直立，肉质肥厚；花瓣白色，倒卵形、倒披针形至长圆形。花期 6~7 月。

【适宜生境】生于海拔 3900~5200m 的岩石缝隙。

【资源状况】分布于香格里拉等地。偶见。

【入药部位】全草（垫状虎耳草）。

【功能主治】清肝胆实热及疮热，排脓。用于肝热，胆热。

红毛虎耳草
红毛大字草
Saxifraga rufescens Balf. f.

【标本采集号】5334210573

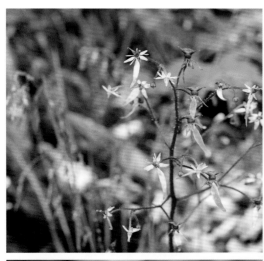

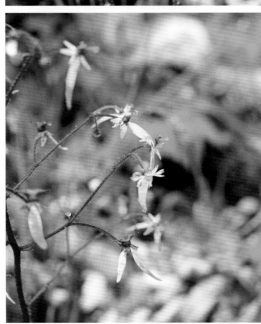

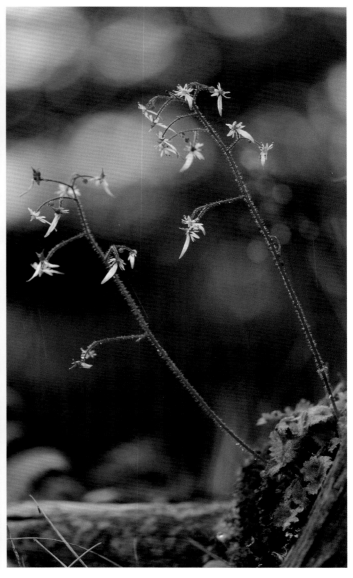

【形态特征】多年生草本。根状茎较长。叶均基生，叶片肾形、圆肾形至心形。多歧聚伞花序圆锥状；萼片在花期开展至反曲，卵形至狭卵形；花瓣白色至粉红色，5 枚，通常其中 4 枚较短，边缘多少具腺睫毛。蒴果弯垂。

【适宜生境】生于海拔 1000~4000m 的林下、林缘、灌丛、高山草甸及岩壁石隙。

【资源状况】分布于香格里拉、维西、贡山、兰坪、玉龙等地。

【入药部位】全草（红毛虎耳草）。

【功能主治】清热解毒，凉血止血。用于中耳炎，咳嗽吐血，崩漏。

西南虎耳草
标记虎耳草、箭头虎耳草
Saxifraga signata Engl. et Irmsch.

【标本采集号】ZM315

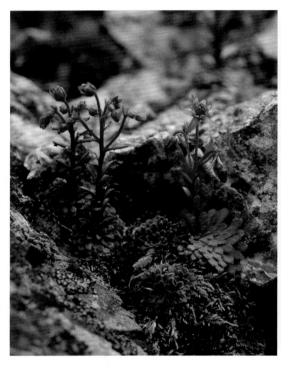 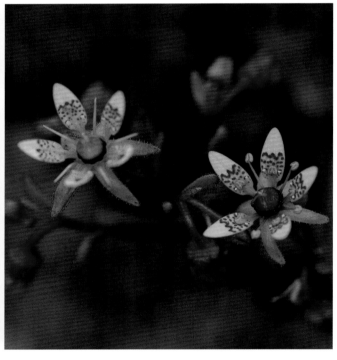

【形态特征】草本。茎被黑褐色腺毛。基生叶密集，呈莲座状，肉质，匙形。多歧聚伞花序伞房状；萼片在花期开展至反曲；花瓣黄色，内面中下部具紫红色斑点，具 2 痂体。花、果期 7~9 月。

【适宜生境】生于海拔 2800~4600m 的山地草甸和石隙。

【资源状况】分布于香格里拉、德钦等地。偶见。

【入药部位】全草（西南虎耳草）。

【功能主治】清热，疏肝，利胆。用于肝热，胆热，肠热，血病，疮疖肿毒。

大花虎耳草
鞭枝虎耳草
Saxifraga stenophylla Royle

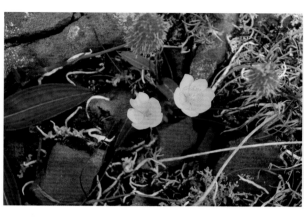 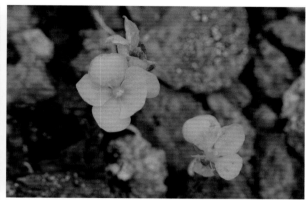

【形态特征】多年生草本。茎不分枝，密被腺毛。基生叶密集，呈莲座状，革质，狭椭圆形至近匙形。
聚伞花序；萼片在花期直立，卵形至披针形；花瓣黄色，椭圆形、倒卵形至倒阔卵形，
无痂体。花期 7~8 月。

【适宜生境】生于海拔 3700~4800m 的高山草甸和高山灌丛。

【资源状况】分布于德钦等地。

【入药部位】全草（大花虎耳草）。

【功能主治】清热利胆，愈创。用于肝热，胆热，血热，暑热，疮痈。

虎耳草
金线吊芙蓉、老虎耳、天荷叶
Saxifraga stolonifera Curt.

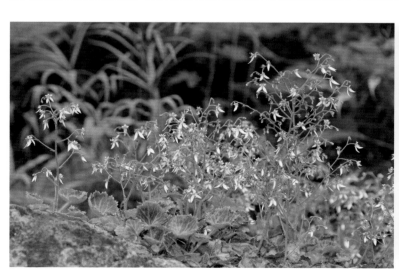 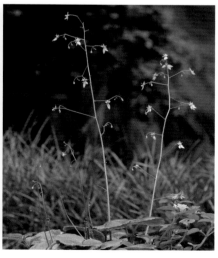

【形态特征】多年生草本。鞭匐枝细长，密被卷曲长腺毛，具鳞片状叶。叶片近心形、肾形至扁圆形。聚伞花序圆锥状；萼片在花期开展至反曲，卵形；花瓣白色，中上部具紫红色斑点，基部具黄色斑点。花、果期 4~11 月。

【适宜生境】生于海拔 400~4500m 的林下、灌丛、草甸和阴湿岩隙。

【资源状况】分布于香格里拉、玉龙等地。

【入药部位】全草（虎耳草）。

【功能主治】疏风，清热，凉血，解毒。用于风热咳嗽，肺痈，吐血，风火牙痛，风疹瘙痒，痈肿丹毒，痔疮肿痛，毒虫咬伤，外伤出血。

流苏虎耳草 *Saxifraga wallichiana* Sternb.

【标本采集号】5334211121

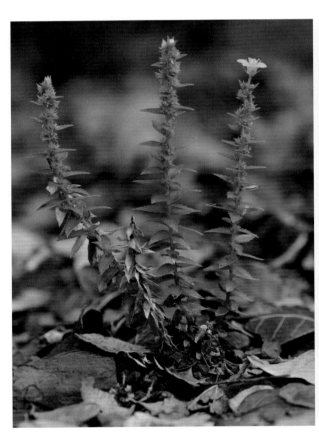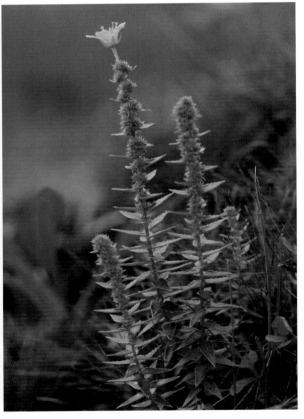

【形态特征】多年生草本，丛生。茎不分枝，被腺毛，基部和叶腋具芽。茎生叶较密，中部者较大，向下、向上渐变小，卵形、狭卵形至披针形，边缘具腺睫毛。聚伞花序具花 2~4，或单花生于茎顶；萼片在花期直立，卵形；花瓣黄色，卵形、倒卵形至椭圆形。花、果期 7~11 月。

【**适宜生境**】生于海拔 2700~5000m 的林下、林缘、灌丛、高山草甸及石隙。

【**资源状况**】分布于香格里拉、德钦、兰坪、玉龙等地。少见。

【**入药部位**】全草（流苏虎耳草）。

【**功能主治**】清热，利胆，愈疮。用于诸热，疮痈。

黄水枝 博落、水前胡、防风七
Tiarella polyphylla D. Don

【**标本采集号**】533324180509145LY

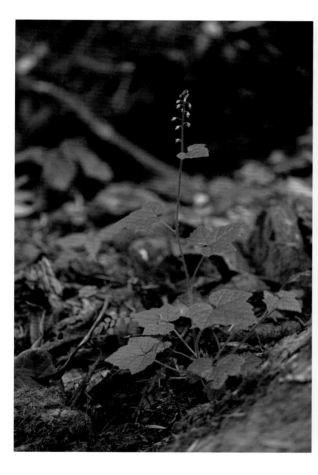 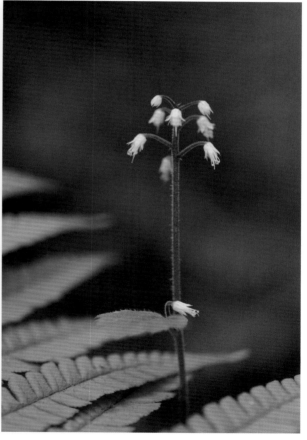

【**形态特征**】多年生草本。根状茎横走，深褐色，茎不分枝，密被腺毛。基生叶具长柄，叶片心形，掌状 3 ~ 5 浅裂，边缘具不规则浅齿，两面密被腺毛；茎生叶通常 2~3 枚，与基生叶同型。总状花序，密被腺毛；萼片在花期直立，卵形；无花瓣。蒴果。花、果期 4~11 月。

【**适宜生境**】生于海拔 980~3800m 的林下、灌丛和阴湿地。

【**资源状况**】分布于德钦、维西、贡山、泸水等地。少见。

【**入药部位**】全草（黄水枝）。

【**功能主治**】清热解毒，活血祛瘀，消肿止痛。用于肝炎，耳聋，咳嗽气喘，痈肿疮毒，跌打损伤。

西南绣球 三星花、小通草
Hydrangea davidii Franch.

【标本采集号】3229010328

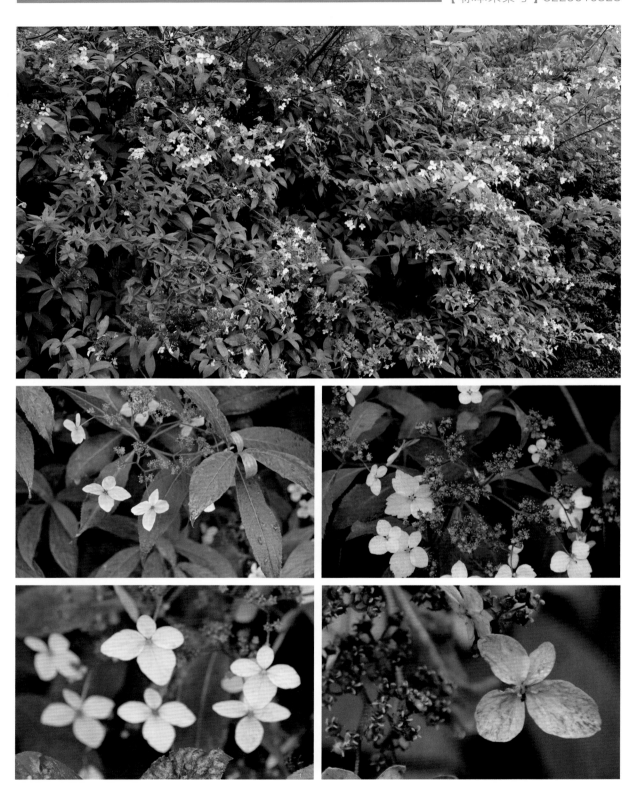

【**形态特征**】灌木。一年生小枝褐色或暗红褐色，二年生小枝淡黄褐色，树皮呈薄片状剥落。叶纸质，长圆形或狭椭圆形。伞房状聚伞花序顶生，不育花萼片 3~4，不等大；孕性花深蓝色。蒴果近球形。花期 4~6 月，果期 9~10 月。

【**适宜生境**】生于海拔 1400~2400m 的山谷密林、山坡路旁疏林或林缘。

【**资源状况**】分布于香格里拉、德钦、维西、贡山、泸水、福贡、兰坪、玉龙等地。少见。

【**入药部位**】根、叶及茎的髓心（西南绣球）。

【**功能主治**】退疹通淋，驱邪截疟。用于疟疾，麻疹，小便不通。

海桐花科

短萼海桐
山桂花、万里香、鸡骨头
Pittosporum brevicalyx (Oliv.) Gagnep.

【标本采集号】3229010211

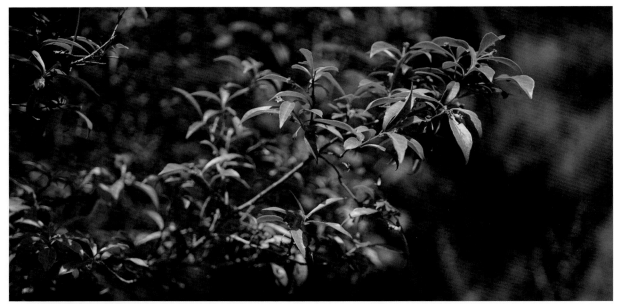

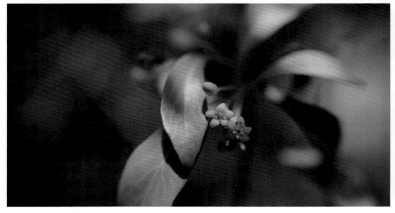
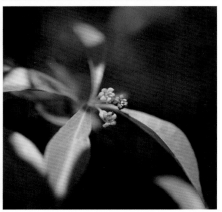

【形态特征】常绿灌木或小乔木。叶簇生于枝顶，薄革质，倒卵状披针形。伞房花序 3~5 条生于枝顶叶腋内；花 5 数；萼片卵状披针形，有微毛；花瓣分离；侧膜胎座 2 个。蒴果近圆球形，压扁。花期 4~5 月，果期 6~11 月。

【适宜生境】生于海拔 700~2300（~2500）m 的落叶阔叶林中。

【资源状况】分布于德钦、维西、福贡、玉龙等地。偶见。

【入药部位】全株（山桂花）。

【功能主治】祛风活血，消肿止痛，解毒。用于小儿惊风，腰痛，跌打损伤，疮疖中毒，毒蛇咬伤。

异叶海桐 野桂花、臭皮、细杉树
Pittosporum heterophyllum Franch.

【标本采集号】5334210323

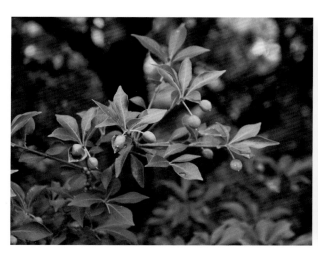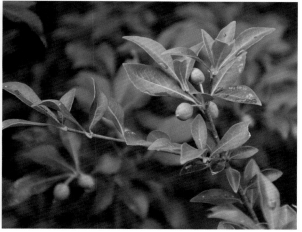

【形态特征】灌木。嫩枝无毛，灰褐色。叶簇生于枝顶，薄革质，二年生，线形，狭窄披针形。花簇生于枝顶，呈伞房状；苞片早落；花5数；萼片卵形，基部稍合生；花瓣合生，披针形；侧膜胎座2个。蒴果近球形，黄绿色。花期4~6月，果期7~10月。

【适宜生境】生于海拔1900~3000m的山坡、灌丛中。

【资源状况】分布于香格里拉、德钦、维西、贡山、兰坪、玉龙等地。少见。

【入药部位】根、茎皮（野桂花皮）。

【功能主治】清热解毒，祛风除湿，止血。用于肺热咳嗽，风湿痛，崩漏，刀伤，烧烫伤，跌打骨折。

柄果海桐 广栀仁
Pittosporum podocarpum Gagnep.

【标本采集号】5334210323

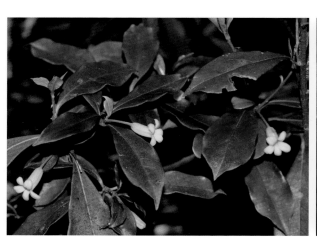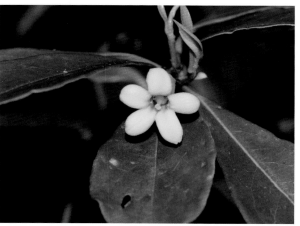

【**形态特征**】常绿灌木。叶簇生于枝顶，一年生或二年生，薄革质，倒卵形或倒披针形。花 1~4 朵生于枝顶叶腋内；苞片细小，早落；萼片卵形，无毛或有睫毛；侧膜胎座 3 个，有时心皮 2 个，具 2 个胎座。蒴果梨形或椭圆形，子房柄长 5mm。花期 4~5 月。果期 5~12 月。

【**适宜生境**】生于海拔 800~2700（~3000）m 的溪边、林下或灌丛中。

【**资源状况**】分布于香格里拉等地。偶见。

【**入药部位**】根、根皮、叶（寡鸡蛋树）。

【**功能主治**】根：补肾益肺，祛风湿，活血通络。用于虚劳咳喘，遗精早泄，失眠，头晕，高血压，风湿关节痛，小儿瘫痪。根皮、叶：收敛止血，消肿止痛，解毒。用于胃及十二指肠溃疡出血，鼻衄，产后流血不止，月经过多，黄疸，心悸失眠，小儿麻痹后遗症，瘫痪，风湿痹痛，坐骨神经痛，跌打损伤，骨折及外伤出血，毒蛇咬伤，无名肿毒。

蔷薇科

龙芽草
地冻风、八零麻、地仙草
Agrimonia pilosa Ldb.

【标本采集号】5334210533

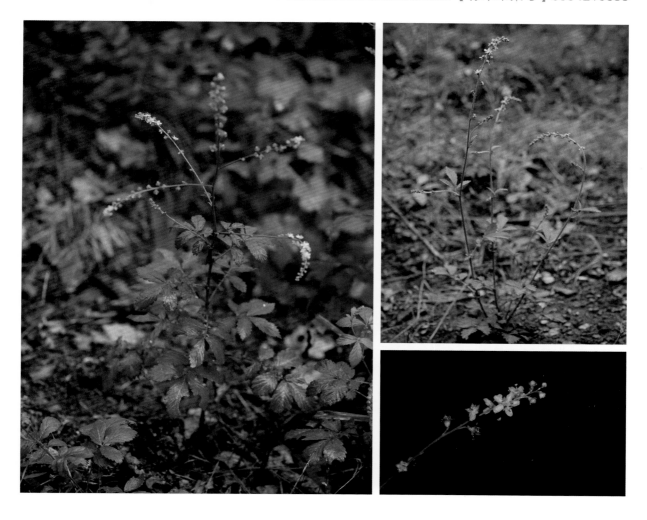

【**形态特征**】草本。根多呈块茎状。叶为间断奇数羽状复叶，小叶片无柄或有短柄，倒卵形、倒卵椭圆形或倒卵披针形。花序穗状、总状顶生；花 5 数，萼片三角卵形；花瓣黄色，长圆形。果实倒卵状圆锥形，顶端有数层钩刺。花、果期 5~12 月。

【**适宜生境**】生于海拔 100~3800m 的溪边、路旁、草地、灌丛、林缘及疏林下。

【**资源状况**】分布于香格里拉、贡山、福贡等地。常见。

【**入药部位**】全草（仙鹤草）。

【**功能主治**】收敛止血，截疟，止痢，解毒，补虚。用于咯血，吐血，崩漏下血，疟疾，血痢，痈肿疮毒，阴痒带下，脱力劳伤。

桃 毛桃、山桃、寿桃
Amygdalus persica L.

【标本采集号】322901000357

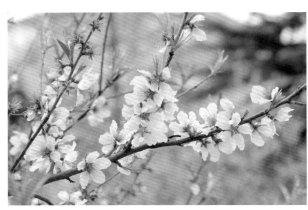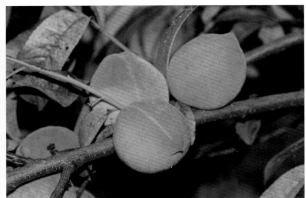

【形态特征】乔木。叶片长圆状披针形、椭圆状披针形或倒卵状披针形；叶边具细锯齿或粗锯齿。花单生，5 数，粉红色。核果，形状和大小均有变异，色泽变化由淡绿白色至橙黄色。花期 3~4 月，果实成熟期因品种而异。

【适宜生境】各种生境。

【资源状况】栽培于玉龙等地。

【入药部位】种子（桃仁）、桃树脂（桃胶）。

【功能主治】种子：活血祛瘀，润肠通便。用于经闭，痛经，癥瘕痞块，跌扑损伤，肠燥便秘。桃树脂：和血，通淋，止痢。用于石淋，血淋，痢疾，腹痛，糖尿病，乳糜尿。

尖尾樱桃 尾叶樱、尖尾樱、冬樱花
Cerasus caudata (Franch.) Yü et Li

【标本采集号】5334210684

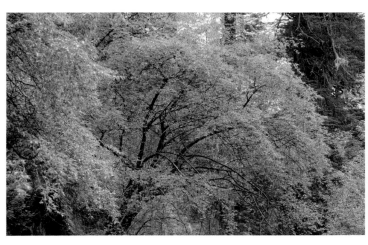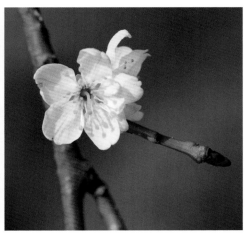

【形态特征】乔木。叶片卵圆形、卵状椭圆形或卵状披针形。花单生或2~3朵成近伞形花序；花叶同开；花5数，萼筒外被锈色柔毛；花瓣白色。核果红色，椭圆形。花期5月，果期7月。

【适宜生境】生于海拔3000~3200m的山坡林下、林缘或草坡。

【资源状况】分布于贡山等地。常见。

【入药部位】根、果、种子。

【功能主治】用于咽喉肿毒，声哑，麻疹初起，疹出不透，月经不调。

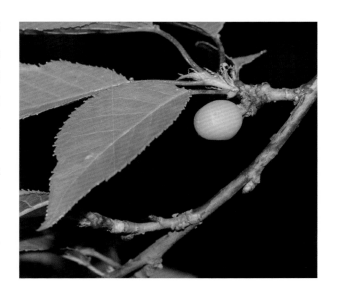

西南樱桃　昆明樱

Cerasus duclouxii (Koehne) Yü et Li

【标本采集号】ZM099

【形态特征】乔木或灌木。叶片倒卵椭圆形或椭圆形，边有尖锐锯齿；托叶线形，边有腺齿。花序近伞形；萼筒钟状，被短柔毛，萼片外被柔毛，边缘有稀疏腺点；花瓣白色，卵形。核果卵球形或椭球形，核表面略有棱纹。花期3月，果期5月。

【适宜生境】生于海拔2300m的山谷林中，或有栽培。

【资源状况】分布于维西、泸水，栽培于云南各地。常见。

【入药部位】种子。

【功能主治】用于麻疹不透。

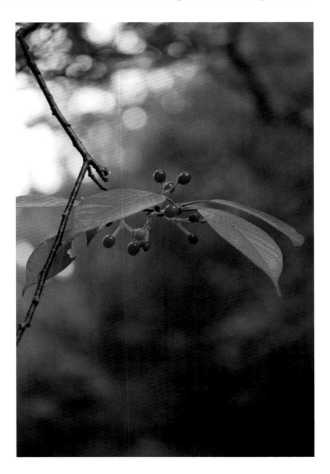

樱 桃
莺桃、荆桃、楔桃
Cerasus pseudocerasus (Lindl.) G. Don

【标本采集号】2353290024

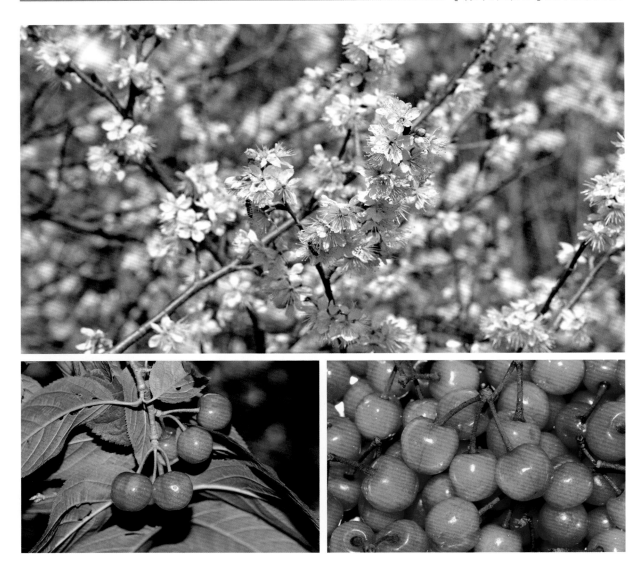

【形态特征】乔木。小枝灰褐色，嫩枝绿色，无毛或被疏柔毛。冬芽卵形，无毛。叶片卵形或长圆状卵形，先端有1或2个大腺体，叶柄被疏柔毛。花序伞房状或近伞形，有花3~6朵，花先叶开放；花瓣白色，卵圆形，下凹或二裂。核果近球形，红色。花期3~4月，果期5~6月。

【适宜生境】生于海拔300~600m的山坡阴处或沟边，常栽培。

【资源状况】栽培于横断山三江并流区各地。常见。

【入药部位】核（樱桃核）、叶、果（樱桃）。

【功能主治】核：清热透疹。用于麻疹不透。叶：透疹，解毒。用于麻疹不透；外用治毒蛇咬伤。果：补血益肾。用于脾虚泄泻，肾虚遗精，腰腿疼痛，四肢不仁，瘫痪。

皱皮木瓜 木瓜、酸木瓜、贴梗海棠
Chaenomeles speciosa (Sweet) Nakai

【标本采集号】5333230272

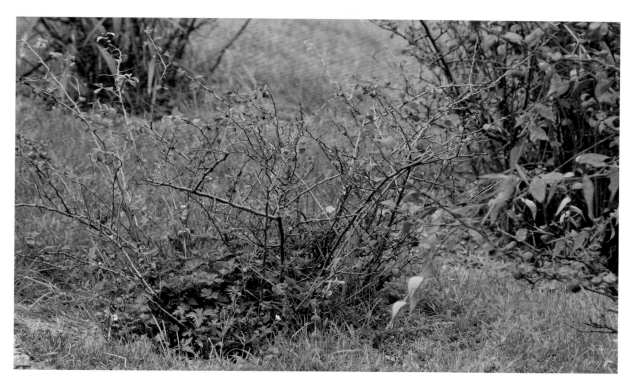

【形态特征】落叶灌木。枝条直立开展，有刺。叶片卵形至椭圆形，稀长椭圆形；托叶大形，草质，肾形或半圆形。花先叶开放，3~5 朵簇生于二年生老枝上；花瓣倒卵形或近圆形，基部延伸成短爪，猩红色，稀淡红色或白色。果实球形或卵球形，黄色或带黄绿色，有稀疏不显明斑点，味芳香。花期 3~5 月，果期 9~10 月。

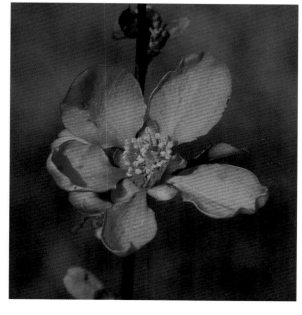

【适宜生境】生于海拔 1500~2500m 的庭院、林缘、路边等处。

【资源状况】横断山三江并流区各地均有栽培。常见。

【入药部位】果。

【功能主治】用于湿痹拘挛，腰膝关节酸重疼痛，暑湿吐泻，转筋挛痛，脚气水肿。

中甸山楂 山林果、山楂、小山楂
Crataegus chungtienensis W. W. Smith

【标本采集号】5334210124

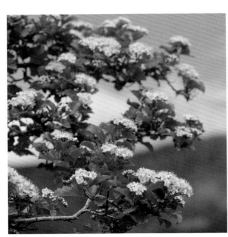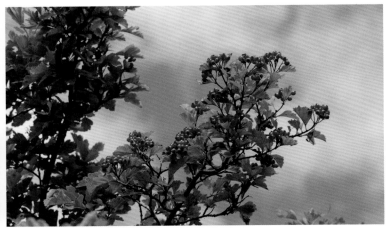

【形态特征】灌木。小枝光亮紫褐色，疏生长圆形浅色皮孔。叶片宽卵形，边缘有细锐重锯齿，齿尖有腺；托叶膜质。伞房花序，具多花，密集；花瓣宽倒卵形，白色。果实椭圆形，长约8mm，红色，萼片宿存，反折。花期5月，果期9月。

【适宜生境】生于海拔2500~3500m的山溪边杂木林或灌木丛。

【资源状况】分布于香格里拉、维西等地。偶见。

【入药部位】果（中甸山楂）。

【功能主治】消食化积，活血散瘀。用于消化不良，泄泻，腹胀。

云南山楂 沙棠果、大果山楂、酸冷果
Crataegus scabrifolia (Franch.) Rehd.

【标本采集号】5334210518

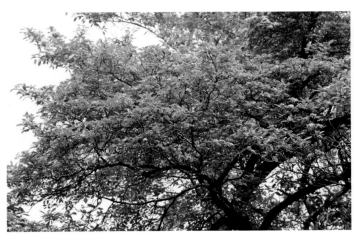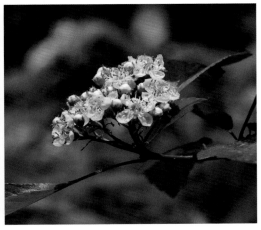

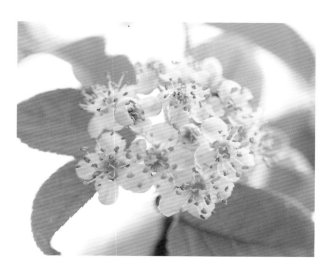

【形态特征】落叶乔木；树皮黑灰色，枝条开展，通常无刺。叶片卵状披针形至卵状椭圆形；托叶膜质，边缘有腺齿。伞房花序或复伞房花序；花瓣白色。果实扁球形，直径 1.5~2cm，黄色或带红晕，有稀疏褐色斑点。花期 4~6 月，果期 8~10 月。

【适宜生境】生于海拔 1500~3000m 的林边灌木丛或溪岸杂木林。

【资源状况】分布于贡山、玉龙等地。偶见。

【入药部位】果（云南山楂）。

【功能主治】消积食，散瘀血。用于消化不良，肉积瘀血。

山　楂

山里红、山楂扣、酸楂
Crataegus pinnatifida Bge.

【标本采集号】5329290153

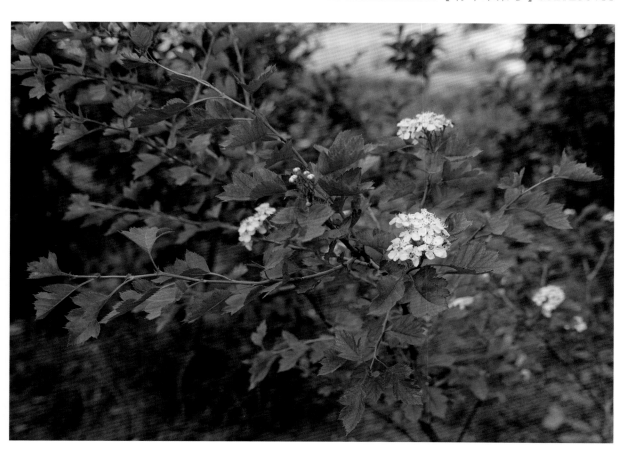

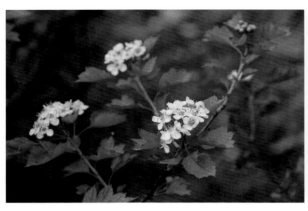 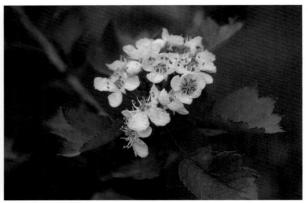

【**形态特征**】落叶乔木。叶片宽卵形或三角状卵形、稀菱状卵形；托叶草质，镰形。伞房花序具多花，总花梗和花梗均被柔毛；花瓣倒卵形或近圆形，白色。果实近球形或梨形，深红色，有浅色斑点。花期 5~6 月，果期 9~10 月。

【**适宜生境**】生于海拔 100~1500m 的山坡林边或灌木丛。

【**资源状况**】分布于香格里拉、德钦、维西、贡山、泸水、福贡、兰坪、玉龙等地。常见。

【**入药部位**】果。

【**功能主治**】消食健胃，行气散瘀。用于肉食积滞，胃脘胀满，泻痢腹痛，瘀血经闭，产后瘀阻，心腹刺痛，疝气疼痛，高脂血症。

尖叶栒子
尖叶筍子
Cotoneaster acuminatus Lindl.

【标本采集号】5334210114

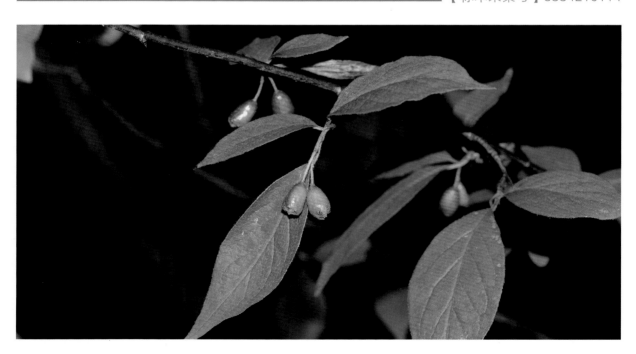

【形态特征】落叶直立灌木。叶片椭圆卵形至卵状披针形。聚伞花序，总花梗和花梗被带黄色柔毛；苞片披针形；萼筒钟状，内面无毛；花瓣直立，卵形至倒卵形。果实椭圆形，红色。花期 5~6 月，果期 9~10 月。

【适宜生境】生于海拔 1500~3000m 的杂木林内。

【资源状况】分布于德钦、玉龙等地。偶见。

【入药部位】全草（尖叶枸子）。

【功能主治】利咽开音，清心利尿，止血。用于干咳失音，脾湿发黄，肠风下血，小便短少。

匍匐枸子 匍匐灰枸子、矮红子、地红子
Cotoneaster adpressus Bois

【标本采集号】5334210098

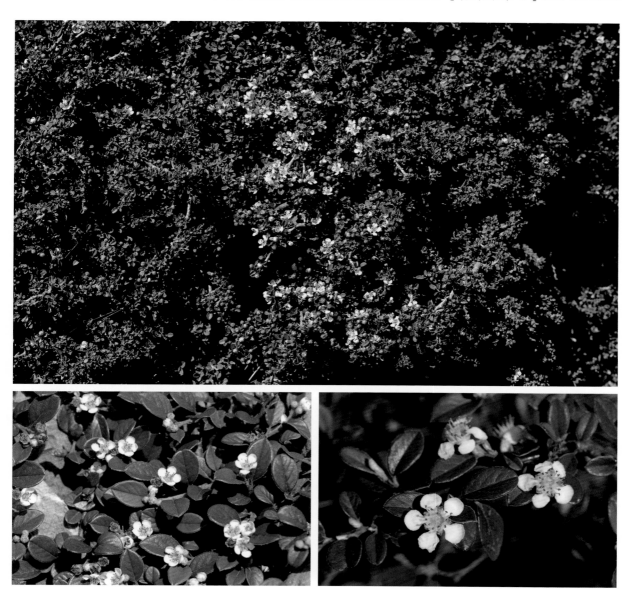

【形态特征】落叶匍匐灌木。叶片宽卵形或倒卵形、稀椭圆形，边缘全缘而呈波状。花 1~2 朵；萼筒钟状，外具稀疏短柔毛，内面无毛；萼片卵状三角形；花瓣直立，倒卵形，粉红色。果实近球形，鲜红色。花期 5~6 月，果期 8~9 月。

【适宜生境】生于海拔 1900~4000m 的山坡杂木林边及岩石山坡。

【资源状况】分布于香格里拉、德钦等地。常见。

【入药部位】果。

【功能主治】祛风解表，泻火解毒。用于退热。

黄杨叶栒子

车轮棠、黄杨栒子木、黄杨栒子
Cotoneaster buxifolius Lindl.

【标本采集号】5334210028

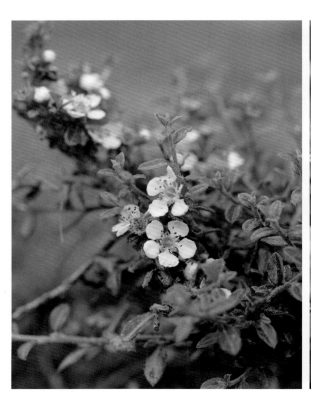 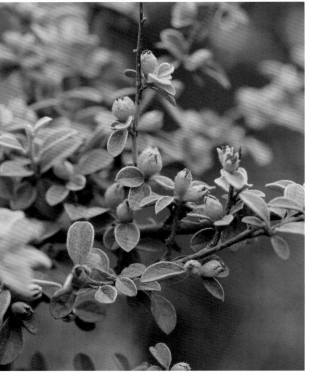

【形态特征】灌木。小枝圆柱形，深灰褐色或棕褐色。叶片椭圆形至椭圆状倒卵形。花 3~5 朵，近无柄；萼筒钟状，外面被绒毛；花瓣平展，近圆形或宽卵形，白色。果实近球形，红色。花期 4~6 月，果期 9~10 月。

【适宜生境】生于海拔 1000~3300m 的多石砾坡地、灌木丛。偶见。

【资源状况】分布于香格里拉、德钦、维西、贡山、兰坪、玉龙等地。

【入药部位】果（黄杨叶栒子）。

【功能主治】泻火解毒，凉血。用于退热。

厚叶枸子 爬山虎、铺地蜈蚣、美丽枸子
Cotoneaster coriaceus Franch.

【标本采集号】2353290275

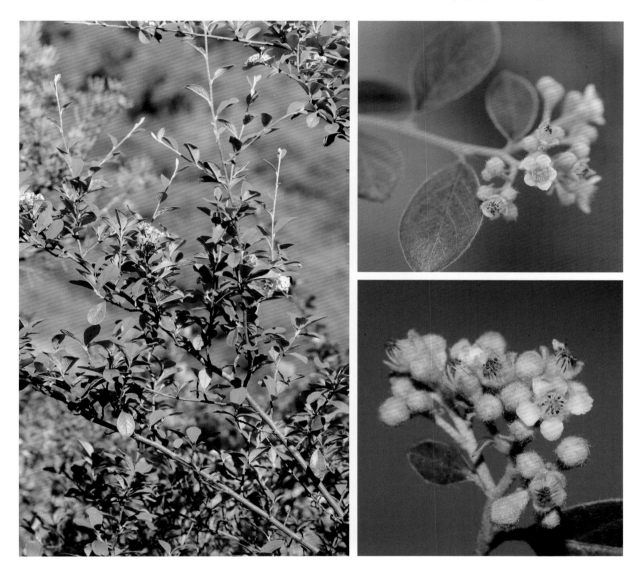

【**形态特征**】常绿灌木。叶片厚革质，倒卵形至椭圆形，下面密被黄色绒毛；托叶宿存。花序为复
聚伞花序；萼筒钟状，外被绒毛；花瓣平展，白色。果实倒卵形，红色，表面有少数
绒毛残留。花期 5~6 月，果期 9~10 月。

【**适宜生境**】生于海拔 1800~2700m 的沟边草坡或丛林中。

【**资源状况**】分布于德钦、维西、泸水、玉龙等地。偶见。

【**入药部位**】根（野苦梨根）。

【**功能主治**】消肿解毒。用于风湿，脚气，红肿恶疮。

木帚枸子

木帚子、茅铁香、石板柴

Cotoneaster dielsianus Pritz.

【标本采集号】5329320162

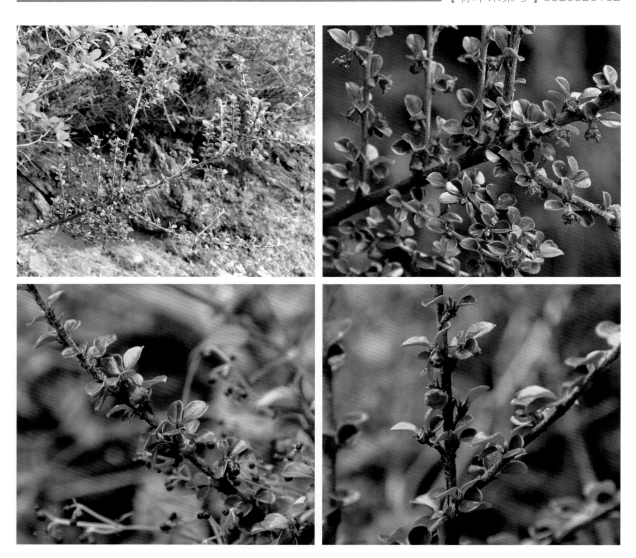

【形态特征】落叶灌木。叶片椭圆形至卵形，全缘；托叶线状披针形。花 3~7 朵，聚伞花序；总花梗和花梗具柔毛；花瓣直立，圆形或宽倒卵形，浅红色。果实近球形或倒卵形，红色。花期 6~7 月，果期 9~10 月。

【适宜生境】生于海拔 1000~3600m 的荒坡、沟谷、草地或灌木丛。

【资源状况】分布于香格里拉、德钦、维西、贡山、兰坪、玉龙等地。

【入药部位】枝叶。

【功能主治】止血。用于外伤出血。

平枝栒子
枸刺木、岩楞子、山头姑娘
Cotoneaster horizontalis Dcne.

【标本采集号】3229010284

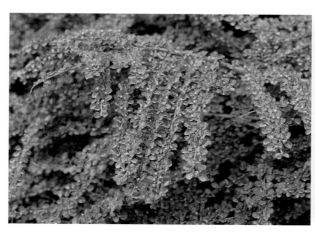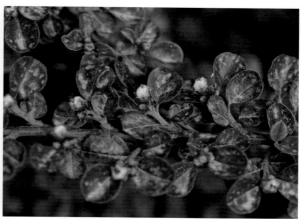

【形态特征】落叶或半常绿匍匐灌木。叶片近圆形或宽椭圆形，稀倒卵形；托叶钻形，早落。花无梗；萼筒外面有稀疏短柔毛；萼片三角形，花瓣直立，倒卵形，先端圆钝，粉红色。果实近球形，鲜红色。花期5~6月，果期9~10月。

【适宜生境】生于海拔2000~3500m的灌木丛或岩石坡上。

【资源状况】分布于玉龙等地。偶见。

【入药部位】根（水莲沙）。

【功能主治】清热化湿，止血止痛，止咳止带。用于咳嗽，泄泻，腹痛，吐血，痛经，带下病。

小叶栒子
黑牛筋、刀口药、铺地蜈蚣
Cotoneaster microphyllus Lindl.

【标本采集号】LGD–DQ09

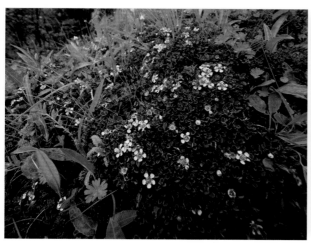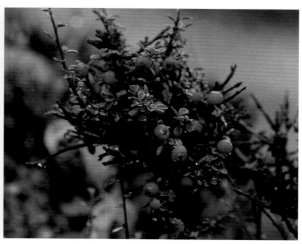

【形态特征】灌木。枝条开展，小枝圆柱形，红褐色至黑褐色。叶片厚革质，倒卵形至长圆状倒卵形；托叶细小，早落。花通常单生；花瓣平展，近圆形，白色。果实球形，红色。花期 5~6 月，果期 8~9 月。

【适宜生境】生于海拔 2500~4100m 的多石山坡地和灌木丛。

【资源状况】分布于香格里拉、德钦、维西、兰坪等地。偶见。

【入药部位】叶（耐冬果）。

【功能主治】止血生肌。用于刀伤。

水栒子　栒子木、多花栒子、灰栒子
Cotoneaster multiflorus Bge.

【标本采集号】LGD-DQ41

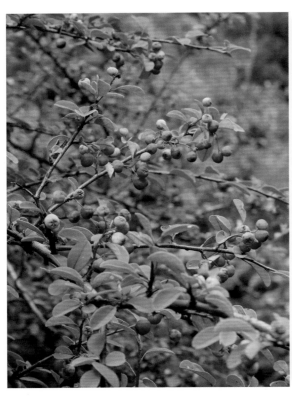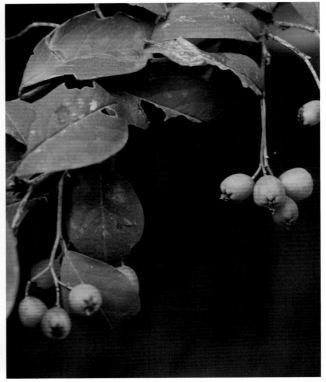

【形态特征】落叶灌木。枝条细瘦，常呈弓形弯曲。叶片卵形或宽卵形，托叶线形。聚伞花序；花瓣平展，近圆形，白色。果实近球形或倒卵形，红色。花期 5~6 月，果期 8~9 月。

【适宜生境】生于海拔 1200~3500m 的沟谷、山坡杂木林中。

【资源状况】分布于德钦、维西等地。偶见。

【入药部位】枝、叶（水栒子）。

【功能主治】止血，生肌。用于烧烫伤，刀伤。

蛇 莓　蛇泡草、龙吐珠、三爪

Duchesnea indica (Andr.) Focke

【标本采集号】3229010480

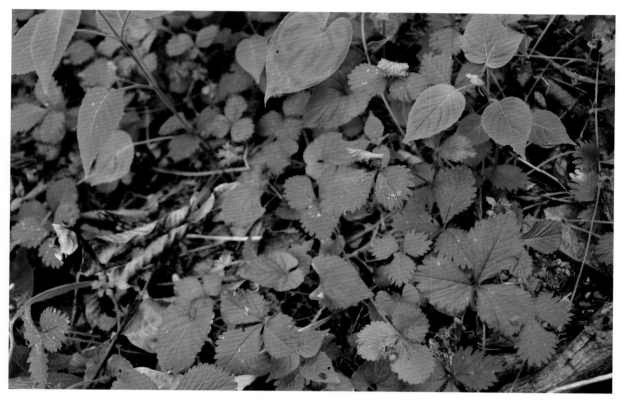

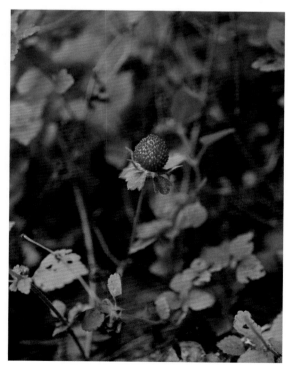

【形态特征】草本。小叶片倒卵形至菱状长圆形；托叶窄卵形至宽披针形。花单生于叶腋；萼片卵形；花托半球形或陀螺形，海绵质，红色；花瓣倒卵形，黄色，先端圆钝。瘦果微小，扁卵形。花期6~8月，果期8~10月。

【适宜生境】生于海拔1800m以下的山坡草地、河岸。

【资源状况】分布于香格里拉、维西、玉龙等地。常见。

【入药部位】全草（蛇莓）。

【功能主治】清热解毒，散瘀消肿。用于感冒发热，咳嗽，小儿高热惊风，咽喉肿痛，白喉，黄疸性肝炎，细菌性痢疾，阿米巴痢疾，月经过多。

枇 杷 苏杷叶、枇杷仁、广杷叶

Eriobotrya japonica (Thunb.) Lindl.

【标本采集号】5329320176

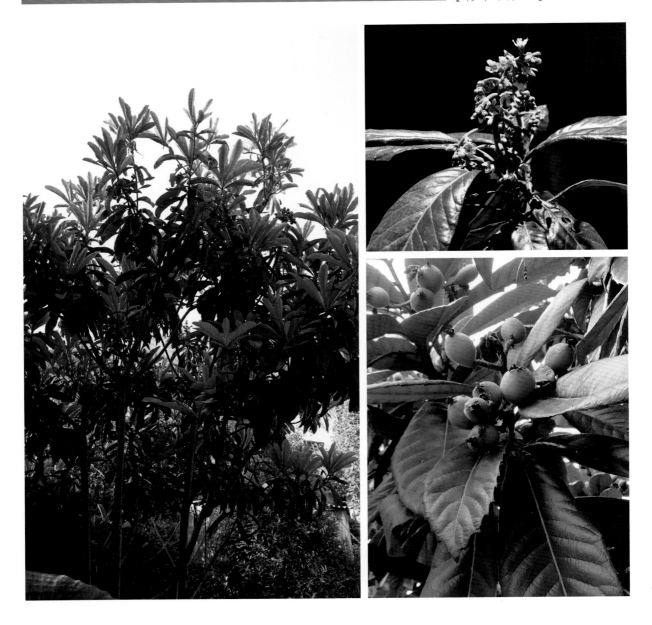

【形态特征】常绿小乔木。小枝黄褐色，密生锈色或灰棕色绒毛。叶片革质，披针形至椭圆状长圆形，上面光亮，多皱，下面密生灰棕色绒毛。圆锥花序顶生，具多花；花瓣白色，长圆形或卵形。果实球形或长圆形，黄色或橘黄色。花期 10~12 月，果期翌年 5~6 月。

【适宜生境】几乎各种生境。

【资源状况】栽培于横断山三江并流区多地。

【入药部位】叶（枇杷叶）。

【功能主治】清肺止咳，降逆止呕。用于肺热咳嗽，气逆急，胃热呕逆，烦热口渴。

怒江枇杷 芦橘、金丸、芦枝
Eriobotrya salwinensis Hand. -Mazz.

【标本采集号】533324180418015LY

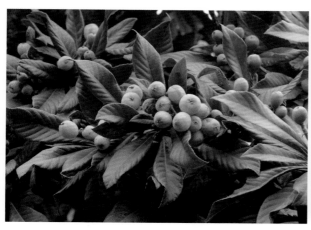
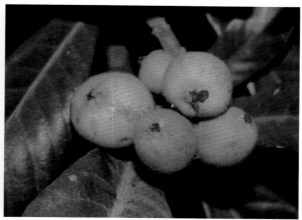

【形态特征】小乔木。叶片厚革质，倒卵披针形，下面有黄色长柔毛。圆锥花序金字塔形；总花梗及花梗肥厚，密生棕色绒毛；在花序上部的花成穗状；花瓣乳黄色，倒卵形。果实球形，肉质。花期4~5月，果期6~8月。

【适宜生境】生于海拔1600~2400m的阔叶林中。

【资源状况】分布于贡山、泸水等地。偶见。

【入药部位】叶。

【功能主治】清肺止咳，降逆止呕。用于肺热咳嗽，气逆急，胃热呕逆，烦热口渴。

西南草莓 白泡、滇草莓、西南野草莓
Fragaria moupinensis (Franch.) Card.

【标本采集号】5334210032

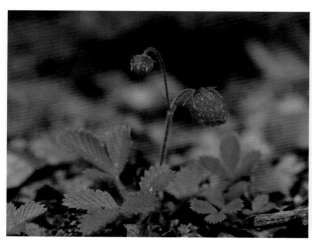
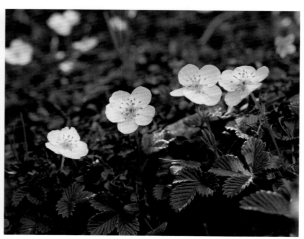

【形态特征】草本。通常为 5 小叶，或 3 小叶，小叶片椭圆形或倒卵圆形，边缘具缺刻状锯齿。花序呈聚伞状；花梗被白色开展的毛，稀伏生；花瓣白色，倒卵圆形或近圆形。聚合果椭圆形或卵球形；瘦果卵形。花期 5~6 月，果期 6~7 月。

【适宜生境】生于海拔 1400~4000m 的山坡、草地、林下。

【资源状况】分布于香格里拉、德钦、维西、玉龙等地。偶见。

【入药部位】根（白泡）。

【功能主治】消炎止泻。用于痢疾。

黄毛草莓 锈毛草莓、乌地龙、白糯米泡
Fragaria nilgerrensis Schlecht. ex Gay

【标本采集号】5329320169

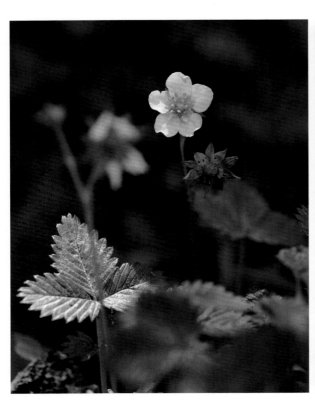
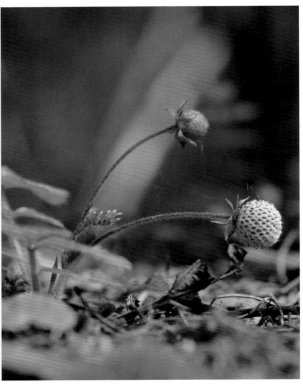

【形态特征】草本。茎密被黄棕色绢状柔毛。叶三出；小叶片倒卵形或椭圆形，下面和叶柄被黄棕色绢状柔毛。聚伞花序；花瓣白色，圆形，基部有短爪。聚合果圆形，白色、淡白黄色或红色，宿存萼片直立，紧贴果实；瘦果卵形。花期 4~7 月，果期 6~8 月。

【适宜生境】生于海拔 700~3000m 的山坡草地、沟边林下。

【资源状况】分布于香格里拉、德钦、维西、贡山、泸水、玉龙等地。常见。

【入药部位】全草（白草莓）。

【功能主治】清热解毒，续筋接骨。用于肝炎，痢疾。

野草莓 地飘儿、柔软草莓、白地泡
Fragaria vesca L.

【标本采集号】5334210218

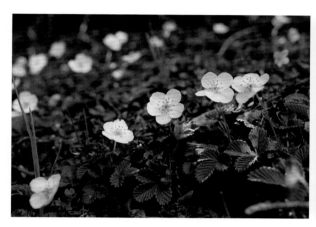 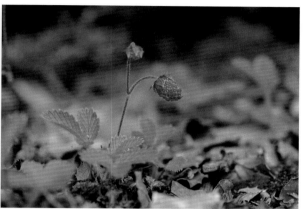

【形态特征】草本。3 小叶，稀羽状 5 小叶，小叶片倒卵圆形，椭圆形或宽卵圆形。花序聚伞状；萼片卵状披针形，顶端尾尖；花瓣白色，倒卵形，基部具短爪。聚合果卵球形，红色；瘦果卵形，表面脉纹不显著。花期 4~6 月，果期 6~9 月。

【适宜生境】生于海拔 3800~4200m 的草坡。

【资源状况】分布于德钦、维西、玉龙等地。偶见。

【入药部位】全草（野草莓）。

【功能主治】止咳清热，利咽生津，健脾和胃，滋养补血。用于肺结核，胸腔脓血。

路边青 紫菀、山烟花、见肿消
Geum aleppicum Jacq.

【标本采集号】5334210538

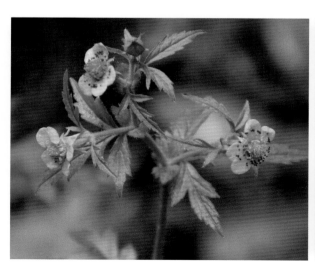 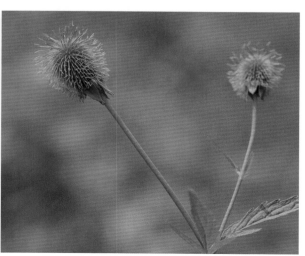

【形态特征】草本。须根簇生，茎直立。基生叶为大头羽状复叶；茎生叶为羽状复叶，有时重复分裂。花序顶生，疏散排列；花瓣黄色。聚合果倒卵球形，瘦果被长硬毛。花、果期7~10月。

【适宜生境】生于海拔200~3500m的山坡草地、沟边、地边、河滩及林缘。

【资源状况】分布于香格里拉、德钦、维西、贡山、福贡、兰坪、玉龙等地。常见。

【入药部位】全草（北水杨梅）。

【功能主治】祛风除湿，活血消肿。用于腰腿痹痛，痢疾，崩漏，白带异常，跌打损伤，痈疽疮疡，咽痛，瘰疬。

绣线梅 复序南梨、地棠花、聚伞花荼藨李
Neillia thyrsiflora D. Don

【标本采集号】5333241812061305LY

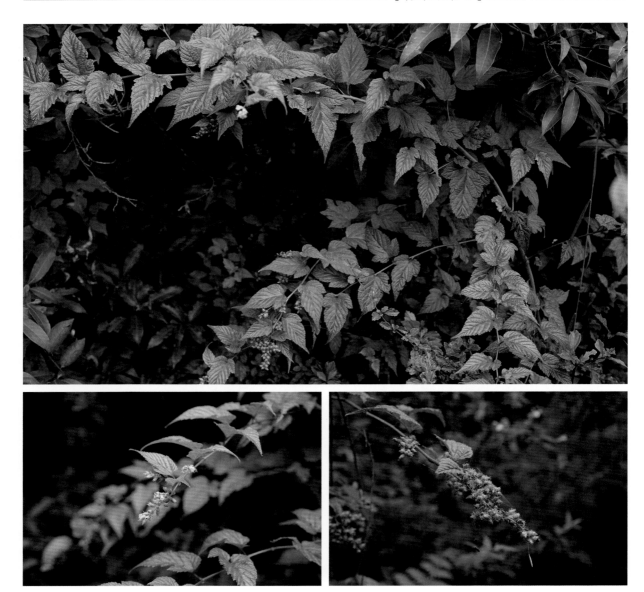

【形态特征】灌木。叶片卵形至卵状椭圆形，近花序叶片常呈卵状披针形。顶生圆锥花序；总花梗
　　　　　　和花梗均微被柔毛；苞片小，卵状披针形；花直径约 4mm；花瓣白色。蓇葖果长圆形，
　　　　　　宿萼外面密被柔毛和稀疏长腺毛。种子卵形，亮褐色。花期 7 月，果期 9~10 月。

【适宜生境】生于海拔 1000~3000m 的山地丛林中。

【资源状况】分布于贡山、福贡等地。常见。

【入药部位】花（地棠花）。

【功能主治】抗痨。用于肺痨。

细齿稠李　臭耳子、臭李子、夜合
Padus obtusata (Koehne) Yü et Ku

【标本采集号】5329290105

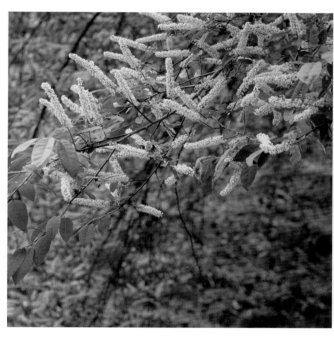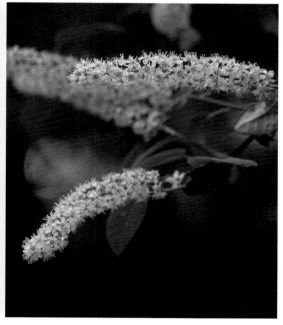

【形态特征】落叶乔木，高 6~20m。叶片窄长圆形、椭圆形或倒卵形，边缘有细密锯齿，叶柄、顶
　　　　　　端两侧各具 1 腺体；托叶膜质，线形。总状花序具多花，花瓣白色，开展，近圆形或
　　　　　　长圆形，顶端 2/3 部分啮蚀状或波状，基部楔形，有短爪。核果卵球形，顶端有短尖头，
　　　　　　直径 6~8mm，黑色。花期 4~5 月，果期 6~10 月。

【适宜生境】生于海拔 880~2500m 的山坡、山谷或灌丛中。

【资源状况】分布于兰坪等地。常见。

【入药部位】果（稠李）。

【功能主治】镇咳祛痰，止泻痢。用于腹泻。

蕨　麻
人参果、延寿草、蕨麻委陵菜
Potentilla anserina L.

【标本采集号】5334210915

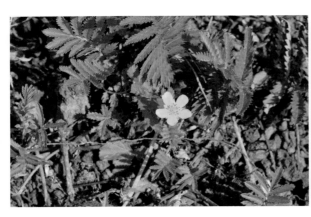 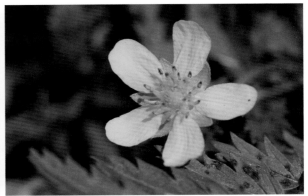

【形态特征】多年生草本。有纺锤形或椭圆形块根。茎匍匐，节处生根。基生叶为间断羽状复叶，小叶下面密被银白色绢毛；茎生叶与基生叶相似；基生叶和下部茎生叶托叶膜质，和叶柄连成鞘状。单花腋生，花直径 1.5~2cm，花瓣黄色，比萼片长 1 倍；花柱侧生，小枝状，柱头稍扩大。

【适宜生境】生于海拔 1600~4850m 的山坡草甸、沟谷。

【资源状况】分布于香格里拉、德钦、玉龙等地。偶见。

【入药部位】根（蕨麻）。

【功能主治】补气血，健脾胃，生津止渴，利湿。用于病后贫血，营养不良，脾虚腹泻，风湿痹痛。

委陵菜
毛鸡腿子、野鸡膀子、蛤蟆草
Potentilla chinensis Ser.

【标本采集号】5307210042

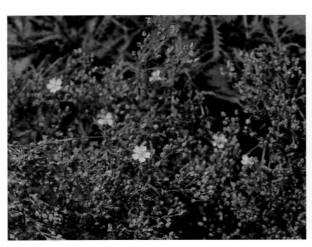 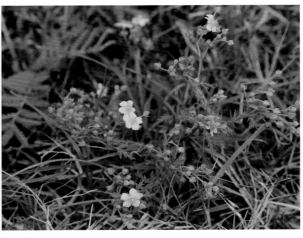

【形态特征】多年生草本。根粗壮，圆柱形，稍木质化。基生叶为羽状复叶，下面被白色绒毛，沿脉被白色绢状长柔毛；茎生叶与基生叶相似，托叶草质。伞房状聚伞花序；花直径通常 0.8~1cm，花瓣黄色，比萼片稍长；花柱近顶生，基部微扩大，柱头扩大。瘦果卵球形，深褐色，有明显皱纹。花、果期 4~10 月。

【适宜生境】生于海拔 400~3200m 的山坡草地、沟谷、林缘、灌丛或疏林下。

【资源状况】分布于德钦、维西、玉龙等地。常见。

【入药部位】全草（委陵菜）。

【功能主治】清热解毒，凉血止痢。用于赤痢腹痛，久痢不止，痔疮出血，痈肿疮毒。

丛生莛叶委陵菜　石委陵菜、莛叶委陵草

Potentilla coriandrifolia D. Don var. *dumosa* Franch.

【标本采集号】5334210383

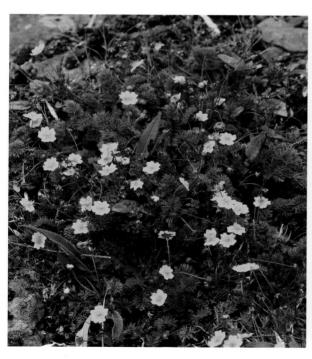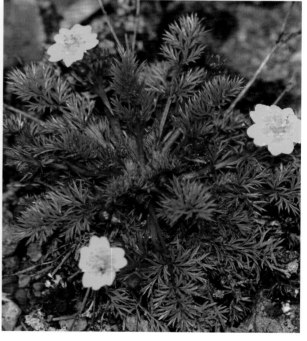

【形态特征】多年生草本。基生叶羽状复叶，有小叶 5~8 对；茎生叶 1~2，重复细裂。通常有花 2~3，稀 4~5，顶生；花直径 0.8~1.5cm，花瓣黄色，基部紫红色，倒卵形，顶端下凹，比萼片长，几达 1.5 倍；瘦果光滑。花、果期 7~9 月。

【适宜生境】生于海拔 3300~4200m 的高山草甸或岩石缝中。

【资源状况】分布于德钦、维西、福贡、玉龙等地。偶见。

【入药部位】全草。

【功能主治】止血，止痢。用于异常子宫出血，产后出血过多，崩漏下血，痔疮出血，赤白痢疾。

狼牙委陵菜 地蜂子、匍行狼牙委陵菜
Potentilla cryptotaeniae Maxim.

【标本采集号】3229010934

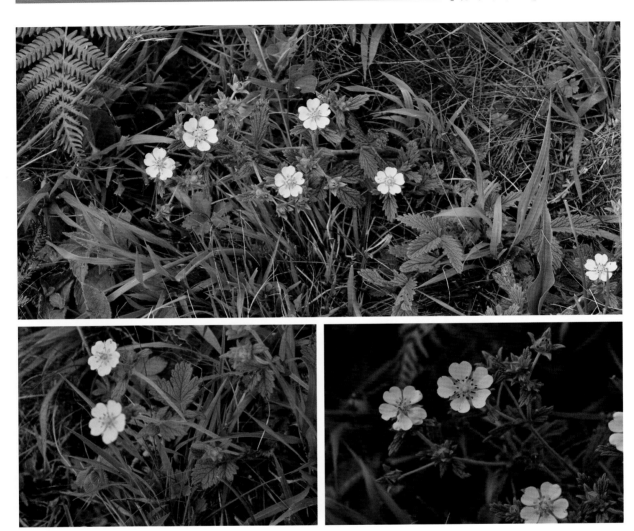

【形态特征】一年生或二年生草本。基生叶三出复叶，开花时已枯死；茎生叶3小叶，叶柄被开展长柔毛及短柔毛。基生叶托叶外面密被长柔毛，茎生叶托叶通常与叶柄合生，很长，合生部分比离生部分长1~3倍。伞房状聚伞花序，多花，顶生；花梗被长柔毛或短柔毛；花直径约2cm；花瓣黄色，比萼片长或近等长；花柱近顶生，基部稍膨大。瘦果卵形，光滑。花、果期7~9月。

【适宜生境】生于海拔1000~2200m的河谷、草甸、草原、林缘。

【资源状况】分布于香格里拉等地。少见。

【入药部位】全草（狼牙委陵菜）。

【功能主治】清热解毒，利湿，止血，抗菌，祛瘀血，消瘰疬。外用于跌打损伤和溃疡。

毛果委陵菜 绵毛果委陵菜、毛果岩金梅、小神砂草
Potentilla eriocarpa Wall. ex Lehm.

【标本采集号】5333241812011043LY

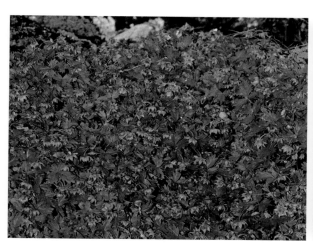 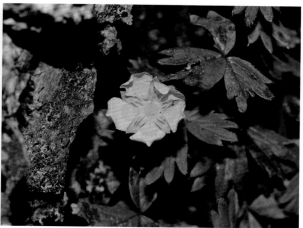

【形态特征】亚灌木。根状茎粗大延长，密被多年托叶残余，木质。花茎直立或上升，疏被白色长柔毛。基生叶三出掌状复叶；茎生叶无或仅有苞叶，或偶有 3 小叶。花顶生，被疏柔毛，花直径 2~2.5cm；花瓣黄色，顶端下凹，比萼片长约 1 倍；花柱近顶生，线状，柱头扩大。瘦果外被长柔毛，表面光滑。花、果期 7~10 月。

【适宜生境】生于海拔 2700~5000m 的高山草地、岩石缝及疏林中。

【资源状况】分布于德钦、维西、兰坪、玉龙等地。偶见。

【入药部位】全草。

【功能主治】散瘀消肿，定痛破气。用于鼻衄。

莓叶委陵菜 毛猴子、经如草、满山红
Potentilla fragarioides L.

【标本采集号】5329290541

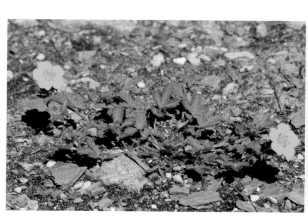 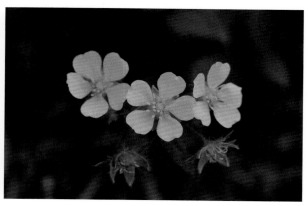

【形态特征】多年生草本。根极多，簇生。花茎多数，丛生，上升或铺散，长 8~25cm，被开展的长柔毛。基生叶为羽状复叶，有小叶 2~3 对；茎生叶常有 3 小叶，小叶与基生叶小叶相似或为长圆形，顶端有锯齿而下半部全缘，托叶草质；基生叶托叶膜质，外面有稀疏开展的长柔毛。伞房状聚伞花序顶生，多花，松散；花直径 1~1.7cm，花瓣黄色；花柱近顶生，上部大，基部小。成熟瘦果近肾形，表面有脉纹。花期 4~6 月，果期 6~8 月。

【适宜生境】生于海拔 350~2400m 的地边、沟边、草地、灌丛及疏林下。

【资源状况】分布于贡山、玉龙等地。偶见。

【入药部位】根及根茎（雉子筵）。

【功能主治】补阴虚，止血。用于疝气，月经过多，异常子宫出血，产后出血。

三叶委陵菜 蜂子芪、山蜂子、软梗蛇扭
Potentilla freyniana Bornm.

【标本采集号】3229010417

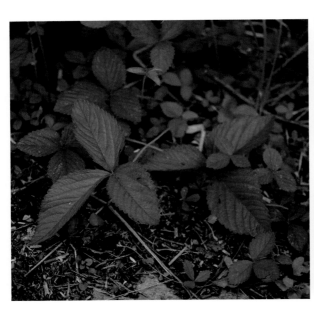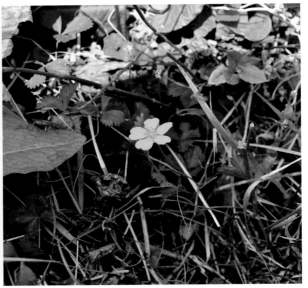

【形态特征】多年生草本。基生叶掌状三出复叶；茎生叶 1~2，小叶与基生叶小叶相似；基生叶托叶外面被稀疏长柔毛，茎生叶托叶呈缺刻状锐裂，有稀疏长柔毛。伞房状聚伞花序顶生，多花，松散；花直径 0.8~1cm，花瓣淡黄色；花柱近顶生，上部粗，基部细。成熟瘦果卵球形，表面有显著脉纹。花、果期 3~6 月。

【适宜生境】生于海拔 300~2100m 的山坡草地、溪边及疏林下阴湿处。

【资源状况】分布于贡山等地。偶见。

【入药部位】根、全草（地蜂子）。

【功能主治】清热解毒，散瘀止血。用于骨结核，口腔炎，瘰疬，跌打损伤，外伤出血。

金露梅
药王茶、棍儿茶、金老梅
Potentilla fruticosa L.

【标本采集号】5334210415

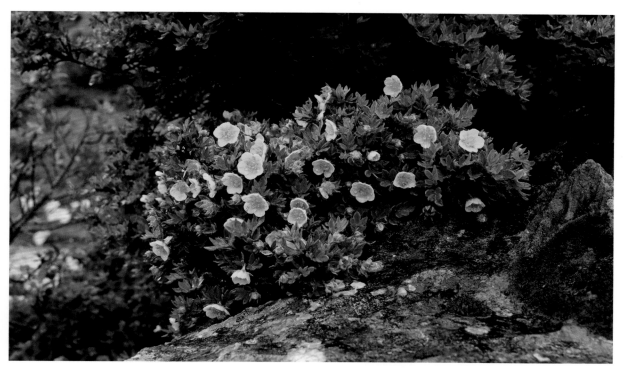

【形态特征】灌木。多分枝，树皮纵向剥落。羽状复叶，上面一对小叶基部下延与叶轴汇合。单花或数朵生于枝顶；花梗密被长柔毛或绢毛；花直径 2.2~3cm，花瓣黄色，比萼片长；花柱近基生，棒形。瘦果近卵形，褐棕色。花、果期6~9 月。

【适宜生境】生于海拔1000~4000m 的山坡草地、砾石坡、灌丛及林缘。

【资源状况】分布于香格里拉、德钦、维西、福贡、玉龙等地。常见。

【入药部位】叶（药王茶）。

【功能主治】清暑热，益脑清心，调经，健胃。用于暑热眩晕，两目不清，胃气不和，滞食，月经不调。

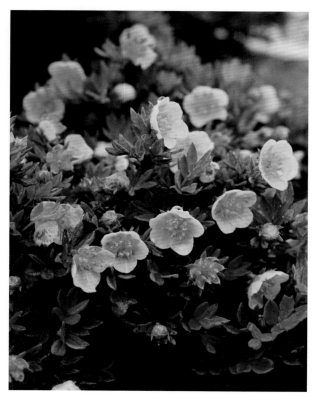

西南委陵菜

地槟榔、管仲、翻白叶

Potentilla fulgens Wall. ex Hook.

【标本采集号】5334210099

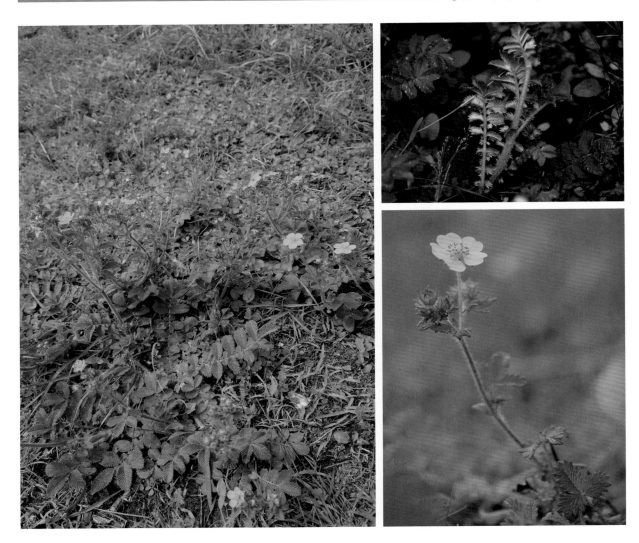

【形态特征】多年生草本。花茎直立或上升，密被开展长柔毛及短柔毛。基生叶为间断羽状复叶，下面密被白色绢毛及绒毛，叶柄密被开展长柔毛及短柔毛；茎生叶与基生叶相似，上部小叶对数逐渐减少。伞房状聚伞花序顶生；花直径 1.2~1.5cm，花瓣黄色，比萼片稍长；花柱近基生，两端渐狭，中间粗。瘦果光滑。花、果期 6~10 月。

【适宜生境】生于海拔 1100~3600m 的山坡草地、灌丛、林缘及林中。

【资源状况】分布于香格里拉、维西、大理、玉龙等地。

【入药部位】根（翻白叶）。

【功能主治】凉血止血，收敛止泻。用于鼻衄，肺结核咯血，上呼吸道及消化道出血，痢疾，肠炎，消化不良，血崩，白带异常；外用于创伤出血，烧烫伤。

银露梅　白花棍儿茶、银老梅、匪夹给
Potentilla glabra Lodd.

【标本采集号】5334210396

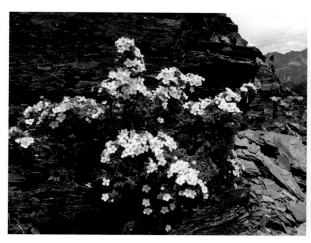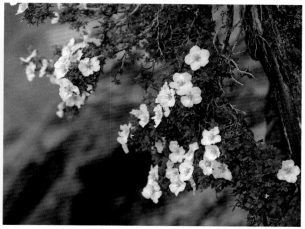

【形态特征】灌木。叶为羽状复叶，上面有一对小叶，基部下延与轴汇合。顶生单花或数朵，花梗细长；花直径 1.5~2.5cm，花瓣白色；花柱近基生，棒状，基部较细，在柱头下缢缩，柱头扩大。瘦果表面被毛。花、果期 6~11 月。

【适宜生境】生于海拔 1400~4200m 的山坡草地、河谷岩石缝、灌丛及林中。

【资源状况】分布于德钦、维西、玉龙等地。常见。

【入药部位】茎、叶、花（银老梅）。

【功能主治】理气散寒，镇痛固齿，利尿消肿。用于胃寒，寒疝腹痛，牙齿肿痛，水肿，小便不利。

柔毛委陵菜　白地榆、地皮风、三叶翻白叶
Potentilla griffithii Hook. f.

【标本采集号】5329320175

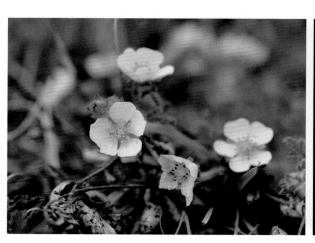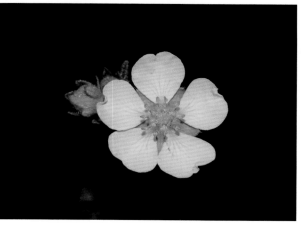

【形态特征】草本。花茎被开展的长柔毛及短柔毛。基生叶为羽状复叶；茎生叶有羽状 5 小叶或掌状 3 小叶。花序呈聚伞状伞房花序，少花，疏散；花瓣黄色，稀白色，倒卵形，顶端下凹，比萼片长 1~2 倍。瘦果光滑。花、果期 5~10 月。

【适宜生境】生于海拔 2000~3600m 的荒地、山坡草地、林缘及林下。

【资源状况】分布于德钦、维西、玉龙等地。常见。

【入药部位】根（翻白叶）。

【功能主治】清热活血，行气止痛。用于痢疾，食积胃痛，小儿惊风，产后流血不止，胃及十二指肠溃疡。

银叶委陵菜 金钱标、锦线镖、涩草
Potentilla leuconota D. Don

【标本采集号】533324180426120LY

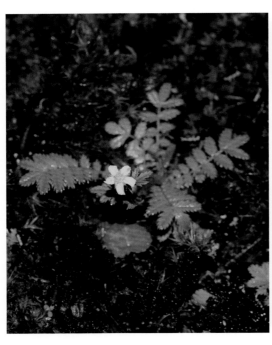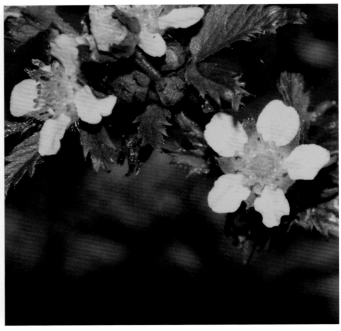

【形态特征】多年生草本。花茎被伏生或稍微开展的长柔毛。基生叶为间断羽状复叶，稀不间断，有小叶 10~17 对，小叶片上面疏被伏生长柔毛，下面密被银白色绢毛；茎生叶 1~2。花序呈假伞形花序，密被白色伏生长柔毛，基部有叶状总苞；花直径通常 0.8cm，花瓣黄色，倒卵形，顶端圆钝。瘦果光滑无毛。花果期 5~10 月。

【适宜生境】生于海拔 1300~4600m 的山坡草地及林下。

【资源状况】分布于香格里拉、德钦、维西等地。偶见。

【入药部位】全草（锦线镖）。

【功能主治】清热解毒。用于肠痈，风热声哑，痢疾。

小叶金露梅　柏拉、吉吉格－乌日阿拉格
Potentilla parvifolia Fisch. ap. Lehm.

【标本采集号】5329320176

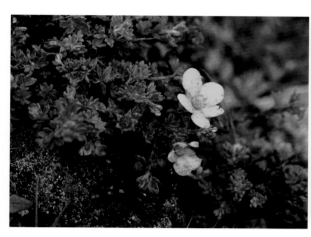
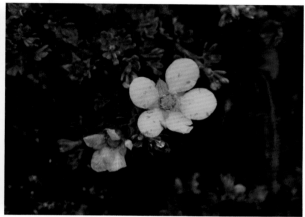

【形态特征】灌木。小枝幼时被灰白色柔毛或绢毛。叶为羽状复叶，有小叶 2 对，小叶小，长 0.7~1cm，宽 2~4mm，两面被绢毛。顶生单花或数朵，花梗被灰白色柔毛或绢状柔毛；花直径 1.2~2.2cm；花瓣黄色，比萼片长 1~2 倍；花柱近基生，棒状，基部稍细，在柱头下缢缩，柱头扩大。瘦果表面被毛。花、果期 6~8 月。

【适宜生境】生于海拔 900~5000m 的干燥山坡、岩石缝、林缘及林中。

【资源状况】分布于香格里拉等地。常见。

【入药部位】花、叶（小叶金老梅）。

【功能主治】利尿消肿。用于寒湿脚气，痒疹。

狭叶委陵菜　狭叶人参果、狭叶人生果、僧给白马
Potentilla stenophylla (Franch.) Diels

【标本采集号】5334210348

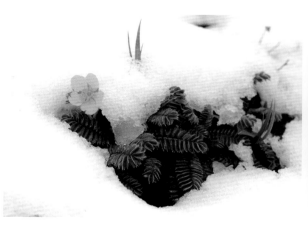
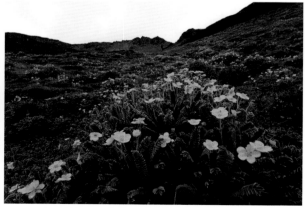

【形态特征】多年生草本。花茎直立，被伏生绢状疏柔毛。基生叶为羽状复叶；茎生叶退化成小叶状，全缘。单花顶生或 2~3 朵成聚伞花序，花梗被伏生的长柔毛；花直径 1.5~2.5cm；花瓣黄色，超过萼片 2 倍；花柱侧生，小枝状，柱头稍微扩大。瘦果表面光滑或有皱纹。花、果期 7~9 月。

【适宜生境】生于海拔 2700~4500m 的山坡草地及多砾石地。

【资源状况】分布于香格里拉、德钦、维西、贡山、福贡、玉龙等地。偶见。

【入药部位】全草（狭叶委陵菜）。

【功能主治】解毒，接骨。用于跌打损伤，骨折，食物中毒。

扁核木 青刺尖、枪刺果、打油果
Prinsepia utilis Royle

【标本采集号】5334210259

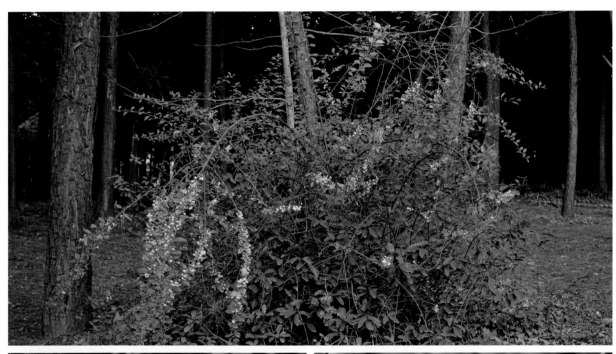

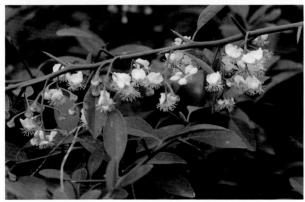

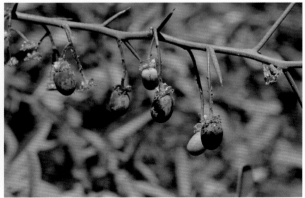

【**形态特征**】灌木。叶片长圆形或卵状披针形，全缘或有浅锯齿。花多数成总状花序；花瓣白色，宽倒卵形。核果长圆形或倒卵长圆形，紫褐色或黑紫色，平滑无毛，被白粉。花期 4~5 月，果熟期 8~9 月。

【**适宜生境**】生于海拔 1000~2560m 的山坡、荒地、山谷或路旁。

【**资源状况**】分布于维西、兰坪、大理、玉龙等地。常见。

【**入药部位**】叶、果（青刺尖）。

【**功能主治**】叶：清热解毒，活血消肿。用于淋巴腺炎，腮腺炎，乳腺炎，风湿性关节炎，痔疮，跌打损伤，月经不调，贫血，牙龈出血。果：消食健胃。用于消化不良。

李　李子、嘉庆子、玉皇李
Prunus salicina Lindl.

【**标本采集号**】5334210185

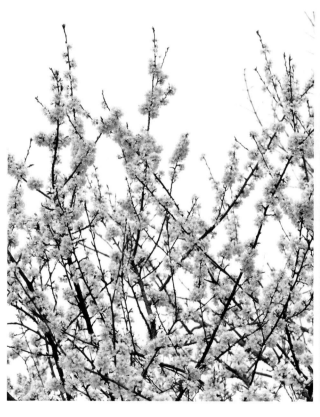
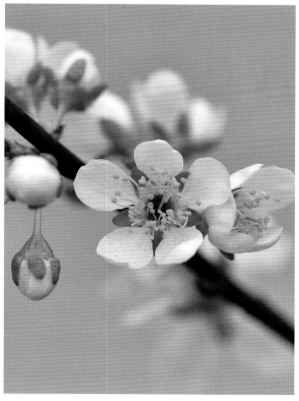

【**形态特征**】落叶乔木。叶片长圆状倒卵形或长椭圆形，边缘有圆钝重锯齿。花通常 3 朵并生；花瓣白色。核果球形、卵球形或近圆锥形，黄色或红色。花期 4 月，果期 7~8 月。

【**适宜生境**】生于海拔 400~2600m 的山坡灌丛、山谷疏林或水边、沟底、路旁等。

【**资源状况**】分布于香格里拉、德钦、维西、贡山、泸水、福贡、兰坪、玉龙等地。常见。

【入药部位】根（李）、种仁（李仁）。

【功能主治】根：清热解毒，利湿，止痛。用于牙痛，消渴，痢疾，带下病。种仁：活血祛瘀，滑肠，利水。用于跌打损伤，瘀血作痛，大便燥结，水肿。

石 榴 安石榴、山力叶、丹若
Punica granatum L.

【标本采集号】5329290169

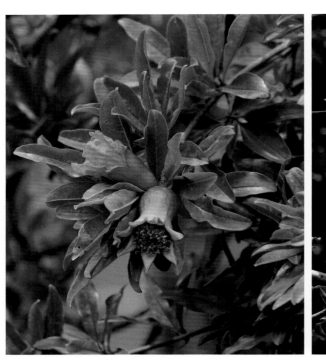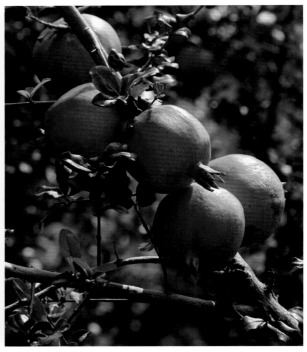

【形态特征】落叶灌木或乔木。叶通常对生，纸质，矩圆状披针形。花大，1~5 朵生于枝顶；萼筒通常红色或淡黄色；花瓣红色、黄色或白色。浆果近球形，通常为淡黄褐色或淡黄绿色，有时白色，稀暗紫色。种子多数，钝角形，红色至乳白色，肉质的外种皮供食用。花期 5~7 月，果期 9~10 月。

【适宜生境】多为栽培。

【资源状况】分布于香格里拉、维西、泸水、玉龙等地。常见。

【入药部位】果皮（石榴皮）、种子（石榴）、花（石榴花）、叶（石榴叶）、根（石榴根）。

【功能主治】果皮：涩肠止泻，止血，驱虫。用于久泻，久痢，便血，脱肛，崩漏，白带异常，虫积腹痛。种子：温中健胃。用于食欲不振，胃寒痛，胀满，消化不良，泄泻。花：收敛止泻，杀虫。用于吐血，衄血；外用治中耳炎。叶：收敛止泻，解毒杀虫。用于泄泻，痘风疮，癞疮，跌打损伤。根：有毒。杀虫，涩肠，止带。用于蛔虫病，绦虫病，久泻，久痢，赤白带下。

窄叶火棘

救兵粮、狭叶火棘、窄叶火包谷

Pyracantha angustifolia (Franch.) Schneid.

【标本采集号】533324180919961LY

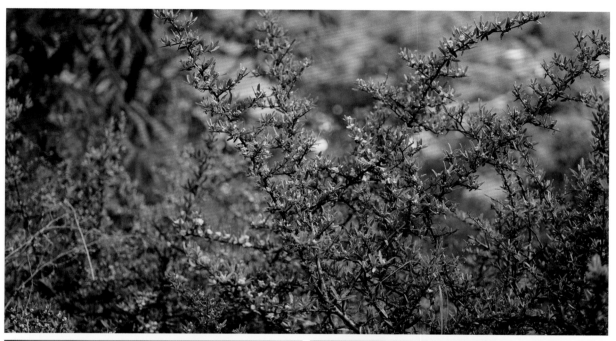

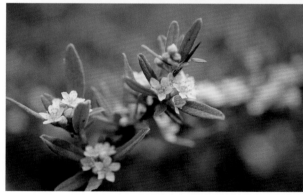

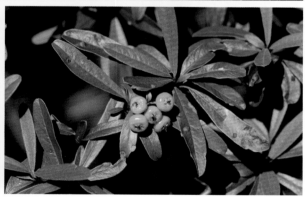

【形态特征】常绿灌木或小乔木，多枝刺，小枝密被灰黄色绒毛。叶片窄长圆形至倒披针状长圆形，先端圆钝而有短尖或微凹，下面密生灰白色绒毛。花集成复伞房花序；花瓣白色；总花梗、花梗、萼筒和萼片均密被灰白色绒毛。果实扁球形，直径 5~6mm，砖红色。花期 3~5 月，果期 8~11 月。

【适宜生境】生于海拔 1600~3000m 的阳坡灌丛或路边。

【资源状况】分布于德钦、维西、贡山、泸水、福贡、玉龙等地。常见。

【入药部位】果。

【功能主治】消积止痢，活血止血。用于消化不良，肠炎，痢疾，小儿疳积，崩漏，白带异常，产后腹痛。

火 棘
火把果、救军粮、红子刺
Pyracantha fortuneana (Maxim.) Li

【标本采集号】5334210006

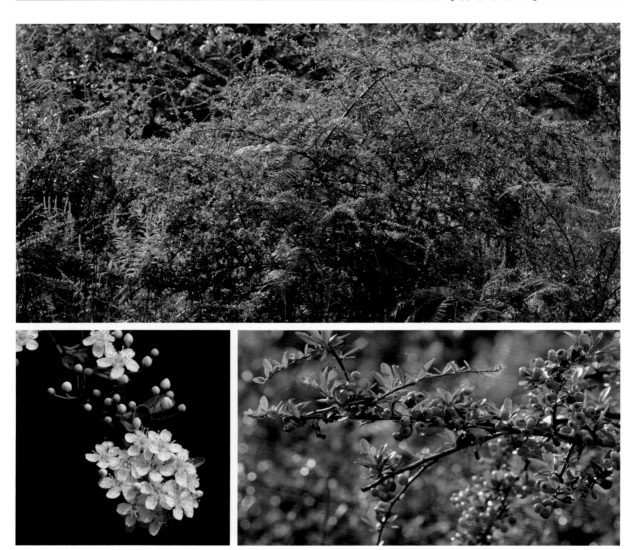

【**形态特征**】常绿灌木，侧枝先端呈刺状，嫩枝外被锈色短柔毛。叶片倒卵形或倒卵状长圆形，边缘有钝锯齿。花集成复伞房花序；花瓣白色，近圆形。果实近球形，橘红色或深红色。花期 3~5 月，果期 8~11 月。

【**适宜生境**】生于海拔 500~2800m 的山地、丘陵地阳坡灌丛草地及河沟路旁。

【**资源状况**】分布于维西、福贡、兰坪、玉龙等地。常见。

【**入药部位**】果（赤阳子）、根（红子根）、叶（火棘叶）。

【**功能主治**】果：消积止痢，活血止血。用于消化不良，肠炎，痢疾，小儿疳积，崩漏，白带异常，产后腹痛。根：清热凉血。用于虚痨骨蒸，潮热，肝炎，跌打损伤，筋骨疼痛，腰痛，崩漏，白带异常，月经不调，吐血，便血。叶：清热解毒。外用于疮疡肿毒。

杜 梨

棠梨、土梨、海棠梨
Pyrus betulifolia Bunge

【标本采集号】5304270020

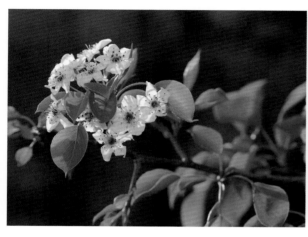 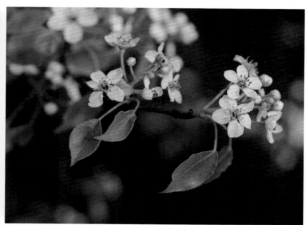

【形态特征】乔木，树冠开展，枝常具刺。叶片菱状卵形至长圆状卵形。伞形总状花序，有花10~15；总花梗和花梗均被灰白色绒毛；花瓣白色，雄蕊20。果实近球形，直径5~10mm，2~3室，褐色，有淡色斑点，萼片脱落，基部具带绒毛果梗。花期4月，果期8~9月。

【适宜生境】生于海拔2400~3800m的山谷杂木林中。

【资源状况】分布于维西。偶见。

【入药部位】果（杜梨）。

【功能主治】消食止痢。用于腹泻。

豆 梨

阳檖、赤梨、铁梨树
Pyrus calleryana Dcne.

【标本采集号】2353290129

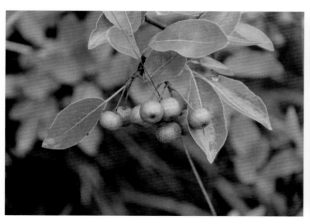 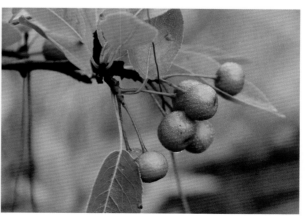

【形态特征】乔木。小枝粗壮，圆柱形，在幼嫩时有绒毛，不久脱落；二年生枝条灰褐色。叶片宽卵形至卵形，稀长椭圆形。伞形总状花序；总花梗和花梗均无毛；花瓣卵形，基部具短爪，白色。梨果球形，黑褐色，有斑点，有细长果梗。花期 4 月，果期 8~9 月。

【适宜生境】生于海拔 80~1800m 的山坡、平原或山谷杂木林中。

【资源状况】分布于维西、兰坪。偶见。

【入药部位】根（豆梨根）、叶（豆梨叶）。

【功能主治】润肺止咳，清热解毒。用于肺燥咳嗽，急性眼结膜炎。

川 梨 棠梨刺、山麻梨、刺梨
Pyrus pashia Buch. -Ham. ex D. Don

【标本采集号】5334210194

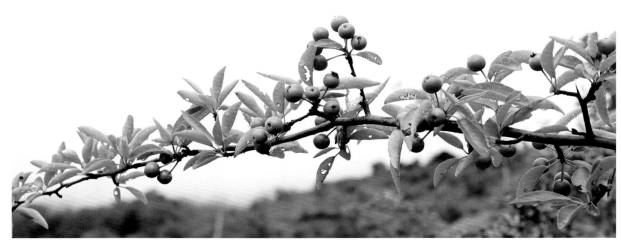

【形态特征】乔木，常具枝刺。叶片卵形至长卵形；托叶膜质，线状披针形。伞形总状花序；萼筒杯状，外面密被绒毛；萼片三角形；花瓣白色；雄蕊 25~30。果实近球形，褐色，有斑点。花期 3~4 月，果期 8~9 月。

【适宜生境】生于海拔 650~3000m 的山谷斜坡、丛林中。

【资源状况】分布于德钦、维西、玉龙等地。常见。

【入药部位】果（川梨）。

【功能主治】消食积，化瘀滞。用于肉食积滞，消化不良，泄泻，痛经，产后瘀血作痛。

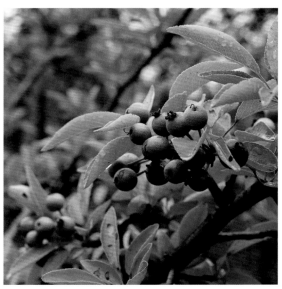

单瓣白木香

七里香、红刺皮、鲜花刺
Rosa banksiae Ait. var. *normalis* Regel

【标本采集号】3229010098

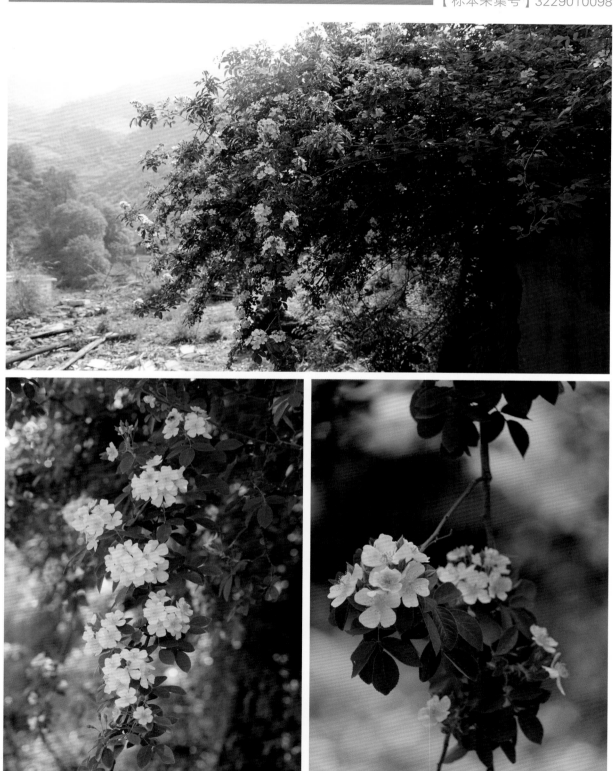

【形态特征】攀缘小灌木。小枝有短小皮刺；老枝上的皮刺较大。小叶 3~5，稀 7，边缘有紧贴的细锯齿；托叶线状披针形，膜质，离生，早落。花小型，白色，单瓣，味香，多朵排成伞形花序。果实球形至卵球形，红黄色至黑褐色，萼片脱落。花期 4~5 月。

【适宜生境】生于海拔 500~1500m 的沟谷中。

【资源状况】分布于玉龙等地。偶见。

【入药部位】根皮（香花刺）。

【功能主治】活血调经，消肿散瘀。用于月经不调，外伤红肿。

木香花 白刺花、双白刺花、黄木香
Rosa banksiae Ait.

【标本采集号】5329320182

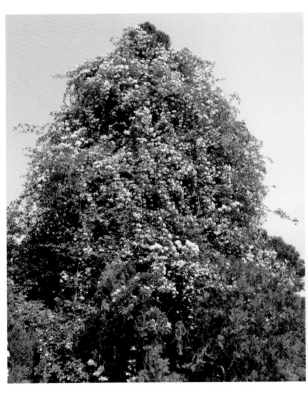
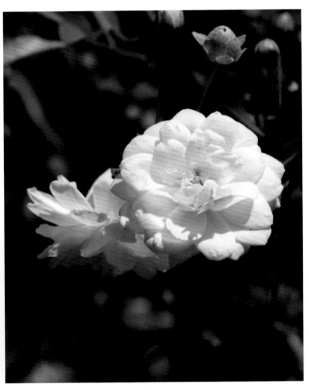

【形态特征】攀缘小灌木。小枝有短小皮刺；老枝上的皮刺较大。花小型，多朵排成伞形花序；花瓣重瓣至半重瓣，白色，倒卵形，先端圆，基部楔形。花期 4~5 月。

【适宜生境】生于海拔 500~1300m 的溪边、路旁或山坡灌丛中。

【资源状况】分布于维西、玉龙等地。偶见。

【入药部位】根（木香）、叶（木香花）。

【功能主治】收敛止痛，止血。用于肠炎，痢疾，月经过多，肠出血，小儿腹胀，消化不良，腹泻；外用于外伤出血，疮疖。

硕苞蔷薇 园刺葵、毛刺头、猴柿刺
Rosa bracteata Wendl.

【标本采集号】533324180827461LY

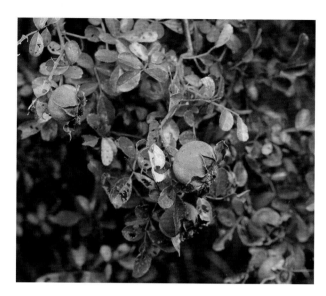

【形态特征】铺散常绿灌木，有长匍枝。小枝密被黄褐色柔毛，混生针刺和腺毛，皮刺扁弯。小叶 5~9，革质，椭圆形、倒卵形。花单生或 2~3 朵集生；花瓣白色，倒卵形。果实球形，密被黄褐色柔毛。花期 5~7 月，果期 8~11 月。

【适宜生境】生于海拔 1000~1500m 的溪边、路旁或灌丛中。少见。

【资源状况】分布于贡山。偶见。

【入药部位】根（苞蔷薇根）、花（苞蔷薇花）、果（硕苞蔷薇）。

【功能主治】根：益气，健脾，固涩。用于盗汗，久泻，脱肛，遗精，白带异常。花：润肺止咳。用于肺结核咳嗽。果：健脾利湿。用于痢疾，脚气病。

复伞房蔷薇 万朵刺、倒钩刺、白刺玫
Rosa brunonii Lindl.

【标本采集号】5334210718

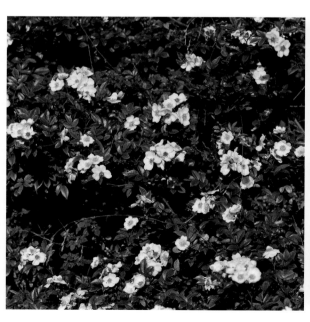

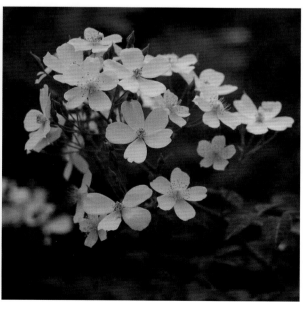

【**形态特征**】攀缘灌木，小枝圆柱形，有短而弯曲的皮刺。小叶通常 7，近花序小叶常为 5 或 3，小叶片边缘有锯齿；托叶大部贴生于叶柄，离生部分披针形，边缘有腺，两面均被毛。花多朵排成复伞房状花序；萼筒倒卵形，外被柔毛；花瓣白色，宽倒卵形。果卵形，紫褐色，有光泽。花期 6 月，果期 7~11 月。

【**适宜生境**】生于海拔 2600~2750m 的林下、河谷、林缘灌丛中。

【**资源状况**】分布于维西、贡山、泸水、福贡、玉龙等地。偶见。

【**入药部位**】花、根皮。

【**功能主治**】理气和中。用于胃病。

月季花 月月花、绸春花、月季红
Rosa chinensis Jacq.

凭证标本 5329290054

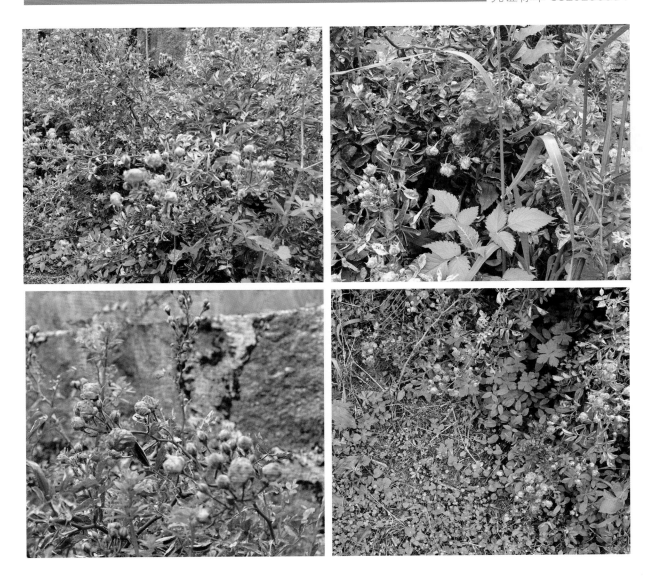

【形态特征】直立灌木，小枝粗壮，有短粗的钩状皮刺。小叶 3~5，稀 7；小叶片宽卵形至卵状长圆形，边缘有锐锯齿；托叶大部贴生于叶柄，仅顶端分离部分成耳状，边缘常有腺毛。花几朵集生，稀单生，花瓣重瓣至半重瓣，红色、粉红色至白色，倒卵形。果卵球形或梨形，红色，萼片脱落。花期 4~9 月，果期 6~11 月。

【适宜生境】栽培于海拔 2000m 左右的各种生境。

【资源状况】分布于德钦、贡山、玉龙等地。常见。

【入药部位】花（月季花）。

【功能主治】活血调经。用于月经不调，痛经。

长尖叶蔷薇　倒钩刺、阎王刺、卡卡果
Rosa longicuspis Bertol.

【标本采集号】5329320184

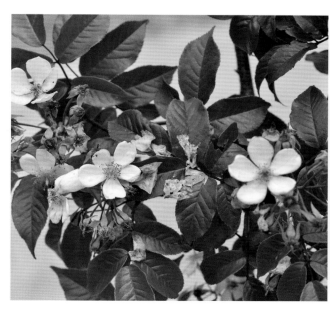
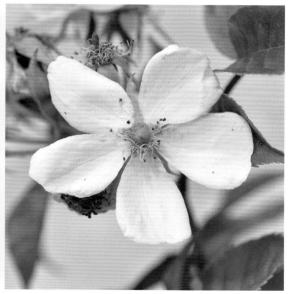

【形态特征】攀缘灌木。枝弓曲，常有短粗钩状皮刺。小叶 7~9，革质，近花序的小叶常为 5。花多数，排成伞房状；花瓣白色，宽倒卵形。果实倒卵球形，暗红色；萼片反折，成熟时萼片脱落，花柱宿存。花期 5~7 月，果期 7~11 月。

【适宜生境】生于海拔 600~2100m 的丛林中。

【资源状况】分布于维西、兰坪、玉龙等地。常见。

【入药部位】叶上虫瘿（土金樱子）、果（粉棠果）。

【功能主治】叶上虫瘿：祛风除湿，止咳平喘。用于风湿痹痛，咳嗽痰喘，子宫脱垂，小儿疝气。果：止痢，利尿。用于痢疾，尿频，淋证。

峨眉蔷薇 刺石榴、山石榴、酒瓶果
Rosa omeiensis Rolfe

【标本采集号】5334210187

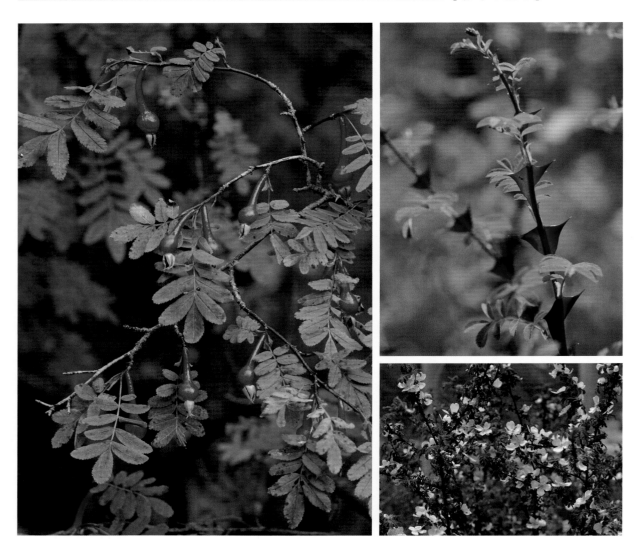

【形态特征】直立灌木。小枝无刺或有扁而基部膨大的皮刺。小叶 9~13（~17）枚；小叶片长圆形或椭圆状长圆形，边缘有锐锯齿；托叶大部贴生于叶柄，顶端离生部分呈三角状卵形。花单生于叶腋，无苞片；萼片披针形；花瓣白色。果实倒卵球形或梨形，亮红色，果成熟时果梗肥大，萼片直立宿存。花期 5~6 月，果期 7~9 月。

【适宜生境】生于海拔 750~4000m 的山坡、山脚下或灌丛中。

【资源状况】分布于香格里拉、德钦、维西、贡山、兰坪、玉龙等地。常见。

【入药部位】果（刺石榴）。

【功能主治】止血，止痢。用于吐血，衄血，崩漏，带下病，赤白痢疾。

缫丝花
文光果、刺槟榔根、木梨子
Rosa roxburghii Tratt.

【标本采集号】3229010786

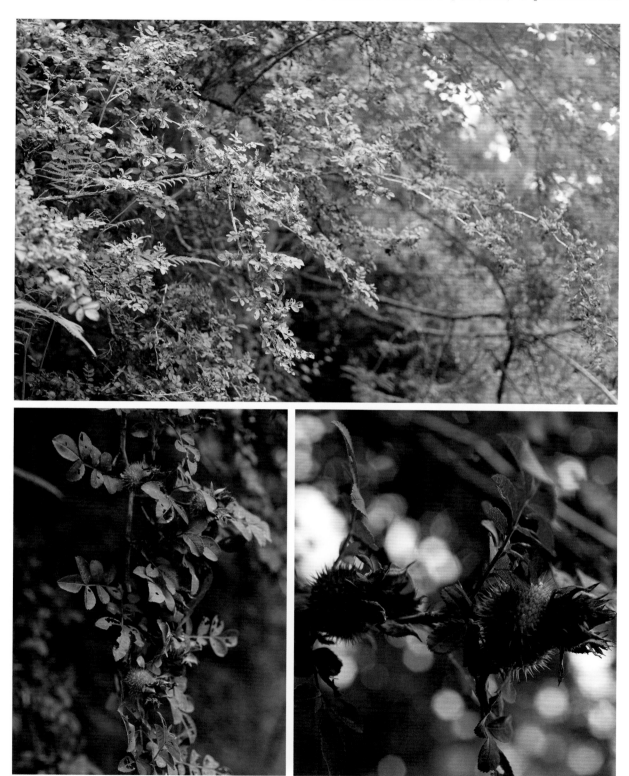

【形态特征】开展灌木。树皮灰褐色，成片状剥落。小叶 9~15；小叶片椭圆形或长圆形；托叶大部贴生于叶柄，离生部分呈钻形，边缘有腺毛。花单生或 2~3 朵生于短枝顶端；花瓣重瓣至半重瓣，淡红色或粉红色，倒卵形。果扁球形，绿红色，外面密生针刺，萼片宿存，直立。花期 5~7 月，果期 8~10 月。

【适宜生境】生于海拔 500~2500m 的山坡路旁的灌丛中。

【资源状况】分布于大理等地。偶见。

【入药部位】果（刺梨子）、根（刺梨根）。

【功能主治】果：用于维生素 C 缺乏症。根：消食健脾，收敛止泻。用于食积腹胀，痢疾，肠炎，自汗，盗汗，遗精，白带异常，月经过多，痔疮出血。

绢毛蔷薇 刺梨根、山刺梨、赛哇
Rosa sericea Lindl.

【标本采集号】5329320187

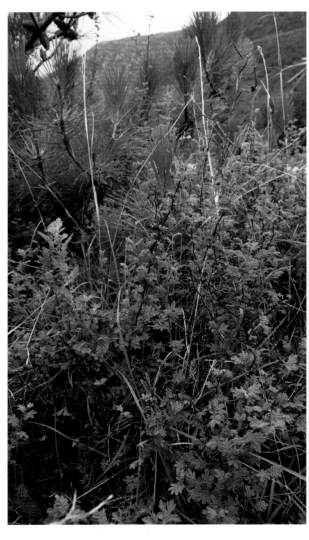
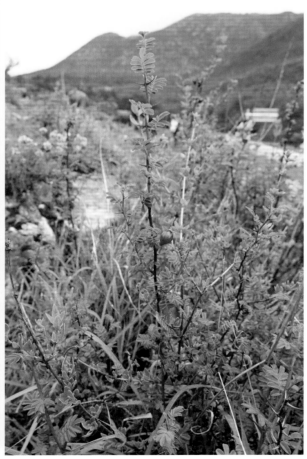

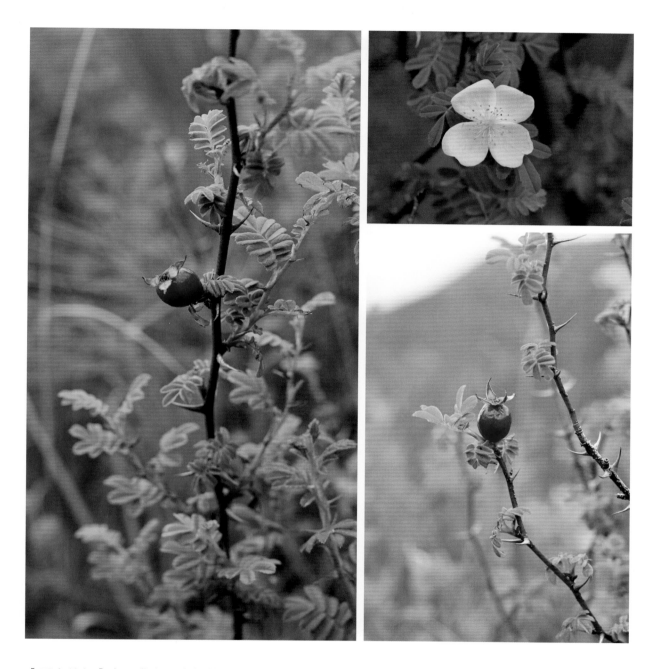

【**形态特征**】直立灌木，皮刺散生或对生，有时密生针刺。小叶（5）7~11；小叶片卵形或倒卵形，稀倒卵状长圆形；托叶大部贴生于叶柄，仅顶端部分离生，呈耳状，边缘有腺。花单生于叶腋；无苞片；花瓣白色，宽倒卵形，先端微凹，基部宽楔形。果实倒卵球形或球形，红色或紫褐色，有宿存直立萼片。花期 5~6 月，果期 7~8 月。

【**适宜生境**】生于海拔 2000~3800m 的山顶、山谷斜坡或向阳干燥地。

【**资源状况**】分布于香格里拉、德钦、维西、玉龙等地。偶见。

【**入药部位**】根（刺梨根）、果（山刺梨）、花（绢毛蔷薇）。

【**功能主治**】清热利湿，凉血止血，消食健胃，止泻止痢。用于食积腹胀，肠鸣腹泻，痢疾，胆囊炎，头痛恶心，血崩，月经过多。

川滇蔷薇 苏利蔷薇
Rosa soulieana Crep.

【标本采集号】5334210199

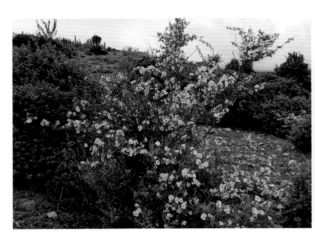 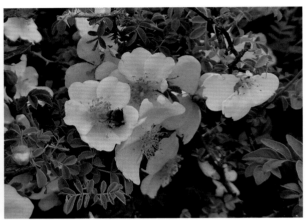

【形态特征】开展灌木。枝条开展，常弓形弯曲。小叶 5~9，常 7；小叶片边缘有紧贴锯齿；托叶大部贴生于叶柄，离生部分极短，三角形，全缘。花排成多花伞房花序；萼片卵形，先端渐尖；花瓣黄白色，倒卵形。果实近球形至卵球形，橘红色。花期 5~7，果期 8~9 月。

【适宜生境】生于海拔 2500~3000m 的山坡、沟边或灌丛中。

【资源状况】分布于香格里拉、德钦、兰坪、玉龙等地。偶见。

【入药部位】果（川滇蔷薇）。

【功能主治】固肾涩精。用于滑精，遗尿，尿频。

扁刺蔷薇 刺梨子、大油瓶子、金罂子
Rosa sweginzowii Koehne

【标本采集号】5334210166

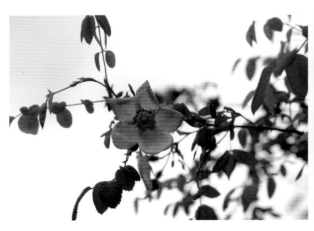 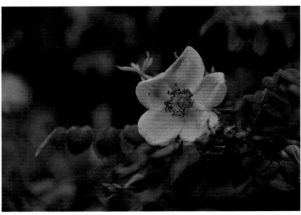

【形态特征】灌木。小枝圆柱形。小叶 7~11，小叶片边缘有重锯齿；托叶大部贴生于叶柄，离生部分卵状披针形，先端渐尖，边缘有腺齿。花单生；花瓣粉红色，宽倒卵形。果长圆形或倒卵状长圆形，紫红色，萼片直立宿存。花期 6~7 月，果期 8~11 月。

【适宜生境】生于海拔 2300~3850m 的山坡路旁或灌丛中。

【资源状况】分布于德钦、维西、贡山、玉龙等地。常见。

【入药部位】果（扁刺蔷薇）。

【功能主治】消食，健脾，止泻。用于食积不消，脾虚腹泻。

求江蔷薇 俅江蔷薇、色瓦色、威美多
Rosa taronensis Yü et Ku

【标本采集号】533324180819372LY

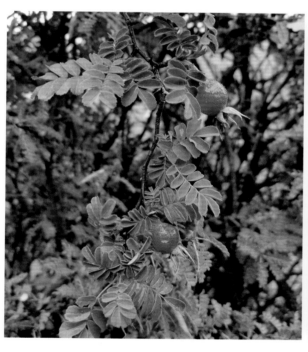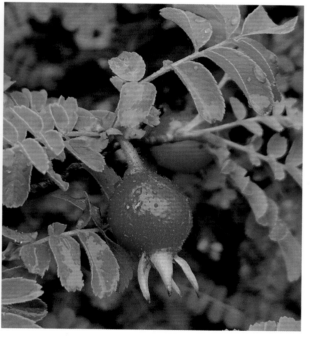

【形态特征】灌木。小枝基部具膨大的皮刺和细密的针刺。小叶 7~9（~13），小叶片边缘仅顶端 1/3 或最多不超过 1/2 部分有锐锯齿，下半部全缘；托叶宽，大部贴生于叶柄，离生部分卵形，先端尾尖，边缘有腺齿。花单生；花瓣淡黄色。果倒圆锥形，橘黄色，成熟时果梗膨大，萼片直立，常宿存。

【适宜生境】生于海拔 2400~3300m 的草地或杂木林中。

【资源状况】分布于德钦、贡山、玉龙等地。偶见。

【入药部位】花（求江蔷薇）、果（求江蔷薇果）。

【功能主治】花：降气，清热利胆，活血调经，收敛止血。用于胆病，肺热咳嗽，头晕，吐血，月经不调，赤白带下，风湿病。果：清肝热，消积食。用于食积，肝热，消化不良。

多腺小叶蔷薇 腺毛小叶蔷薇
Rosa willmottiae Hemsl. var. *glandulifera* Yu et Ku

【标本采集号】5334210250

【形态特征】灌木。小枝细弱直细或有稍弯皮刺。小叶 7~9，稀11；边缘为重锯齿，下面有疏密不均的腺体；托叶大部贴生于叶柄，离生部分卵状披针形，边缘有带腺锯齿或全缘。花单生，苞片卵状披针形；花瓣粉红色，倒卵形。果长圆形或近球形，橘红色，果成熟时萼片脱落。花期5~6月，果期7~9月。

【适宜生境】生于海拔2500~3800m的向阳坡地、灌丛中。

【资源状况】分布于德钦、香格里拉等地。偶见。

【入药部位】茎内皮（多腺小叶蔷薇皮）、果、花（多腺小叶蔷薇）。

【功能主治】茎内皮：能敛毒与"黄水"。用于"黄水"病，脉管诸病。果：清肝热，解毒。用于肝炎，食物中毒。花：止痛。用于胃痛。

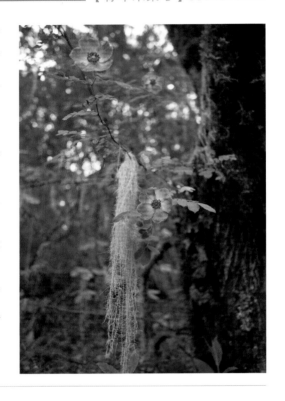

刺萼悬钩子 小红袍、粉茎覆盆子、黄琐梅
Rubus alexeterius Focke

【标本采集号】5329320189

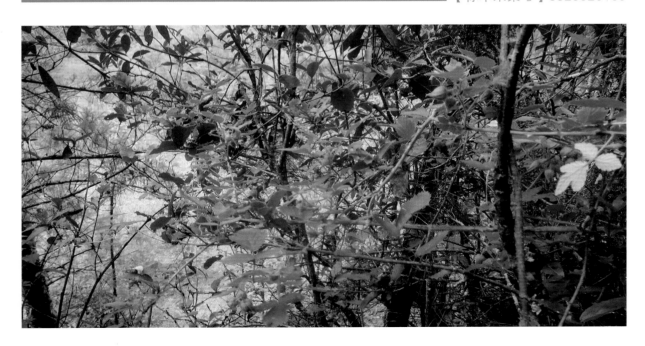

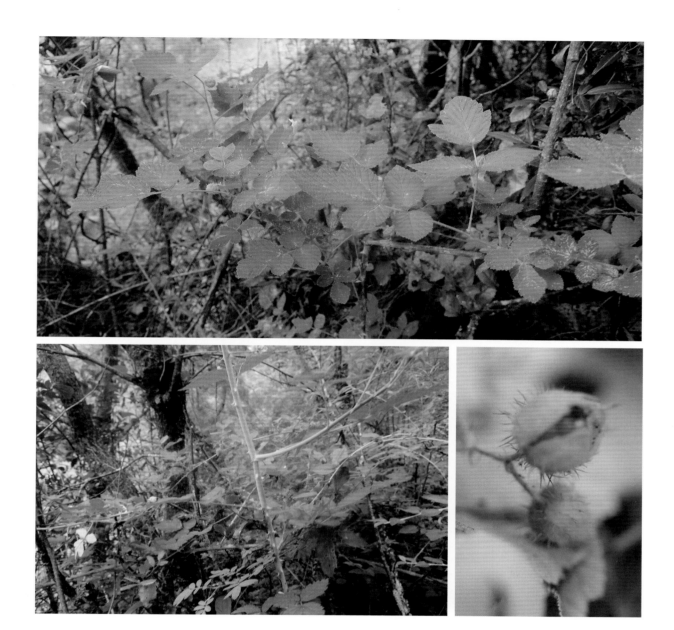

【形态特征】灌木。老枝红褐色，常被白色粉霜，有钩状皮刺。花枝、叶上面、叶柄、托叶、花梗、花萼均密被长柔毛和皮刺。小叶 3 枚，稀 5 枚，顶生小叶菱形，下面密被灰白色绒毛；托叶线形，有长柔毛。花 1~4 朵；花萼长达 2cm，外面密被针刺和长柔毛；花瓣近圆形，白色。果实球形，包藏于萼内，黄色，顶端常有花柱残存。花期 4~5 月，果期 6~7 月。

【适宜生境】生于海拔达 3700m 的山谷溪旁、荒山坡或松林下。

【资源状况】分布于维西、玉龙等地。偶见。

【入药部位】根（刺萼悬钩子）。

【功能主治】固涩，止泻，调经。用于肠风下血，红白痢疾，筋骨痛，月经不调，盗汗，倒经，小儿百日咳，"黄水"疮，肾炎水肿，挫伤，黄疸。

粉枝莓
掐迟、生等刺马起马、达刺
Rubus biflorus Buch. -Ham. ex Smith

【标本采集号】5334210598

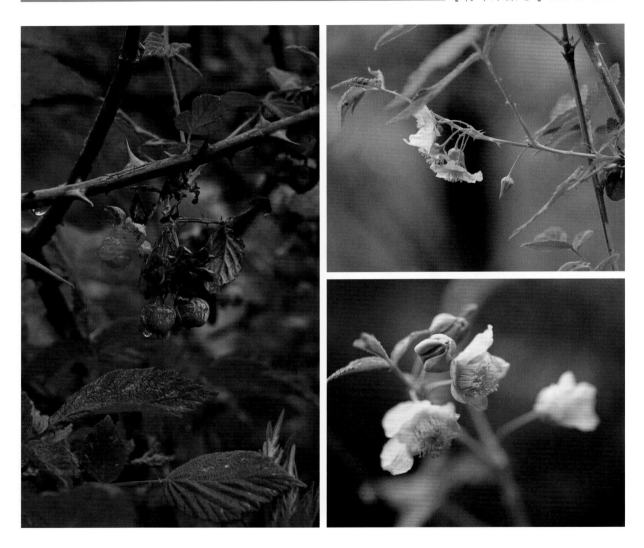

【形态特征】灌木。枝紫褐色至棕褐色，具白粉霜，疏生粗壮钩状皮刺。小叶常 3 枚，稀 5 枚，上面伏生柔毛，下面密被灰白色或灰黄色绒毛；托叶狭披针形。花 2~8 朵，生于侧生小枝顶端的花较多，常 4~8 朵簇生或成伞房状花序；花瓣白色。果实球形，包于萼内，黄色，无毛。花期 5~6 月，果期 7~8 月。

【适宜生境】生于海拔 1800~2800m 的干燥坡地灌木丛中或路旁沟边岩石上。

【资源状况】分布于维西、泸水、福贡、玉龙等地。常见。

【入药部位】茎（粉枝莓）、枝（粉枝莓）、果（粉枝莓）。

【功能主治】茎、枝：用于风热感冒，发热，肺热咳嗽。果：益肾补肝，明目，兴阳。用于滑精，遗尿，带下病，泄泻，阳痿。

寒 莓 水漂沙、寒刺泡、肺形草
Rubus buergeri Miq.

【标本采集号】2353290134

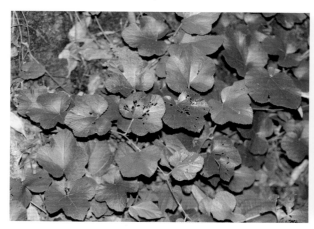 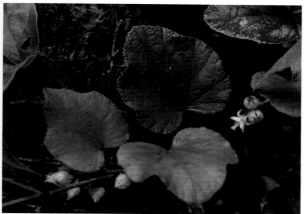

【形态特征】直立或匍匐小灌木。单叶，卵形至近圆形，基部心形；托叶离生，早落，掌状或羽状深裂。短总状花序顶生或腋生，或花数朵簇生于叶腋；花瓣倒卵形，白色。果近球形，成熟时紫黑色，无毛；核具皱纹。花期 7~8 月，果期 9~10 月。

【适宜生境】生于中低海拔的阔叶林下或山地疏密杂木林。

【资源状况】分布于维西、兰坪等地。常见。

【入药部位】根（寒莓根）、叶（寒莓）。

【功能主治】清热解毒，活血止血。根：用于黄疸性肝炎，胃痛，月经不调，产后发热，小儿高热，痔疮。叶：用于肺结核咯血；外用于创伤出血，"黄水"疮。

华中悬钩子 郭氏悬钩子、黑锁梅、灰毛果莓
Rubus cockburnianus Hemsl.

【标本采集号】533324180907752LY

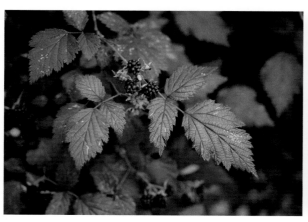 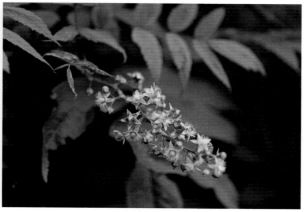

【形态特征】灌木。小枝红褐色，具稀疏钩状皮刺。小叶长圆状披针形或卵状披针形，下面被灰白色绒毛；托叶细小，线形，无毛。圆锥花序顶生，侧生花序为总状或近伞房状；花瓣小，粉红色，近圆形。果实近球形，紫黑色；核有浅皱纹。花期5~7月，果期8~9月。

【适宜生境】生于海拔900~3800m的山坡灌丛或沟谷杂木林。

【资源状况】分布于德钦、维西、贡山、兰坪等地。偶见。

【入药部位】果（华中悬钩子）、根（华中悬钩子根）。

【功能主治】果：益肾补肝，明目，兴阳。用于滑精，遗尿，阳痿。根：用于疥癞疮。

三叶悬钩子

小乌泡、刺黄连、刺茶
Rubus delavayi Franch.

【标本采集号】5329320190

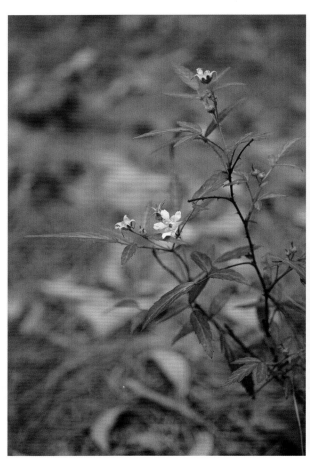
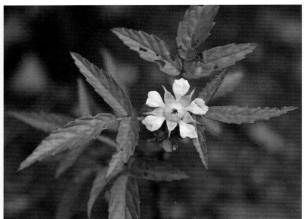
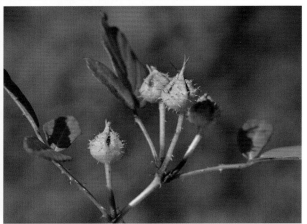

【形态特征】灌木。枝红褐色，具小皮刺。小叶3枚，披针形至狭披针形；叶柄疏生小皮刺；托叶线形。花单生或2~3朵；花瓣倒卵形，白色，具细柔毛。果实球形，橙红色。花期5~6月，果期6~7月。

【适宜生境】生于海拔2000~3000m的山坡杂木林。

【资源状况】分布于福贡、玉龙等地。常见。

【入药部位】叶、根、全草（小倒钩刺）。

【功能主治】清热解毒，除湿止痢，驱蛔。用于扁桃体炎，急性结膜炎，痢疾，疮疡，风湿性关节炎，驱蛔虫；外用于腮腺炎，乳腺炎，疮疡肿毒。

椭圆悬钩子 绊脚刺、小黄泡刺、黄龙须
Rubus ellipticus Smith

【标本采集号】5329320191

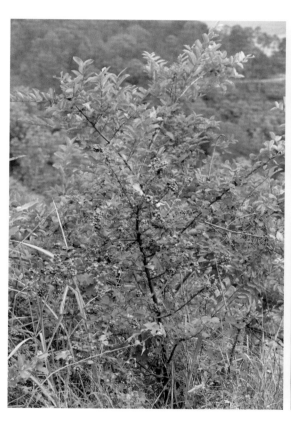 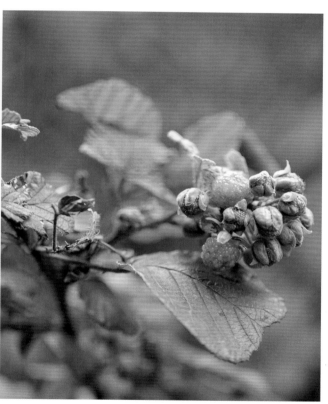

【形态特征】灌木。小枝紫褐色，具柔毛和稀疏钩状皮刺。小叶 3 枚，椭圆形。总状花序，或腋生成束，稀单生；花萼外面被带黄色绒毛、柔毛，或疏生刺毛；托叶线形，具柔毛和腺毛。花数朵至十几朵，密集成顶生短总状花序；花瓣匙形，边缘啮蚀状，白色或浅红色。果实近球形，金黄色。花期 3~4 月，果期 4~5 月。

【适宜生境】生于海拔 1000~2500m 的干旱山坡、山谷或疏林。

【资源状况】分布于贡山、福贡等地。常见。

【入药部位】全株（倒钩刺）。

【功能主治】清热解毒，除湿止痢。用于乳蛾，目赤红肿，痢疾，疥疮，风湿关节痛，蛔虫病，疟腮，乳痈，无名肿毒。

红花悬钩子 红刺泡、无被覆盆子、秃裸悬钩子
Rubus inopertus (Diels) Focke

【标本采集号】5334210205

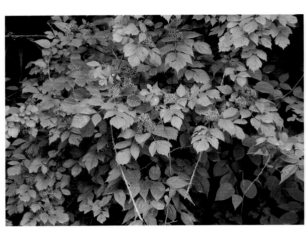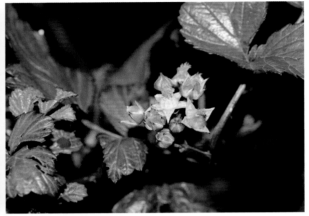

【形态特征】攀缘灌木。小枝紫褐色，疏生钩状皮刺。小叶 7~11 枚，稀 5 枚；小叶边缘具粗锐重锯齿；托叶线状披针形。花数朵簇生或成顶生伞房花序；花瓣倒卵形，粉红色至紫红色。果实球形，熟时紫黑色，外面被柔毛。花期 5~6 月，果期 7~8 月。

【适宜生境】生于海拔 800~2800m 的山地密林边、沟谷旁或山脚岩石。

【资源状况】分布于福贡、玉龙等地。偶见。

【入药部位】根（红花悬钩子根）、果（红花悬钩子）。

【功能主治】根：活血散瘀。果：生津止渴。

高粱泡 倒龙盘、十月红、倒水莲
Rubus lambertianus Ser.

【标本采集号】5329290427

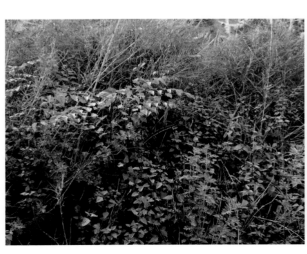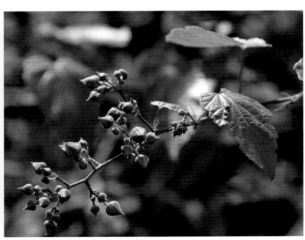

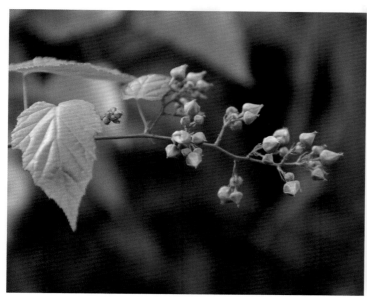
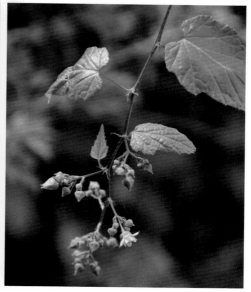

【形态特征】灌木。幼枝有微弯小皮刺。单叶，宽卵形，先端渐尖。圆锥花序顶生，生于枝上部叶腋，花序常近总状；花瓣倒卵形，白色。果近球形，成熟时红色；核有皱纹。花期 7~8 月，果期 9~11 月。

【适宜生境】生于海拔 200~300m 的山坡、山谷或路旁灌木丛阴湿处或林缘及草坪。

【资源状况】分布于贡山等地。偶见。

【入药部位】根（高粱泡根）、叶（高粱泡）。

【功能主治】活血调经，消肿解毒。根：用于产后腹痛，血崩，产褥热，痛经，坐骨神经痛，风湿关节痛，偏瘫。叶：外用于创伤出血。

黄色悬钩子　淡黄藨、淡黄泡、黄果悬钩子
Rubus lutescens Franch.

【标本采集号】5334210060

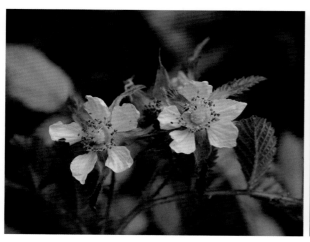
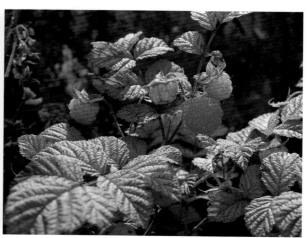

【形态特征】灌木。茎直立，单生或近单生。小叶 7~11 枚，有时具 5 小叶，边缘具重锯齿；托叶宽窄不等。花顶生或腋生；花瓣倒卵形或近圆形，白色至浅黄色。果实球形，黄红色，密被细柔毛。花期 5~6 月，果期 7~8 月。

【适宜生境】生于海拔 2500~4300m 的山坡林缘或林下。

【资源状况】分布于德钦、玉龙等地。偶见。

【入药部位】果。

【功能主治】用于滑精、遗尿，带下病，泄泻、阳痿。

大乌泡 菜子泡、乌泡倒触伞、倒生根
Rubus multibracteatus Levl. et Vant.

【标本采集号】3229010984

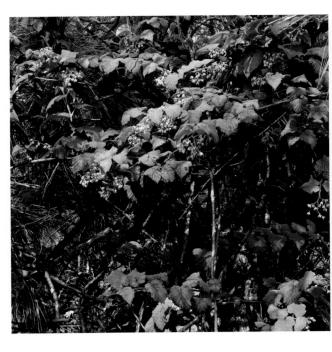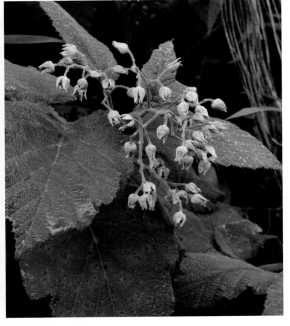

【形态特征】灌木，高达 3m；茎粗，有黄色绒毛状柔毛和稀疏钩状小皮刺。单叶，近圆形，上面有柔毛和密集的小凸起，下面密被黄灰色或黄色绒毛，边缘掌状，7~9 浅裂。顶生狭圆锥花序或总状花序，腋生花序为总状或花团集；总花梗、花梗和花萼密被黄色或黄白色绢状长柔毛；苞片宽大，形似托叶；花大，白色，有爪。果实球形，红色。花期 4~6 月，果期 8~9 月。

【适宜生境】生于海拔 500~3000m 的山坡、路旁、林缘或灌丛。

【资源状况】分布于泸水等地。常见。

【入药部位】根（大乌泡根）、全株（大乌泡）。

【功能主治】清热利湿，止血接骨。用于感冒发热，肠炎，痢疾，咯血，衄血，风湿骨痛，骨折。

圆锥悬钩子

刺蓊悬钩子、圆锥莓
Rubus paniculatus Smith

【标本采集号】5329290740

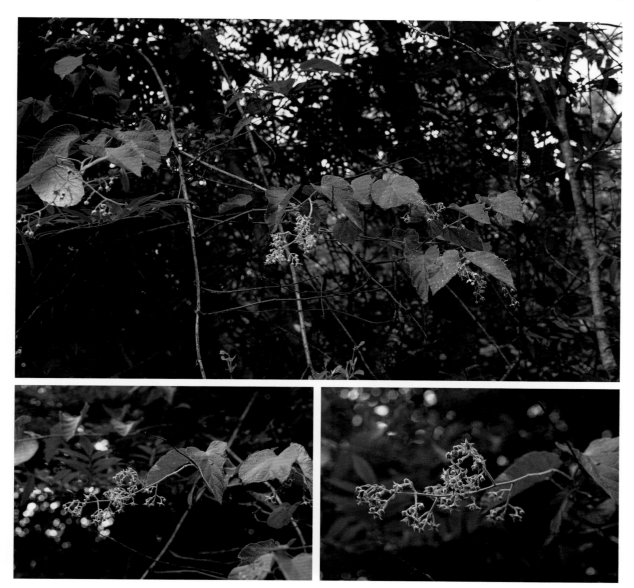

【形态特征】灌木。枝具黄灰色绒毛状长柔毛，有稀疏小皮刺。单叶，心状卵形或长卵形。顶生圆锥花序宽广而开展，腋生花序较小而近总状；花瓣长圆形，白或黄白色。果球形，成熟时暗红色至黑紫色；核具皱纹。花期 6~8 月，果期 9~10 月。

【适宜生境】生于海拔 1500~3200m 的山坡杂木林内或沟边溪旁。

【资源状况】分布于福贡等地。偶见。

【入药部位】果（圆锥悬钩子）。

【功能主治】散瘀止痛。外用于跌打损伤。

茅 莓
蛇泡簕、三月泡、红梅消
Rubus parvifolius L.

【标本采集号】5329290044

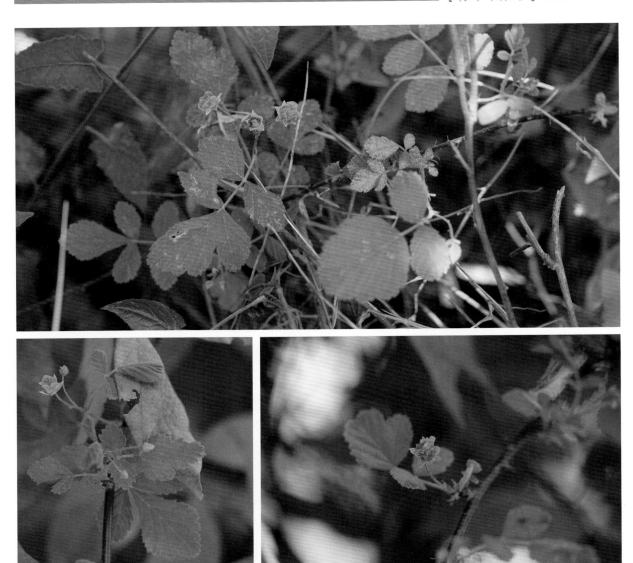

【形态特征】灌木。枝呈弓形弯曲，被柔毛和稀疏钩状皮刺。小叶 3 枚，在新枝上偶有 5 枚，下面密被灰白色绒毛，边缘有不整齐粗锯齿或缺刻状粗重锯齿；托叶线形，具柔毛。伞房花序顶生或腋生；苞片线形，有柔毛；花瓣卵圆形或长圆形，粉红色或紫红色。果卵圆形，成熟时红色。花期 5~6 月，果期 7~8 月。

【适宜生境】生于海拔 500~3000m 的山坡、路旁、林缘或灌丛。

【资源状况】分布于贡山等地。偶见。

【入药部位】根（茅莓根）、全株（茅莓）。

【功能主治】清热凉血，散结，止痛，利尿消肿。根：用于感冒发热，咽喉肿痛，咯血，吐血，腹泻，痢疾，肝炎，肝脾肿大，肾炎水肿，淋证，结石，月经不调，白带异常，风湿骨痛，跌打肿痛。全株：用于湿疹，皮炎。

黄　泡 _{地虎耳}
Rubus pectinellus Maxim.

【标本采集号】5333241808228499LY

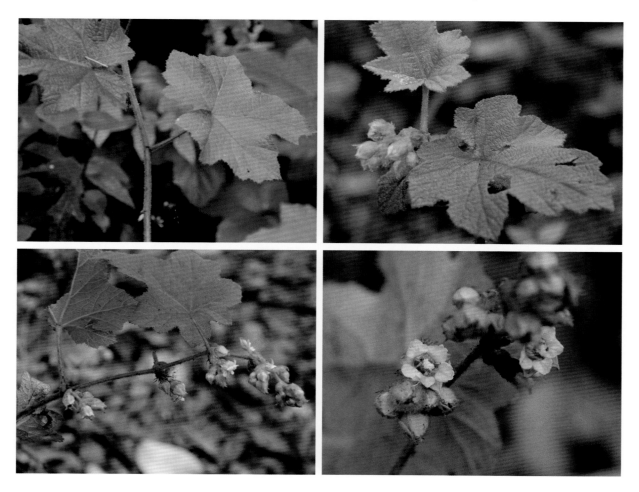

【形态特征】草本或半灌木。茎匍匐，节处生根，有长柔毛和稀疏微弯针刺。单叶，叶心状，近圆形。花单生，顶生，稀 2~3 朵；花萼外面密被针刺和长柔毛；萼片不等大，叶状；花瓣狭倒卵形，白色，有爪。果实红色，球形，具反折萼片。花期 5~7 月，果期 7~8 月。

【适宜生境】生于海拔 1000~3000m 的山地林中。

【资源状况】分布于贡山等地。偶见。

【入药部位】根（黄泡根）、叶（小黄泡）。

【功能主治】清热利湿，解毒，止泻，收敛。用于腹泻，"黄水"疮等。

红毛悬钩子
老虎泡、乌不踏、小乌泡
Rubus pinfaensis Lévl. et Vant.

【标本采集号】533324180419039LY

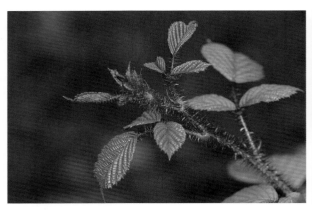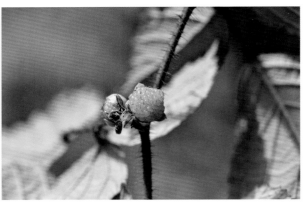

【形态特征】灌木。小枝粗壮，红褐色，有棱，密被红褐色刺毛，被稀疏皮刺。小叶椭圆形、卵形、稀倒卵形。花数朵在叶腋团聚成束，稀单生；花瓣长倒卵形，白色，基部具爪。果实球形，核有深刻皱纹。花期 3~4 月，果期 5~6 月。

【适宜生境】生于海拔 500~2200m 的山坡灌丛、杂木林、林缘、山谷或山沟边。

【资源状况】分布于维西、玉龙等地。偶见。

【入药部位】根（老虎泡）、叶（老虎泡叶）。

【功能主治】祛风湿，散瘰疬。用于风湿关节痛，吐血，颈淋巴结结核；外用于刀伤。

美饰悬钩子
小叶复盆子
Rubus subornatus Focke

【标本采集号】5329320195

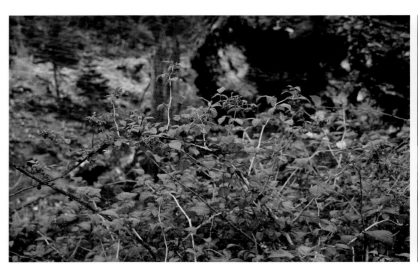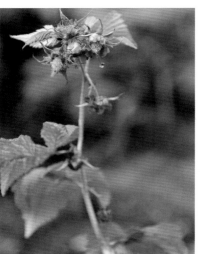

【形态特征】灌木。小枝褐色至紫红色，有稀疏细长皮刺。羽状复叶，常具小叶 3；背面密被灰白色绒毛；托叶线状披针形。伞房花序；花序轴和花梗被柔毛和针状小皮刺；花瓣成熟时紫红色，两面均被柔毛。果实红色，卵球形；核有皱纹。花期 5~6 月，果期 8~9 月。

【适宜生境】生于海拔 2700~4000m 的岩石坡地灌丛及沟谷杂木林。

【资源状况】分布于德钦、维西、贡山、福贡、玉龙等地。偶见。

【入药部位】果（美饰悬钩子）。

【功能主治】祛风清热，补肾。用于风热病，风湿，水肿，热性时疫。

红腺悬钩子 牛奶莓、马泡、红刺苔
Rubus sumatranus Miq.

【标本采集号】533324180518276LY

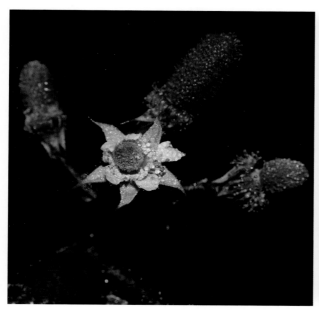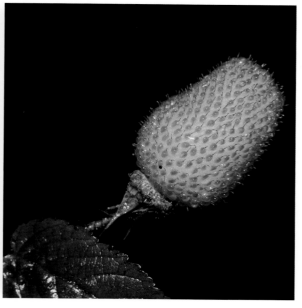

【形态特征】直立或攀缘灌木。小枝、叶轴、叶柄、花梗和花序均被紫红色腺毛、柔毛和皮刺。羽状复叶，具小叶 5~7 枚，稀 3 枚；托叶披针形或线状披针形。伞房状花序；花瓣白色。果实长圆形，橘红色，无毛。花期 4~6 月，果期 7~8 月。

【适宜生境】生于海拔约 2000m 的山地、山谷疏密林、林缘、灌丛、竹林及草丛。

【资源状况】分布于贡山等地。偶见。

【入药部位】细根（牛奶莓）、块根（牛奶莓）。

【功能主治】清热、解毒、利尿。用于产后寒热，腹痛，食欲不振。

矮地榆　线叶地榆、虫莲、金钱回
Sanguisorba filiformis (Hook. f.) Hand. -Mazz

【标本采集号】5334210239

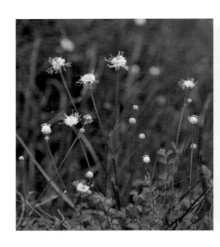
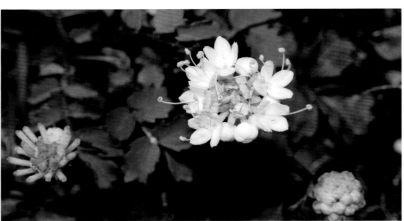

【形态特征】多年生草本。根圆柱形，表面棕褐色。基生叶为羽状复叶，宽卵形或近圆形，边缘有圆钝锯齿；茎生叶 1~3，与基生叶相似。头状花序，几球形，周围为雄花，中央为雌花；苞片细小，边缘有稀疏睫毛；萼片 4，白色。果有 4 棱，成熟时萼片脱落。花、果期 6~9 月。

【适宜生境】生于海拔 1200~4000m 的山坡草地及沼泽。

【资源状况】分布于玉龙等地。常见。

【入药部位】根（虫莲）。

【功能主治】补血调血，止血，调经，止痛。用于月经不调，不孕，气虚血弱，痢疾，痛经等。

地　榆　黄瓜香、玉札、山枣子
Sanguisorba officinalis L.

【标本采集号】3229010864

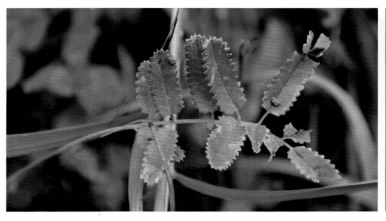
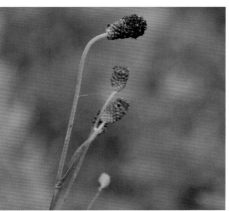

【形态特征】多年生草本。茎有棱。基生叶为羽状复叶，卵形或长圆状卵形；茎生叶较少，长圆形至长圆状披针形，狭长。穗状花序椭圆形、圆柱形或卵球形，直立，从花序顶端向下开放；萼片4枚，紫红色。瘦果包藏于宿存萼筒内。花、果期7~10月。

【适宜生境】生于海拔30~3000m的草原、草甸、山坡草地、灌丛、疏林。

【资源状况】分布于香格里拉、维西、玉龙等地。偶见。

【入药部位】根（地榆）。

【功能主治】凉血止血，解毒敛疮。用于痔血，血痢，崩漏，水火烫伤，痈肿疮毒等。

窄叶鲜卑花　西番柳
Sibiraea angustata (Rehd.) Hand. -Mazz

【标本采集号】5334211084

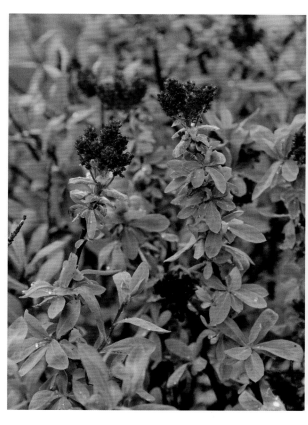 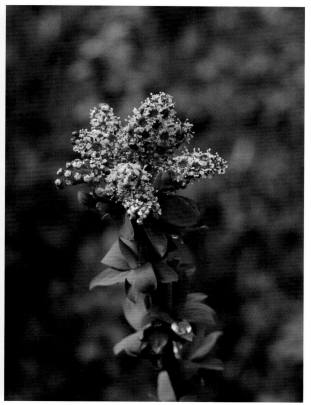

【形态特征】灌木。小枝圆柱形，幼时暗紫色，老时黑紫色。叶在当年生枝条上互生，在老枝上通常丛生；叶片窄披针形、倒披针形。顶生穗状圆锥花序；总花梗和花梗均密被短柔毛；花直径约8mm；萼片内外两面均被稀疏柔毛；花瓣基部下延呈楔形，白色。蓇葖果直立。花期6月，果期8~9月。

【适宜生境】生于海拔3000~4000m的山坡灌木丛或山谷砂石滩上。

【资源状况】分布于德钦、玉龙等地。偶见。

【入药部位】花（窄叶鲜卑花）。

【功能主治】消食、理气。用于食积，胃痛。

楔叶山莓草 楔叶王蕊草、楔叶五蕊莓
Sibbaldia cuneata Hornem. ex Ktze.

【标本采集号】5334210391

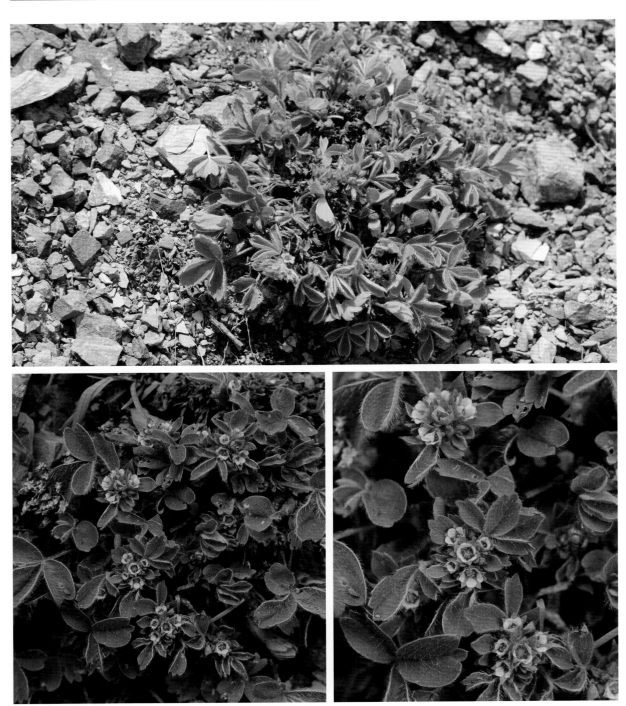

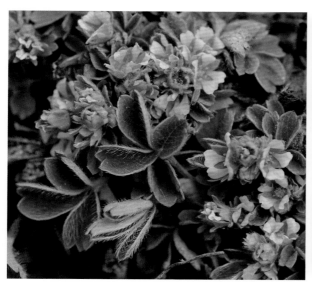
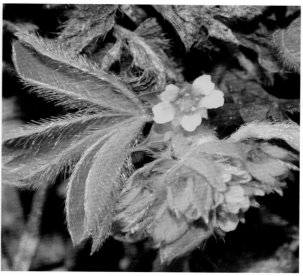

【形态特征】多年生草本。根状茎粗壮，匍匐，圆柱形。花茎直立或上升。基生叶为三出复叶，小叶广倒卵形至广椭圆形；茎生叶1~2，与基生叶相似，唯小叶片较小。伞房状花序密集顶生；花瓣5，黄色，与萼片近等长或稍长。瘦果光滑。花、果期5~10月。

【适宜生境】生于海拔3400~4500m的高山草地、岩石缝中。

【资源状况】分布于德钦、香格里拉等地。偶见。

【入药部位】全草（楔叶山莓草）。

【功能主治】清热解毒。用于肠炎，肺炎。

大瓣紫花山莓草 紫花王蕊草、紫花五蕊梅、大瓣紫花山金梅
Sibbaldia purpurea Royle var. *macropetala* (Muraj.) Yü et Li

【标本采集号】5334210444

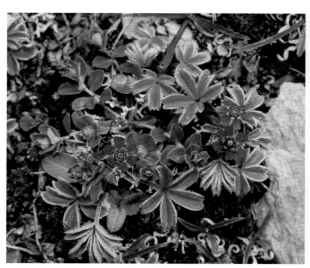
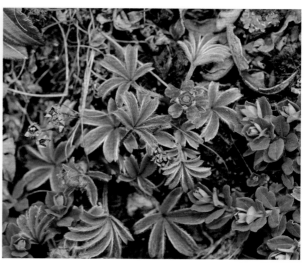

【形态特征】多年生草本。根稍木质化，根状茎多分枝，仰卧。基生叶掌状，五出复叶，小叶倒卵形或倒卵状长圆形，基部楔形或宽楔形，上下两面伏生白色柔毛或绢状长柔毛。花序明显成伞房状花序，高出于基生叶，稀丛生的个别花茎为单花；花直径 0.4~0.6cm；花瓣紫色。瘦果卵球形，紫褐色，光滑。花、果期 6~7 月。

【适宜生境】生于海拔 3600~4700m 的高山草地、高冷林缘、雪线附近石砾或岩石缝。

【资源状况】分布于玉龙、香格里拉等地。偶见。

【入药部位】全草（大瓣紫花山莓草）。

【功能主治】清热解毒。用于肠炎，肺炎。

西南花楸 芮德花楸、苗德花楸
Sorbus rehderiana Koehne

【标本采集号】5334210398

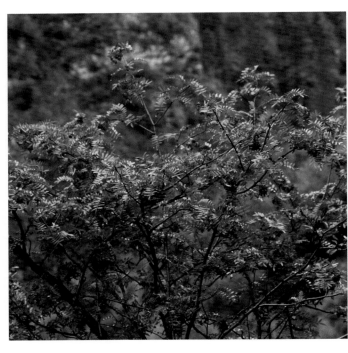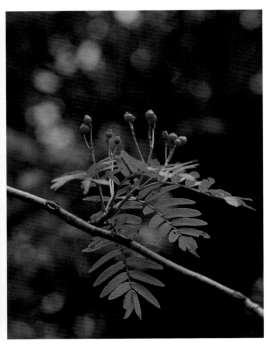

【形态特征】灌木或小乔木。小枝粗壮，圆柱形，暗灰褐色或暗红褐色。奇数羽状复叶；小叶片7~9 (10)对，长圆形至长圆状披针形。复伞房花序具密集的花朵；总花梗和花梗上均有稀疏锈褐色柔毛；花瓣白色。果实卵形。花期 6 月，果期 9 月。

【适宜生境】生于海拔 2600~4300m 的山地丛林中。

【资源状况】分布于香格里拉、德钦、维西、福贡、玉龙等地。偶见。

【入药部位】根皮（西康花楸）。

【功能主治】散风寒，除湿邪。用于牙龈肿痛、肾虚阴缩。

川滇花楸　西康花楸
Sorbus vilmorinii Schneid.

【标本采集号】5334211019

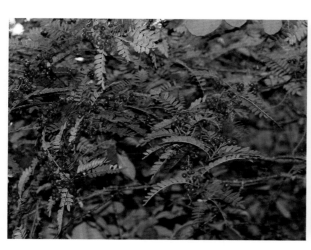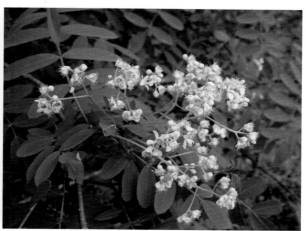

【形态特征】灌木或小乔木。小枝细弱，二年生枝暗黑灰色。奇数羽状复叶；小叶片 9~13 对，长圆形或长椭圆形。复伞房花序较小，总花梗和花梗均密被锈褐色短柔毛；花瓣白色。果实球形，淡红色。花期 6~7 月，果期 9 月。

【适宜生境】生于海拔 2800~4400m 的山地丛林、草坡或林缘。

【资源状况】分布于香格里拉、德钦、维西、贡山、泸水、兰坪、大理、玉龙等地。偶见。

【入药部位】根皮（川滇花楸）。

【功能主治】散风寒，除湿邪。用于牙龈肿痛及肾虚阴缩。

马蹄黄　黄地榆、白地榆、黄总花草
Spenceria ramalana Trimen

【标本采集号】5334210497

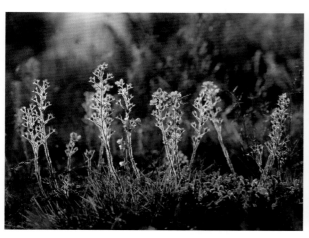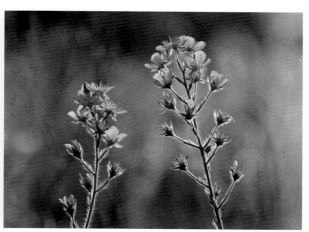

【形态特征】多年生草本。基生叶为奇数羽状复叶，小叶片宽椭圆形或倒卵状矩圆形；茎生叶有少数小叶片或成单叶，3裂或有2~3齿。总状花序顶生；花直径约2cm，花瓣5，黄色。瘦果近球形，黄褐色，包在萼管内。花期7~8月，果期9~10月。

【适宜生境】生于海拔3000~5000m的高山草原石灰岩山坡。

【资源状况】分布于香格里拉、德钦、玉龙等地。常见。

【入药部位】根（黄总花草）。

【功能主治】收敛，止痢。用于腹胀，痢疾；外用水煎膏防皲裂。

粉花绣线菊 光叶绣线菊、火烧尖、蚂蟥梢
Spiraea japonica L. f.

【标本采集号】2353290345

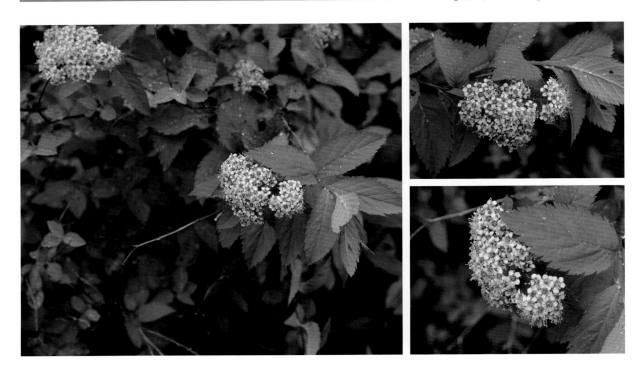

【形态特征】灌木。叶片卵形至卵状椭圆形，上面暗绿色，下面色浅或有白霜。复伞房花序，花朵密集，密被短柔毛；苞片披针形至线状披针形；萼筒钟状；花瓣卵形至圆形，粉红色；花盘圆环形。蓇葖果半开张。花期6~7月，果期8~9月。

【适宜生境】生于海拔700~4000m的各类生境。

【资源状况】广泛分布于横断山三江并流区。常见。

【入药部位】根、叶、果。

【功能主治】根：止咳，明目，镇痛。用于咳嗽，眼赤，目翳，头痛。叶：清热解毒，消肿止咳，去腐生肌。用于慢性骨髓炎。果：止痢。用于痢疾。

细枝绣线菊 石棒子
Spiraea myrtilloides Rehd.

【标本采集号】5329320200

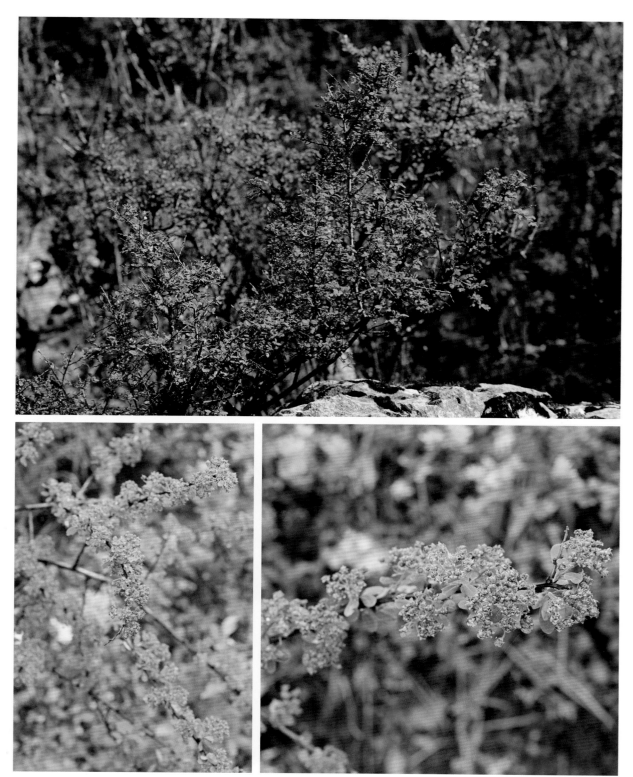

【形态特征】灌木。枝条直立或开张，嫩时有棱角，暗红褐色，老时暗褐色或暗灰褐色。叶片卵形至倒卵状长圆形。伞形总状花序；苞片线形或披针形；花瓣近圆形，先端圆钝，白色。蓇葖果直立开张。花期 6~7 月，果期 8~9 月。

【适宜生境】生于海拔 1500~3100m 的山坡、山谷或杂木林边。

【资源状况】分布于贡山、福贡、玉龙等地。少见。

【入药部位】果（细枝绣线菊）。

【功能主治】消肿，解毒，去腐生肌，止痛。用于刀伤。

川滇绣线菊 *Spiraea schneideriana* Rehder

【标本采集号】5334210185

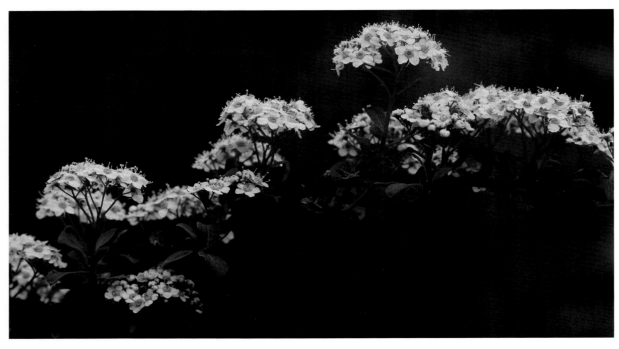

【形态特征】灌木。枝条开展，小枝有棱角，幼时被细长柔毛。叶片卵状至卵状长圆形。复伞房花序着生侧生小枝顶端，具多数花朵；萼筒钟状，内外两面均被细柔毛；花瓣圆形至卵形，白色。蓇葖果开张。花期 5~6 月，果期 7~9 月。

【适宜生境】生于海拔 2500~4000m 的杂木林或高山冷杉林边缘。

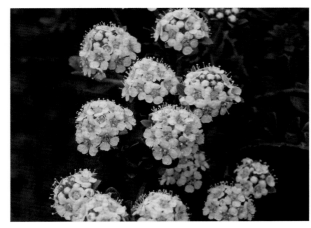

【资源状况】分布于香格里拉、德钦、贡山、玉龙等地。偶见。

【入药部位】花（川滇绣线菊）。

【功能主治】生津止渴，止血，利水，除湿。用于发热性口渴，腹水，异常子宫出血，风湿痒疹。

绒毛绣线菊 *Spiraea velutina* Franch.

【标本采集号】5334210315

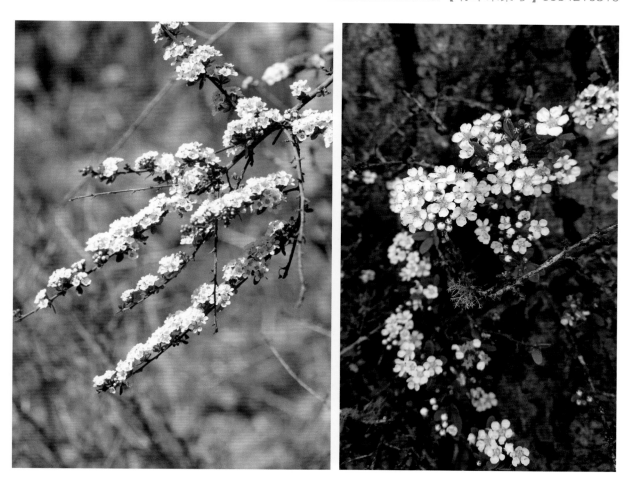

【形态特征】灌木。枝条开展；冬芽外面密被绒毛，有2枚外露鳞片。叶片卵形或卵状披针形，边缘有粗单锯齿；叶背叶柄具长绒毛。复伞房花序着生在侧生小枝顶端；花瓣几圆形，白色。蓇葖果开张，全体被短柔毛。花期5~6月，果期8~10月。

【适宜生境】生于海拔2500m的杂木林、山坡或沟边。

【资源状况】分布于香格里拉、维西、贡山、兰坪、玉龙等地。偶见。

【入药部位】叶（绒毛绣线菊叶）、树皮（绒毛绣线菊）。

【功能主治】收敛止血。美洲用作收敛剂。

云南绣线菊

滇绣线菊
Spiraea yunnanensis Franch.

【标本采集号】5334210192

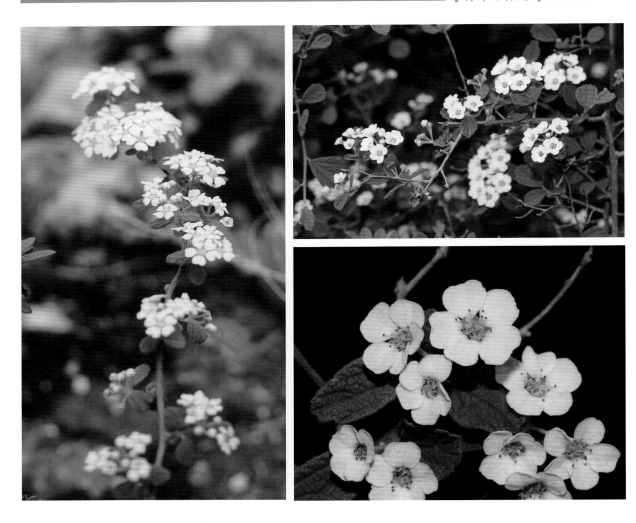

【形态特征】灌木。小枝细长；冬芽小，有数个外露鳞片。叶片倒卵形至卵形，具重锯齿。伞形花序；总梗，总花梗、花梗和花萼外面均密被黄白色绒毛；花瓣宽倒卵形或近圆形，白色。蓇葖果稍开张，被稀柔毛，花柱顶生于背部。花期4~7月，果期7~10月。

【适宜生境】生于海拔1800~2800m的灌木丛或路旁沟边岩石。

【资源状况】分布于香格里拉、德钦、维西、玉龙等地。偶见。

【入药部位】花（云南绣线菊）。

【功能主治】生津止渴，止血，利水，除湿。用于发热，口渴，腹水，异常子宫出血，风湿，痒疹。

豆　科

楹　树 华楹、牛尾木
Albizia chinensis (Osbeck) Merr.

【标本采集号】3229010299

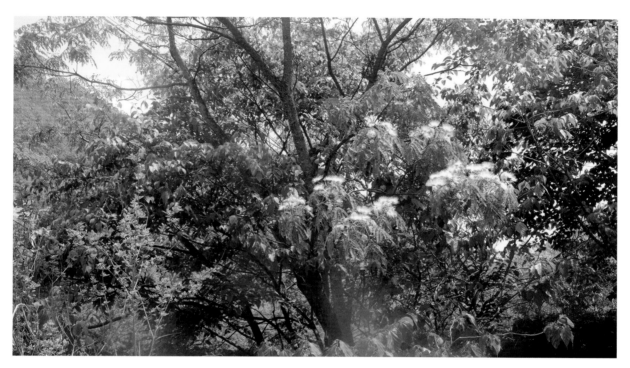

【**形态特征**】乔木。托叶大，早落；二回羽状复叶。头状花序，生于长短不同、密被柔毛的总花梗上，再排成顶生的圆锥花序；花绿白色或淡黄色；花冠裂片卵状三角形，花冠长约为花萼的 2 倍。荚果扁平。花期 3~5 月，果期 6~12 月。

【**适宜生境**】生于海拔 100~2200m 林中，亦见于旷野、谷地、河溪边等。

【**资源状况**】分布于泸水、福贡、贡山等地。偶见。

【**入药部位**】树皮（楹树）。

【**功能主治**】固涩止泻，收敛生肌。用于肠炎，腹泻，痢疾；外用于外伤出血，疮疡溃烂久不收口。

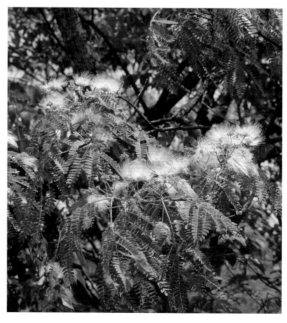

毛叶合欢 滇合欢、大毛毛花、羊毛花
Albizia mollis (Wall.) Boiv.

【标本采集号】533324180908762LY

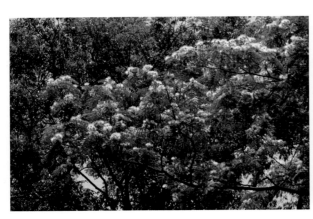 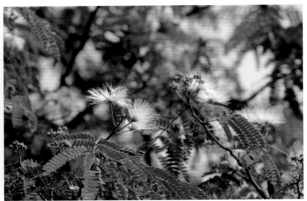

【形态特征】乔木。二回羽状复叶；总叶柄近基部及顶部 1 对羽片着生处各有腺体 1 枚，叶轴凹入呈槽状，被长绒毛；小叶镰状长圆形。头状花序排成腋生的圆锥花序；花白色，小花梗极短；花萼钟状，与花冠同被绒毛；花冠裂片三角形。荚果带状，扁平，棕色。花期 5~6 月，果期 8~12 月。

【适宜生境】生于海拔 1800~2500m 的山坡林中。

【资源状况】分布于维西、贡山、玉龙等地。偶见。

【入药部位】花（毛合欢）、树皮（大毛毛花）。

【功能主治】理气安神，解郁，活血，消肿止痛。用于心烦失眠，跌打骨折，肺痈，胸闷不舒。

锈毛两型豆 锈毛二型豆
Amphicarpaea rufescens (Franch.) Y. T. Wei

【标本采集号】5334210659

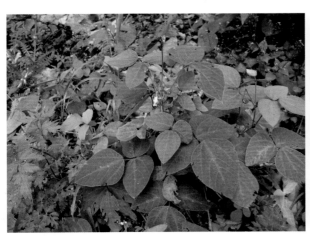 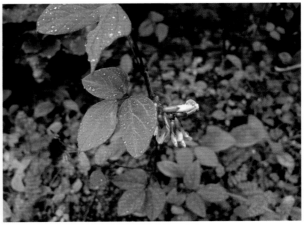

【**形态特征**】多年生草质藤本。茎密被黄褐色长柔毛。叶具羽状 3 小叶；小叶两面密被黄褐色伏贴长柔毛，叶柄、小叶柄密被黄褐色毛。总状花序，各部被淡黄色至灰白色短柔毛；花较密，常 2 朵聚生；花冠红色至紫蓝色；雄蕊二体；子房线形，具柄，基部花盘鞘状。荚果椭圆形，被黄褐色柔毛。花期 6~7 月，果期 8~10 月。

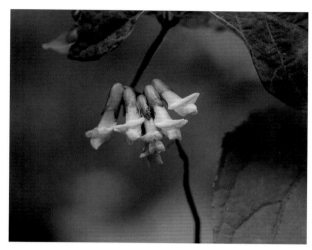

【**适宜生境**】生于海拔 2300~3000m 的山坡林中。

【**资源状况**】分布维西、玉龙等地。偶见。

【**入药部位**】根。

【**功能主治**】用于崩漏。

肉色土圞儿 鸡嘴儿、满塘红
Apios carnea (Wall.) Benth. ex Baker

【标本采集号】5329320204

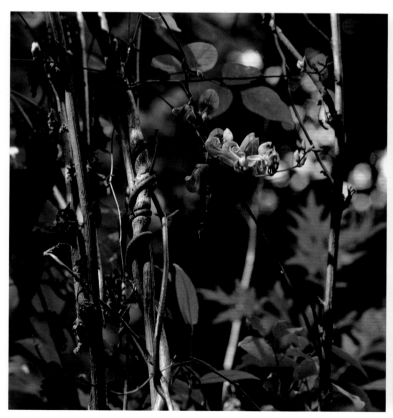

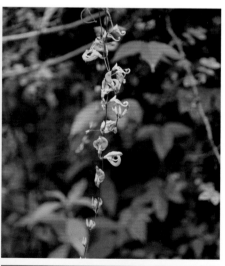

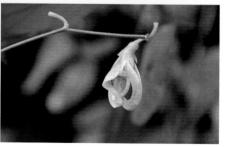

【形态特征】藤本。奇数羽状复叶；小叶通常5，长椭圆形，上面绿色，下面灰绿色。总状花序腋生；花萼钟状，二唇形，绿色；花冠淡红色、淡紫红色或橙红色；龙骨瓣带状，花柱弯曲成圆形或半圆形。荚果线形。种子肾形，黑褐色，光亮。花期7~9月，果期8~11月。

【适宜生境】生于海拔800~2600m的沟边、杂木林或溪边路旁。

【资源状况】分布于德钦、维西、贡山、福贡、兰坪、玉龙等地。偶见。

【入药部位】块根（肉色土儿）。

【功能主治】清热解毒，理气散结。用于感冒咳嗽，百日咳，咽喉肿痛，疝气，痈肿，瘰疬。

无茎黄芪
无茎黄花、无茎黄耆
Astragalus acaulis Baker

【标本采集号】5334210479

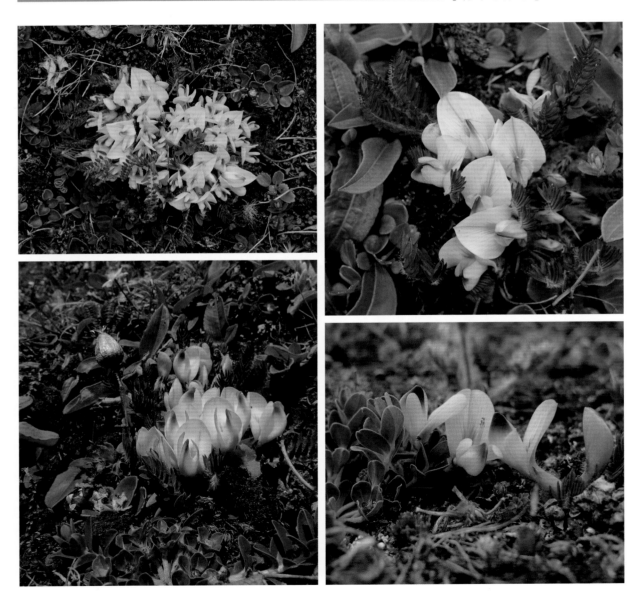

【形态特征】多年生草本。茎短缩，被残存的托叶，呈垫状。奇数羽状复叶，叶轴常紫红色。总状花序；苞片线形或狭卵形，膜质；萼齿狭三角形；花冠淡黄色。荚果半卵形，膨胀。花、果期 6~8 月。

【适宜生境】生于海拔约 4000m 的高山草地及沙石滩。

【资源状况】分布于香格里拉、德钦、玉龙等地。偶见。

【入药部位】花、果（塞嘎）。

【功能主治】清热利水，止痛。用于"培根"病，腹水，虚性水肿，脾热，肺热，腹痛。

地八角　球花紫云英、上牛膝、旱皂角
Astragalus bhotanensis Baker

【标本采集号】5334210554

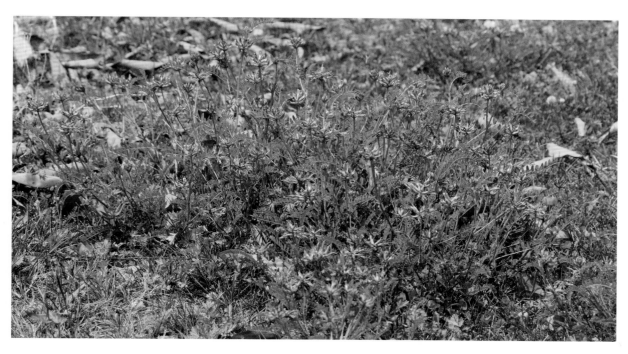

【形态特征】多年生草本。茎直立，匍匐或斜上。羽状复叶，有小叶 19~29。总状花序头状；花冠红紫色、紫色、灰蓝色、白色或淡黄色。荚果圆筒形，直立，黑色或褐色。花期 3~8 月，果期 8~10 月。

【适宜生境】生于海拔 600~2800m 的山坡、山沟、河漫滩、田边阴湿处及灌丛中。

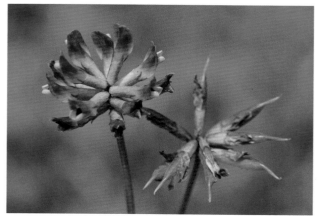

【资源状况】分布香格里拉、玉龙等地。偶见。

【入药部位】全草（地八角）。

【功能主治】清热解毒，利尿止泻。用于咽喉肿痛，咳嗽，麻疹，水肿，泄泻，痢疾，牙痛，口鼻出血。

梭果黄芪 小合萌、田萌蒿、飞天漆
Astragalus ernestii Comb.

【标本采集号】5334210431

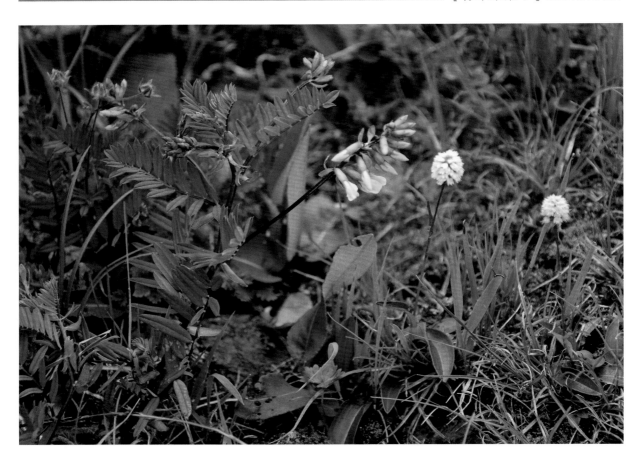

【形态特征】多年生草本。茎直立，具条棱。羽状复叶；小叶基部常有暗色、膨大的腺体。密总状花序有多数花；苞片边缘具黑色毛。花萼钟状，萼齿披针形；花冠黄色。荚果梭形，膨胀，密被黑色柔毛。花期7月，果期8~9月。

【适宜生境】生于海拔3900~4500m的山坡草地、灌丛中。

【资源状况】分布于香格里拉、德钦、维西、泸水等地。少见。

【入药部位】根（梭果黄芪）。

【功能主治】补气固表，利尿托毒，排脓，敛疮生肌。用于痈肿疮毒。

光萼黄芪
光萼黄蓍、光亮黄芪、光亮黄蓍
Astragalus lucidus Tsai et Yü

【标本采集号】ZM210

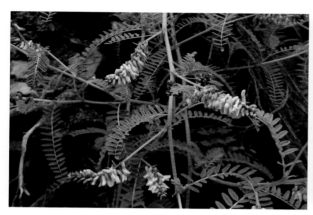 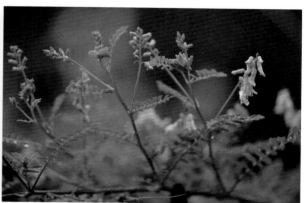

【**形态特征**】草本。根粗壮，暗褐色。羽状复叶；小叶线状披针形或长圆形。总状花序腋生；苞片膜质，披针形至钻形；花冠白色或淡黄色，旗瓣匙形；萼片被毛少。荚果纺锤形。花期 7~8 月，果期 8~9 月。

【**适宜生境**】生于海拔 2600~4300m 的高山草坡、灌丛。

【**资源状况**】分布于香格里拉等地。偶见。

【**入药部位**】花。

【**功能主治**】清热解毒。用于消炎。

多枝黄芪
米花木、罗圈树、馍叶树
Astragalus polycladus Bureau et Franch.

【标本采集号】5334210789

【**形态特征**】草本。根粗壮；茎多数，纤细，丛生。奇数羽状复叶；小叶披针形或近卵形。总状花序生多数花，密集呈头状；花萼钟状，萼齿线形；花冠红色或青紫色。荚果长圆形。花期 7~8 月，果期 9 月。

【**适宜生境**】生于海拔 2000~3300m 的山坡、路旁。

【**资源状况**】分布于德钦、香格里拉、玉龙等地。少见。

【**入药部位**】花（多枝黄芪）。

【**功能主治**】清热解毒，凉血。用于消炎。

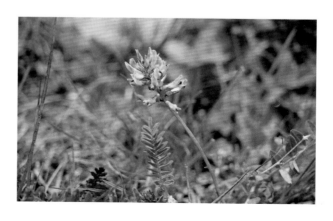

黑毛黄芪 黑毛黄耆
Astragalus pullus Simps.

【标本采集号】5334210994

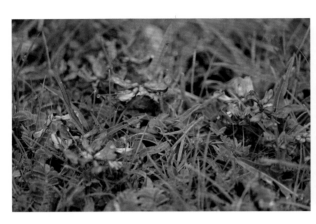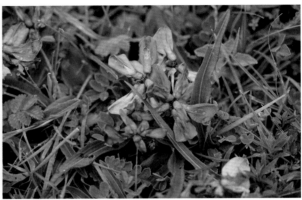

【形态特征】草本。茎多数丛生，直立或上升。奇数羽状复叶；托叶基部互相合生，披针形或卵状披针形。总状花序生多数花，密集呈头状；花萼钟状，密被黑色短柔毛；花冠青紫色，旗瓣倒卵形。荚果长圆形，被白色柔毛或混有黑色短柔毛。花果期 6~11 月。

【适宜生境】生于海拔 3000~3700m 的高山坡草地上。

【资源状况】分布于香格里拉、德钦、维西、玉龙等地。偶见。

【入药部位】花。

【功能主治】清热解毒，疏散风热，消痈散结。用于热病，烦闷，水肿，疮疖。

紫云英 扫雪苗、山胡麻
Astragalus sinicus L.

【标本采集号】5329290002

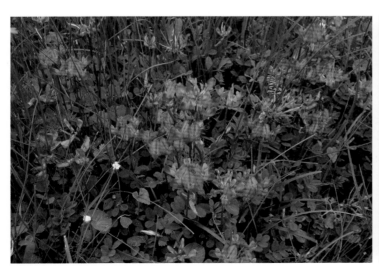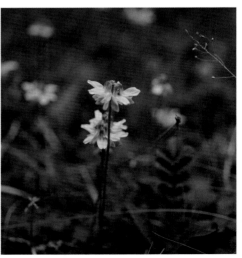

【形态特征】二年生草本。多分枝，匍匐，被白色疏柔毛。奇数羽状复叶；小叶倒卵形或椭圆形。总状花序呈伞形；苞片三角状卵形；花冠紫红色或橙黄色。果线状长圆形；黑色。种子肾形；栗褐色。花期 2~6 月，果期 3~7 月。

【适宜生境】生于海拔 400~3000m 的山坡、溪边及潮湿处。

【资源状况】分布于德钦等地。常见。

【入药部位】全草（紫云英、红花菜）、根（紫云英根）、种子（紫云英子）。

【功能主治】祛风明目，健脾益气，解毒止痛。根：用于肝炎，营养性水肿，白带异常，月经不调。全草：用于急性结膜炎，神经痛，带状疱疹，疮疖痈肿，痔疮。种子：用于眼部疾患。

松潘黄芪　松潘黄耆、塞玛木波、塞木
Astragalus sungpanensis Pet. -Stib.

【标本采集号】ZM056

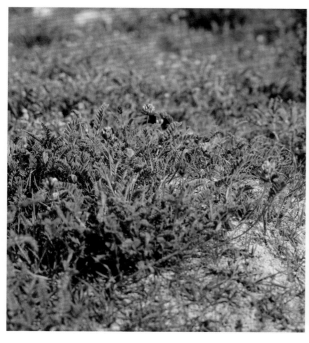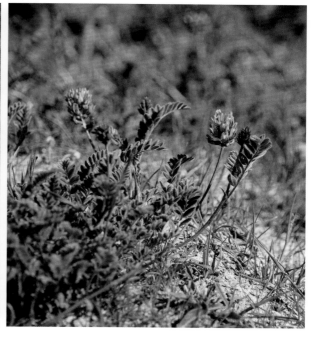

【形态特征】多年生草本。茎基部常平卧。奇数羽状复叶；托叶离生，卵形或三角状卵形；小叶卵形、椭圆形或近披针形。总状花序生多数花，较密集呈头状；花冠青紫色，旗瓣倒卵形。荚果长圆形，被白色伏贴柔毛，果颈较宿萼短。花期 6~7 月。

【适宜生境】生于海拔 2500~3500m 的山坡草地及河边砾石滩中。

【资源状况】分布于香格里拉等地。偶见。

【入药部位】花（松潘黄芪）。

【功能主治】清热利水，开郁。用于热病，水肿，烦闷，疮热。

云南黄芪

黄花棉芪、滇黄芪

Astragalus yunnanensis Franch.

【标本采集号】LGD-XGLL66

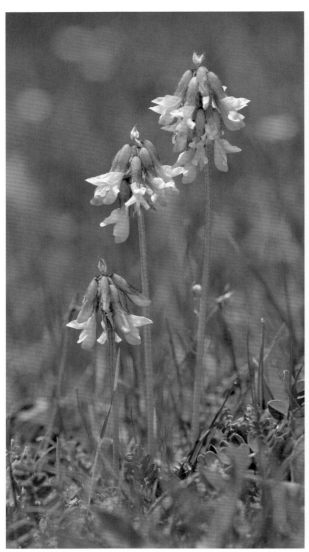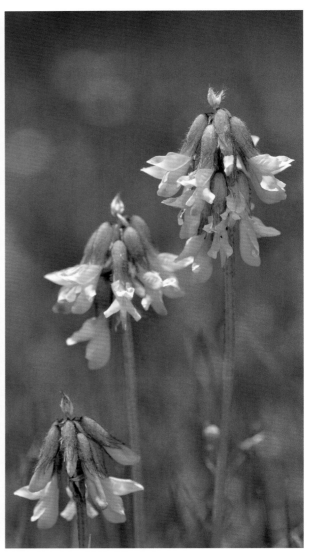

【形态特征】多年生草本。地上茎短缩。羽状复叶基生，近莲座状；小叶卵形或近圆形。总状花序稍密集，下垂，偏向一边；苞片膜质，线状披针形；花萼狭钟状；花冠黄色。荚果膜质，狭卵形。花期7月。

【适宜生境】生于海拔3000~4300m的山坡或草原上。

【资源状况】分布于香格里拉、德钦、维西、玉龙等地。偶见。

【入药部位】根（云南黄芪）。

【功能主治】补中益气，壮阳益肾。用于自汗，盗汗，血痹，水肿，痈疽不溃或溃久不敛。

鞍叶羊蹄甲

蝴蝶凤、夜关门、夜合叶

Bauhinia brachycarpa Wall. ex Benth.

【标本采集号】5334210630

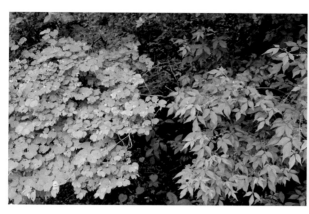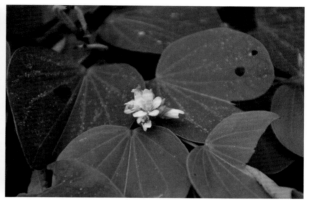

【**形态特征**】灌木。小枝纤细，具棱。叶纸质或膜质，近圆形；托叶丝状，早落。伞房式总状花序侧生；花托陀螺形；萼佛焰状；花瓣白色，倒披针形。荚果长圆形，扁平。花期 5~7 月，果期 8~10 月。

【**适宜生境**】生于海拔 800~2200m 的山地草坡和河溪旁灌丛中。

【**资源状况**】分布于香格里拉、德钦、维西、泸水、玉龙等地。偶见。

【**入药部位**】幼枝（鞍叶羊蹄甲）、叶（马鞍叶）、根（大飞扬）。

【**功能主治**】幼枝：清热润肺，敛阴安神，除湿，杀虫。用于顿咳，心悸失眠，盗汗遗精，瘰疬，湿疹，疥癣。叶：解湿毒，祛腐生肌。用于天疱疮，顽癣，皮肤湿疹，疮痈溃烂，烧烫伤。根：止泻，安神，止痛，散结。用于腹泻，筋骨疼痛；外用于颈淋巴结结核。

囊托羊蹄甲

假地豆、马铃草、荷猪草

Bauhinia touranensis Gagnep.

【标本采集号】5334210630

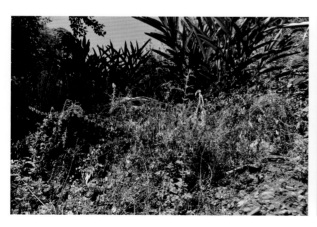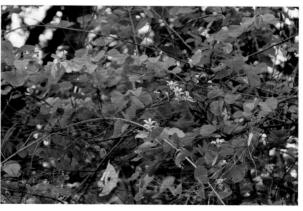

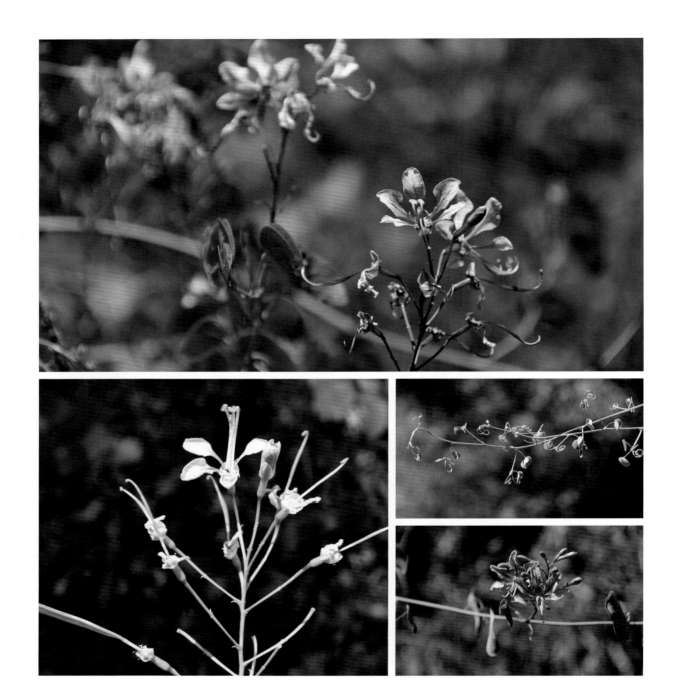

【形态特征】木质藤本；枝与小枝初时被伏贴短柔毛；卷须纤细，略扁。叶纸质，近圆形，先端分裂达叶长的 1/6~1/5。伞房式总状花序；花托与花梗相接连处常屈曲成 90°，一侧直，他侧基部膨凸呈浅囊状；花瓣白色带淡绿色；能育雄蕊 3。荚果带状，扁平，荚缝略增厚。花期 3~6 月，果期 8~10 月。

【适宜生境】生于海拔 500~1000m 的山地沟谷疏林、密林、石山灌丛。

【资源状况】分布于泸水等地。偶见。

【入药部位】茎（囊托羊蹄甲）。

【功能主治】祛风活络。用于疮疖。

木 豆 扭豆、树豆、观音豆
Cajanus cajan (Linn.) Millsp.

【标本采集号】5329320211

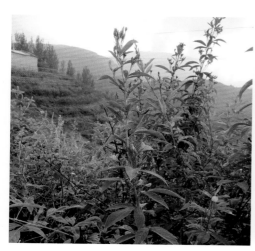
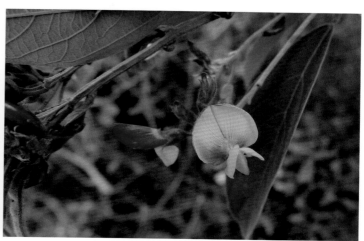

【形态特征】灌木。多分枝，小枝有明显纵棱，被灰色短柔毛。小叶纸质，披针形至椭圆形。总状花序；花冠黄色。荚果线状长圆形。种子近圆形，稍扁，种皮暗红色，有时有褐色斑点。花、果期 2~11 月。

【适宜生境】生于热带和亚热带地区。

【资源状况】分布于玉龙等地。偶见。

【入药部位】种子（木豆）、叶（木豆叶）。

【功能主治】种子：利湿消肿，散瘀止痛。用于黄疸性肝炎，风湿关节痛，跌打损伤，瘀血肿痛，便血，衄血。叶：解痘毒，消炎肿。用于小儿水痘，痈肿。

西南莸子梢 豆角柴、灰白柽、西南杭子梢
Campylotropis delavayi (Franch.) Schindl.

【标本采集号】5334211167

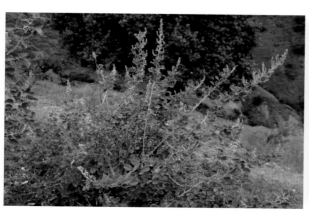
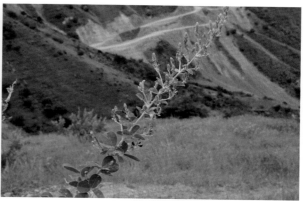

【形态特征】灌木，全株除小叶上面及花冠外均密被灰白色绢毛。小枝有细棱，因密被毛而呈灰白色。羽状复叶，小叶宽倒卵形、宽椭圆形或倒心形，具小凸尖。总状花序通常单一腋生并顶生；花冠深堇色或红紫色。荚果压扁而两面凸，表面被短绢毛。花期 10~11 月，果期 11~12 月。

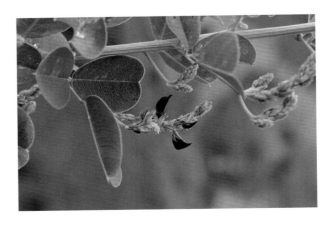

【适宜生境】生于海拔 400~2200m 的山坡、灌丛、向阳草地。

【资源状况】分布于香格里拉、维西、玉龙等地。常见。

【入药部位】根（西南杭子梢）。

【功能主治】解热。用于感冒发热。

小雀花 大红袍、消毒药、多花杭子梢
Campylotropis polyantha (Franch.) Schindl.

【标本采集号】5334210015

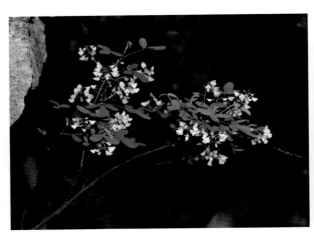

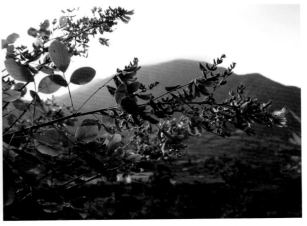

【形态特征】灌木。嫩枝有棱，老枝暗褐色或黑褐色。羽状复叶具 3 小叶；托叶狭三角形至披针形；先端微缺、圆形或钝，具小凸尖。总状花序腋生并常顶生形成圆锥花序；花冠粉红色、红紫色或近白色。荚果椭圆形或斜卵形，被白色至棕色柔毛。花、果期 3~11 月。

【适宜生境】生于海拔 1000~3000m 的山坡及向阳地的灌丛、石质山地、干燥地、溪边、沟旁、林边与林间。

【资源状况】分布于香格里拉、德钦、维西、贡山、福贡、玉龙等地。常见。

【入药部位】根（小雀花）。

【功能主治】活血调经，止血。用于月经不调，痛经。

绒柄萩子梢 *Campylotropis tomentosipetiolata* P. Y. Fu

【标本采集号】ZM378

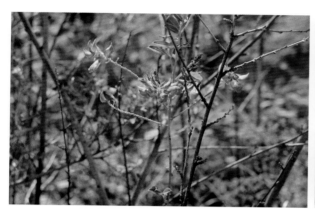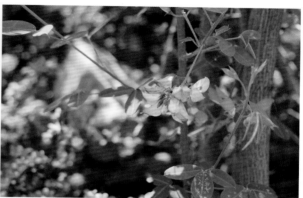

【形态特征】灌木。当年小枝灰色，密生绒毛。羽状复叶具 3 小叶，小叶宽椭圆形或椭圆形，先端微凹或有时近圆形，下面密生绒毛。总状花序单一腋生；花序连总花梗，长 4~10cm；苞片披针状线形，早落；小苞片线形，早落；花萼深裂达全萼的 3/5~2/3，有时稍深裂，被柔毛；花冠淡紫红色或近白色。荚果（半成熟）椭圆形，被近开展的短柔毛，果颈短。

【适宜生境】生于海拔 1200~2300m 的灌丛、路边。

【资源状况】分布于香格里拉、维西、兰坪等地。常见。

【入药部位】根（绒柄杭子梢）。

【功能主治】通经活血，舒筋，收敛，止血，止痛。用于腹泻，赤白痢，慢性肝炎，腹痛，风湿痛，痛经。

二色锦鸡儿 二色胡枝子、胡枝子、恰马曼巴
Caragana bicolor Kom.

【标本采集号】5329320215

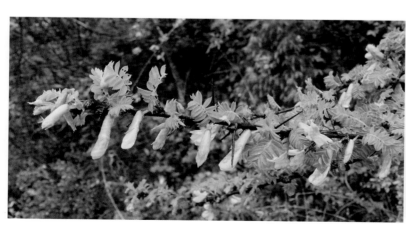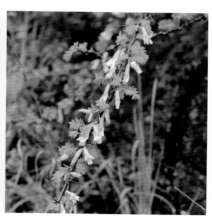

【形态特征】灌木。羽状复叶；托叶三角形，长枝上叶轴硬化成粗针刺；小叶倒卵状长圆形或椭圆形。花梗单生，密被短柔毛；花萼钟状，萼齿披针形；花冠黄色，旗瓣干时紫堇色。荚果圆筒状，外面疏被白色柔毛，里面密被褐色柔毛。花期6~7月，果期9~10月。

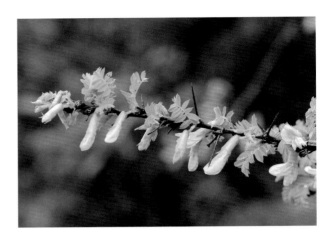

【适宜生境】生于海拔2400~3500m的山坡灌丛、杂木林。

【资源状况】分布于德钦、玉龙等地。偶见。

【入药部位】根。

【功能主治】解热。用于发热。

川西锦鸡儿

大叶山绿豆、恒河山绿豆、红毛鸡草
Caragana erinacea Kom.

【标本采集号】5334210295

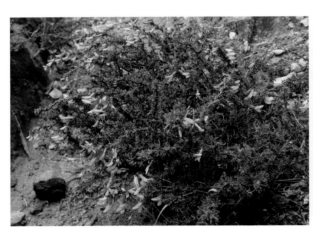 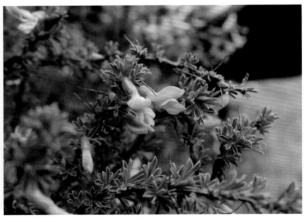

【形态特征】灌木。老枝绿褐色或褐色，常具黑色条棱，有光泽。羽状复叶，托叶褐红色；小叶线形、倒披针形或倒卵状长圆形。花萼管状；花冠黄色，旗瓣有时中部及顶部呈紫红色。荚果圆筒形。花期5~6月，果期8~9月。

【适宜生境】生于海拔2750~3000m的山坡草地、林缘、灌丛、河岸、沙丘。

【资源状况】分布于香格里拉、玉龙等地。偶见。

【入药部位】皮、茎、叶（川西锦鸡儿）。

【功能主治】续筋接骨，祛风除湿，活血通络，消肿止痛。用于跌打损伤，风湿筋骨疼痛，月经不调，乳腺炎。

云南锦鸡儿 假花生
Caragana franchetiana Kom.

【标本采集号】5334210246

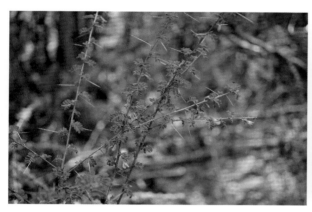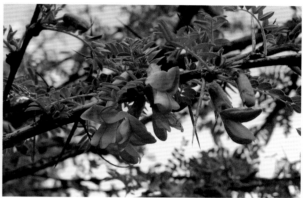

【形态特征】灌木。老枝灰褐色；小枝褐色，枝条伸长。羽状复叶，小叶倒卵状长圆形或长圆形。花梗被柔毛，中下部具关节；花萼短管状，萼齿披针状三角形；花冠黄色，有时旗瓣带紫色。荚果圆筒状。花期 5~6 月，果期 7 月。

【适宜生境】生于海拔 3300~4000m 的山坡灌丛、林下或林缘。

【资源状况】分布于香格里拉、德钦、维西、玉龙等地。偶见。

【入药部位】根（阳雀花根）、花（阳雀花）。

【功能主治】根：祛风活血，止痛利尿，补气益肾。用于风湿关节痛，跌打损伤，乳汁不足，水肿，痛经。花：补气益肾。用于头昏头痛，耳鸣眼花，肺痨咳嗽，小儿疳积。

鬼箭锦鸡儿 鬼见愁、浪麻
Caragana jubata (Pall.) Poir.

【标本采集号】5334210089

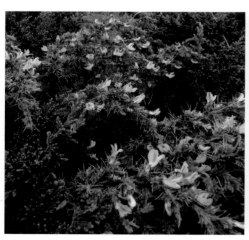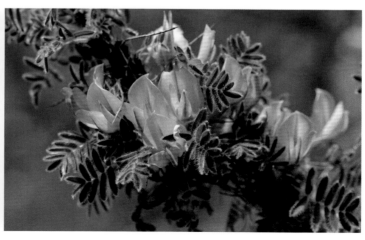

【形态特征】灌木。基部多分枝。羽状复叶；托叶先端刚毛状，不硬化成针刺；小叶长圆形。花梗单生；花萼钟状管形，长为萼筒的 1/2；花冠玫瑰色、淡紫色、粉红色或近白色，旗瓣宽卵形。荚果密被丝状长柔毛。花期 6~7 月，果期 8~9 月。

【适宜生境】生于海拔 2400~3000m 的山坡、林缘。

【资源状况】分布于香格里拉、德钦、玉龙等地。少见。

【入药部位】皮、茎、叶（鬼箭锦鸡儿）、全草（狼麻）。

【功能主治】皮、茎、叶：接筋续骨，祛风除湿，活血通络，消肿止痛。用于跌打损伤，风湿筋骨痛，月经不调，乳腺炎，高血压。全草：外用于疖疮痈疽。

锦鸡儿 大绣花针、粘粘袜、酱瓣子
Caragana sinica (Buc'hoz) Rehd.

【标本采集号】5329230077

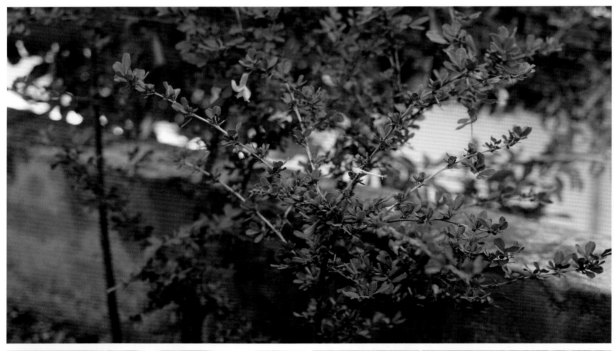

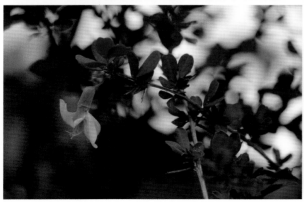
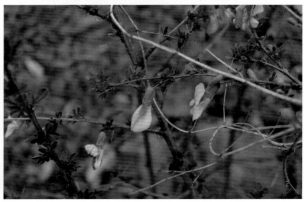

【形态特征】灌木。托叶三角形，硬化成针刺。叶轴脱落或硬化成针刺；小叶羽状，有时假掌状，厚革质或硬纸质，倒卵形或长圆状倒卵形。花单生，中部有关节；花冠黄色，常带红色。荚果圆筒状。花期 4~5 月，果期 7 月。

【适宜生境】生于海拔约 1800m 的山坡灌丛。

【资源状况】分布于香格里拉、德钦、维西、玉龙等地。偶见。

【入药部位】根（金雀根）、皮。

【功能主治】祛风活血，舒筋，除湿利尿，止咳化痰。用于高血压，头昏头晕，耳鸣眼花，体弱乏力，月经不调，白带异常，缺乳，风湿关节痛，跌打损伤。

云雾雀儿豆 厚茎雀儿豆、雪山雀儿豆
Chesneya nubigena (D. Don) Ali

【标本采集号】5334210130

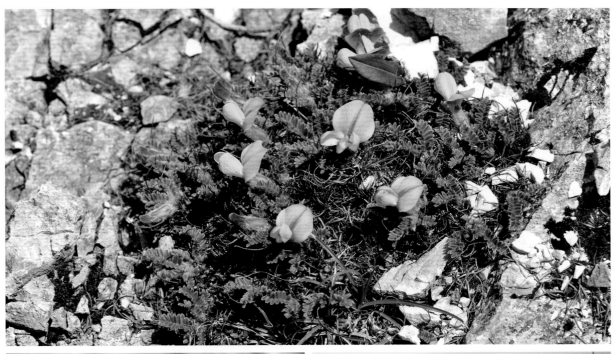

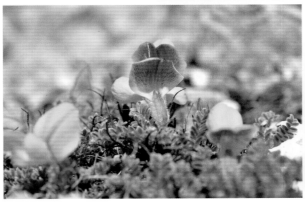

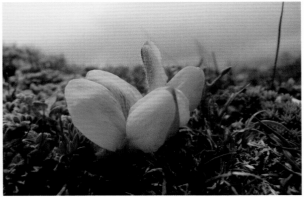

【形态特征】垫状草本。茎极短缩，基部木质，粗壮。羽状复叶；托叶线形，1/2 以下与叶柄基部贴生；小叶长圆形，两面密被开展的长柔毛。花单生；花萼管状，萼齿披针形；花冠黄色，瓣片近宽卵形或近圆形。荚果长椭圆形。花期 7 月，果期 8 月。

【适宜生境】生于海拔 3600~5300m 的山坡。

【资源状况】分布于香格里拉、德钦、玉龙等地。偶见。

【入药部位】根（云雾雀儿豆）。

【功能主治】补中益气。

川滇雀儿豆 山甘草、埃叶西、土甘草
Chesneya polystichoides (Hand. -Mazz.) Ali

【标本采集号】5334210474

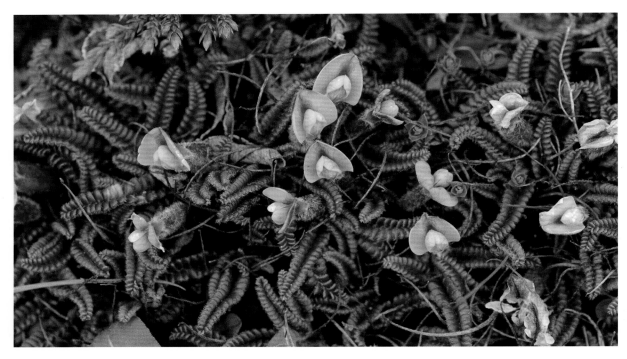

【形态特征】垫状草本。茎基木质，长而匍匐，粗壮而多分枝。羽状复叶，密集有 19~41 片小叶；叶片长圆形、卵形或几圆形。花单生；花梗密被白色、开展的长柔毛；花冠黄色，瓣片背面密被白色短柔毛。荚果长椭圆形。花期 7 月，果期 8 月。

【适宜生境】生于海拔 3400~4200m 的山坡灌丛、石质山坡或山坡石缝中。

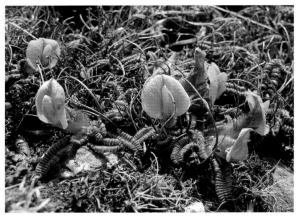

【资源状况】分布于香格里拉、德钦、玉龙等。偶见。

【入药部位】根（川滇雀儿豆）、茎。

【功能主治】根：补中益气。用于子宫脱垂。茎：活血散瘀，止痛，接骨。用于血崩，跌打损伤，肿痛，骨折。

响铃豆 黄花地丁、小响铃、马口铃
Crotalaria albida Heyne ex Roth

【标本采集号】3229010297

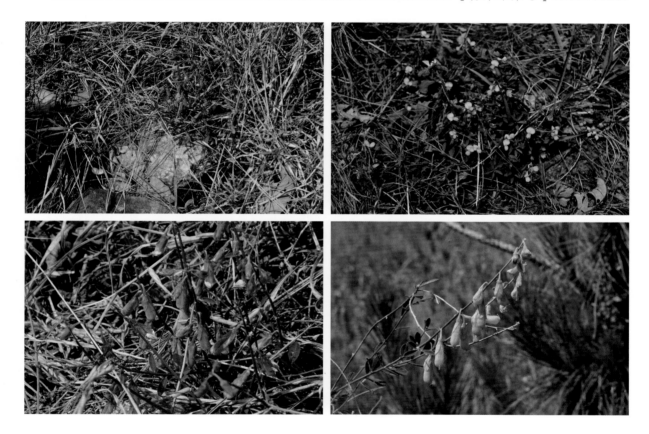

【形态特征】多年生直立草本。托叶刚毛状，宿存或早落；单叶，倒卵形、长圆状椭圆形或倒披针形。总状花序；苞片丝状；花萼深裂，二唇形；花冠淡黄色，旗瓣椭圆形，先端具束状柔毛；龙骨瓣弯曲，几达90°，中部以上变狭，形成长喙。荚果短圆柱形，无毛，稍伸出宿萼外。花、果期5~12月。

【适宜生境】生于海拔200~2800m的荒地路旁及山坡疏林下。

【资源状况】广泛分布于横断山三江并流区。常见。

【入药部位】根（响铃豆）、全草（响铃豆）。

【功能主治】清热，解毒，利尿，止咳平喘，截疟。用于尿道炎，膀胱炎，肝炎，胃肠炎，痢疾，支气管炎，肺炎，哮喘，疟疾；外用于痈肿疮毒，乳腺炎。

头花猪屎豆 大丁香、蓝花水豌豆、鸡儿头
Crotalaria mairei Lévl.

【标本采集号】5329320219

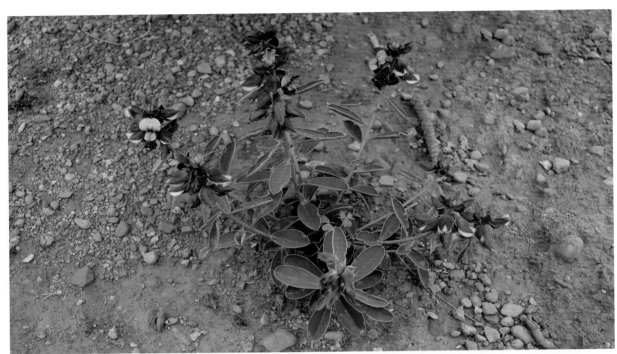

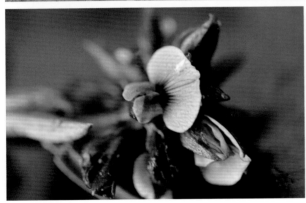
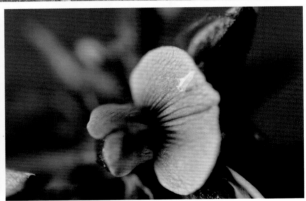

【形态特征】多年生草本。茎圆柱形，密被丝质柔毛。单叶，叶片披针形或长圆状披针形，稀为倒披针形。总状花序；苞片线形或线状披针形；花萼二唇形；花冠深紫蓝色。荚果短圆柱形，包被萼内，无毛。花、果期9月至翌年2月。

【适宜生境】生于海拔300~2500m的山坡草地。

【资源状况】分布于兰坪等地。偶见。

【入药部位】全草、根（头花猪屎豆）。

【功能主治】清热解毒，止泻，散结，消食。用于小儿肺炎，小儿腹泻，疔疮，跌打损伤，外伤感染，痞块，饱胀。

三尖叶猪屎豆

黄野百合、黄猪屎豆、美洲野百合
Crotalaria micans Link

【标本采集号】5329320220

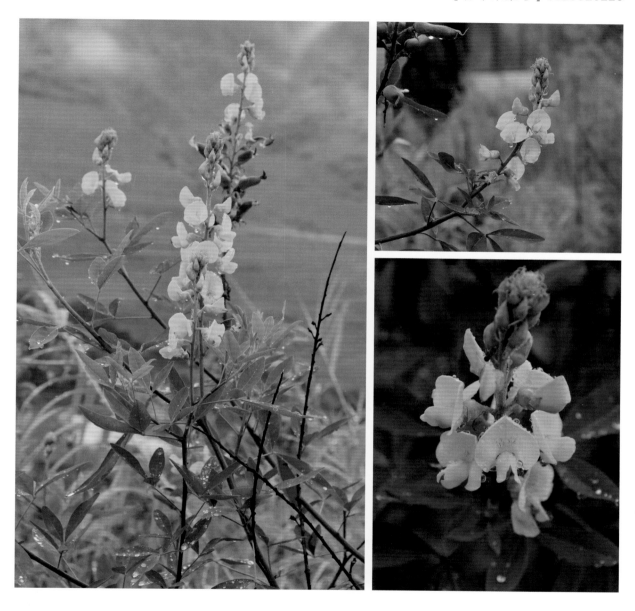

【形态特征】草本或亚灌木。茎枝圆柱形，粗壮，各部密被锈色贴伏毛。叶三出；小叶质薄，椭圆形或长椭圆形。总状花序顶生；花冠黄色。荚果长圆形；种子马蹄形，成熟时黑色，光滑。花、果期 5~12 月间。

【适宜生境】生于海拔 50~1000m 的路边草地或山坡草丛中。

【资源状况】分布于玉龙等地。偶见。

【入药部位】全草。

【功能主治】拔毒。用于疮疖。

猪屎豆
野花生、猪屎青、土沙苑子
Crotalaria pallida Ait.

【标本采集号】532924180928358LY

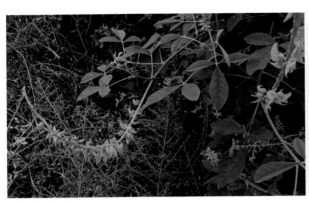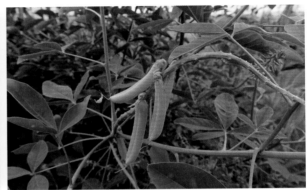

【形态特征】多年生草本，或呈灌木状。叶三出；小叶长圆形或椭圆形。总状花序顶生；苞片线形；花萼近钟形；花冠黄色，伸出萼外；旗瓣基部具胼胝体二枚，龙骨瓣最长，弯曲，几达90°，具长喙。荚果长圆形，幼时被毛，成熟后脱落，果瓣开裂后扭转。花、果期9~12月。

【适宜生境】生于海拔100~1000m的荒山草地及沙质土壤。

【资源状况】分布于香格里拉、维西、玉龙等地。常见。

【入药部位】根（马铃根、自消容根）、茎叶（自消容）、种子（大猪屎豆）。

【功能主治】根：解毒散结，消积。用于淋巴结结核，乳腺炎，痢疾，小儿疳积。茎、叶：清热祛湿。用于痢疾，湿热腹泻。种子：补肝肾，明目，固精。用于头晕眼花，神经衰弱，遗精，早泄，小便频数，遗尿，带下病。

云南猪屎豆
肥皂豆、肥皂树、皂子
Crotalaria yunnanensis Franch.

【标本采集号】5334211104

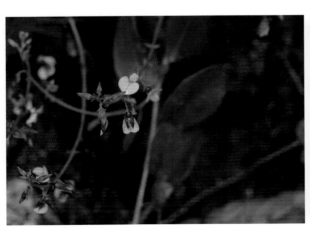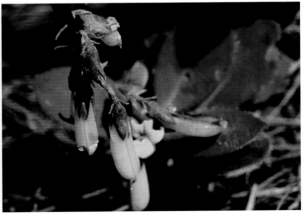

【形态特征】直立草本。地下根状茎常很发达，具分枝，被粗糙开展的褐色长柔毛。单叶，叶长圆形或椭圆形。总状花序顶生；花萼二唇形，萼齿披针形，密被褐色长柔毛；花冠黄色，旗瓣基部胼胝体垫状。荚果短圆柱形，无毛。花、果期5~10月。

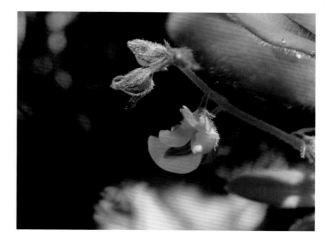

【适宜生境】生于海拔100~3000m的山坡薄土中。

【资源状况】分布于香格里拉、维西、玉龙等地。偶见。

【入药部位】根（响铃草）、叶（瓜子莲）、全草。

【功能主治】清热解毒、祛风利尿。根、全草：用于跌打损伤，消化不良，食欲不振，胃痛，嗳气反酸，恶心呕吐，腹泻，痞块。叶：用于疮毒。

大金刚藤 倒钩藤、黄檀、山槐
Dalbergia dyeriana Prain ex Harms

【标本采集号】5329320222

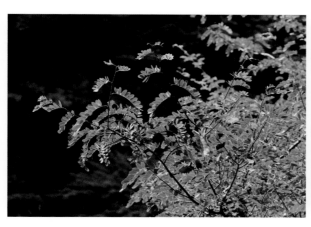 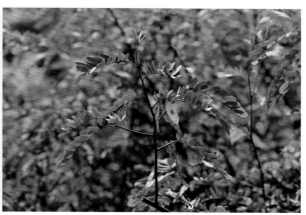

【形态特征】大藤本。小枝纤细，无毛。羽状复叶；小叶薄革质，倒卵状长圆形或长圆形。圆锥花序腋生；花冠黄白色，旗瓣长圆形，翼瓣倒卵状长圆形，龙骨瓣狭长圆形；雄蕊9，单体。荚果长圆形或带状，扁平，具果颈。花期2~5月，果期6~12月。

【适宜生境】生于海拔700~1500m的山坡灌丛或山谷密林中。

【资源状况】分布于香格里拉等地。偶见。

【入药部位】根（土降香）。

【功能主治】理气散寒，活络止痛。用于胸腹气滞疼痛，嗳气，呃逆，跌打损伤。

象鼻藤 花棒、桦秧、红芪
Dalbergia mimosoides Franch.

【标本采集号】3229010334

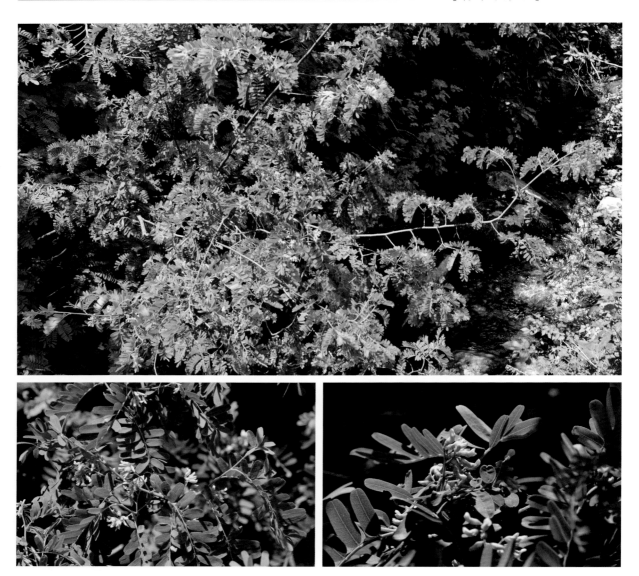

【形态特征】灌木或藤本。幼枝密被褐色短粗毛。羽状复叶长；叶轴、叶柄和小叶柄初时密被柔毛，后渐稀疏；托叶卵形；小叶线状长圆形。圆锥花序；花序梗、花序轴、分枝与花梗均被柔毛；花冠白色或淡黄色，花瓣具短瓣柄。荚果扁平，长圆形或带状。种子肾形，扁平。花期4~6月，果期5~11月。

【适宜生境】生于海拔800~2000m的山沟疏林或山坡灌丛。

【资源状况】分布于德钦、维西、兰坪等地。偶见。

【入药部位】叶（麦刺藤叶）。

【功能主治】消炎解毒。用于疔疮，痈疽，竹叶青蛇咬伤，蜂窝织炎。

滇黔黄檀

虹香藤、高原黄檀、钩槐

Dalbergia yunnanensis Franch.

【标本采集号】3229010262

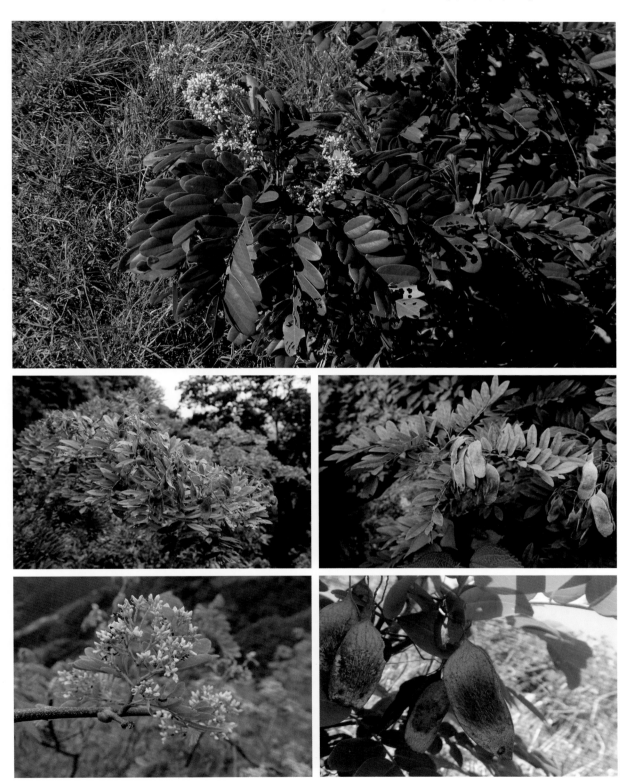

【形态特征】大藤本，有时呈大灌木或小乔木状。羽状复叶；小叶近革质，长圆形或椭圆状长圆形。聚伞状圆锥花序生于上部叶腋；花冠白色，旗瓣阔倒卵状长圆形；雄蕊 9，单体。荚果长圆形或椭圆形。种子圆肾形，扁平。花期 4~5 月。

【适宜生境】生于海拔 1400~2200m 的山地密林或疏林中。

【资源状况】分布于德钦、维西、泸水、玉龙等地。偶见。

【入药部位】根（秧青）。

【功能主治】发表理气，消食。用于风寒头痛，食积胃腹胀痛。

假木豆 甲由草、野蚂蟥、假绿豆
Dendrolobium triangulare (Retz.) Schindl.

【标本采集号】532529180809664LY

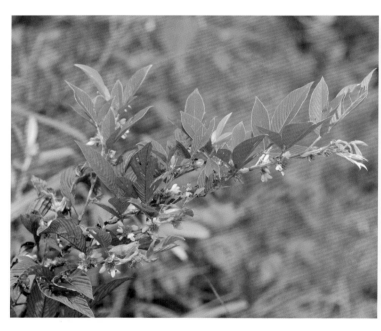
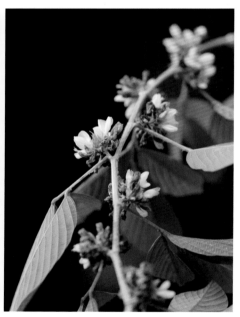

【形态特征】灌木。嫩枝三棱形，密被灰白色丝状毛。叶为三出羽状复叶；托叶披针形，外面密被灰白色丝状毛；小叶硬纸质。花序腋生，伞形花序；苞片披针形；花冠白色或淡黄色。荚果稍弯曲，有荚节，被贴伏丝状毛。种子椭圆形。花期 8~10 月，果期 10~12 月。

【适宜生境】生于海拔 100~1400m 的沟边荒草地或山坡灌丛。

【资源状况】分布于泸水、福贡等地。偶见。

【入药部位】根（假木豆根）、叶（假木豆叶）、全草（假木豆）。

【功能主治】根、叶：清热凉血，强筋壮骨，健脾利湿。用于瘫痪，喉痛，腹泻，跌打损伤，骨折，内伤出血，咯血。全草：祛风湿，去痂积。用于风湿骨痛，肾虚腰痛，小儿疳积，角膜白斑。

圆锥山蚂蝗 黄皮条、棉筋、瓜子草
Desmodium elegans DC.

【标本采集号】5334210327

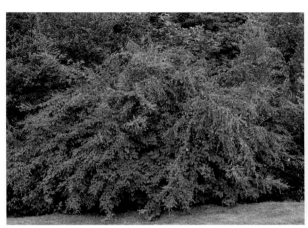 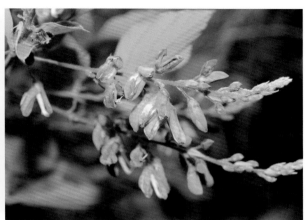

【形态特征】灌木。小枝被短柔毛至渐变无毛。叶为羽状三出复叶；小叶纸质，卵状椭圆形、宽卵形、菱形或圆菱形。花序顶生或腋生，顶生者多为圆锥花序；花冠紫色或紫红色，旗瓣宽椭圆形或倒卵形。荚果扁平，线形。花、果期 6~10 月。

【适宜生境】生于海拔 1000~3700m 的松栎林缘或林下，山坡路旁或水沟边。

【资源状况】分布于香格里拉、德钦、兰坪等地。常见。

【入药部位】全草（山蚂蟥）、叶（山毛豆）。

【功能主治】开胃健脾，清热利湿，接骨。用于小儿疳积，肝炎，胸腹胀痛，风湿关节痛；外用于骨折。

疏果山蚂蝗 疏果假地豆
Desmodium griffithianum Benth.

【标本采集号】5329320225

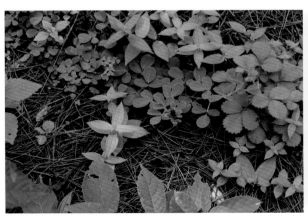 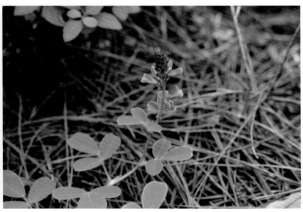

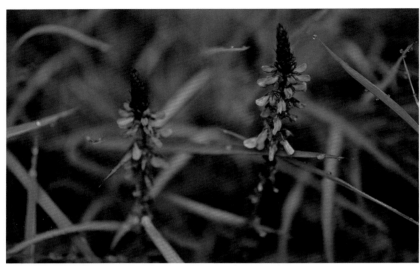
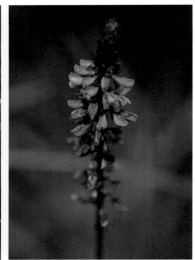

【形态特征】灌木或草本。羽状三出复叶；托叶狭卵形，无毛，边缘有毛；小叶纸质，倒三角状卵形或倒卵形。总状花序顶生；花二歧式；苞片披针形，脱落，苞片与花萼密被金黄色丝状毛；花冠紫红色。荚果，有荚节 3~4，荚节近方形，被钩状毛和硬直毛。花、果期 8~9 月。

【适宜生境】生于海拔 1500~2300m 的山地草坡、路旁或松栎林下。

【资源状况】分布于玉龙等地。偶见。

【入药部位】全株、叶、根。

【功能主治】止痛、止泻。用于胃溃疡，感染，性病，皮肤病。

小叶三点金 斑鸠窝、辫子草、碎米柴
Desmodium microphyllum (Thunb.) DC.

【标本采集号】5329320228

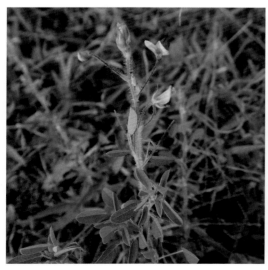
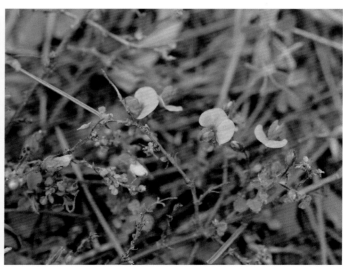

【形态特征】多年生草本。羽状三出复叶，有时仅为单小叶；小叶薄纸质，倒卵状长椭圆形至椭圆形。总状花序顶生或腋生，被黄褐色开展的柔毛；花小；花冠粉红色。荚果腹背两缝线浅齿状，通常有荚节。花期5~9月，果期9~11月。

【适宜生境】生于海拔150~2500m的荒地草丛或灌木林。

【资源状况】广泛分布于横断山三江并流区。常见。

【入药部位】根（小叶三点金）、全草（碎米柴）。

【功能主治】根：清热解毒，止血，通络。用于黄疸，痢疾，小便淋痛，风湿痛，咯血，崩漏。全草：清热解毒，健脾利湿，止血消肿，止咳平喘。用于泌尿系统结石，慢性吐泻，慢性支气管炎，咳嗽痰喘，小儿疳积，消化不良，肝炎，胃炎，黄疸，痢疾，头痛，牙痛，痈疽发背，痔疮，骨折，毒蛇咬伤。

饿蚂蝗　细风带、山角豆、红掌草
Desmodium multiflorum DC.

【标本采集号】5334210694

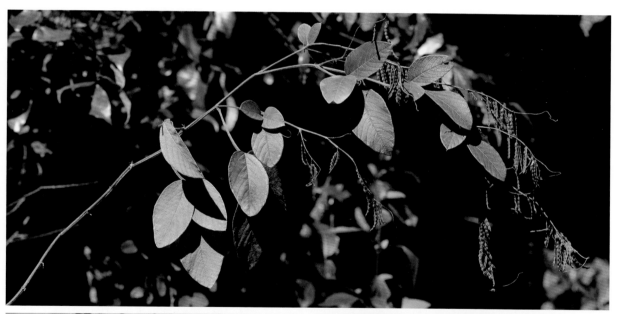

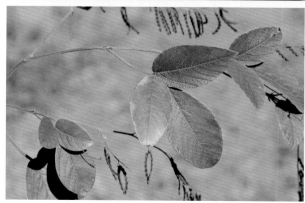 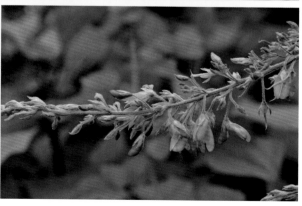

【形态特征】直立灌木。多分枝，幼枝具棱角，密被淡黄色至白色柔毛。叶为羽状三出复叶；小叶3，椭圆形或倒卵形。花序顶生或腋生，顶生者多为圆锥花序；花冠紫色，旗瓣椭圆形、宽椭圆形至倒卵形；雄蕊单体。荚果腹缝线近直或微波状，背缝线圆齿状。花期7~9月，果期8~10月。

【适宜生境】生于海拔500~2800m的山坡草地或林缘。

【资源状况】分布于香格里拉、德钦、福贡等地。常见。

【入药部位】全株（饿蚂蟥）。

【功能主治】清热解毒，健脾利湿。用于毒蛇咬伤，跌打损伤，淋巴结炎，神经性皮炎，过敏性皮炎，乳腺炎，烫伤，胃痛，肾、膀胱结石，小儿疳积，梅毒。

长波叶山蚂蝗　瓦子草、牛巴嘴、黏人花
Desmodium sequax Wall.

【标本采集号】95334210654

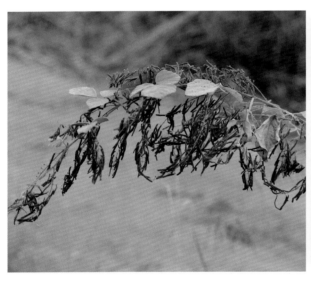 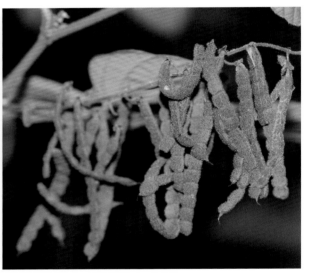

【形态特征】灌木。幼枝和叶柄被锈色柔毛。叶为羽状三出复叶；小叶纸质，卵状椭圆形或圆菱形。总状花序顶生和腋生，顶生者通常分枝成圆锥花序；花冠紫色，旗瓣椭圆形至宽椭圆形。荚果腹背缝线缢缩成念珠状。花期7~9月，果期9~11月。

【适宜生境】生于海拔1000~2800m的山地草坡或林缘。

【资源状况】分布于香格里拉、贡山、玉龙等地。常见。

【入药部位】根、全草（牛巴嘴）。

【功能主治】根：润肺止咳，驱虫。用于肺结核咳嗽，盗汗，喘咳，产后胎盘滞留，蛔虫病。全草：止血消炎。用于内伤出血；外用于急性结膜炎，烧伤。

云南山蚂蝗　*Desmodium yunnanense* Franch.

【标本采集号】5334210519

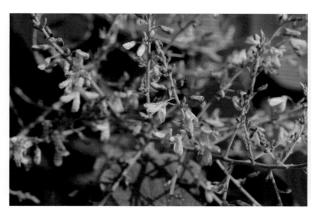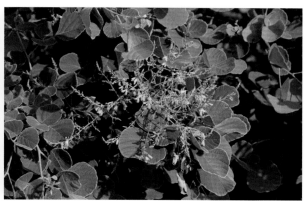

【形态特征】灌木。多分枝，幼枝密被白色或灰白色绒毛。叶为 3 小叶，或具单小叶；小叶厚纸质，顶生小叶近圆形、卵形或倒卵形。圆锥花序较大，顶生；总花梗被短绒毛；苞片狭卵形；花冠粉红色或紫色，旗瓣近圆形或宽椭圆形。荚果扁平，腹缝线近直，背缝线波状，有荚节 4~7。花期 8~9 月，果期 9~10 月。

【适宜生境】生于海拔 1000~2200m 的山坡石砾地、荒草坡、灌丛及松栎林林缘。

【资源状况】分布于香格里拉、维西等地。偶见。

【入药部位】根（云南山蚂蝗）。

【功能主治】消食，祛风，除湿，止血，消炎。用于外感表证，风湿痹痛，四肢拘挛，饮食积滞，脘腹胀痛。

心叶山黑豆　火镰扁豆、肉豆、白花豆
Dumasia cordifolia Benth. ex Baker

【标本采集号】5329320231

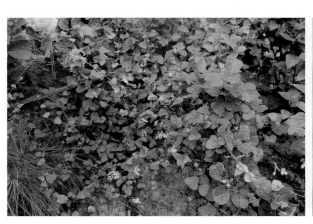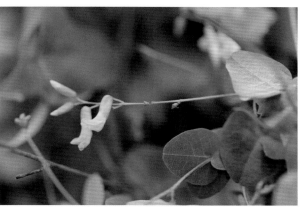

【形态特征】缠绕小藤本。茎纤细，幼时密被淡黄色短柔毛。叶具羽状 3 小叶，羽状复叶生于茎上部的具短柄或近无柄，生于茎下部的叶柄较长；小叶膜质，近心形或肾形。总状花序腋生，纤细；花冠淡黄色，旗瓣基部具 2 钝耳，内面基部具 2 胼胝体；雄蕊二体。荚果倒披针形或长椭圆形。种子肾形，棕黑色。花期 8~9 月，果期 10~12 月。

【适宜生境】生于海拔 1200~2800m 的山坡阳处灌丛中。

【资源状况】分布于德钦、贡山、兰坪、玉龙等地。偶见。

【入药部位】全草（心叶山黑豆）。

【功能主治】止泻，止痒。用于腹泻，风痒。

山黑豆 截叶山黑豆、山豆根、截形野扁豆
Dumasia truncata Sieb. et Zucc.

【标本采集号】5329320232

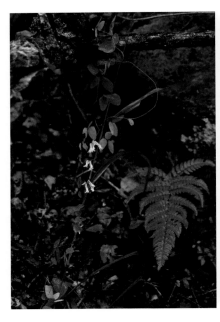
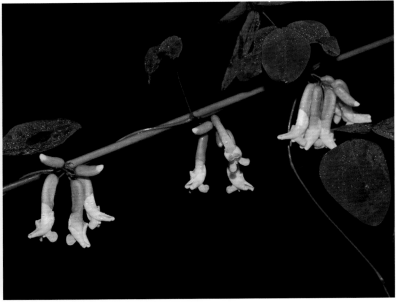

【形态特征】攀缘状缠绕草本。茎纤细，具细纵纹，通常无毛。叶具羽状 3 小叶；小叶膜质，长卵形或卵形；小托叶刚毛状。总状花序腋生，纤细，通常无毛；花冠黄色或淡黄色，旗瓣具瓣柄和耳。荚果倒披针形至披针状椭圆形。种子扁球形，黑褐色。花期 8~9 月，果期 10~11 月。

【适宜生境】生于海拔 380~1000m 的山地路旁潮湿地。

【资源状况】分布于泸水等地。偶见。

【入药部位】根及全草。

【功能主治】清热解毒，通经脉。用于热性病发热或热毒较盛者，温病初起或外感风热，动脉粥样硬化或脑栓塞。

柔毛山黑豆

卡达折、玛毛小鸡藤、柔毛黑豆

Dumasia villosa DC.

【标本采集号】5325310163

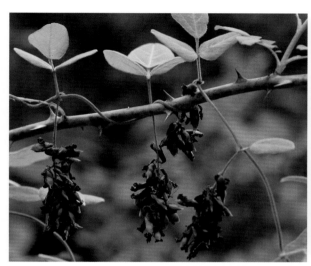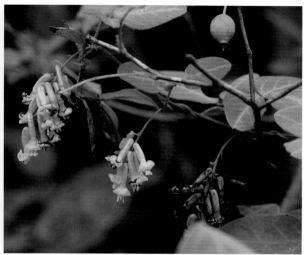

【形态特征】缠绕状草质藤本。叶具羽状 3 小叶；小叶纸质，顶生小叶卵形至宽卵形。总状花序腋生；花序轴、总花梗均被淡黄色柔毛；苞片和小苞片小，刚毛状；花冠黄色；子房线形，被毛，柱头头状。荚果长椭圆形。花期 9~10 月，果期 11~12 月。

【适宜生境】生于海拔 400~2500m 的山谷溪边灌丛中。

【资源状况】分布于德钦、贡山等地。偶见。

【入药部位】全草（柔毛山黑豆）。

【功能主治】清热解毒，消食健胃。用于热病，食积。

宽叶千斤拔　*Flemingia latifolia* Benth.

【标本采集号】530828021800006LY

【形态特征】灌木。幼枝三棱柱形，密被锈色贴伏绒毛。叶具 3 小叶；小叶纸质至厚纸质，顶生小叶密被黑褐色腺点；叶柄粗壮，常具狭翅，被灰色短柔毛。总状花序腋生或顶生；花大，排列极紧密；苞片椭圆形或椭圆状披针形；花冠紫红色或粉红色，旗瓣基部具 2 钝

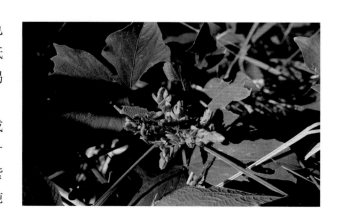

耳。荚果椭圆形，膨胀，被锈色绒毛。种子近圆形，黑色。花、果期几乎全年。

【适宜生境】生于海拔 560~2100m 的旷野草地或山坡阳地及疏林下。

【资源状况】分布于泸水等地。偶见。

【入药部位】根（宽叶千斤拔）。

【功能主治】壮筋骨，祛风湿，调经补血。用于风湿骨痛，小儿麻痹后遗症，月经不调。

千斤拔 单守根、牛达敦、马石头
Flemingia philippinensis Merr. et Rolfe

【标本采集号】3229010189

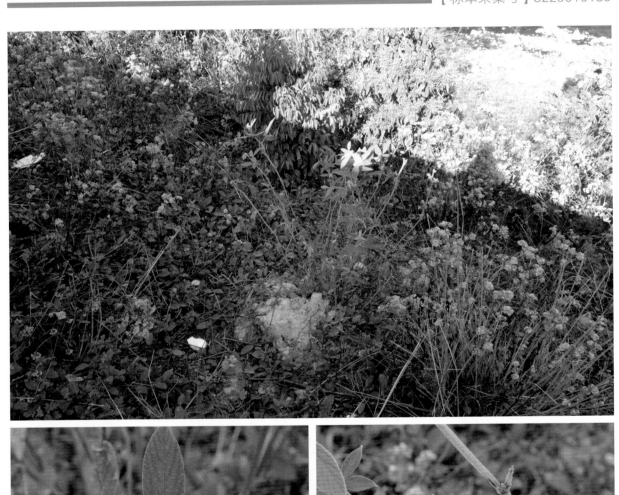

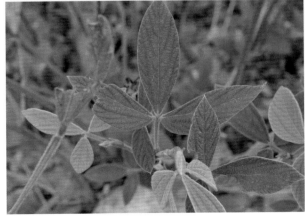 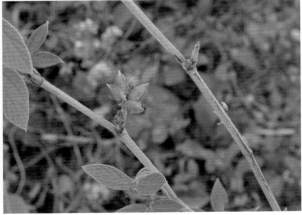

【**形态特征**】直立或披散亚灌木。叶具指状3小叶；托叶线状披针形；小叶厚纸质，长椭圆形或卵
状披针形；上面被疏短柔毛，背面密被灰褐色柔毛；基出脉3。总状花序腋生；花
密生；花冠紫红色，旗瓣长圆形，雄蕊二体；子房被毛。荚果椭圆形。花、果期
夏、秋季。

【**适宜生境**】生于海拔200~1580m的山坡草丛或灌丛。

【**资源状况**】分布于玉龙等地。偶见。

【**入药部位**】根（千斤拔）。

【**功能主治**】祛风利湿，消瘀解毒，强筋骨。用于风湿痹痛，水肿，跌打损伤，痈肿，乳蛾。

球穗千斤拔　耗子响铃、贝壳草、咳嗽草
Flemingia strobilifera (Linn.) Ait.

【**标本采集号**】5329320233

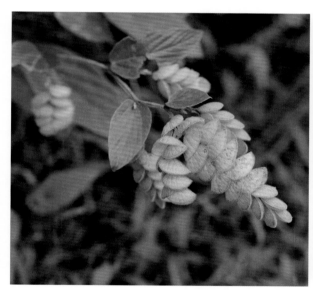
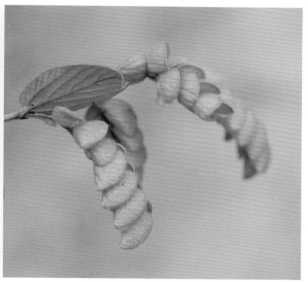

【**形态特征**】直立或近蔓生灌木。单叶互生，卵形、卵状椭圆形、宽椭圆状卵形或长圆形；托
叶线状披针形，宿存或脱落。小聚伞花序包藏于贝状苞片内，复再排成12~18cm
的总状或复总状花序，花序轴密被灰褐色柔毛；花小；花萼杯状，被灰白色柔毛
及腺点；花冠白色，具缘毛；旗瓣基部有2枚急尖的小耳。荚果椭圆形。花期春、
夏季，果期秋、冬季。

【**适宜生境**】生于海拔200~1580m的山坡草丛或灌丛。

【**资源状况**】分布于泸水等地。偶见。

【**入药部位**】根、全草、叶（球穗千斤拔叶）。

【**功能主治**】止咳祛痰，清热解毒，祛风除湿，补虚劳，壮筋骨。用于咳嗽，哮喘，黄疸，风湿痹痛，
疳积，百日咳，肺炎，小儿高热惊厥，精神病。

云南千斤拔

滇千斤拔

Flemingia wallichii Wight et Arn.

【标本采集号】5308270308

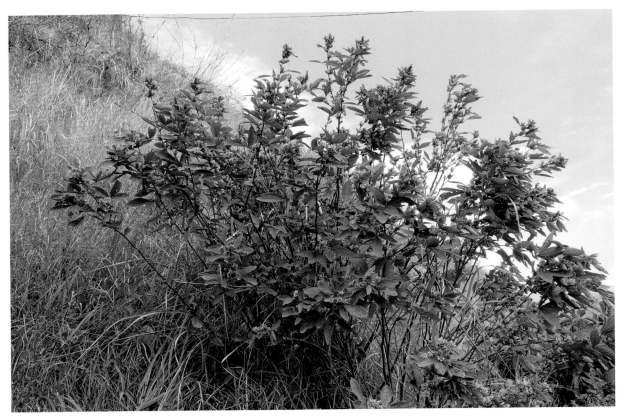

【形态特征】灌木。小枝具纵纹，密被灰色绒毛，毛脱落后呈淡紫色，常有皮孔。小叶近革质，顶生小叶倒卵形或椭圆形。总状花序单一或有时于基分枝呈复总状花序，花序轴密被绒毛；花萼与花梗同密被丝质毛；花冠白色或黄白色。荚果斜椭圆形。花、果期 2~4 月。

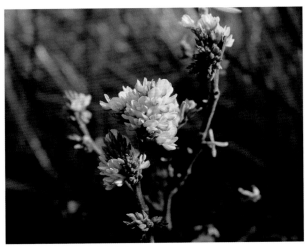

【适宜生境】生于海拔 1600~1900m 山坡路旁、林下。

【资源状况】分布于泸水、兰坪等地。偶见。

【入药部位】根（云南千斤拔）、全草（云南千斤拔）。

【功能主治】活血调经，舒筋活络，强筋壮骨。用于痨伤久咳，咽喉肿痛，腰痛，腰肌劳损，风湿瘫痪，坐骨神经痛，月经不调，宫冷不孕。

云南甘草 刺球、山甘草、土甘草

Glycyrrhiza yunnanensis Cheng f. et L. K. Dai ex P. C. Li

【标本采集号】5334210702

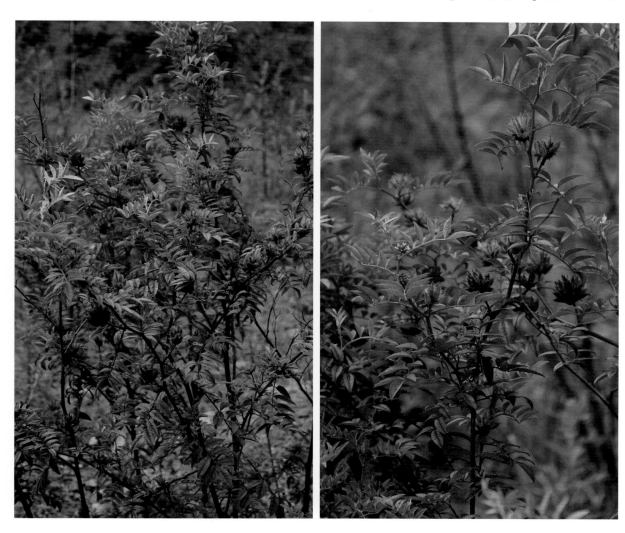

【形态特征】多年生草本；根与根状茎无甜味。茎直立，密被鳞片状腺点。叶为奇数羽状复叶，叶柄密被鳞片状腺点，腹面密被白色长柔毛；小叶披针形或卵状披针形。总状花序腋生；总花梗密被鳞片状腺点；花冠紫色，旗瓣长卵形或椭圆形。果序球状，荚果密集，长卵形，具宿存花柱形成的骤尖头，密被褐色硬刺。花期 5~6 月，果期 7~9 月。

【适宜生境】生于海拔 2150~2800m 的林缘、灌丛、田边、路旁。

【资源状况】分布于香格里拉、玉龙等地。少见。

【入药部位】根（云南甘草）。

【功能主治】补脾益气，止咳祛痰，清热解表。用于脾胃虚弱，中气不足，咳嗽气喘，痈疽疮毒。民间作甘草使用。

黄花岩黄耆
苦牛大力、猪力子、山莲藕
Hedysarum citrinum E. Baker

【标本采集号】ZM~165

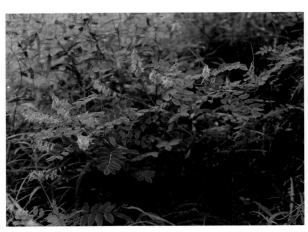 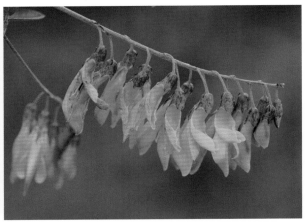

【形态特征】多年生草本。小叶片长卵形或卵状长圆形。总状花序腋生；花萼斜钟状；花冠淡黄色，旗瓣倒长卵形。荚果，无毛或有时边缘具星散的柔毛，节荚椭圆形、倒卵形、近圆形或菱形。花期 7~8 月，果期 9 月。

【适宜生境】生于海拔 3200~4200m 的山地针叶林林下及其针叶林带的砾石质山坡、灌丛。

【资源状况】分布于德钦等地。偶见。

【入药部位】根（蒺三嘎波）。

【功能主治】利水消肿。用于水肿，水土不服。

紫云英岩黄耆
鸡血藤、老京藤、血藤
Hedysarum pseudoastragalus Ulbr.

【标本采集号】ZM~169

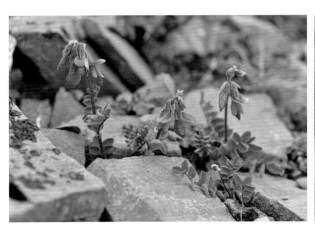 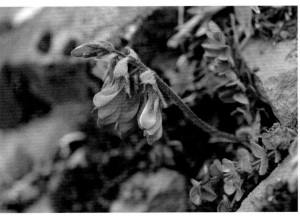

【形态特征】多年生草本。根细圆锥状，根颈向上生出不多的地上茎。茎低矮，2~3 节。托叶长圆形，棕色干膜质；小叶片圆卵形或椭圆状卵状。总状花序腋生；萼钟状，萼齿狭披针形；旗瓣倒阔卵形。荚果，节荚倒卵形或近椭圆形，扁平。花期 7~8 月，果期 8~9 月。

【适宜生境】生于海拔 4500~5000m 的高山原始风化坡地。

【资源状况】分布于德钦等地。偶见。

【入药部位】全草（塞码）。

【功能主治】温经通脉，止痢，止痛。用于"木保"病疼痛，血痢，筋脉伤。

锡金岩黄耆
毒鱼藤、苦蚕子、红药
Hedysarum sikkimense Benth. ex Baker

【标本采集号】5334211067

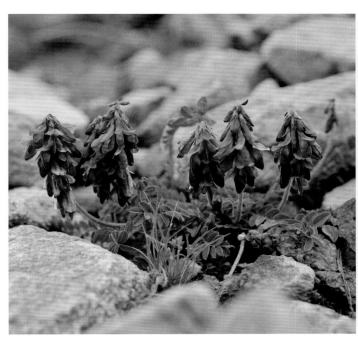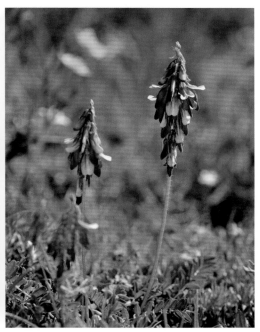

【形态特征】多年生草本。根形成仰卧的地上茎。羽状复叶，小叶通常 17~23，小叶下面沿主脉和边缘被疏柔毛；托叶宽披针形，棕褐色干膜质。总状花序腋生；花萼钟状，萼筒暗污紫色，萼齿绿色，狭披针形；花冠紫红色或后期变为蓝紫色。荚果，1~2 节，节荚近圆形、椭圆形或倒卵形，被短柔毛。花期 7~8 月，果期 8~9 月。

【适宜生境】生于海拔 3000~4650m 的高山干燥阳坡的高山草甸和高寒草原、疏灌丛及各种沙砾质干燥山坡。

【资源状况】分布于香格里拉、德钦、玉龙等地。偶见。

【入药部位】全草（岩黄芪）。

【功能主治】健胃，利尿。用于胃病，各种水肿。

绢毛木蓝 永胜木蓝
Indigofera hancockii Craib

【标本采集号】3229010311

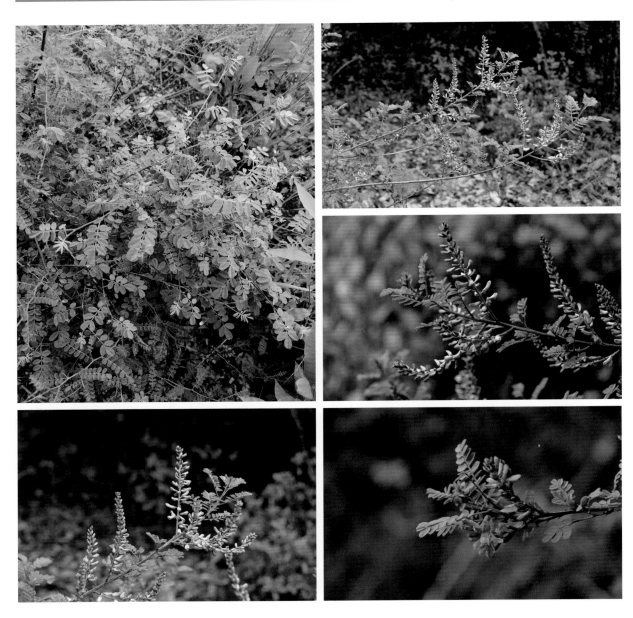

【形态特征】灌木。茎红褐色，圆柱形。羽状复叶；小叶通常为长圆状倒卵形，顶生小叶倒卵形。总状花序；花萼钟状，萼齿三角形；花冠紫红色，旗瓣长圆形。荚果褐色，圆柱形，内果皮具紫红色斑点。花期5~8月，果期10~11月。

【适宜生境】生于海拔500~2900m的山坡灌丛、路旁、岩石缝或林缘草坡。

【资源状况】分布于德钦、玉龙等地。偶见。

【入药部位】全草（绢毛木蓝）。

【功能主治】清热解毒。用于流行性感冒，烫伤。

西南木蓝
昆明木兰、茨口木蓝、昆明木蓝
Indigofera monbeigii Craib

【标本采集号】5334210212

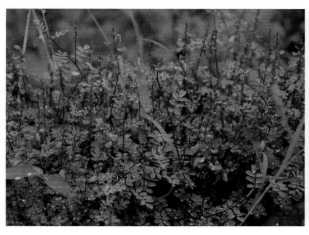
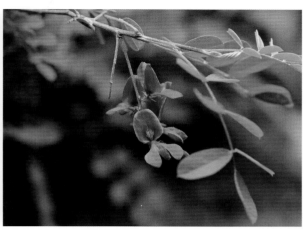

【形态特征】灌木。羽状复叶；小叶对生，纸质，椭圆形或椭圆状长圆形，顶生小叶倒卵状长圆形或倒披针形。总状花序；花冠淡紫红色，旗瓣长圆状椭圆形。荚果褐色，圆柱形。花期 5~7 月，果期 8~10 月。

【适宜生境】生于海拔 2100~2700m 的山坡、沟边灌丛及杂木林。

【资源状况】分布于香格里拉、维西、贡山、玉龙等地。偶见。

【入药部位】全草（西南木蓝）。

【功能主治】清热解毒，烫伤。用于流行性感冒、烫伤。

穗序木蓝
蛤蟆草、希如文 – 奥日图哲
Indigofera spicata Forsk.

【标本采集号】5329320238

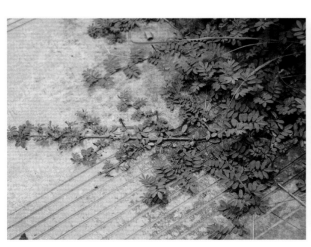
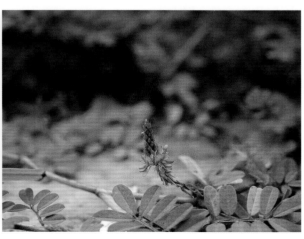

【形态特征】草本。茎单一或基部多分枝，枝直立或偃状，上升，中空。羽状复叶；叶柄极短或近无柄；托叶膜质，披针形；小叶互生，倒卵形至倒披针形。花冠青紫色、旗瓣阔卵形。荚果有 4 棱，线形，无毛，果梗下弯。花、果期 4~11 月。

【适宜生境】生于海拔 800~1100m 的空旷地、竹园、路边潮湿的向阳处。

【资源状况】分布于兰坪等地。常见。

【入药部位】全草（穗序木蓝）。

【功能主治】用于避孕，绝育。

茸毛木蓝 铁刷子、血人参、山红花
Indigofera stachyodes Lindl.

【标本采集号】3229010264

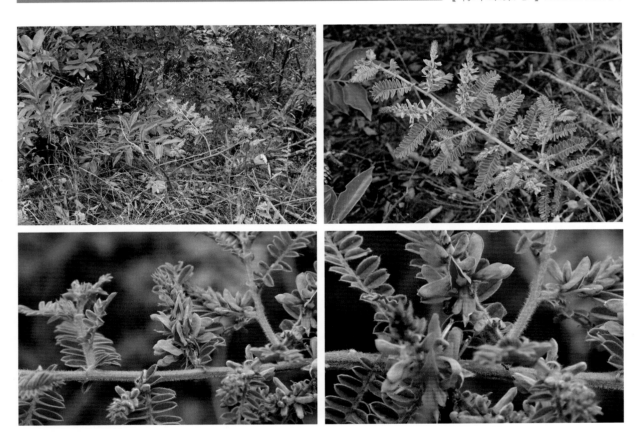

【形态特征】灌木。羽状复叶；小叶互生或近对生，长圆状披针形，顶生小叶倒卵状长圆形。总状花序；花冠深红色或紫红色，旗瓣椭圆形，外面有长软毛。荚果圆柱形，密生长柔毛，内果皮有紫红色斑点。种子赤褐色，方形。花期 4~7 月，果期 8~11 月。

【适宜生境】生于海拔 700~2400m 的山坡阳处或灌丛。

【资源状况】分布于维西、泸水、福贡等地。偶见。

【入药部位】根（雪人参）、叶（茸毛木蓝叶）、花（茸毛木蓝）。

【功能主治】根：活血止痛，舒筋活络，滋阴补肾，补气摄血。用于崩漏，跌打风湿，肝硬化，疳积，痢疾。叶、花：利尿。用于小便不利。

木　蓝 槐蓝、大蓝、大青蓝
Indigofera tinctoria L.

【标本采集号】2353290026

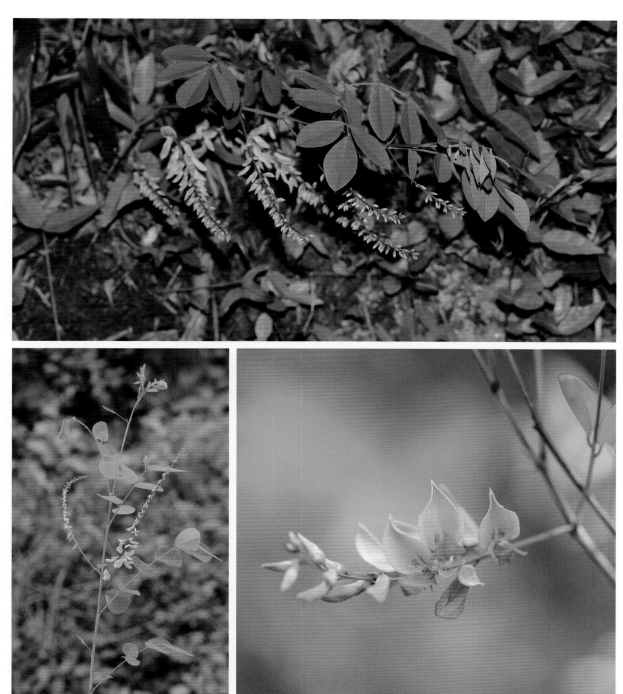

【形态特征】亚灌木。分枝少，幼枝有棱，扭曲，被白色"丁"字毛。羽状复叶；小叶对生，倒卵状长圆形或倒卵形；花冠伸出萼外，红色，旗瓣阔倒卵形；花药心形。荚果线形，种子间有缢缩，外形似串珠状。种子近方形。花期几乎全年，果期 10 月。

【适宜生境】生于山坡草丛中，南部各省时有栽培。

【资源状况】分布于玉龙等地。偶见。

【入药部位】叶（木蓝）、茎叶加工品（青黛）。

【功能主治】清热解毒，凉血，定惊。用于温毒发斑，血热吐衄，胸痛咯血，口疮，痄腮，喉痹，小儿惊痫。

扁　豆　火镰扁豆、峨眉豆、扁豆子
Lablab purpureus (Linn.) Sweet

【标本采集号】5329260328

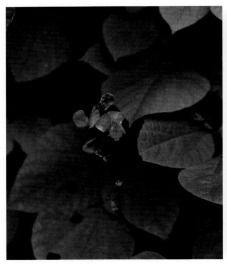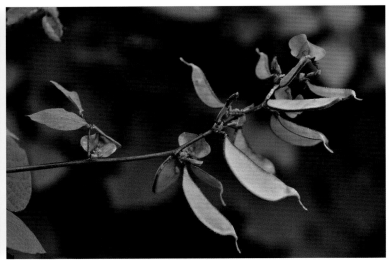

【形态特征】缠绕藤本。茎常呈淡紫色。羽状复叶，具 3 小叶；托叶基着，披针形。总状花序直立，花冠白色或紫色，旗瓣圆形。荚果长圆状镰形，扁平，顶端有弯曲的尖喙。花期 4~12 月，果期 5~12 月。

【适宜生境】生于几乎各种生境。

【资源状况】广泛栽培于横断山三江并流区。

【入药部位】种子（白扁豆）、扁豆（炒扁豆）、根（扁豆根）、藤（扁豆藤）、叶（扁豆叶）、花（扁豆花）、种皮（扁豆衣）。

【功能主治】种子：健脾化湿，和中消暑。用于脾胃虚弱，食欲不振，大便溏泻，白带过多，暑湿吐泻，胸闷腹胀。扁豆：健脾化湿。用于脾虚泄泻，白带过多。根：用于便血痔漏，淋浊。藤：用于风痰迷窍，癫狂乱语。叶：用于吐泻转筋，疮毒，跌打创伤。花：消暑，化湿，和中。用于暑湿泄泻，痢疾。种皮：健脾化湿。用于痢疾，腹泻，脚气水肿。

截叶铁扫帚 夜关门、千里光、半天雷

Lespedeza cuneata (Dum. -Cours.) G. Don

【标本采集号】5334210621

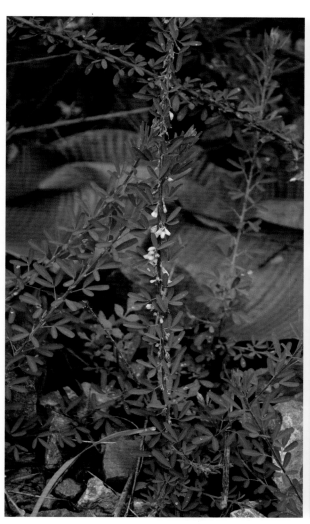
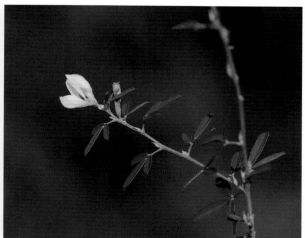
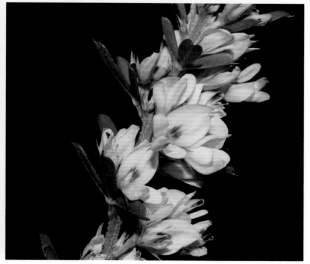

【形态特征】小灌木。茎直立或斜升，被毛，上部分枝，分枝斜上。叶密集，柄短；小叶楔形或线状楔形，叶端具小刺尖。总状花序腋生，具花 2~4，花冠白色或淡黄色，旗瓣基部带紫斑，有时龙骨瓣先端带紫色。荚果宽卵形或近球形，被伏毛。花期 7~9 月，果期 9~10 月。

【适宜生境】生于海拔 1500m 以下的山坡灌丛中。

【资源状况】分布于香格里拉、德钦、维西、贡山、泸水、兰坪等地。常见。

【入药部位】全草（截叶铁扫帚）。

【功能主治】清热解毒，活血，止血，化积消食，益肝明目，利尿，散瘀消肿，补肝肾，益肺阴，祛瘀消肿。用于感冒，小儿疳积，痢疾，疝气，牙痛，虫蛇咬伤，遗精，白浊，哮喘，胃痛，损伤，目赤。

矮生胡枝子
矮胡枝子、短生胡枝子
Lespedeza forrestii Schindl.

【标本采集号】5329320246

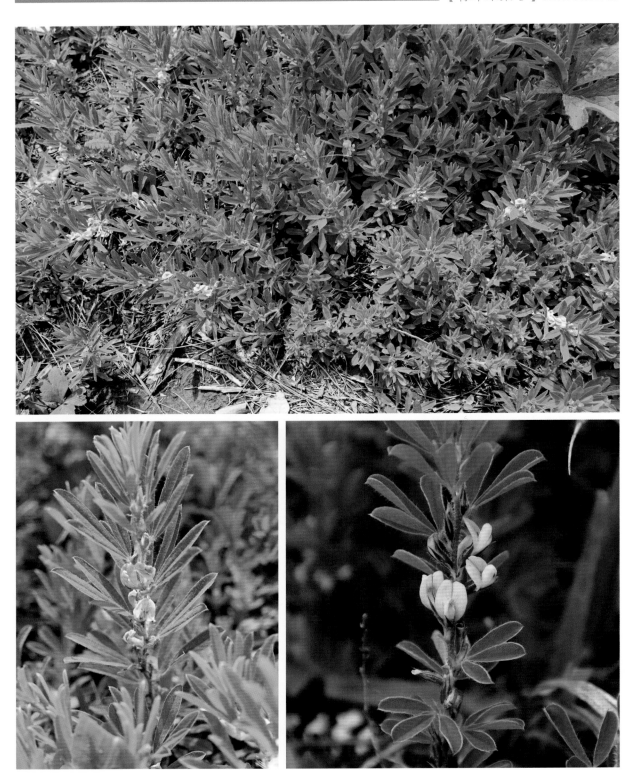

【形态特征】半灌木或灌木。全株被白色长柔毛。根多头，根状茎横走；茎多数，单一，匍匐或斜升。托叶宽卵形至披针形；羽状复叶，具 3 小叶；小叶长圆状线形。花腋生；总花梗短；小苞片狭披针形；花冠粉红色，有紫斑，旗瓣宽椭圆形，翼瓣长圆形，龙骨瓣钝头。荚果未见。花期 6~9 月，果期 7~11 月。

【适宜生境】生于海拔 2200~2800m 的山坡灌丛中。

【资源状况】分布于玉龙等地。偶见。

【入药部位】根（矮生胡枝子）。

【功能主治】祛风除湿，止痛。用于风湿骨痛。

美丽胡枝子 白花羊牯枣、夜关门、三妹木
Lespedeza formosa (Vog.) Koehne

【标本采集号】3229010859

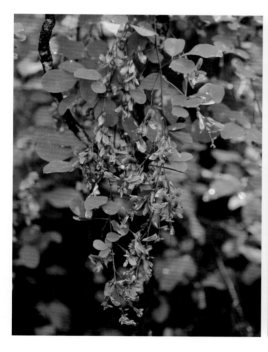
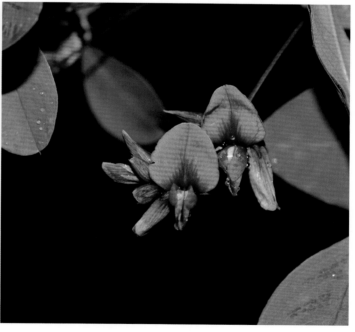

【形态特征】灌木。小叶椭圆形、长圆状椭圆形或卵形，稀倒卵形。总状花序单一，腋生，或构成顶生的圆锥花序；花冠红紫色，旗瓣近圆形或稍长，翼瓣倒卵状长圆形。荚果倒卵形或倒卵状长圆形。花期 7~9 月，果期 9~10 月。

【适宜生境】生于海拔 2800m 以下的山坡、路旁及林缘灌丛中。

【资源状况】分布于维西、兰坪、玉龙等地。常见。

【入药部位】根（马扫帚根）、全株（马扫帚、草大戟）、花（草大戟花）。

【功能主治】根、全株：清热凉血，消肿止痛。用于肺热咳嗽，肺脓肿，疮痈疖肿，便血，风湿关节痛，跌打肿痛。花：用于肺热咯血，便血。

银合欢
白合欢、合欢、夜合树
Leucaena leucocephala (Lam.) de Wit

【标本采集号】3229010630

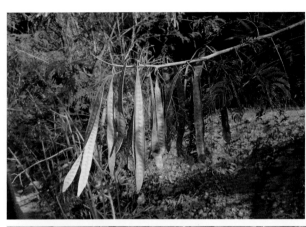
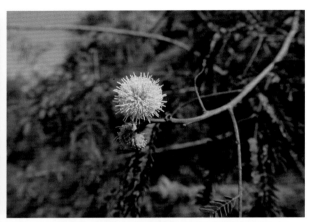
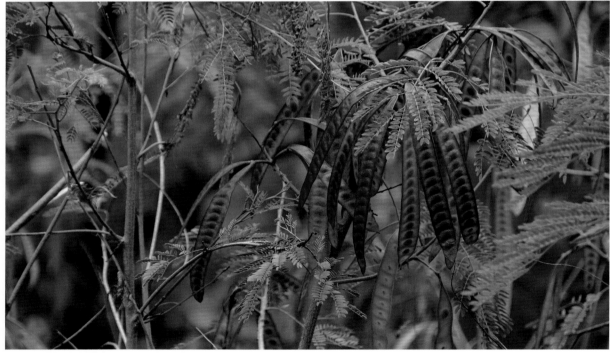

【形态特征】灌木或小乔木；幼枝被短柔毛，老枝无毛。羽片 4~8 对，托叶三角形，小；小叶线状长圆形。头状花序通常 1~2 个腋生；苞片紧贴，被毛，早落；花白色；花瓣狭倒披针形，背被疏柔毛。荚果带状。花期 4~7，果期 8~10 月。

【适宜生境】生于海拔 1500m 以下的荒地或疏林。

【资源状况】分布于玉龙等地。偶见。

【入药部位】种子（银合欢）。

【功能主治】驱虫，消渴。用于消渴。

百脉根　牛角花、都草、黄金花
Lotus corniculatus Linn.

【标本采集号】5334210261

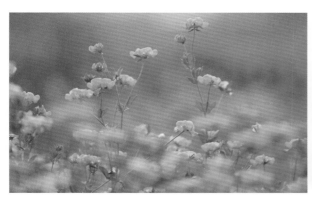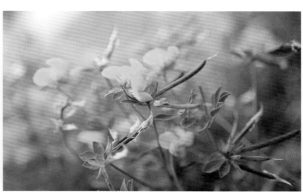

【形态特征】草本。茎丛生。羽状复叶，基部 2 小叶呈托叶状，斜卵形至倒披针状卵形。伞形花序，花冠黄色或金黄色，干后常变蓝色，旗瓣扁圆形。荚果直，线状圆柱形，褐色，二瓣裂。花期 5~9 月，果期 7~10 月。

【适宜生境】生于海拔 1500~3500m 的湿润而呈弱碱性的山坡、草地、田野或河滩地。

【资源状况】分布于香格里拉、维西等地。常见。

【入药部位】全草、根（百脉根）。

【功能主治】全草：清热消炎，止咳平喘，解毒。用于咽炎，扁桃体炎，淋巴腺炎，湿疹，疥疮，风热咳嗽，胃脘痛，痔疮，下乳，大肠出血，痢疾。根：下气，祛热，除虚劳。

紫苜蓿　扁豆子、苜蓿草、野苜蓿
Medicago sativa L.

【标本采集号】5334210330

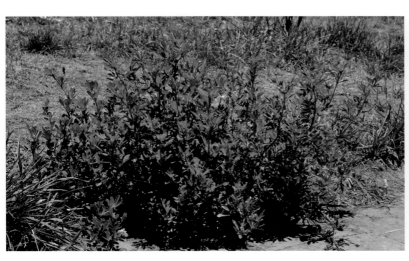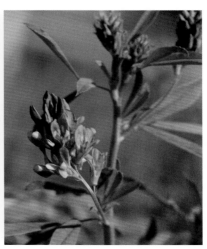

【**形态特征**】草本。羽状三出复叶；托叶大，卵状披针形；小叶长卵形、倒长卵形至线状卵形。花序总状或头状；花冠各色，淡黄色、深蓝色至暗紫色，花瓣均具长瓣柄，旗瓣长圆形。荚果。花期5~7月，果期6~8月。

【**适宜生境**】生于海拔1360~3400m田边、路旁、旷野、草原、河岸及沟谷。

【**资源状况**】分布于香格里拉、德钦、玉龙等地。常见。

【**入药部位**】根（紫苜蓿）、全草（紫苜蓿）、种子（紫苜蓿）。

【**功能主治**】根：用作颠茄根的代用品。全草：健胃消食，利肠，清热利尿，排石，抗肿瘤。用于黄疸性肝炎，腹泻，石淋，尿路结石，夜盲。种子：用于关节炎。

白花草木犀
白甜车轴草、金花草、白草木樨
Melilotus albus Medic. ex Desr.

【**标本采集号**】5329320248

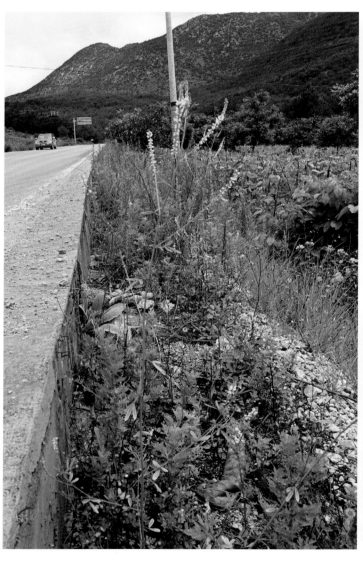
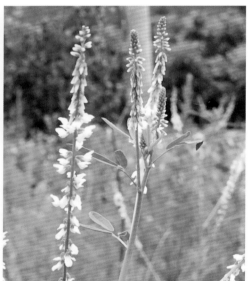
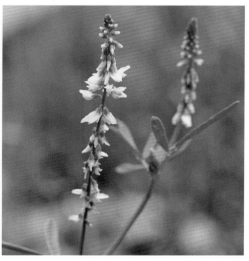

【形态特征】草本。羽状三出复叶；托叶尖刺状锥形；小叶长圆形或倒披针状长圆形。总状花序；花冠白色，旗瓣椭圆形。荚果椭圆形至长圆形，具尖喙，表面脉纹细，网状。花期5~7月，果期7~9月。

【适宜生境】生于海拔2000m以下的田边、路旁荒地及湿润的砂地。

【资源状况】分布于德钦、玉龙等地。常见。

【入药部位】全草（草木樨、辟汗草）。

【功能主治】解热毒，化湿杀虫，截疟，止痢。用于暑热胸闷，疟疾，痢疾，淋证，皮肤疮疡。

天蓝苜蓿
接筋草、天蓝、黑荚苜蓿
Medicago lupulina L.

【标本采集号】5329320246

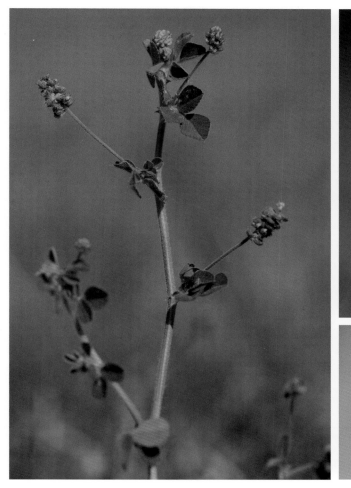
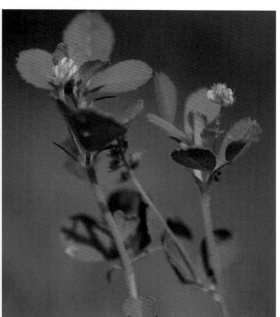
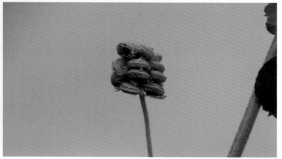

【形态特征】草本。茎平卧或上升，多分枝。羽状三出复叶；小叶倒卵形、阔倒卵形或倒心形。花序小头状，具花10~20；苞片刺毛状；花冠黄色，旗瓣近圆形，表面具同心弧形脉纹。荚果肾形。花期7~9月，果期8~10月。

【适宜生境】生于海拔 2500~3200m 的草坡、旷野、路旁。

【资源状况】分布于德钦、维西、玉龙等地。常见。

【入药部位】全草（三叶草）。

【功能主治】舒筋活络，清热利尿。用于坐骨神经痛，风湿筋骨痛，损伤疼痛，黄疸性肝炎，白血病，咳喘，肠出血，小儿发热，肺炎，蛇咬伤，蜂蜇伤。

草木犀 铁扫把、败毒草、省头草
Melilotus officinalis (L.) Pall.

【标本采集号】5329320249

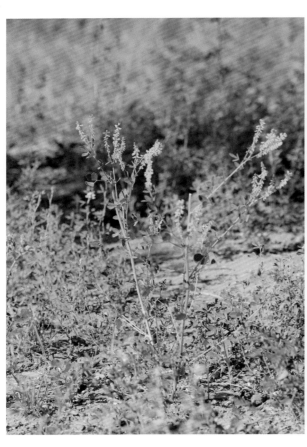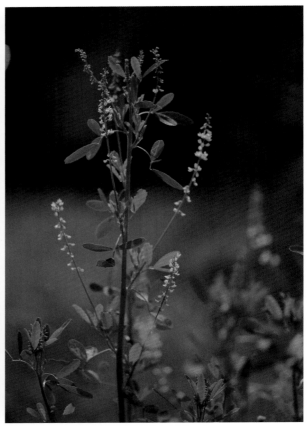

【形态特征】草本。茎直立，粗壮，具纵棱。羽状三出复叶；小叶倒卵形、阔卵形、倒披针形至线形。总状花序长，萼钟形，萼齿三角状披针形；花冠黄色，旗瓣倒卵形。荚果卵形，棕黑色。花期 5~9 月，果期 6~10 月。

【适宜生境】生于海拔 4000m 以下的山坡、河岸、路旁、沙质草地及林缘。

【资源状况】分布于德钦、玉龙等地。常见。

【入药部位】全草（辟汗草）。

【功能主治】止咳平喘，散结止痛。用于四肢癞烂，咳嗽。

厚果崖豆藤

毒鱼藤、苦蚕子、牛牯大力

Millettia pachycarpa Benth.

【标本采集号】3229010205

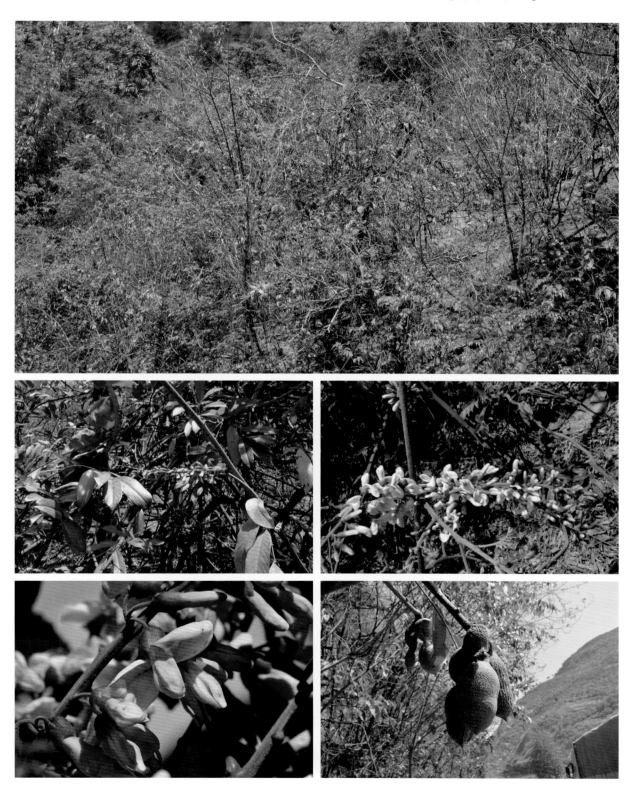

【形态特征】巨大藤本。幼年时直立如小乔木状。羽状复叶；小叶长圆状椭圆形至长圆状披针形；无小托叶。总状圆锥花序；花冠淡紫色，旗瓣卵形，或先端边缘具睫毛，基部淡紫色，基部具2短耳；雄蕊单体。荚果深褐黄色，肿胀，长圆形，密布浅黄色疣状斑点，果瓣木质，甚厚。种子黑褐色，肾形，或挤压呈棋子形。花期4~6月，果期6~11月。

【适宜生境】生于海拔2000m以下的山坡常绿阔叶林内。

【资源状况】分布于贡山、泸水、玉龙等地。常见。

【入药部位】根、种子、茎汁（苦檀子）、叶（苦檀叶）。

【功能主治】根、种子、叶：散瘀消肿。用于跌打损伤，骨折，皮肤病，毒蛇咬伤。茎汁：用于龋齿，皮肤病，毒蛇咬伤。

香花崖豆藤 大巴豆、山鸡血藤、马下消
Millettia dielsiana Harms

【标本采集号】2353290468

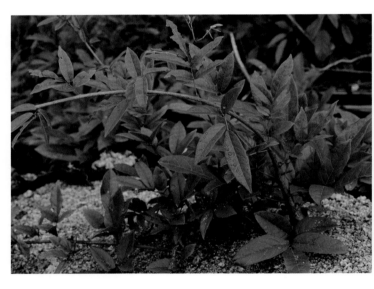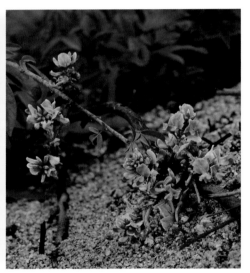

【形态特征】攀缘灌木。羽状复叶；托叶线形；小叶5，披针形、长圆形或窄长圆形；小托叶锥刺形。圆锥花序顶生，盛花时成扇状开展并下垂；花萼宽钟形；花冠紫红色；旗瓣密被绢毛，基部无胼胝体。荚果长圆形，扁平，密被灰色绒毛。种子长圆状，凸镜状。花期5~9月，果期6~11月。

【适宜生境】生于海拔2500m的山坡杂木林与灌丛中谷地、溪沟和路旁。

【资源状况】分布于贡山、泸水等地。偶见。

【入药部位】藤茎（山鸡血藤）。

【功能主治】补血行血，通经活络。用于贫血，月经不调，经闭，风湿痹痛，腰腿酸痛，四肢麻木，放射治疗引起的白细胞减少症。

亮叶崖豆藤

硬根藤、血凤藤、亮叶鸡血藤

Millettia nitida Benth.

【标本采集号】5329290412

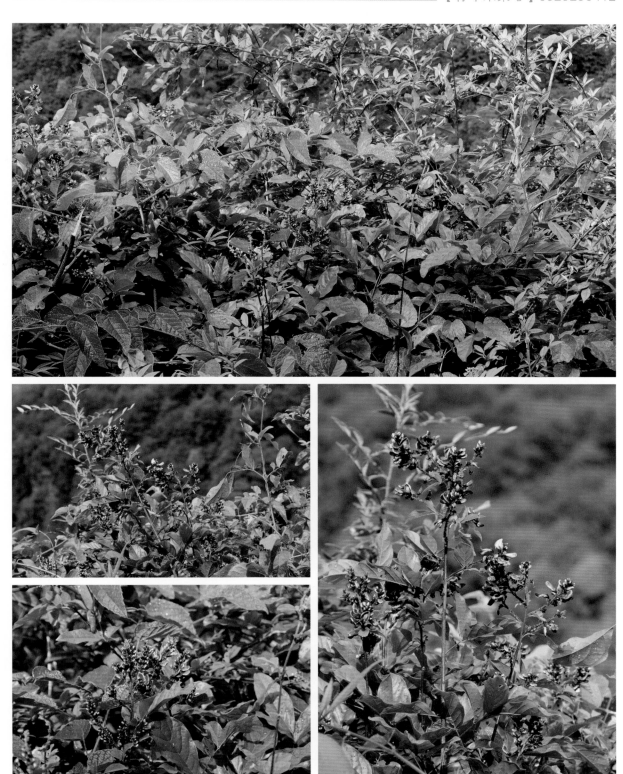

【形态特征】攀缘灌木。羽状复叶；托叶线形，脱落；小叶 5，硬纸质，卵状披针形或长圆形；小托叶锥刺状。圆锥花序顶生，粗壮，花序梗与序轴均密被茶褐色绒毛；花冠紫色，旗瓣密被绢毛，基部具 2 胼胝体。荚果扁平长圆形，密被黄褐色绒毛，先端具喙，基部有短柄。花期 5~9 月，果期 7~12 月。

【适宜生境】生于海拔 800m 的海岸灌丛或山地疏林中。

【资源状况】分布于贡山等地。常见。

【入药部位】根、茎、花、老藤（亮叶崖豆藤）。

【功能主治】活血补血，通经活络，解毒解热，止痢。用于红白痢疾，便下脓血，贫血，风湿关节痛。

印度崖豆
柜柳、印度鸡血藤、美花鸡血藤
Millettia pulchra (Benth.) Kurz

【标本采集号】5309220200

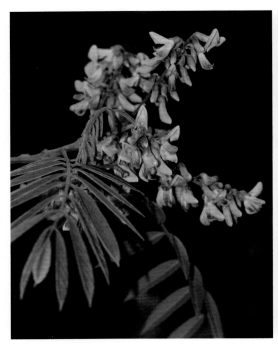
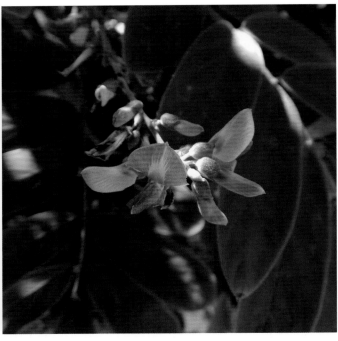

【形态特征】灌木或小乔木。羽状复叶；小叶纸质，披针形或披针状椭圆形。总状圆锥花序腋生；花冠淡红色至紫红色。荚果线形扁平，初被灰黄色柔毛，后渐脱落。种子褐色，椭圆形。花期 4~8 月，果期 6~10 月。

【适宜生境】生于海拔 1400m 的山地、旷野或杂木林缘。

【资源状况】分布于泸水等地。偶见。

【入药部位】根及藤茎（小牛力）、叶。

【功能主治】根、藤茎：活血止血，散瘀，止痛，消肿，宁神。用于风湿关节痛、跌打损伤，痔血，风疹瘙痒。叶：用于水痘。

甘肃棘豆
赛嘎、塞玛、其玛甲吉
Oxytropis kansuensis Bunge

【标本采集号】LGD–XGLL140

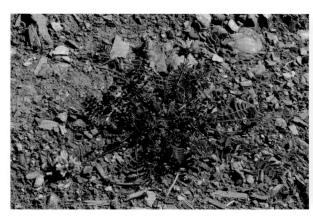
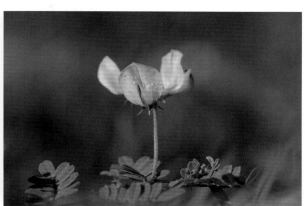

【形态特征】多年生草本。茎细弱，被黑色短毛和白色糙伏毛。羽状复叶；小叶 17~23（29），小叶卵状长圆形、披针形。叶柄、花序轴、花萼筒均被毛。多花组成头形总状花序；花冠黄色，旗瓣瓣片宽卵形。荚果纸质，膨胀，密被贴伏黑色短柔毛。花期 6~9 月，果期 8~10 月。

【适宜生境】生于海拔 2200~5300m 的路旁、高山草甸、高山林下、山坡草地、河边草原、沼泽地、高山灌丛、山坡林间砾石地及冰碛丘陵上。

【资源状况】分布于香格里拉等地。偶见。

【入药部位】全草（甘肃棘豆）。

【功能主治】解毒，敛疮，止血利尿。用于各种内出血，水肿。

云南棘豆
塞玛莫保、滇棘、豆莨大夏
Oxytropis yunnanensis Franch

【标本采集号】5334210429

【形态特征】多年生草本。茎缩短，疏丛生。羽状复叶；小叶 9（~13）~19（~23），披针形，两面疏被白色短柔毛。5~12 朵花组成头形总状花序，花冠蓝紫色或紫红色。荚果近革质，椭圆形、长圆形、卵形，密被黑色贴伏短柔毛。花、果期 7~9 月。

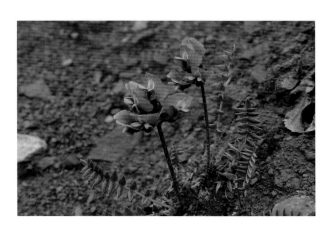

【适宜生境】生于海拔 3500~4600m 的山坡灌丛、冲积地、石质山坡岩缝中。

【资源状况】分布于德钦、玉龙等地。常见。

【入药部位】花（云南棘豆）。

【功能主治】消炎，利尿，除湿，祛风，愈疮。用于时疫，炎症，出血，体内积液，风湿，瘙痒，疮疖，便秘，水肿。

紫雀花　金雀花、白球花
Parochetus communis Buch. -Ham. ex D. Don

【标本采集号】533324180519283LY

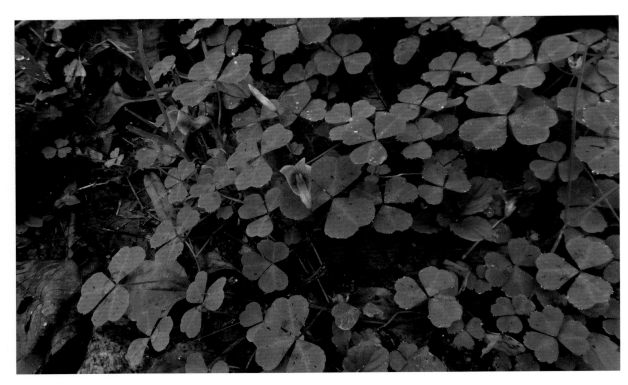

【形态特征】匍匐草本。掌状三出复叶；托叶阔披针状卵形，膜质；小叶倒心形。伞状花序生于叶腋；花冠淡蓝色至蓝紫色，偶为白色和淡红色。荚果线形，无毛。种子肾形，棕色，有时具斑纹。花、果期 4~11 月。

【适宜生境】生于海拔 2000~3000m 的林缘草地、山坡、路旁荒地。

【资源状况】分布于维西、贡山、福贡、兰坪、玉龙等地。常见。

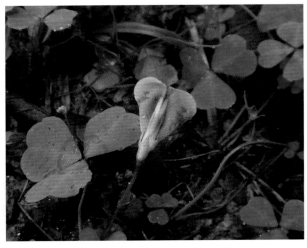

【入药部位】全草（金雀花）。

【功能主治】补肾壮阳，接骨止血。用于肾虚阳痿，创伤出血，跌打骨折。

尼泊尔黄花木 披针叶黄花木
Piptanthus nepalensis (Hook.) D. Don

【标本采集号】3229010391

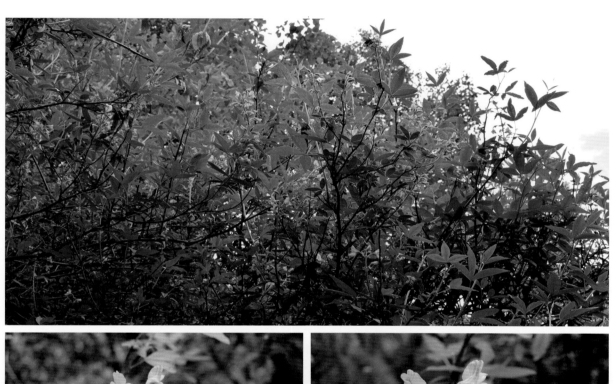

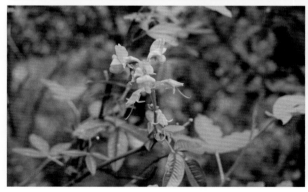
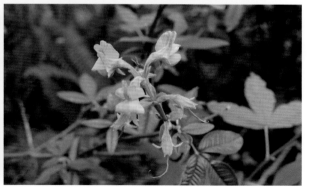

【形态特征】灌木。茎被白色绵毛。小叶披针形、长圆状椭圆形或线状卵形。总状花序顶生，具花
2~4 轮，密被白色绵毛；苞片阔卵形；花冠黄色，旗瓣阔心形。荚果阔线形，扁平，
具尖喙，基部具颈，被毛。花期 4~6 月，果期 6~7 月。

【适宜生境】生于海拔约 3000m 的山坡针叶林缘、草地灌丛或河流旁。

【资源状况】分布于维西、福贡、玉龙等地。常见。

【入药部位】果实、种子（尼泊尔黄花木）。

【功能主治】清肝明目，利水润肠。用于肝火上炎，目赤肿痛，小便不利。

绒叶黄花木 毛黄花木、毛叶黄花木、绒毛叶黄花木
Piptanthus tomentosus Franch.

【标本采集号】5334210244

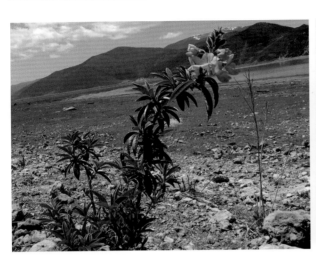
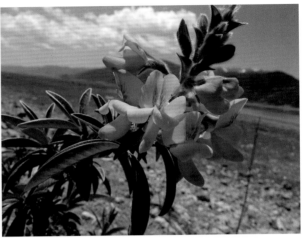

【形态特征】灌木。小叶卵状椭圆形、披针形至倒卵状披针形。总状花序顶生,密被绒毛;萼钟形,萼齿密被锈色毛;花冠黄色,旗瓣瓣片圆形或阔心形。荚果线形,扁平,密被锈色绒毛。花期4~7月,果期8~9月。

【适宜生境】生于海拔3000m的山坡草地、林缘灌丛。

【资源状况】分布于维西、玉龙等地。偶见。

【入药部位】果、种子(绒叶黄花木)。

【功能主治】清肝明目,利水滑肠。用于肝阳上亢,目赤肿痛,收敛固涩。

豌 豆 蜱豆、荜豆、寒豆
Pisum sativum L.

【标本采集号】5309220781

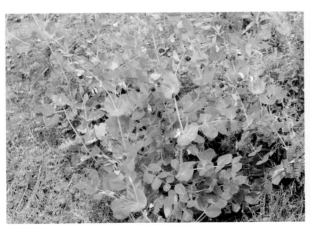
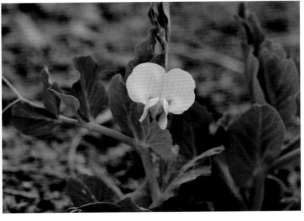

【形态特征】一年生攀缘草本。全株绿色，被粉霜。托叶比小叶大，叶状，心形；小叶卵圆形。花萼钟状；花冠颜色多样，随品种而异，但多为白色和紫色。荚果肿胀，长椭圆形，内侧有坚硬纸质的内皮。花期 6~7 月，果期 7~9 月。

【适宜生境】栽培于各种生境。

【资源状况】栽培于德钦、贡山、福贡、玉龙等地。

【入药部位】种子（豌豆）、花（豌豆花）、叶（豌豆叶）。

【功能主治】种子、花：和中下气，利小便，解疮毒。用于霍乱转筋，脚气，痈肿。叶：清热除湿，消肿，散结。用于跌打损伤，小便不利。

补骨脂　破故纸、和兰苋、胡韭子
Psoralea corylifolia Linn.

【标本采集号】5329320253

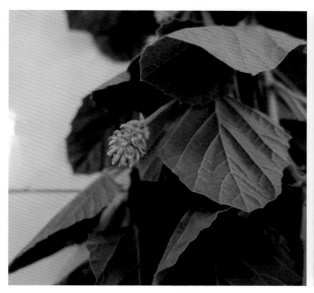
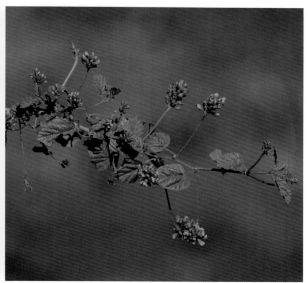

【形态特征】一年生直立草本。枝坚硬，有明显腺点。单叶，宽卵形，两面有明显黑色腺点；托叶镰形，叶柄有腺点。花序腋生，组成密集的总状或小头状花序；花萼被白色柔毛和腺点，花冠黄色或蓝色。荚果卵形，具小尖头，黑色，表面具不规则网纹。花、果期 7~10 月。

【适宜生境】生于海拔 500~1900m 的山坡、溪边、田边。

【资源状况】分布于兰坪、泸水等地。偶见。

【入药部位】果（补骨脂）。

【功能主治】温肾助阳，纳气，止泻。用于阳痿遗精，遗尿尿频，腰膝冷痛，肾虚作喘，五更泄泻；外用于白癜风，斑秃。

葛

葛藤、粉葛、干葛

Pueraria lobata (Willd.) Ohwi

【标本采集号】5329290698

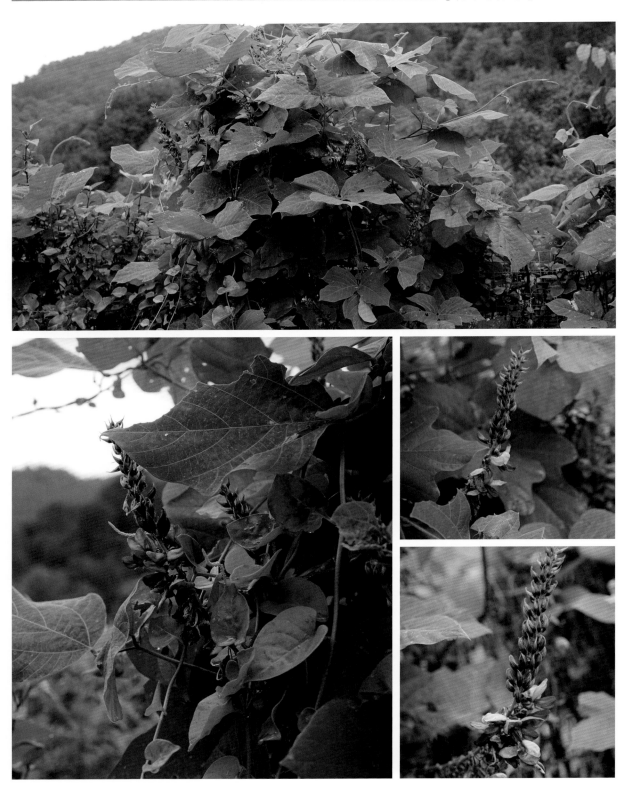

【**形态特征**】粗壮藤本。全体被黄色长硬毛，茎基部木质，有粗厚的块状根。羽状复叶；托叶卵状长圆形，具线条；小托叶线状披针形。总状花序；苞片线状披针形至线形；花萼钟形；花冠紫色，旗瓣倒卵形。荚果长椭圆形，扁平。花期 9~10 月，果期 11~12 月。

【**适宜生境**】生于海拔 1700m 以下的坡地、沟谷、向阳矮小灌木丛中。

【**资源状况**】分布于香格里拉、德钦、维西、贡山、兰坪、玉龙等地。常见。

【**入药部位**】根（葛根）。

【**功能主治**】解肌退热，生津，透疹，升阳止泻，解酒醒脾。用于外感发热，头痛，项背强痛，口渴，消渴，麻疹不透，热痢，泄泻。

苦 葛 云南葛藤、白苦葛、葛麻
Pueraria peduncularis (Grah. ex Benth.) Benth.

【**标本采集号**】5334210668

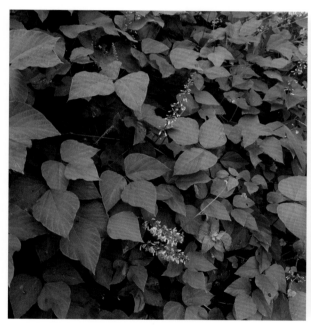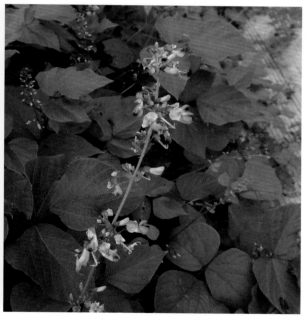

【**形态特征**】缠绕草本，各部被疏或密的粗硬毛。羽状复叶；具 3 小叶，小叶卵形或斜卵形；托叶基着，披针形；小托叶小，刚毛状。总状花序纤细；花白色，3~5 朵簇生于花序轴的节上；花萼钟状。荚果线形，直，光亮，果瓣近纸质。花期 8 月，果期 10 月。

【**适宜生境**】生于海拔 1100~3500m 的荒地、杂木林中。

【**资源状况**】分布于香格里拉、德钦、维西、贡山、兰坪、玉龙等地。偶见。

【**入药部位**】花、根（苦葛）。

【**功能主治**】清热解毒，生津止渴，退疹，杀虫。用于风热感冒，咳嗽，口渴，皮肤瘙痒，麻疹，风疹，痘疹不透；外用于"黄水"疮，灭血吸虫尾蚴、子孓。

紫脉花鹿藿

紫脉花鹿藿、喜马拉雅鹿藿

Rhynchosia himalensis Benth. ex Baker var. *craibiana* (Rehd.) Peter-Stibal

【标本采集号】5334210328

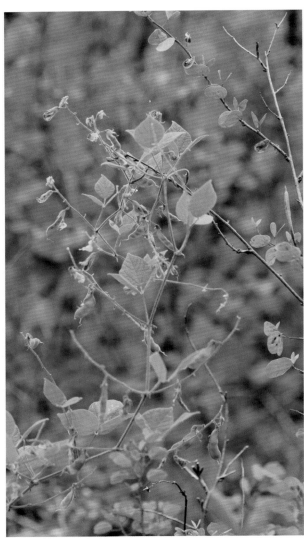
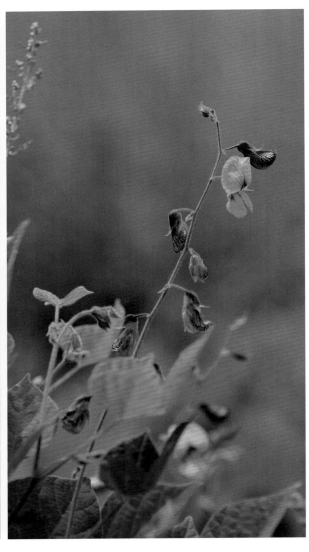

【形态特征】攀缘状草本。茎和花序轴被软伏毛。叶具羽状 3 小叶，小叶卵圆形，两面密被短柔毛并混生腺毛，具腺点。总状花序腋生，花序较短，长 6~9cm，花较少，3~5 朵；花黄色，旗瓣外面具明显的紫色脉纹。荚果密被微柔毛和软白色毛，并混生褐色腺毛。花期 3~10 月，果期 4~11 月。

【适宜生境】生于约 2100m 山坡灌丛中、林下、山沟或田地边。

【资源状况】分布于香格里拉、德钦、维西、兰坪、玉龙等地。常见。

【入药部位】茎叶（紫脉花鹿藿）。

【功能主治】祛风，止痛，活血，解毒。用于风湿痹痛，头痛，牙痛，腰脊疼痛，产后瘀血腹痛，产褥热，瘰疬，痈肿疮毒，跌打损伤。

云南鹿藿 滇鹿藿
Rhynchosia yunnanensis Franch.

【标本采集号】5334210764

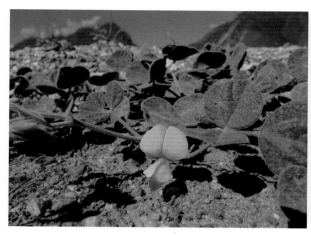
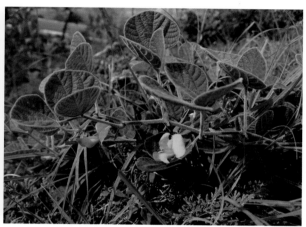

【形态特征】草质或近木质藤本，全株密被灰色柔毛或绒毛。羽状 3 小叶，小叶两面密被小腺点。总状花序；花黄色。荚果倒卵状椭圆形至椭圆形，带红褐色。花期 5~8 月，果期 10 月。

【适宜生境】生于海拔 1800~2300m 的河谷草坡砂石上。

【资源状况】分布于香格里拉、玉龙等地。偶见。

【入药部位】茎叶（云南鹿藿）。

【功能主治】祛风，止痛，活血，解毒。用于风湿痹痛，头痛，牙痛，腰脊疼痛，产后瘀血腹痛，产褥热，瘰疬，痈肿疮毒，跌打损伤。

白刺花 铁马胡烧、狼牙刺、苦刺
Sophora davidii (Franch.) Skeels

【标本采集号】5334210001

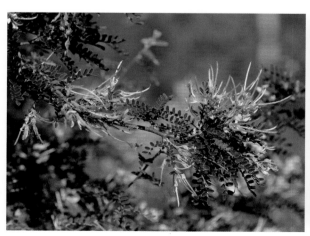
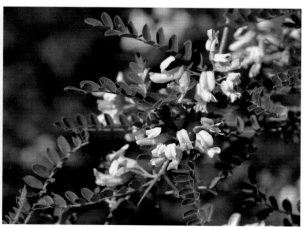

【形态特征】灌木或小乔木。枝多开展，小枝初被毛。羽状复叶；托叶钻状，部分变成刺。总状花序着生于小枝顶端，花小；花冠白色或淡黄色，旗瓣倒卵状长圆形。荚果非典型串珠状，稍压扁，表面散生毛或近无毛。花期 3~8 月，果期 6~10 月。

【适宜生境】生于海拔 2500m 以下的河谷沙丘和山坡路边的灌木丛。

【资源状况】分布于德钦、维西、贡山、兰坪、玉龙等地。常见。

【入药部位】根、果、花（白刺花）、叶（白刺花叶）。

【功能主治】根：清热解毒，利湿消肿，凉血止血。用于痢疾，膀胱炎，血尿，水肿，喉炎，衄血。果：理气消积，抗肿瘤。用于消化不良，胃痛，腹痛，白血病。花：清热解毒，凉血消肿。用于痈肿疮毒。叶：凉血，解毒，杀虫。用于衄血，便血，疔疮肿毒，疥癣，烫伤，滴虫阴道炎。

苦 参　苦骨、川参、凤凰爪
Sophora flavescens Alt.

【标本采集号】5329320258

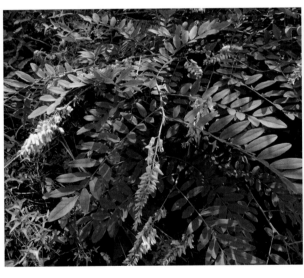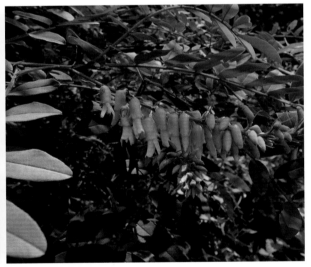

【形态特征】草本或亚灌木。羽状复叶；托叶披针状线形；小叶互生或近对生，纸质，形状多变，椭圆形、卵形、披针形至披针状线形。总状花序顶生；花萼钟状；花冠白色或淡黄白色。荚果，种子间稍缢缩。种子长卵形，深红褐色或紫褐色。花期 6~8 月，果期 7~10。

【适宜生境】生于海拔 1500m 以下的山坡、沙地、草坡、灌木林或田野附近。

【资源状况】分布于维西、玉龙等地。偶见。

【入药部位】根（苦参）、种子。

【功能主治】根：清热解毒，祛风燥湿，利尿，驱虫。用于肠炎，细菌性痢疾、痔疮出血，麻疹，疥癣，恶疮，遗精，赤白带下，咽喉肿痛。种子：明目，健胃，驱蛔虫。

高山野决明 害鲁西、高山黄花、光叶黄华
Thermopsis alpina (Pall.) Ledeb.

【标本采集号】334210110

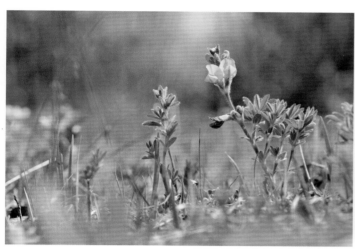
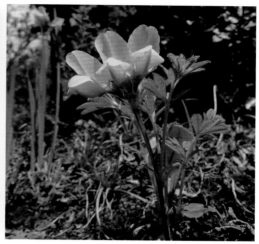

【形态特征】多年生草本。根状茎发达；茎直立，具沟棱。托叶卵形或阔披针形；小叶线状倒卵形至卵形。总状花序顶生；花冠黄色，花瓣均具长瓣柄，旗瓣阔卵形。荚果长圆状卵形，先端骤尖至长喙，扁平，亮棕色。花期 5~7 月，果期 7~8 月。

【适宜生境】生于海拔 2400~4800m 的高山苔原、砾质荒漠、草原和河滩砂地。

【资源状况】分布于香格里拉、德钦、维西、玉龙等地。常见。

【入药部位】花（高山黄华）、根及根茎（高山黄华根）。

【功能主治】花：息风定惊。用于狂犬病。根及根茎：肺热咳嗽，平肝潜阳。用于热邪袭肺。

紫花野决明 紫花黄华、拉瓦色玛、紫色黄华
Thermopsis barbata Benth.

【标本采集号】5334210948

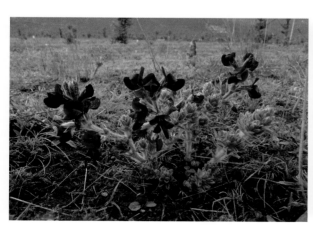
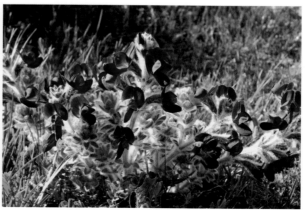

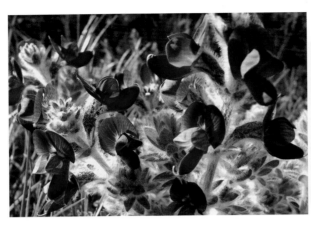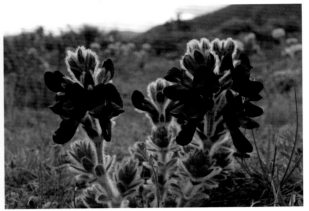

【形态特征】多年生草本。根状茎甚粗壮；花期全株密被白色或棕色伸展的长柔毛。三出复叶；小叶长圆形或披针形至倒披针形，侧小叶边缘下延成翅状叶柄，两面密被白色长柔毛。总状花序顶生；花冠紫色，干后有时呈蓝色，旗瓣近圆形。荚果长椭圆形，先端和基部急尖，扁平，褐色。花期 6~7 月，果期 8~9 月。

【适宜生境】生于海拔 2700~4500m 的河谷和山坡。

【资源状况】分布于香格里拉、德钦等。偶见。

【入药部位】花、果、根茎（紫花黄华根）。

【功能主治】花、果：杀虫，止痛，消肿。用于痈疽，瘙痒，狂犬病。根茎：清热，平肝潜阳，驱蛔。用于肝阳上亢，肺热咳嗽，蛔虫病，高血压。

矮生野决明 矮生黄华、囊果黄华、短生黄华
Thermopsis smithiana Pet. -Stib.

【标本采集号】LGD–DQ117

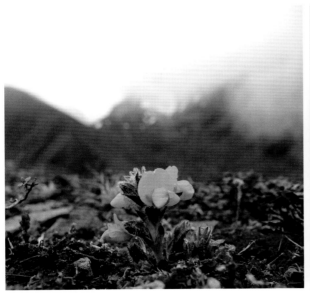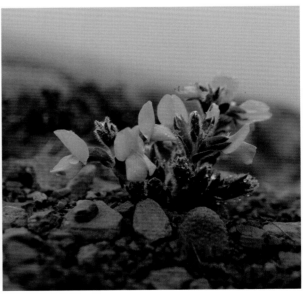

【形态特征】多年生草本。根状茎匍匐状或上升；茎直立，基部具关节，具四棱。三出掌状复叶；小叶狭椭圆形或倒卵形。总状花序顶生；花冠鲜黄色。荚果椭圆形、长圆形或倒卵形，干后黄褐色。种子椭圆形，暗红色。花期 6~7 月，果期 7~8 月。

【适宜生境】生于海拔 3500~4500m 的山坡。

【资源状况】分布于德钦等地。偶见。

【入药部位】花、根、果（矮生野决明）。

【功能主治】根：清热化痰，镇静，解压。用于疟疾，高血压。花、果：息风镇惊，用至狂犬病。

高山豆 单叶米口袋、切赛、异叶高山豆
Tibetia himalaica (Baker) Tsui

【标本采集号】5334210547

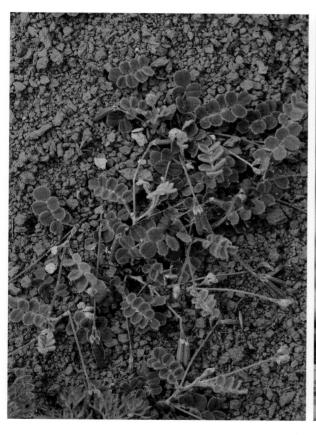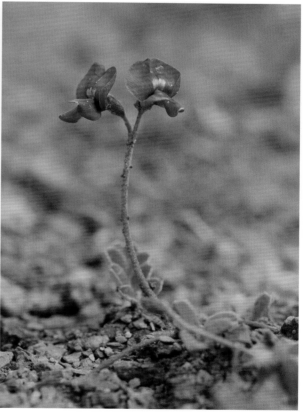

【形态特征】多年生草本。主根直下，上部增粗，分茎明显。托叶大，卵形；小叶圆形至椭圆形、宽倒卵形至卵形。伞形花序，花冠深蓝紫色；旗瓣卵状扁圆形。荚果圆筒形或有时稍扁。花期 5~6 月，果期 7~8 月。

【适宜生境】生于海拔 3000~5000m 的山区。

【资源状况】分布于香格里拉、德钦、维西、贡山、玉龙等。常见。

【入药部位】全草（高山豆）。

【功能主治】解毒消肿。用于水肿，痈肿。

黄花高山豆 黄花米口袋
Tibetia tongolensis (Ulbr.) Tsui

【标本采集号】5334210484

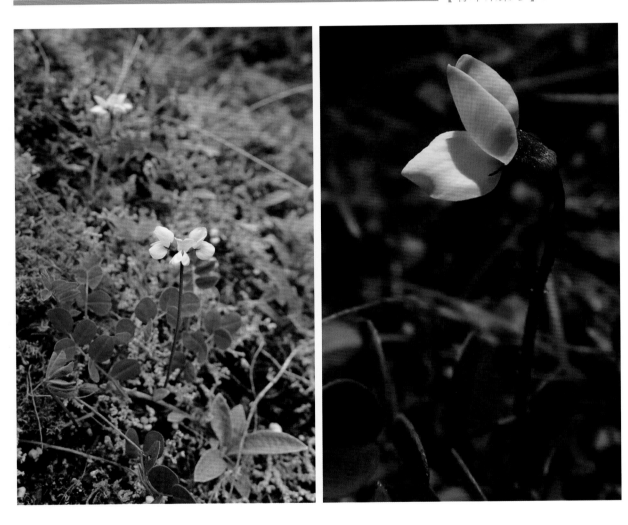

【形态特征】多年生草本。叶长 10cm；托叶大，膜质，具棕色斑点；小叶 5~9，倒卵形、宽椭圆形或宽卵形，叶上面常有小黑点。伞形花具花 2~3；花萼钟状或宽钟状；花冠黄色，旗瓣宽卵形。荚果圆棒状。花期 4~7 月，果期 8~9 月。

【适宜生境】生于海拔 3000m 以上的山区。

【资源状况】分布于德钦、维西、玉龙等地。偶见。

【入药部位】全草（黄花高山豆）。

【功能主治】利尿，消肿。用于水肿，痈肿。

云南高山豆 云南米口袋、滇高山豆
Tibetia yunnanensis (Franch.) Tsui

【标本采集号】5334210219

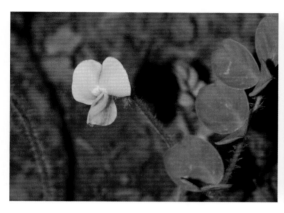
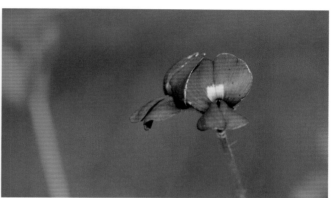

【形态特征】多年生草本。根通常纺锤状。托叶于节间抱茎；小叶 3~7，圆倒卵形至倒心形。伞形花序具花 1~2；花萼钟状，萼齿披针形；花冠紫色，旗瓣倒心形。荚果圆筒形。花期 6~7 月，果期 9 月。

【适宜生境】生于海拔 2500m 以上的山区。

【资源状况】分布于香格里拉、德钦、维西、玉龙等地。常见。

【入药部位】全草（云南高山豆）。

【功能主治】利尿，消肿。用于水肿，痈肿。

虫　豆 三叶金、山地豆草、软枝地豆草
Cajanus crassus (Prain ex King) Vaniot der Maesen

【标本采集号】5309270081

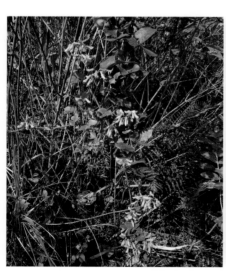
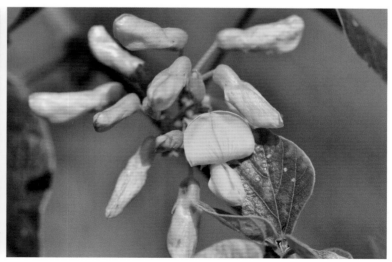

【形态特征】攀缘或缠绕藤本。茎粗壮，略具纵棱；枝被褐色柔毛。叶为羽状 3 小叶；小叶革质，两面被短绒毛。总状花序腋生；花冠黄色。荚果长圆形，膨胀，被灰褐色极短的绒毛及稀疏的长柔毛。种子近圆形。花期 3 月，果期 4 月。

【适宜生境】生于海拔 400~600m 疏林中树木上。

【资源状况】分布于福贡等地。偶见。

【入药部位】全草（虫豆）。

【功能主治】解毒。用于疮疥。

白车轴草 白花苜蓿、金花草、菽草翘摇
Trifolium repens L.

【标本采集号】5329320263

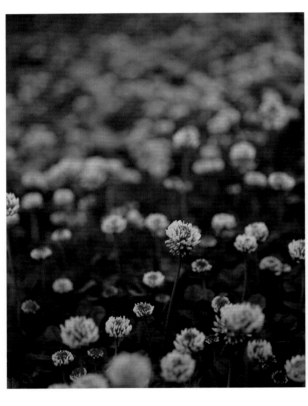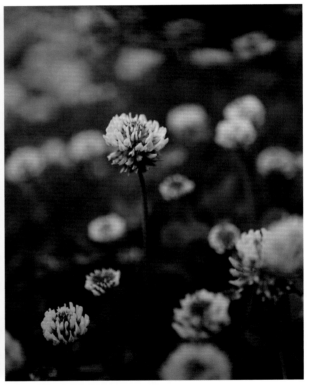

【形态特征】草本。主根短，侧根和须根发达；茎匍匐蔓生，节上生根。掌状三出复叶；托叶卵状披针形。花序球形，顶生；总花梗甚长；苞片披针形，膜质，锥尖；花冠白色、乳黄色或淡红色，具香气。荚果长圆形。种子阔卵形。花、果期 5~10 月。

【适宜生境】生于各种海拔的湿润草地、河岸、路边，呈半自生状态。

【资源状况】广泛分布于横断山三江并流区各地。常见。

【入药部位】全草（白车轴草）。

【功能主治】清热，凉血，宁心。用于癫痫，痔疮出血，硬结肿块。

红车轴草 红三叶、红菽草、红荷兰翘摇
Trifolium pratense L.

【标本采集号】5334210073

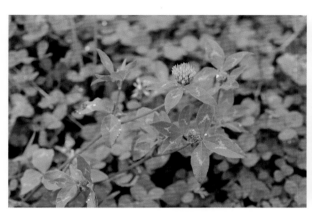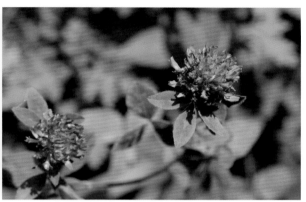

【形态特征】多年生草本。茎粗壮，具纵棱，直立或平卧上升。掌状三出复叶；托叶近卵形，叶面上常有"V"字形白斑。花序球状或卵状；顶生，托叶扩展成焰苞状；花冠紫红色至淡红色，旗瓣匙形。荚果卵形。花、果期 5~9 月。

【适宜生境】生于林缘、路边、草地等湿润处。

【资源状况】分布于横断山三江并流区各地。常见。

【入药部位】花序及带花枝条、全草。

【功能主治】花序及带花枝条：镇痉，止咳，平喘。全草：清热凉血宁心。用于祛痰，治感冒、肺结核；外敷治脓肿、烧伤和眼疾等；可制成软膏，用于局部溃疡。

窄叶野豌豆 大巢豆、野豌豆
Vicia angustifolia L. ex Reichard

【标本采集号】ZM426

【形态特征】一年生或二年生草本。茎斜升、蔓生或攀缘。偶数羽状复叶；叶轴顶端卷须发达；托叶半箭头形或披针形；小叶线形或线状长圆形。花腋生，有小苞叶；花萼钟形，萼齿三角形；花冠红色或紫红色。荚果长线形，微弯。花期 3~6 月，果期 5~9 月。

【适宜生境】生于海拔 3000m 的河滩、山沟、谷地、田边草丛。

【资源状况】分布于贡山等地。常见。

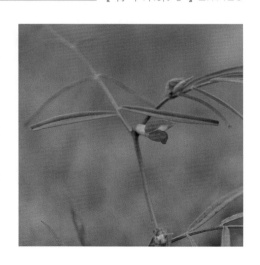

【入药部位】全草、种子（窄叶野豌豆）。

【功能主治】全草：和血平胃。种子：活血通经，下乳，消肿。用于血瘀，经闭，乳汁不下，痈肿疔毒。

广布野豌豆
山落豆秧、兰花苕、肥田草
Vicia cracca L.

【标本采集号】5334210018

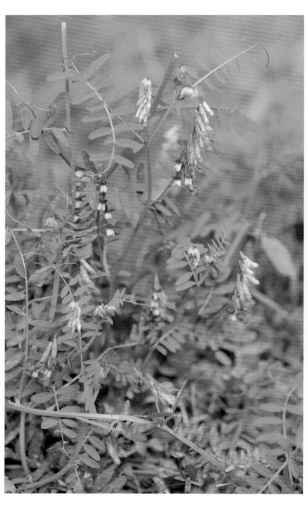
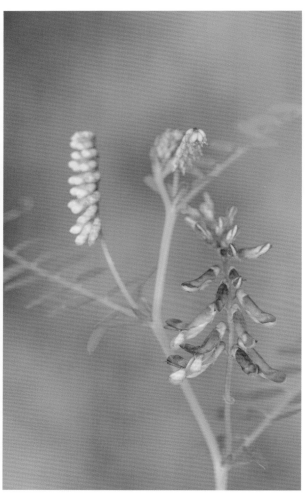

【形态特征】多年生攀缘草本。茎攀缘或蔓生。小叶互生，线形、长圆形或披针状线形。总状花序
与叶轴近等长；花冠紫色、蓝紫色或紫红色，旗瓣长圆形，中部缢缩呈提琴形。荚果
长圆形或长圆菱形。花、果期5~9月。

【适宜生境】生于海拔400~1900m的草甸、林缘、山坡、河滩草地及灌丛。

【资源状况】分布于香格里拉、维西、玉龙等地。常见。

【入药部位】全草（广布野豌豆）。

【功能主治】清热解毒，祛风湿，活血，舒筋，止痛。用于风湿痛，闪挫伤，无名肿毒，阴囊湿疹。

野豌豆

滇野豌豆

Vicia sepium L.

【标本采集号】5334210543

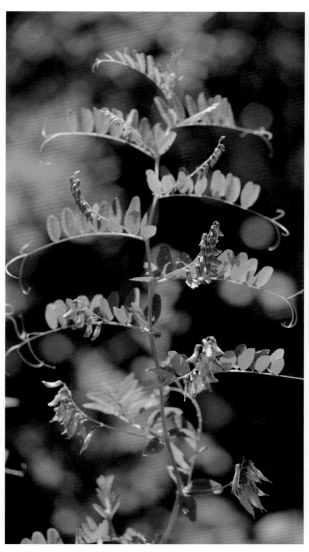

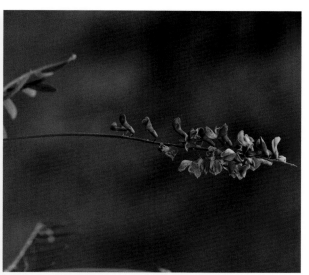

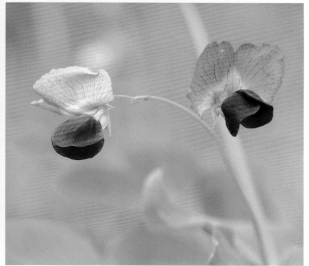

【**形态特征**】多年生草本。根状茎匍匐，茎柔细，斜升或攀缘，具棱。偶数羽状复叶；小叶长卵圆形或长圆状披针形。短总状花序；花冠红色或近紫色至浅粉红色，旗瓣近提琴形。荚果宽长圆状，成熟时亮黑色。花期6月，果期7~8月。

【**适宜生境**】生于海拔1000~2200m的山坡、林缘草丛。

【**资源状况**】分布于香格里拉、德钦、维西、贡山等地。常见。

【**入药部位**】叶、花、果（野豌豆）。

【**功能主治**】清热解毒，消肿。用于痈肿疮毒。

歪头菜 山苦瓜、三铃子、野豌豆
Vicia unijuga A. Br.

【标本采集号】530724180615394LY

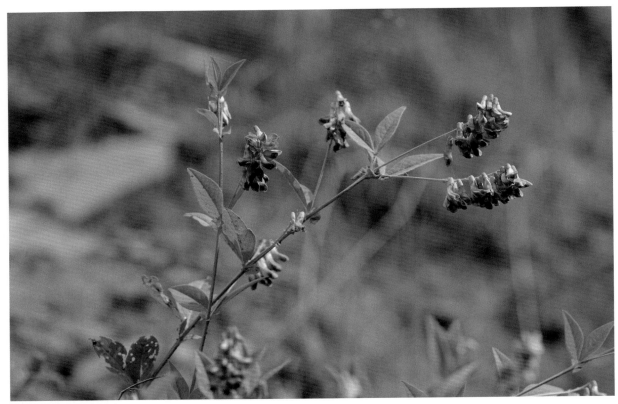

【形态特征】多年生草本。根状茎粗壮近木质，须根发达，表皮黑褐色。小叶1对，卵状披针形或近菱形。总状花序；花萼紫色，斜钟状或钟状；花冠蓝紫色、紫红色或淡蓝色。荚果扁形、长圆形。种子扁圆球形。花期6~7月，果期8~9月。

【适宜生境】生于海拔4000m以下的山地、林缘、草地、沟边及灌丛。

【资源状况】分布于维西、玉龙等地。常见。

【入药部位】全草（歪头菜）。

【功能主治】补虚调肝，理气止痛，清热利尿。用于头晕，体虚水肿，胃痛；外用于疔疮。

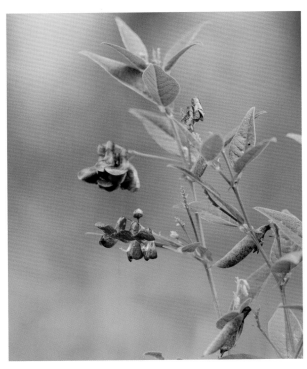

豇豆

角豆、长豆、姜豆

Vigna unguiculata (L.) Walp.

【标本采集号】5329290561

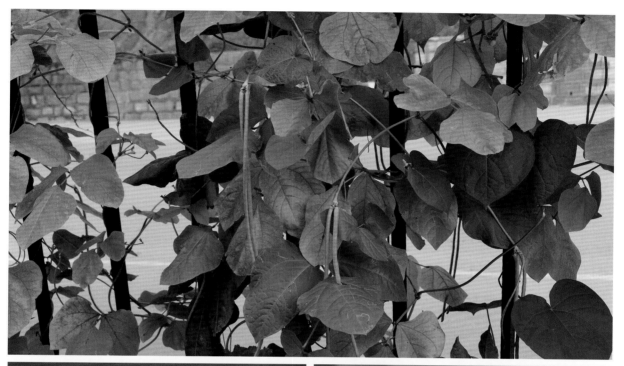

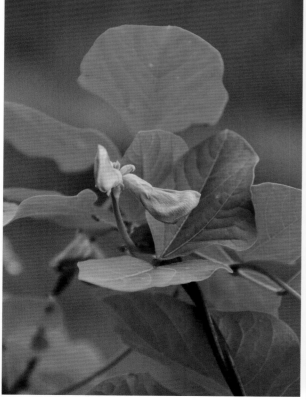
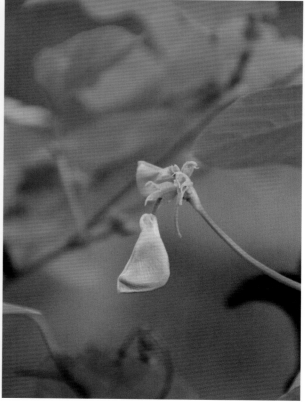

【形态特征】一年生缠绕、草质藤本或近直立草本。羽状复叶具 3 小叶；托叶披针形；小叶卵状菱形。总状花序腋生，具长梗；花萼浅绿色，钟状；花冠黄白色而略带青紫。荚果下垂，线形。花期 5~8 月，果期 6~10 月。

【适宜生境】生于各种生境。

【资源状况】栽培于德钦、维西、贡山、兰坪、玉龙等地。

【入药部位】种子（豇豆）、叶（豇豆叶）、果皮（豇豆皮）、根（豇豆根）、壳（豇豆壳）。

【功能主治】种子、叶、果皮、根：健脾利湿，清热解毒，止血。用于血尿，小便不通，小儿疳积，疔疮，毒蛇咬伤，盗汗。壳：镇痛，消肿。用于腰痛，乳痈。

赤小豆 录豆、全红豆、饭豆子
Vigna umbellata (Thunb.) Ohwi et Ohashi

【标本采集号】2353290032

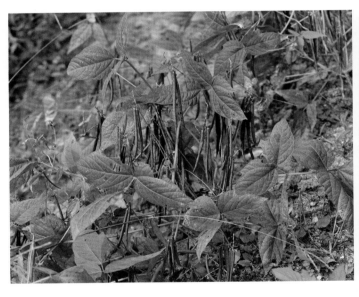
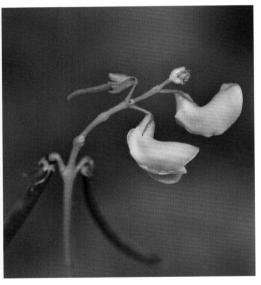

【形态特征】一年生草本。茎纤细，幼时被黄色长柔毛，老时无毛。羽状复叶具 3 小叶；托叶盾状着生，披针形或卵状披针形；小托叶钻形，小叶纸质，卵形或披针形。总状花序腋生，短，有花 2~3；苞片披针形；花黄色。荚果线状圆柱形。花期 5~8 月。

【适宜生境】生于几乎各种生境。

【资源状况】栽培于贡山、玉龙等地。

【入药部位】种子（赤小豆）、豆芽（豆芽）、叶（赤小豆叶）、花（赤小豆花）。

【功能主治】种子：利水消肿，解毒排脓。用于水肿胀满，脚气水肿，黄疸尿赤，风湿热痹，痈肿疮毒，肠痈腹痛。豆芽：用于便血，妊娠胎漏。叶：收敛固涩。用于小便频数，遗尿。花：清热，止渴，醒酒，解毒。用于疟疾，痢疾，消渴，伤酒头痛，痔瘘下血，丹毒，疔疮。

野豇豆

野马豆、山豆根、山马豆
Vigna vexillata (Linn.) Rich.

【标本采集号】5334210636

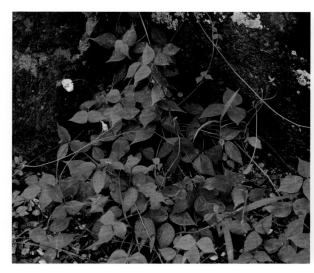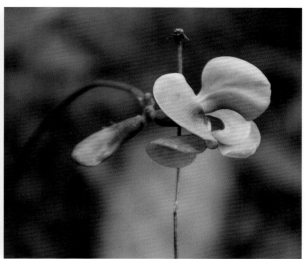

【形态特征】攀缘或蔓生草本。根纺锤形，木质；茎被开展的棕色刚毛。羽状复叶具 3 小叶，托叶卵形至卵状披针形；小叶膜质，卵形至披针形。花序腋生近伞形；花萼被棕色或白色刚毛；旗瓣黄色、粉红色或紫色。荚果直立，线状圆柱形。花期 7~9 月。

【适宜生境】生于旷野、灌丛或疏林中。

【资源状况】分布于德钦、贡山、兰坪、玉龙等地。常见。

【入药部位】根（野豇豆根）、种子（野豇豆）。

【功能主治】清热解毒，消肿止痛，利咽喉。用于风火牙痛，咽喉肿痛，腮腺炎，疮疖，小儿麻疹余毒不尽，胃痛，腹胀，便秘，跌打肿痛，骨折。

酢浆草科

酢浆草
酸浆草、酸酸草、斑鸠酸
Oxalis corniculata L.

【标本采集号】5329320268

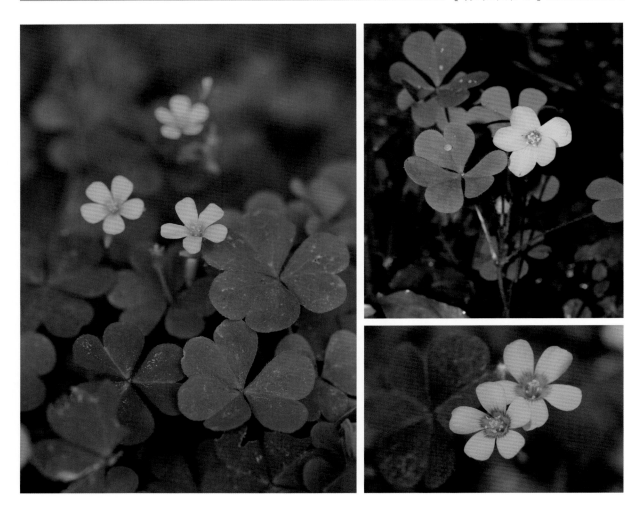

【形态特征】草本，全株被柔毛。茎细弱，多分枝，直立或匍匐。托叶小，边缘被密长柔毛。花单生或数朵集为伞形花序状，腋生；总花梗淡红色；花瓣黄色，长圆状倒卵形。蒴果长圆柱形。花、果期2~9月。

【适宜生境】生于各种海拔下的山坡草地、河谷沿岸、路边、田边、荒地或林下阴湿处等。

【资源状况】分布于香格里拉、德钦、维西、贡山、福贡、兰坪、玉龙等地。常见。

【入药部位】全草（酢浆草）。

【功能主治】清热利湿，解毒消肿。用于感冒发热，肠炎，肝炎，尿路感染，尿路结石，神经衰弱；外用于跌打损伤，毒蛇咬伤，痈肿疮疖，脚癣，湿疹，烧烫伤。

牻牛儿苗科

牻牛儿苗 太阳花、狼怕怕、米格曼－嗓杰
Erodium stephanianum Willd.

【标本采集号】ZM412

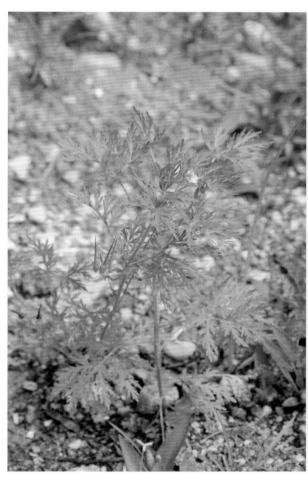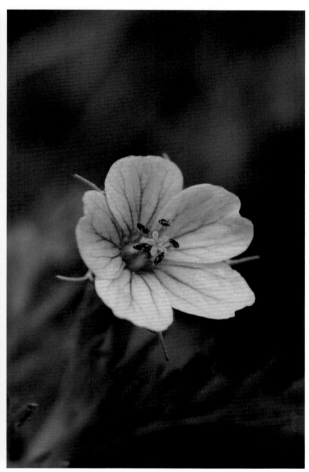

【形态特征】多年生草本。茎多数，仰卧或蔓生。叶对生，叶片轮廓卵形或三角状卵形，基部心形，二回羽状深裂。伞形花序腋生；萼片矩圆状卵形，先端具长芒，被长糙毛；花瓣紫红色，倒卵形。蒴果密被短糙毛。花期5~6月。

【适宜生境】生于海拔3300m下的山坡草地、路边。

【资源状况】分布于香格里拉、德钦、玉龙等地。常见。

【入药部位】地上部分（老鹳草）。

【功能主治】祛风湿，通经络，止泻痢。用于风湿痹痛，麻木拘挛，筋骨酸痛，泄泻痢疾。

五叶老鹳草 紫地榆、老鹳草、五叶草
Geranium delavayi Franch.

【标本采集号】5334210863

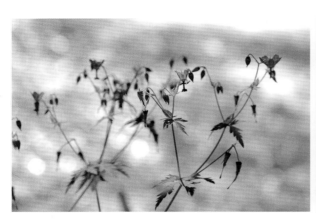
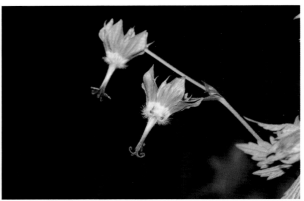

【形态特征】多年生草本。根状茎木质化，斜生。叶片五角形，掌状 5 裂或不明显 7 裂。花序腋生或集为圆锥状聚伞花序；萼片卵状椭圆形；花瓣紫红色，基部深紫色，向上反折。蒴果，被短柔毛；果熟时果柄下折。花期 6~8 月，果期 8~10 月。

【适宜生境】生于海拔 2300~4100m 的山地草甸、林缘和灌丛。

【资源状况】分布于香格里拉、德钦、贡山、玉龙等地。偶见。

【入药部位】全草（五叶老鹳草）。

【功能主治】收敛，消食，止血。用于腹泻，痢疾，胃肠出血，痔疮出血。

长根老鹳草 圆柱根老鹳草、多氏老鹳草、高山老鹳草
Geranium donianum Sweet

【标本采集号】533324180921988LY

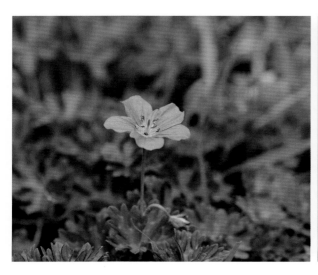
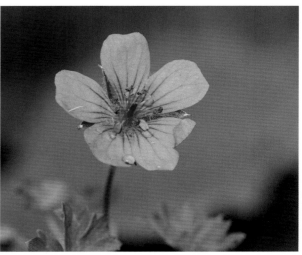

【形态特征】多年生草本。根状茎粗壮，具分枝的稍肥厚的圆锥状根。叶对生；托叶披针形；叶片圆形或圆肾形，7深裂近基部。花序基生、腋生或顶生；苞片狭披针形；萼片椭圆形或卵状椭圆形；花瓣紫红色，长为萼片的2倍，下部边缘具糙毛。蒴果，花梗基部下折，上部向上弯曲。花期7~8月，果期8~9月。

【适宜生境】生于海拔3000~4500m的高山草甸、灌丛和高山林缘。

【资源状况】分布于德钦、贡山、玉龙等地。偶见。

【入药部位】全草。

【功能主治】祛风解表，利咽开音，胜湿止痛。用于感冒发热、咽喉痛、风湿关节痛。

尼泊尔老鹳草 紫地榆、老鹳草、五叶草
Geranium nepalense Sweet

【标本采集号】533324180508122LY

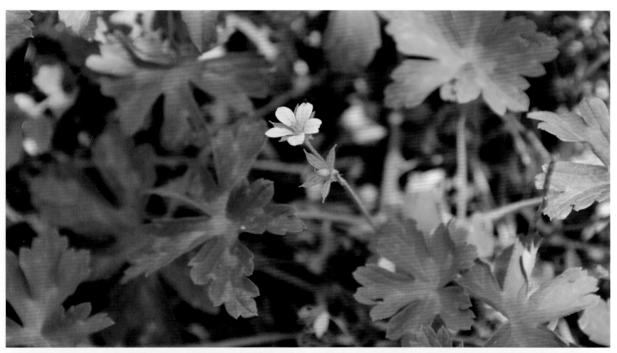

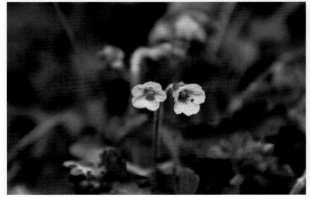

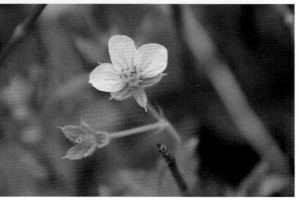

【形态特征】多年生草本。茎多数，细弱，被倒生柔毛。叶对生或偶为互生；托叶披针形，棕褐色干膜质；叶片五角状肾形，茎部心形，掌状 5 深裂。苞片披针状钻形，棕褐色干膜质。总花梗腋生；萼片卵状披针形或卵状椭圆形；花瓣紫红色或淡紫红色，倒卵形。蒴果，果瓣被长柔毛，喙被短柔毛。花期 4~9 月，果期 5~10 月。

【适宜生境】生于海拔 170~3600m 的山地阔叶林林缘、灌丛、荒山草坡。

【资源状况】分布于香格里拉、德钦、维西、贡山、福贡、兰坪、玉龙等地。常见。

【入药部位】地上部分（尼泊尔老鹳草）。

【功能主治】祛风湿，活络，清热止泻。用于风湿痹痛，麻木拘挛，筋骨酸痛，泄泻痢疾。

鼠掌老鹳草 公藤、贯金、痢疾普儿
Geranium sibiricum L.

【标本采集号】5329320271

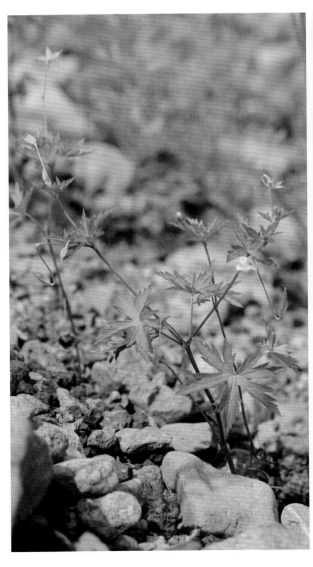
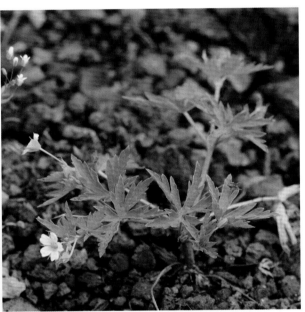
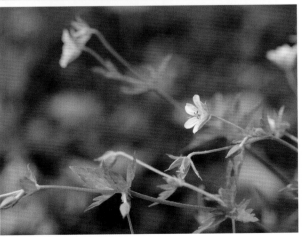

【形态特征】一年生或多年生草本。茎纤细，多分枝，具棱槽。叶对生；托叶披针形，棕褐色；下部叶片肾状五角形，掌状 5 深裂。总花梗丝状；单生于叶腋，具花 1 或偶具花 2；花瓣淡紫色或白色；花丝扩大成披针形。蒴果，被疏柔毛；果梗下垂。花期 6~7 月，果期 8~9 月。

【适宜生境】生于海拔 1500~2400m 的林缘、疏灌丛、河谷草甸。

【资源状况】分布于玉龙等地。偶见。

【入药部位】地上部分（老鹳草）。

【功能主治】祛风止泻，收敛。用于风湿关节痛，痢疾泻下，疮口不收。

中华老鹳草

观音倒座草

Geranium sinense R. Knuth

【标本采集号】5329320272

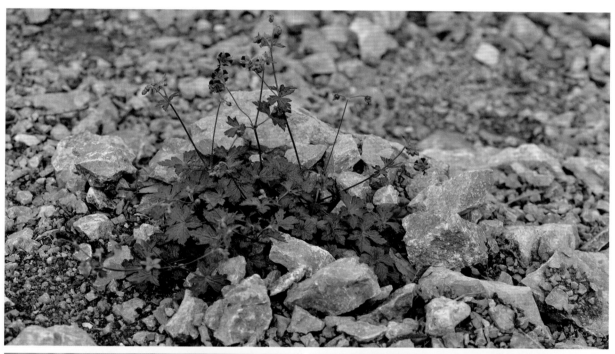

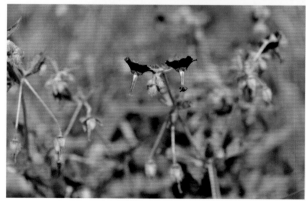

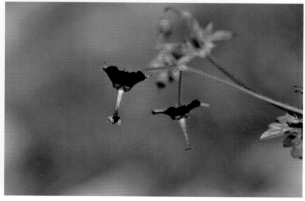

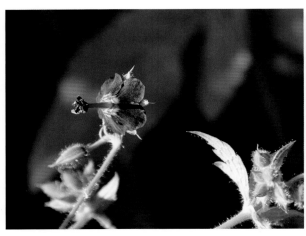 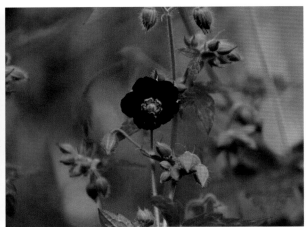

【形态特征】草本。根状茎粗壮，木质化，具多数稍肥厚纤维状根。托叶披针形，外被短柔毛；叶片五角形。花序腋生和顶生，或为顶生聚伞状花序；苞片钻状刚毛状；萼片长卵形；花瓣紫黑色，卵圆形。蒴果，被短柔毛。花期 7~8 月，果期 9~10 月。

【适宜生境】生于海拔 2600~3200m 的山地次生林或杂类草山坡。

【资源状况】分布于香格里拉、维西等地。偶见。

【入药部位】根（中华老鹳草）。

【功能主治】收敛，止痢。用于痢疾，吐泻。

紫地榆　白地榆、百大解、赤地榆
Geranium strictipes R. Knuth

【标本采集号】5329320273

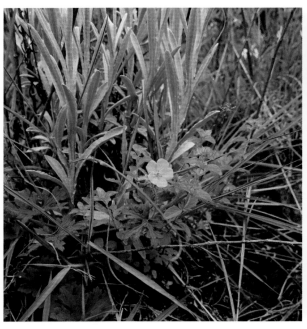 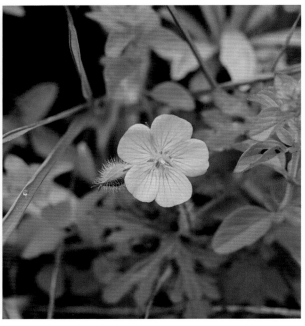

【形态特征】多年生草本。根茎粗壮或块茎状，木质化；茎直立或基部仰卧，具明显棱角。叶基生或茎上对生；叶片五角状圆肾形，5 深裂至 4/5 处；托叶钻状披针形或钻形。花瓣紫红色，长为萼片的 1.5 倍或更长。蒴果，被短柔毛。花期 7~8 月，果期 8~9 月。

【适宜生境】生于海拔 2700~3000m 的山坡草地、林下和灌丛。

【资源状况】分布于香格里拉、玉龙等地。偶见。

【入药部位】根（紫地榆）。

【功能主治】清热利湿，活血止血。用于肠炎，痢疾，消化不良，慢性胃炎，月经不调，鼻衄；外用于跌打损伤。

草地老鹳草　五叶草、老官草、五瓣花
Geranium pratense L.

【标本采集号】5334210509

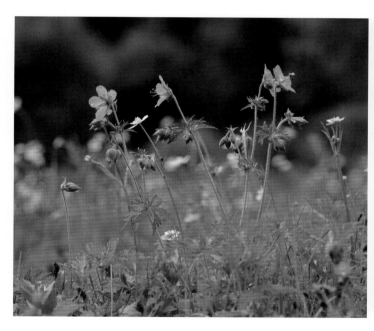
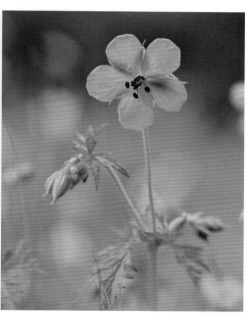

【形态特征】草本。根状茎粗壮，斜生，具多数纺锤形块根；茎单一或数个丛生，直立。叶片肾圆形或上部叶五角状肾圆形，掌状，7~9 深裂近茎部。聚伞花序；萼片卵状椭圆形或椭圆形；花瓣紫红色，长为萼片的 1.5 倍，宽倒卵形。蒴果，被短柔毛和腺毛。花期 6~7 月，果期 7~9 月。

【适宜生境】生于海拔 1000~2100m 的山地草甸和亚高山草甸。

【资源状况】分布于香格里拉等地。常见。

【入药部位】根及根茎、全草（老鹳草）。

【功能主治】根及根茎：消炎止血，祛风湿，通经活络。用于咯血，胃痛，血崩，风湿性关节炎，肾结核尿血，痢疾，肠炎。全草：清热，消肿。用于肺炎，传染病发热，感冒，水肿。

甘青老鹳草 贾贝、珠根老鹳草、拉冈
Geranium pylzowianum Maxim.

【标本采集号】5334210208

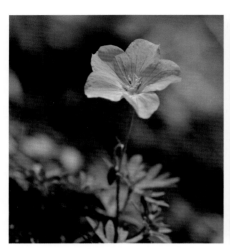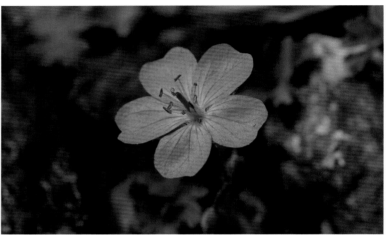

【形态特征】多年生草本。根状茎细长，横生，节部常念珠状膨大。叶互生；叶片肾圆形，掌状5~7深裂至基部。花序腋生和顶生，二歧聚伞状；萼片披针形或披针状矩圆形；花瓣紫红色，倒卵圆形。蒴果，被疏短柔毛。花期7~8月，果期9~10月。

【适宜生境】生于海拔2500~5000m的山地针叶林缘草地、亚高山和高山草甸。

【资源状况】分布于香格里拉、德钦、贡山等地。偶见。

【入药部位】根茎（甘青老鹳草）。

【功能主治】清热解毒，祛风活血。用于感冒发热，咽喉痛，风湿关节痛。

反瓣老鹳草 骤折老鹳草
Geranium refractum Edgew. et Hook. f.

【标本采集号】5334210420

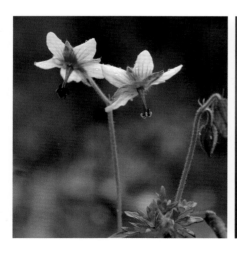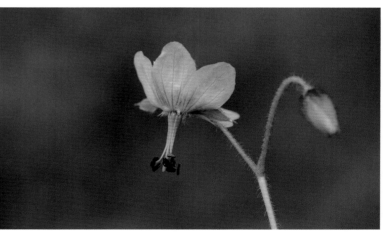

【形态特征】多年生草本。根状茎粗壮，斜生；茎被倒向开展的糙毛和腺毛。叶对生；叶片五角状，掌状 5 深裂近基部；托叶卵状披针形。总花梗腋生和顶生，长于叶；萼片长卵形或椭圆状卵形；花瓣白色，反折，长约为萼片的 1.5 倍。花期 7~8 月，果期 8~9 月。

【适宜生境】生于海拔 3800~4500m 的山地灌丛和草甸。

【资源状况】分布于香格里拉、德钦、贡山等地。偶见。

【入药部位】根茎（反瓣老鹳草）。

【功能主治】清热解毒。用于劳损发热，食物中毒，宿食不消。

汉荭鱼腥草
纤细老鹳草
Geranium robertianum L.

【标本采集号】5334210895

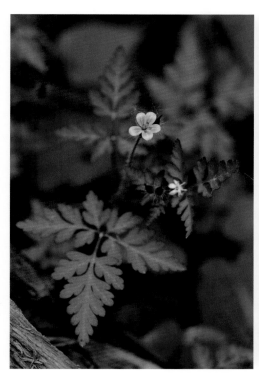
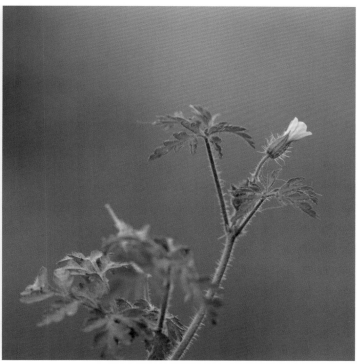

【形态特征】一年生草本。根纤细，数条成纤维状。茎直立或基部仰卧，具棱槽，被绢状毛和腺毛。托叶卵状三角形；叶片五角状，通常二至三回三出羽状。花序腋生和顶生；萼片长卵形；花瓣粉红色或紫红色，稍长于萼或为其 1.5 倍。蒴果，果瓣具皱纹。花期 4~6 月，果期 5~8 月。

【适宜生境】生于山地林下、岩壁、沟坡和路旁。

【资源状况】分布于香格里拉、德钦等地。偶见。

【入药部位】地上部分（红老鹳草）。

【功能主治】祛风湿，活血通经，清热止泻。用于风热痹痛，泄泻，血瘀。

云南老鹳草

滇紫地榆、毫白紫地榆
Geranium yunnanense Franch.

【标本采集号】5334210785

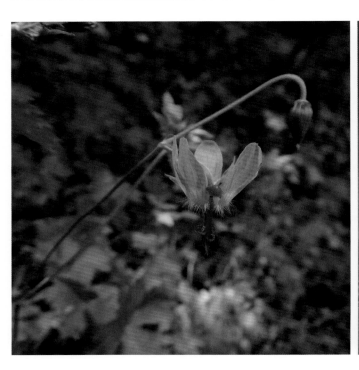
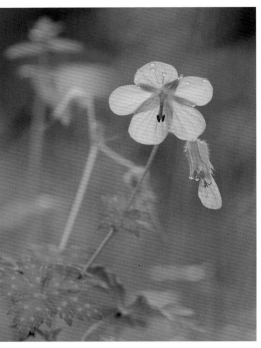

【形态特征】多年生草本。根状茎粗壮，围以残存基生托叶，具多数纤维状根。叶片五角形，5~7
深裂至近基部。总花梗腋生或顶生，具花2；萼片卵状椭圆形；花瓣紫红色或稀为白色，
长为萼片的2倍。蒴果，被短柔毛。花期6~8月，果期8~9月。

【适宜生境】生于海拔3200~4300m的山地森林、灌丛和高山草甸。

【资源状况】分布于香格里拉、德钦、维西、贡山、泸水、福贡、兰坪、玉龙等地。常见。

【入药部位】地上部分（云南老鹳草）。

【功能主治】祛风湿，清热解毒。用于咽喉肿痛，风湿关节痛。

蒺藜科

蒺　藜 _{色玛、色玛拉高}
Tribulus terrester L.

【标本采集号】5307210704

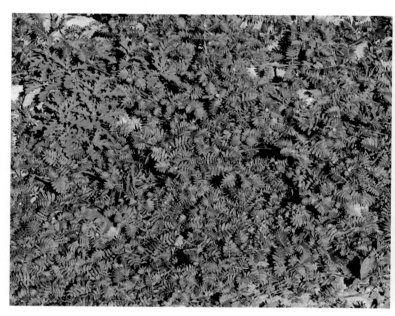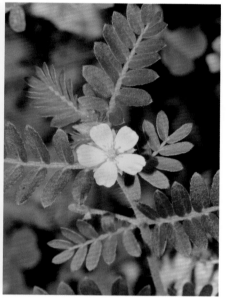

【形态特征】一年生草本。茎平卧。偶数羽状复叶；小叶对生，矩圆形或斜短圆形，被柔毛。花腋生；花梗短于叶；花黄色，5 数；基部有鳞片状腺体，柱头 5 裂。果有分果瓣 5，硬，中部边缘有锐刺。花期 5~8 月，果期 6~9 月。

【适宜生境】生于沙地、荒地、山坡、居民点附近。

【资源状况】分布于香格里拉、德钦、玉龙等地。常见。

【入药部位】果（蒺藜）。

【功能主治】平肝解郁，活血祛风，明目，止痒。用于头痛眩晕，胸胁胀痛，乳闭乳痈，目赤翳障，风疹瘙痒。

亚麻科

宿根亚麻 多年生亚麻、豆麻、蓝亚麻
Linum perenne L.

【标本采集号】ZM313

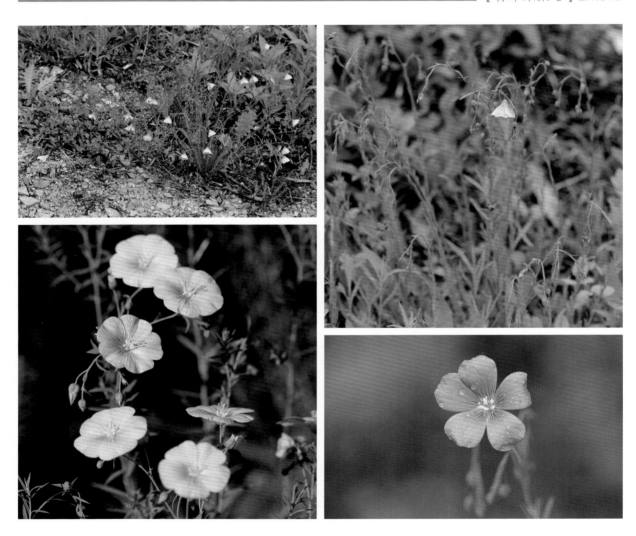

【形态特征】多年生草本。茎多数，基部木质化。叶互生；叶片狭条形或条状披针形，全缘内卷。聚伞花序，蓝色、蓝紫色、淡蓝色；花5数，花瓣倒卵形。蒴果近球形，草黄色，开裂。花期6~7月，果期8~9月。

【适宜生境】生于海拔4100m的干旱草原、沙砾质干河滩和干旱的山地阳坡疏灌丛或草地。

【资源状况】分布于玉龙等地。偶见。

【入药部位】果。

【功能主治】清热燥湿，杀虫。用于皮肤病。

亚 麻 亚麻仁
Linum usitatissimum L.

【标本采集号】5307210582

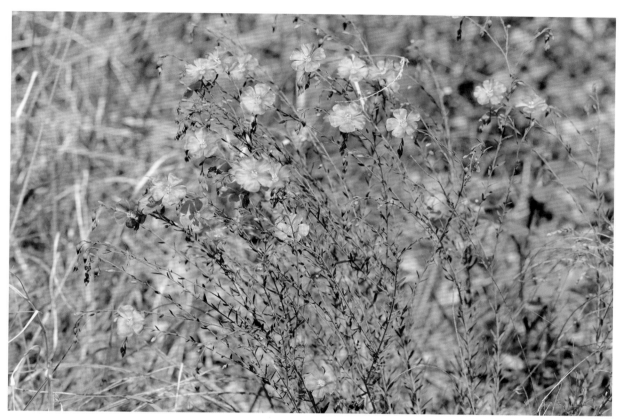

【形态特征】草本。茎韧皮部纤维具强韧弹性，构造如棉。叶互生；长披针形。花集成蝎尾状聚伞花序；花瓣淡蓝色至紫蓝色；花丝基部合生。蒴果卵圆形，端具短尖喙。种子扁平，卵状椭圆形，淡棕褐色，光亮。花期 6~7 月，果期 8~9 月。

【适宜生境】生于海拔 3900m 以下，栽培或野生。

【资源状况】多地栽培。

【入药部位】种子（胡麻仁）。

【功能主治】润肠通便，养血祛风。用于津枯血燥，大便秘结，病后体虚，眩晕乏力等。

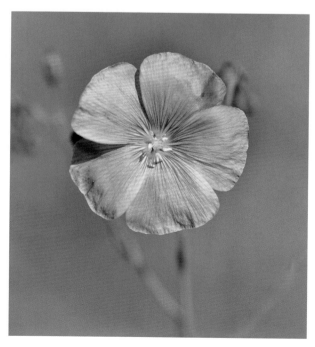

石海椒 迎春柳、黄花香草、米汤菜
Reinwardtia indica Dum.

【标本采集号】5329320274

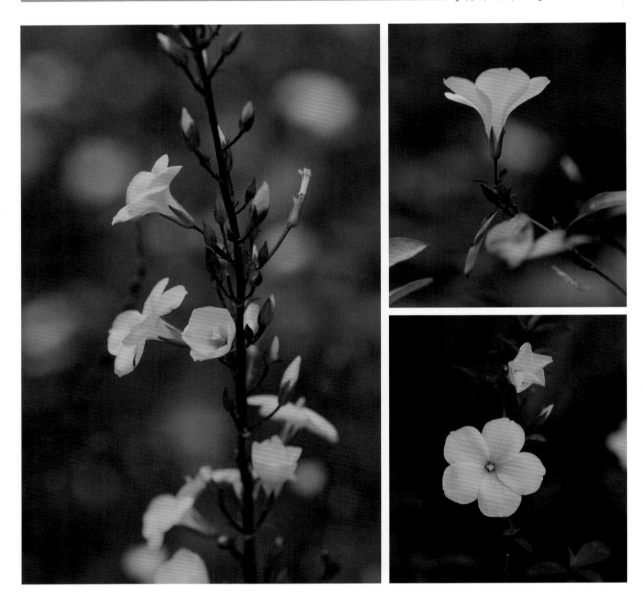

【形态特征】灌木。树皮灰色，枝干后有纵沟纹。叶纸质，椭圆形或倒卵状椭圆形。花序顶生或腋生，或单花腋生；萼片分离，披针形，宿存；花黄色，分离，旋转排列，早萎。蒴果球形；种子具膜质翅。花、果期4~12月至翌年1月。

【适宜生境】生于海拔550~2300m的林下、山坡灌丛、路旁和沟坡潮湿处，常喜生于石灰岩土壤上。

【资源状况】分布于玉龙等地。常见。

【入药部位】嫩枝、叶（过山青）。

【功能主治】清热利湿。用于黄疸性肝炎，肾炎，小便不利，鼻衄。

大戟科

猩猩草 六检子、六稔子、茅山树
Euphorbia cyathophora Murr.

【标本采集号】5329320276

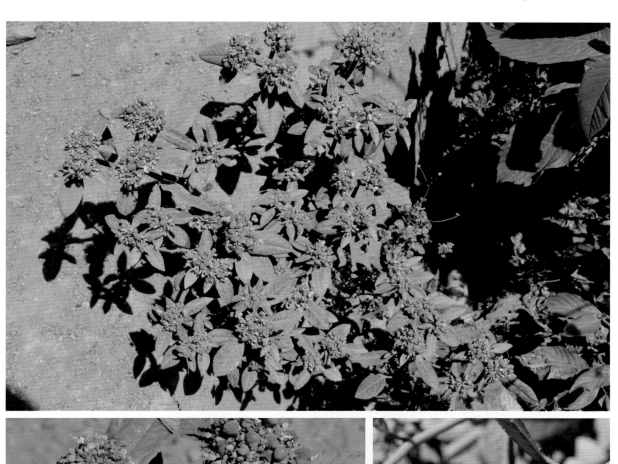

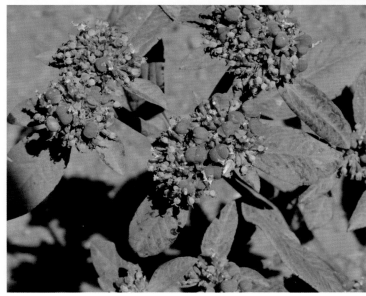

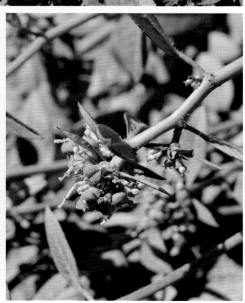

【形态特征】草本。根圆柱状。茎上部多分枝。叶互生，卵形、椭圆形或卵状椭圆形。花序数枚聚
　　　　　　伞状排列于分枝顶端；总苞钟状，绿色。蒴果三棱状球形。花、果期 5~11 月。

【适宜生境】生于各种生境。

【资源状况】原产中南美洲，栽培于泸水等地。

【入药部位】全草（一品红）。

【功能主治】调经止血，止咳，接骨消肿。用于月经过多，风寒咳嗽，跌打损伤，外伤出血，骨折。

圆苞大戟　红苞大戟、红毛大戟、兰叶大戟
Euphorbia griffithii Hook f.

【标本采集号】5329320277

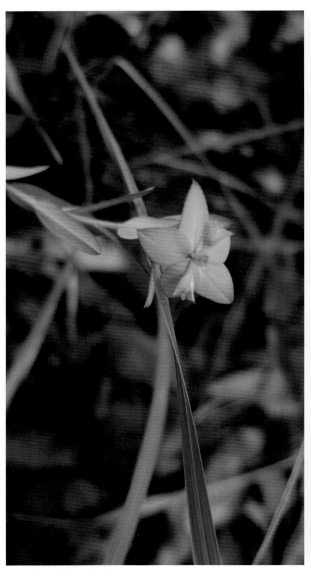

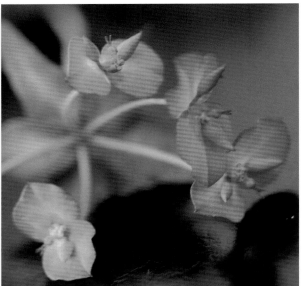

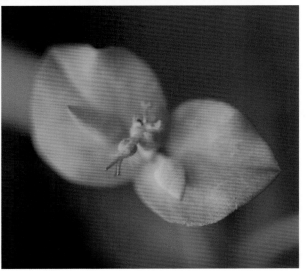

【形态特征】多年生草本。根状茎末端具不规则块根。叶互生，叶形变化较大。总苞叶 3~7，常淡红色或黄红色；苞叶 2 枚，呈圆形或近圆形，黄红色或红色。花序单生；总苞杯状，腺体 4；雄花多数；雌花 1 枚。蒴果球形，光滑。花、果期 6~9 月。

【适宜生境】生于海拔 2500~4900m 的山林内、林缘、灌丛及草丛。

【资源状况】分布于德钦、维西、贡山、玉龙等地。常见。

【入药部位】根。

【功能主治】舒筋活络，催乳。用于劳伤。

泽　漆　五朵云、猫眼草、五凤草
Euphorbia helioscopia Linn.

【标本采集号】3229010272

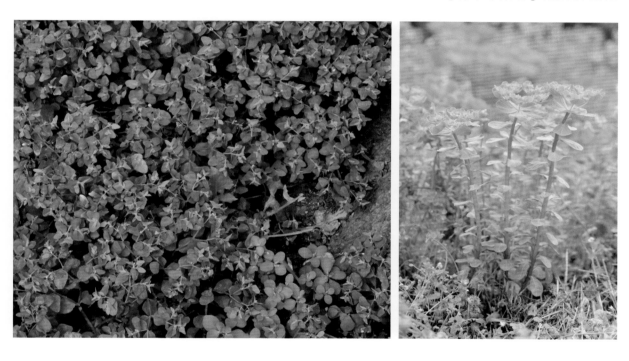

【形态特征】一年生草本。叶互生，倒卵形或匙形，先端具牙齿。总苞叶 5 枚；苞叶 2 枚；花序单生，有梗或近无梗；总苞钟状，腺体 4，盘状；雄花数枚；雌花 1 枚。蒴果三棱状阔圆形，具 3 纵沟。花、果期 4~10 月。

【适宜生境】生于山沟、路旁、荒野和山坡。

【资源状况】分布于维西、玉龙等地。常见。

【入药部位】全草（泽漆）。

【功能主治】逐水消肿，散结，杀虫。用于水肿，肝硬化腹水，细菌性痢疾；外用于淋巴结结核，结核性瘘管，神经性皮炎。

白苞猩猩草 叶上花、猩猩草、叶象花

Euphorbia heterophylla L.

【标本采集号】5329290826

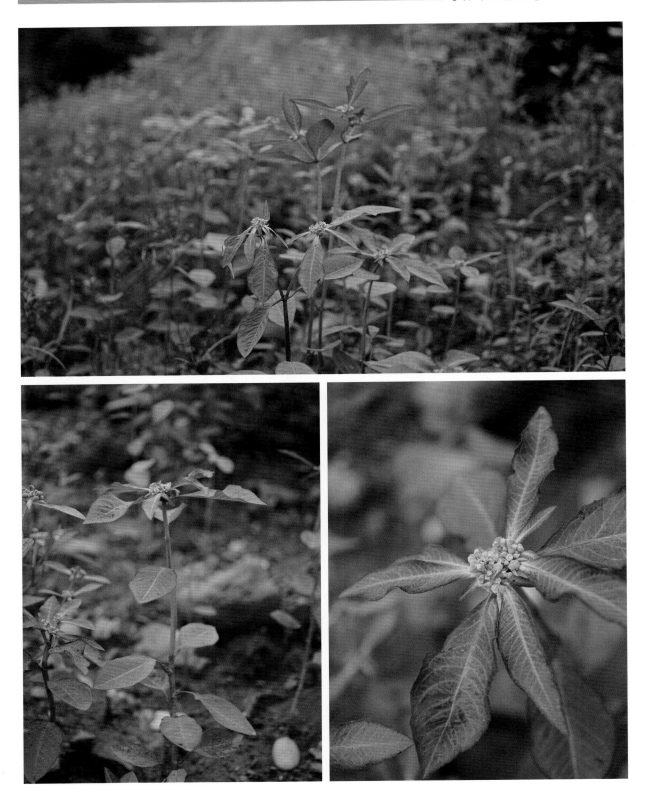

【**形态特征**】草本。茎直立，被柔毛。叶互生，卵形至披针形，先端尖或渐尖，基部钝至圆，边缘具锯齿或全缘，两面被柔毛。花序单生，基部具柄，无毛；总苞钟状。蒴果卵球状，被柔毛。种子棱状卵形，被瘤状突起，灰色至褐色；无种阜。花、果期2~11月。

【**适宜生境**】生于河谷地带。

【**资源状况**】分布于泸水等地。常见。

【**入药部位**】全草（一品红）。

【**功能主治**】调经止血，止咳，接骨消肿。用于月经过多，风寒咳嗽，跌打损伤，外伤出血，骨折。

飞扬草
大奶浆草、节节草、奶汁草
Euphorbia hirta L.

【**标本采集号**】5329320278

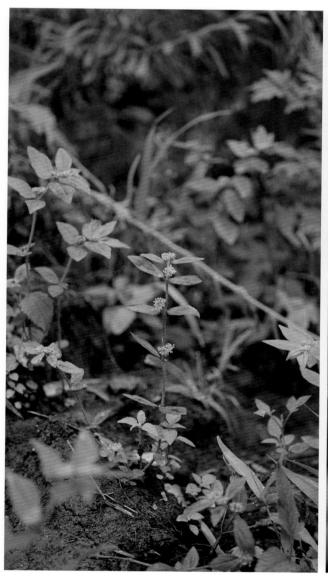
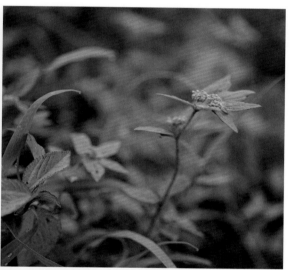
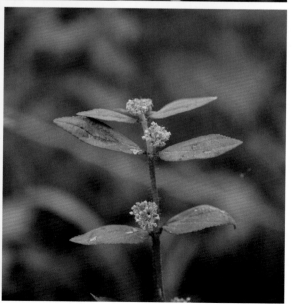

【形态特征】一年生草本。茎被褐色或黄褐色粗硬毛。叶对生，披针状长圆形、长椭圆状卵形或卵状披针形，叶背灰绿色，有时具紫色斑。花序多数，于叶腋处密集成头状；总苞钟状，边缘5裂。蒴果三棱状，被短柔毛。花、果期6~12月。

【适宜生境】生于路旁、草丛、灌丛及山坡，多见于沙质土。

【资源状况】分布于香格里拉、德钦等地。常见。

【入药部位】全草（飞扬草）。

【功能主治】清热，解毒，通乳，渗湿，止痒。用于急性肠炎，菌痢，淋病，尿血，肺痈，乳痈，疔疮，肿毒，湿疹，脚癣，皮肤瘙痒。

地 锦 铺地红、花被单、蜈蚣草
Euphorbia humifusa Willd. ex Schlecht.

【标本采集号】5325311156

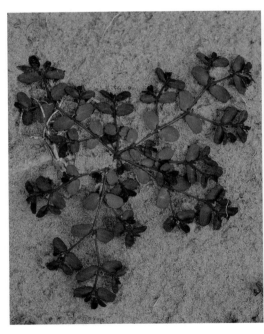 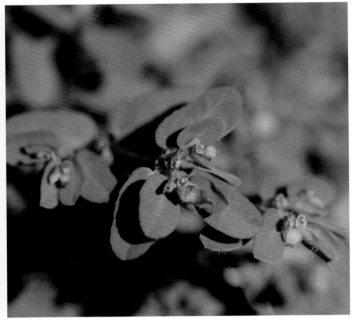

【形态特征】一年生草本。根纤细。茎匍匐，基部常红色或淡红色。叶对生，矩圆形或椭圆形。花序单生于叶腋；总苞陀螺状；腺体4，矩圆形，边缘具白色或淡红色附属物；雄花数枚，雌花1枚。蒴果三棱状卵球形。种子三棱状卵球形，灰色，无种阜。花、果期5~10月。

【适宜生境】生于各种海拔的原野荒地、路旁、田间、沙丘、海滩、山坡。

【资源状况】分布于德钦、维西、贡山、玉龙等地。常见。

【入药部位】全草（地锦草）。

【功能主治】清热解毒，凉血止血。用于痢疾，肠炎，咯血，尿血，便血，崩漏，疮疖痈肿。

通奶草
乳汁草、叶下珠、月下红
Euphorbia hypericifolia L.

【标本采集号】5329291014

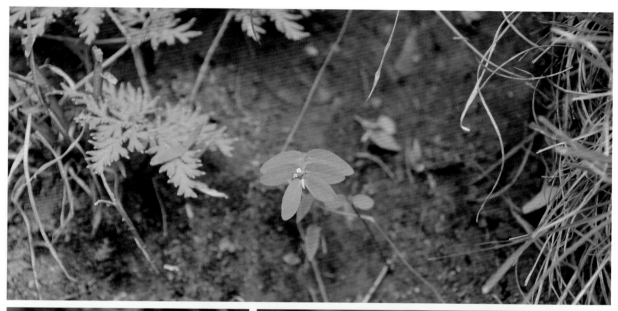

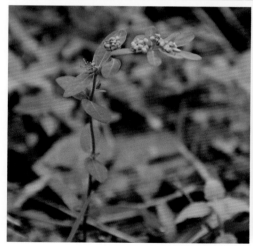
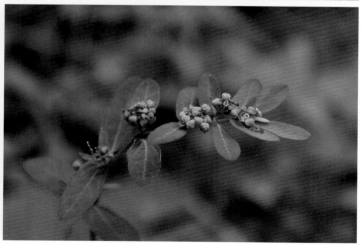

【形态特征】草本。叶对生，狭长圆形或倒卵形。花序数个簇生于叶腋或枝顶，每个花序基部具纤细的柄；总苞陀螺状。蒴果三棱状，无毛。种子卵棱状，每个棱面具数个皱纹，无种阜。花、果期 8~12 月。

【适宜生境】生于海拔 30~2100m 的旷野荒地、路旁、灌丛及田间。

【资源状况】分布于玉龙等地。常见。

【入药部位】茎叶、全草（大地锦）。

【功能主治】茎叶：解热，健脾止泻。用于痢疾，腹泻，月经过多，白带异常。全草：清热利尿，通乳健脾。用于水肿，乳汁不通，肠炎，腹泻，痢疾。

大狼毒

五虎下西山、搜山虎、格枝糯
Euphorbia jolkinii Boiss.

【标本采集号】5334210097

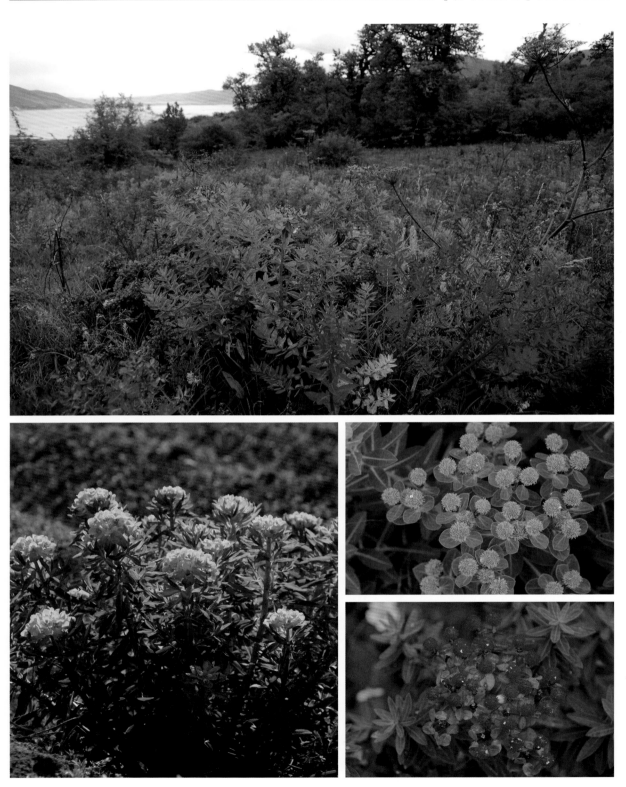

【形态特征】多年生草本。全体含乳汁。单叶互生，卵状长圆形、卵状椭圆形或椭圆形。总苞叶（3）5~7（8）枚；苞叶2枚。花序单生于二歧分枝顶端，基部无柄；总苞杯状，边缘4裂；腺体4，肾状半圆形，淡褐色。雄花多数，雌花1枚。蒴果球状，密被长瘤。花、果期3~7月。

【适宜生境】生于海拔1500~3400m的高山草甸、路旁。

【资源状况】分布于香格里拉、维西、玉龙等地。少见。

【入药部位】根（大狼毒）。

【功能主治】泻下逐水，散结消肿，收敛。用于创伤出血，淋巴结结核，跌打瘀血肿痛，皮肤瘙痒，疥癣。

续随子　千金子、打鼓子、一把伞
Euphorbia lathylris L.

【标本采集号】5307210635

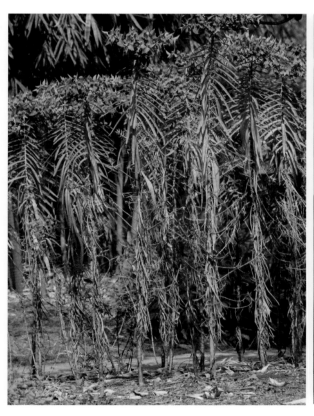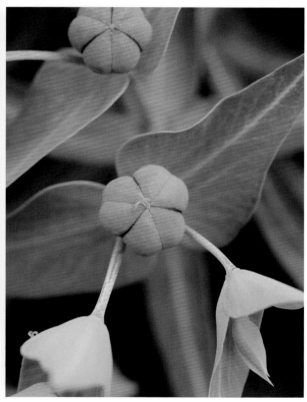

【形态特征】二年生草本。茎直立，基部单一，略带紫红色，顶部二歧分枝。叶交互对生，于茎下部密集，于茎上部稀疏，线状披针形；总苞叶和茎叶均为2枚。花序单生，近钟状，边缘5裂；腺体4，新月形，两端具短角，暗褐色。雄花多数，雌花1枚。蒴果三棱状球形。花期4~7月，果期6~9月。

【适宜生境】生于各种生境，或栽培或逸为野生。

【资源状况】分布于德钦、维西、泸水、福贡、玉龙等地。常见。

【入药部位】种子（千金子、续随子）、叶（续随子叶）、茎中白汁（千金子霜）。

【功能主治】种子：逐水消肿，破血消癥。用于水肿，痰饮，积滞胀满，二便不通，血瘀经闭；外用于顽癣，疣赘。叶：祛斑，解毒。用于白癜风，面皯，蝎螫。茎中白汁：去斑解毒，敛疮。用于面皯，白癜风，蛇伤。

土瓜狼毒 鸡肠狼毒、狼毒、细狗闹花
Euphorbia prolifera Hemilt. ex D. Don

【标本采集号】5334210027

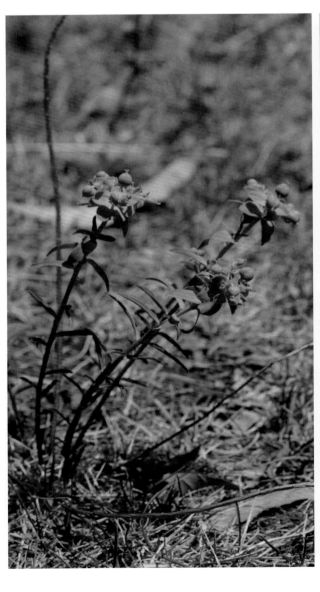
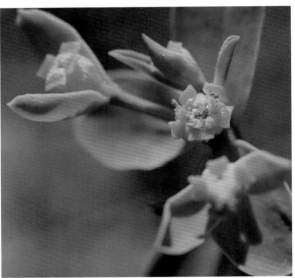
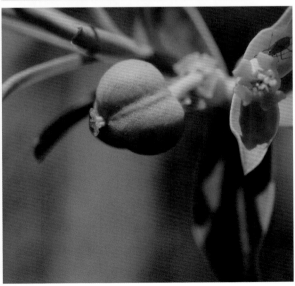

【**形态特征**】多年生草本。全株光滑无毛。叶互生，线状长圆形；无叶柄；总苞叶 4~6 枚，苞叶 2 枚。花序单生于二歧分枝顶端，总苞阔钟状，边缘及内侧具微柔毛；腺体 4，稀 5~8，近月牙形；雄花多数，雌花 1 枚。蒴果卵球状，光滑无毛。花、果期 4~8 月。

【**适宜生境**】生于海拔 500~2300m 的冲刷沟边、草坡或松林下。

【**资源状况**】分布于香格里拉、玉龙等地。偶见。

【**入药部位**】根（土瓜狼毒）。

【**功能主治**】利水消肿，泻下通便。用于胃气疼痛，食积结滞，水肿，血积，虫积，痰毒。

高山大戟　春琼、塔琼、诊其加布
Euphorbia stracheyi Boiss.

【**标本采集号**】5334210129

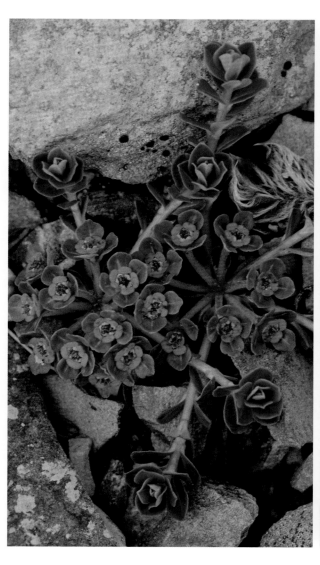 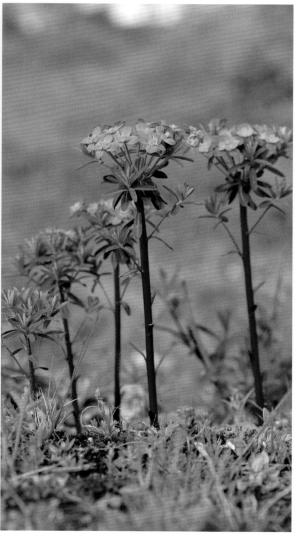

【**形态特征**】多年生草本。根状茎细长，末端具块根，纺锤形；茎常匍匐状直立或直立。叶互生，倒卵形至长椭圆形，总苞叶 5~8 枚，长卵形至椭圆形；苞叶 2 枚。花序单生于二歧分枝顶端，总苞钟状，边缘 4 裂；腺体 4，肾状圆形，淡褐色；雄花多枚，雌花 1 枚。蒴果卵圆状。花、果期 5~8 月。

【**适宜生境**】生于海拔 1000~4900m 的高山草甸、灌丛、林缘或杂木林下。

【**资源状况**】分布于香格里拉、德钦、维西、玉龙等地。少见。

【**入药部位**】根（高山大戟）。

【**功能主治**】催吐，止血，止痛，生肌。用于"黄水"疮、炭疽病。

绿玉树 光棍树、绿珊瑚、龙骨树
Euphorbia tirucalli L.

【**标本采集号**】5329320280

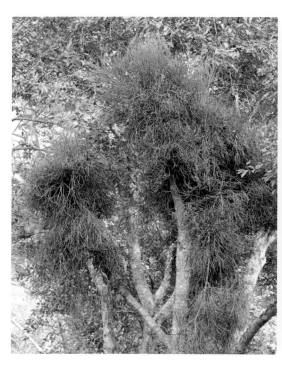
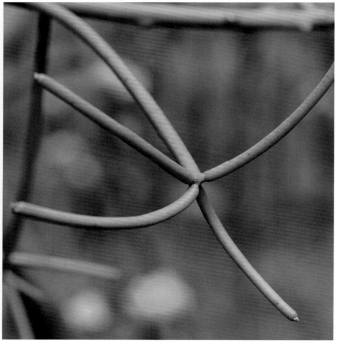

【**形态特征**】小乔木，老时呈灰色或淡灰色，幼时绿色，上部平展或分枝；小枝肉质，具丰富乳汁。叶互生，长圆状线形。花序密集于枝顶；总苞陀螺状，内侧被短柔毛；腺体盾状卵形或近圆形。蒴果棱状三角形，平滑，略被毛或无毛。花、果期 7~10 月。

【**适宜生境**】广泛栽培于热带和亚热带，或逸为野生。

【**资源状况**】栽培于泸水等地。

【**入药部位**】全草（绿玉树）。

【**功能主治**】催乳，杀虫。用于缺乳，疥癣。

大果大戟 毒鱼药、万刺藤、防痧药
Euphorbia wallichii Hook. f.

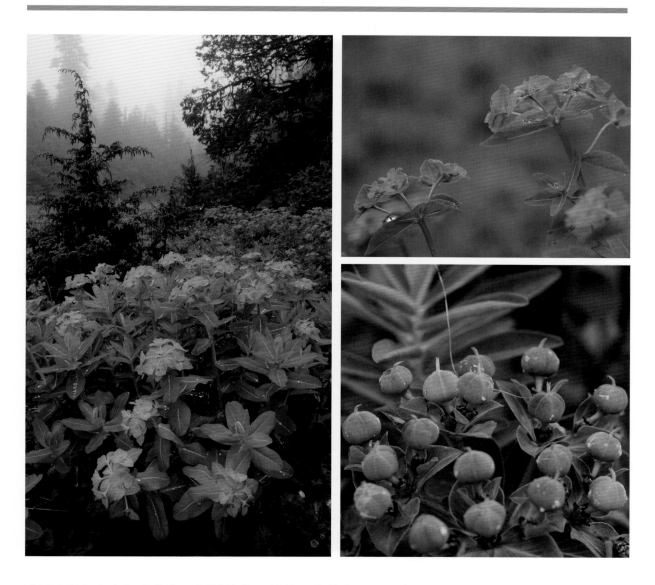

【形态特征】多年生草本。根圆柱状。茎单一或数个丛生，光滑无毛。叶互生，椭圆形，全缘，无毛。花序单生二歧分枝顶端；总苞叶常 5 枚，次级总苞叶常 3 枚；苞叶 2 枚。花序单生二歧分枝顶端，基部无柄；腺体 4，肾状圆形，淡褐色至黄褐色。蒴果球状，无毛。花、果期 5~8（9）月。

【适宜生境】生于海拔 1800~4700m 的高山草甸、山坡和林缘。

【资源状况】分布于香格里拉、德钦、维西、玉龙等地。偶见。

【入药部位】根（大果大戟）。

【功能主治】泻下，逐水、托疮。用于时疫，炭疽，癣疹。

云南土沉香 刮金板、刮筋板
Excoecaria acerifolia Didr.

【标本采集号】5334210200

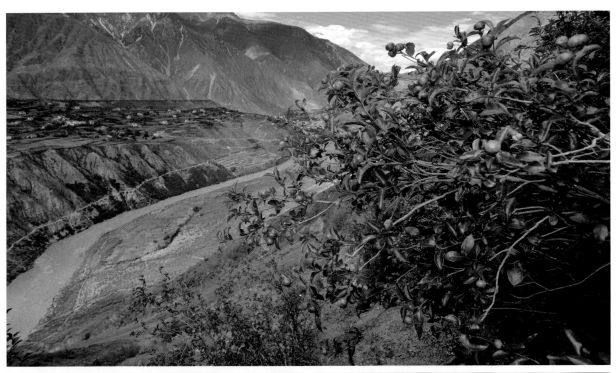

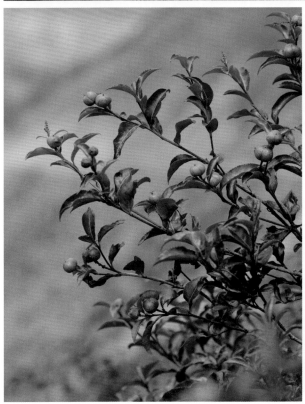

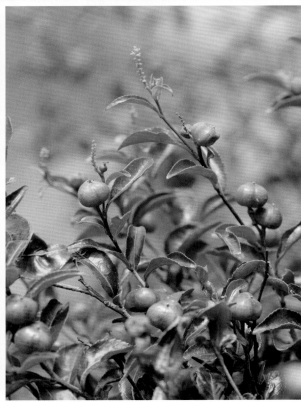

【形态特征】小灌木至小乔木。单叶互生，椭圆状披针形或倒卵形；托叶小，腺体状。花单性，雌雄同株同序，雌花生于花序轴下部，雄花生于花序轴上部；雄花基部两侧各具 1 个近圆形的腺体，每一苞片内有花 2~3；雌花基部两侧各具 1 个正圆形腺体。蒴果近球形，具 3 棱。花期 6~8 月。

【适宜生境】生于海拔 1200~2400m 的山边或山坡。

【资源状况】分布于香格里拉、德钦、维西、贡山、兰坪、玉龙等地。常见。

【入药部位】全株（刮金板）。

【功能主治】祛风散寒，健脾利湿，解毒。用于风寒咳嗽，疟疾，黄疸性肝炎，消化不良，小儿疳积，风湿骨痛，经闭，狂犬病，草乌，食物中毒。

雀儿舌头 黑钩叶
Leptopus chinensis (Bunge) Pojark.

【标本采集号】5334210741

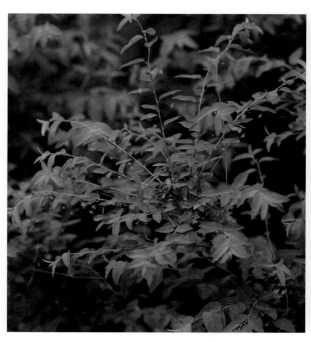
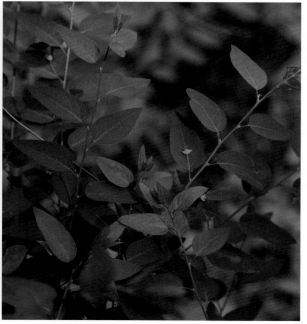

【形态特征】直立灌木。叶片膜质至薄纸质，卵形；托叶小，边缘被睫毛。花小，雌雄同株，花 5 数；雄花白色，花盘腺体 5，分离；雌花花盘环状。蒴果圆球形或扁球形。花期 2~8 月，果期 6~10 月。

【适宜生境】生于海拔 500~1000m 的山地灌丛、林缘、路旁、岩崖或石缝中。

【资源状况】分布于香格里拉、德钦、维西、兰坪、玉龙等地。偶见。

【入药部位】嫩苗、叶、枝（雀儿舌头）。

【功能主治】嫩苗、叶：杀虫，止痛。用于腹痛，杀虫。枝：痹证。用于全身瘫痪。

尾叶雀舌木　长叶雀舌、黔桂黑钩叶、勾多猛

Leptopus esquirolii (Levl.) P. T. Li

【标本采集号】5329290954

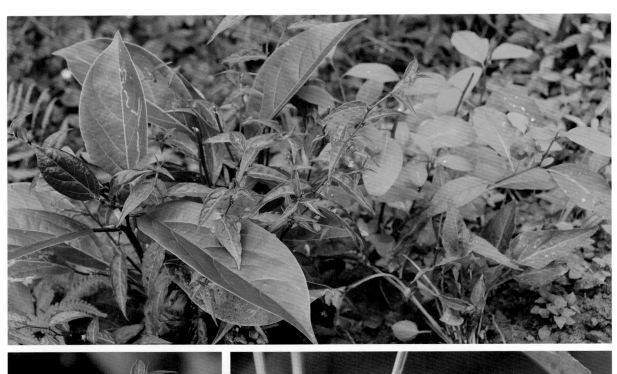

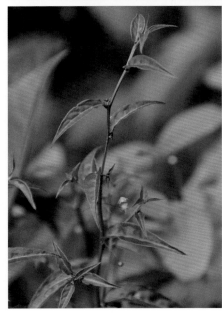

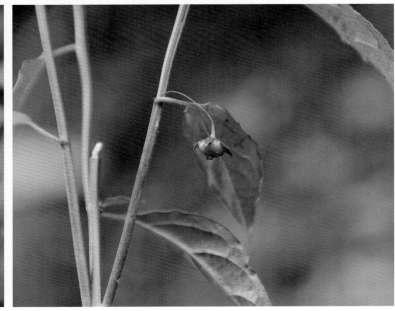

【形态特征】直立灌木。叶片膜质至纸质，叶长椭圆形、长圆形或披针形，先端尾尖或长渐尖。花雌雄同株；花 5 数，雄花单生或 2~5 朵簇生于叶腋，花瓣膜质，花盘腺体比花瓣短，雄蕊离生。雌花单生叶腋，花瓣舌状，花盘环状。蒴果球形，具宿萼。花期 4~8 月，果期 6~10 月。

【适宜生境】生于海拔 600~3500m 的山地疏林或灌木丛。

【资源状况】分布于福贡、玉龙等地。偶见。

【入药部位】叶。

【功能主治】止血固脱。用于子宫脱垂，外伤出血。

余甘子　油甘子、庵摩勒、望果
Phyllanthus emblica Linn.

【标本采集号】5334211164

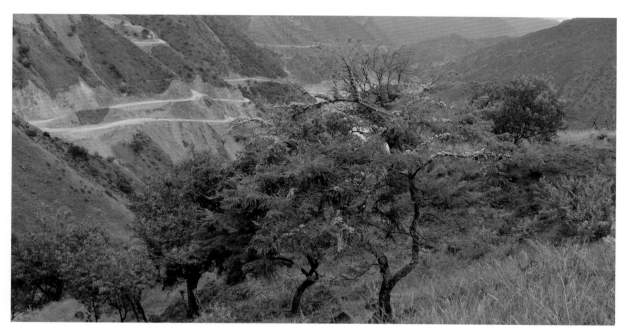

【形态特征】落叶小乔木或灌木。单叶互生，2 列；叶片长矩圆形；托叶小，红棕色。花小，生于叶腋，雌雄同株，无花冠。蒴果球形。花期 3~4 月，果期 9~11 月。

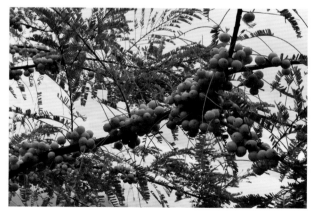

【适宜生境】生于海拔 200~2300m 干热处的山坡、路边。

【资源状况】分布于香格里拉、泸水、玉龙等地。常见。

【入药部位】果（余甘子）、根（余甘子根）、叶（余甘子叶）。

【功能主治】果：清热凉血，消食健胃，生津止咳。用于血热血瘀，肝胆病，消化不良，腹痛，咳嗽，喉痛，咽干。根：清热解毒。用于高血压。叶：利尿消肿，清热解毒，止痒。用于小便不利，水肿，皮肤痒，湿疹。

蓖 麻

红蓖麻、天麻子果、蓖麻子

Ricinus communis L.

【标本采集号】5334210747

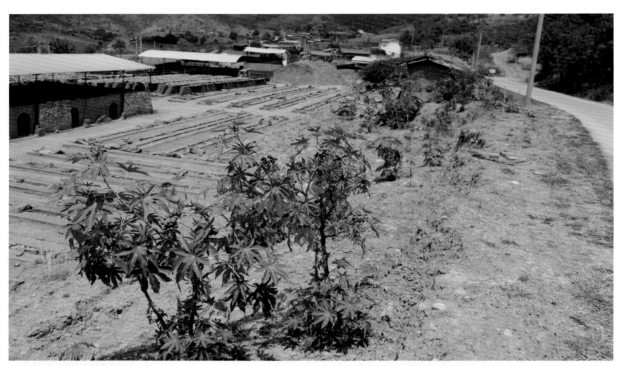

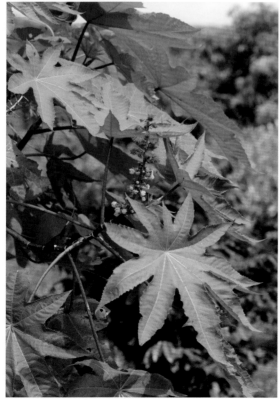

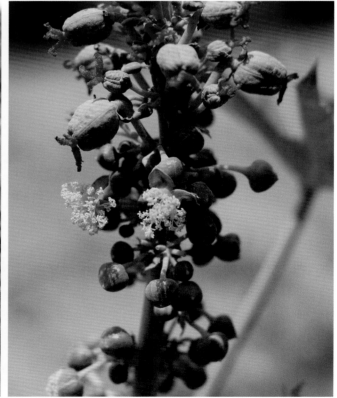

【形态特征】一年生粗壮草本或草质灌木。小枝、叶和花序通常被白霜，茎多液汁。叶轮廓近圆形，掌状，7~11 裂；叶柄顶端具 2 枚盘状腺体，基部具盘状腺体。总状花序或圆锥花序，雄蕊束众多；雌花子房卵状。蒴果卵球形或近球形，果皮具软刺或平滑，斑纹淡褐色或灰白色。花期几全年或 6~9 月。

【适宜生境】生于海拔约 2300m 的村旁疏林、河流两岸冲积地，常逸为野生。

【资源状况】分布于香格里拉、德钦、玉龙等地。常见。

【入药部位】种子（蓖麻子）、叶（蓖麻叶）、根（蓖麻根）、种子脂肪油（蓖麻油）。

【功能主治】种子：消肿拔毒，泻下通滞。用于痈疽肿毒，喉痹，瘰疬，大便燥结。叶：消肿拔毒，止痒。外用于疮痈肿毒，湿疹瘙痒，灭蛆，杀孑孓。根：祛风活血，止痛镇静。用于风湿关节痛，破伤风，癫痫，精神分裂症。种子脂肪油：泻下，为刺激性泻药。用于导泻。

油 桐　三年桐、罂子桐、虎子桐
Vernicia fordii (Hemsl.) Airy Shaw

【标本采集号】3229010960

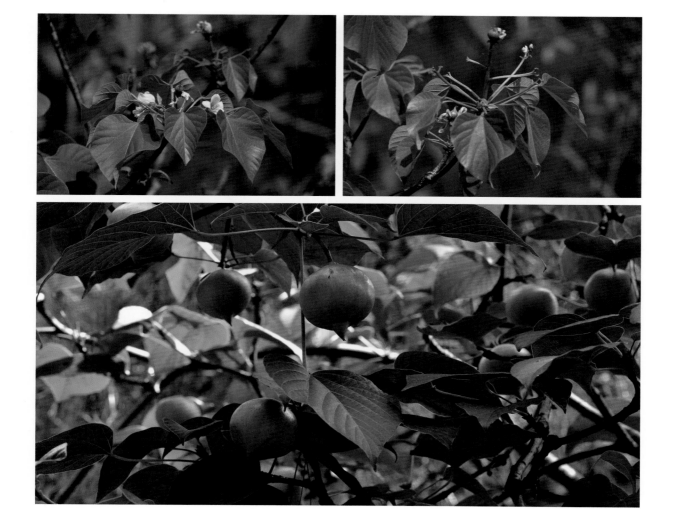

【形态特征】乔木。树皮灰色，近光滑。叶卵圆形，全缘。花雌雄同株，先叶或与叶同时开放；花瓣白色，有淡红色脉纹；雄花的雄蕊 8~12 枚；雌花子房密被柔毛。核果近球状，果皮光滑。花期 3~4 月，果期 8~9 月。

【适宜生境】生于海拔 1000m 以下的丘陵山地。

【资源状况】分布于贡山、泸水、兰坪地。常见。

【入药部位】根、叶、花（油桐）。

【功能主治】根：消积，驱虫，祛风利湿。用于蛔虫病，食积腹胀，风湿筋骨痛，湿气水肿。叶：解毒，杀虫。外用于疮疡，癣疥。花：清热解毒，生肌。外用于烧、烫伤。

一叶萩 水灯心
Flueggea suffruticosa (Pall.) Baill.

【标本采集号】3229010421

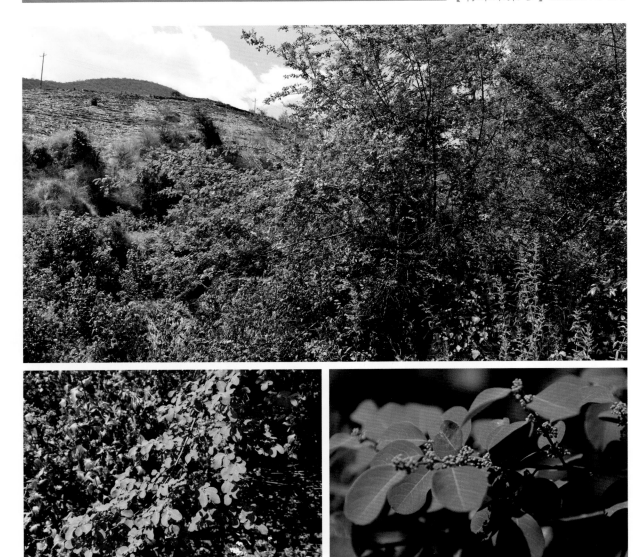

【**形态特征**】灌木。叶纸质，椭圆形或长椭圆形，全缘或间有不整齐波状齿或细齿，下面浅绿色。花簇生于叶腋，雌雄异株；雄花 3~18 朵簇生；雌花萼片背部呈龙骨状突起，花盘盘状。蒴果三棱状扁球形，熟时淡红褐色，有网纹。花期 3~8 月，果期 6~11 月。

【**适宜生境**】生于海拔 800~2500m 的山坡灌丛、山沟或路边。

【**资源状况**】分布于玉龙等地。常见。

【**入药部位**】嫩枝叶、根（一叶萩）。

【**功能主治**】祛风活血，益肾强筋。用于风湿腰痛，四肢麻木，阳痿，小儿疳积，面神经麻痹，小儿麻痹后遗症。

革叶算盘子 达氏算盘子、灰叶算盘子、马蚤子叶

Glochidion daltonii (Muell. Arg.) Kurz

【标本采集号】3229010163

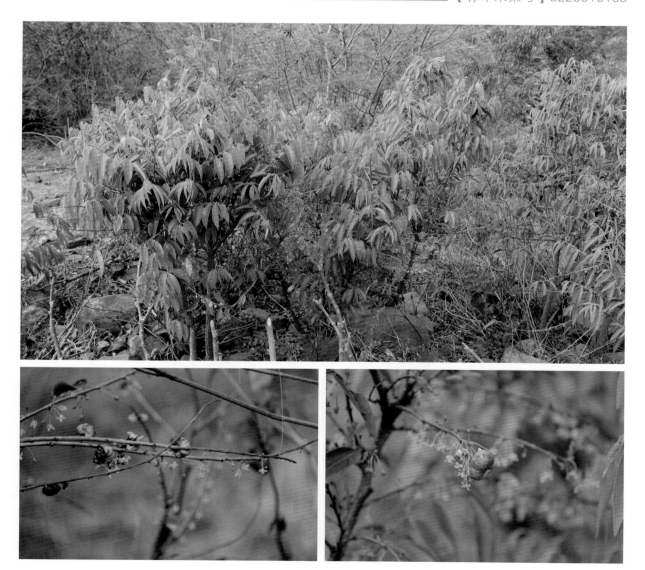

【**形态特征**】灌木或乔木。叶片纸质或近革质，披针形或椭圆形，有时呈镰刀状；托叶三角形。花簇生于叶腋内，雌花生于小枝上部，雄花生于小枝下部；萼片6。蒴果扁球状，干后褐色。花期3~5月，果期4~10月。

【**适宜生境**】生于海拔200~1700m山地疏林或山坡灌木丛。

【**资源状况**】分布于泸水、福贡等地。偶见。

【**入药部位**】果（蚂蚁上树）。

【**功能主治**】止咳。用于咳嗽。

芸香科

石椒草

九牛二虎草、铜脚一支蒿、白虎草

Boenninghausenia sessilicarpa Levl.

【标本采集号】5334210523

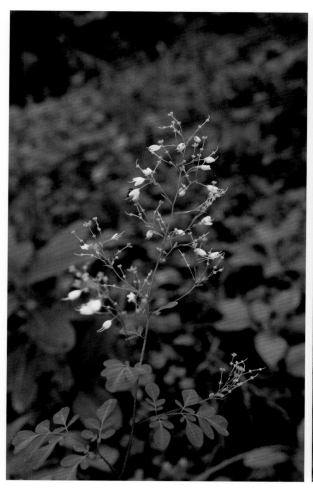
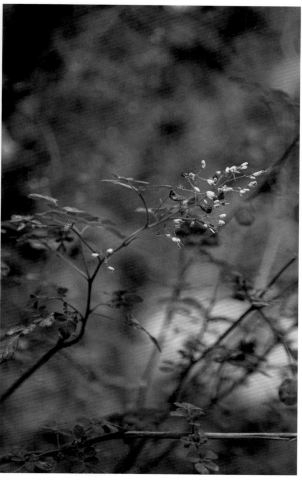

【**形态特征**】常绿草本，具浓烈刺激气味。叶互生，二至三回三出复叶；小叶片全缘，各部有油点；叶薄纸质，较小，长 3~8mm，宽 2~6mm。顶生聚伞圆锥花序，花多，两性；萼片及花瓣均 4 枚，花瓣白色，有透明油点；子房无柄。蓇葖果开裂为 4 个分果瓣。花、果期 7~11 月。

【**适宜生境**】生于海拔 2000~3200m 的山地。

【**资源状况**】分布于香格里拉、德钦、维西、贡山、泸水、玉龙等地。常见。

【**入药部位**】全草（石椒草）。

【**功能主治**】抗菌消炎。用于上呼吸道感染，尿路感染。

乔木茵芋 鸡肉果、美脉茵芋、死麻蛇
Skimmia arborescens Anders.

【标本采集号】533324180424099LY

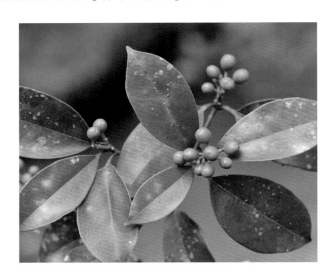

【形态特征】小乔木。小枝髓部小但明显，二年生枝的皮层颇薄，干后不皱缩。叶较薄，椭圆形或长圆形。花序长 2~5cm，花序轴被微柔毛或无毛；苞片阔卵形；花瓣 5，水平展开或斜向上张开。果圆球形，蓝黑色。花期 4~6 月，果期 7~9 月。

【适宜生境】生于海拔 800m 以上的山区。

【资源状况】分布于德钦、维西、贡山、福贡、玉龙等地。常见。

【入药部位】茎叶（乔木茵芋）。

【功能主治】胜湿定痛。用于风湿痹痛。

多脉茵芋 泡八角、乃前能
Skimmia multinervia Huang

【标本采集号】533324181208360LY

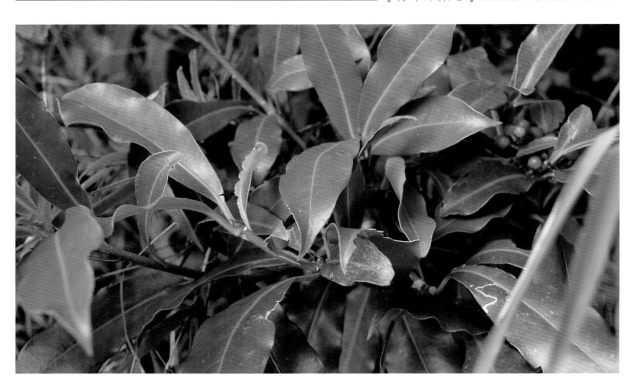

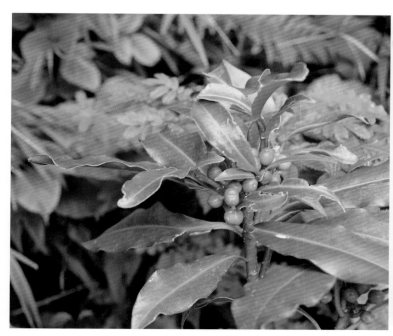
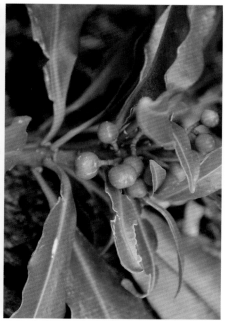

【形态特征】小乔木。小枝粗壮，成长枝苍灰色。叶革质，倒披针形，侧脉每边 12~20 条。雄花两性花异株；花淡黄白色，多花集生成金字塔形的圆锥花序；苞片卵形；萼裂片卵形；花瓣倒卵状长圆形或长圆形。果蓝黑色，近圆球形或略扁。花期 4~6 月，果期 7~9 月。

【适宜生境】生于海拔 2000m 以上的山地。

【资源状况】分布于维西、贡山、兰坪、泸水、福贡、玉龙等地。偶见。

【入药部位】茎叶。

【功能主治】清热，止痛，舒筋活络。用于风湿痹痛，腰肌劳损，口腔炎，传染病发热，肺热病。

茵　芋　黄山桂、山桂花、深红茵芋
Skimmia reevesiana Fort.

【标本采集号】533324180515227LY

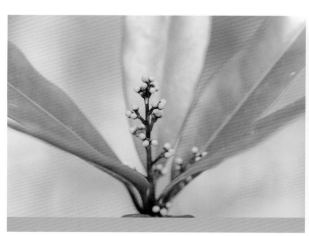
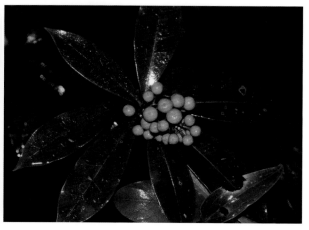

【**形态特征**】灌木。小枝常中空，皮淡灰绿色，光滑，干后常有浅纵皱纹。叶有柑橘叶的香气，革质，呈椭圆形或披针形。花芳香，淡黄白色；顶生圆锥花序；萼片及花瓣均 5 枚。果实圆形、椭圆形或倒卵形，红色。花期 3~5 月，果期 9~11 月。

【**适宜生境**】生于海拔 1200~2600m 的高山森林。

【**资源状况**】分布于德钦、维西、贡山、兰坪、玉龙等地。偶见。

【**入药部位**】茎及叶（茵芋）。

【**功能主治**】祛风胜湿。用于风湿痹痛，四肢挛急，两足软弱。

毛刺花椒 刺花椒、木本化血丹、野花椒
Zanthoxylum acanthopodium DC. var. *timbor* Hook. f.

【**标本采集号**】5304270904

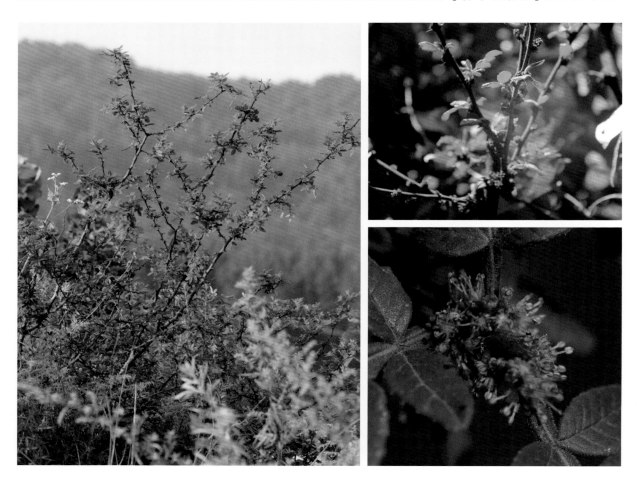

【**形态特征**】乔木。树皮灰黑色，枝有锐刺，刺基部扁而宽，当年生枝被微柔毛或褐锈色短柔毛。小叶 3~9 枚，翼叶明显。花序自去年生枝或老枝的叶腋间抽出；花被片淡黄绿色，狭披针形；花丝紫红色。果序围生于枝干上；果实紫红色，油点大，凸起。花期 4~5 月，果期 9~10 月。

【**适宜生境**】生于多类生境。

【**资源状况**】分布于维西、贡山、福贡、玉龙等地。偶见。

【**入药部位**】根（岩椒）。

【**功能主治**】温胃，杀虫止痛。用于虫积腹痛。

竹叶花椒 贝椒子、山巴椒、入地紫牛
Zanthoxylum armatum DC.

【**标本采集号**】3229010003

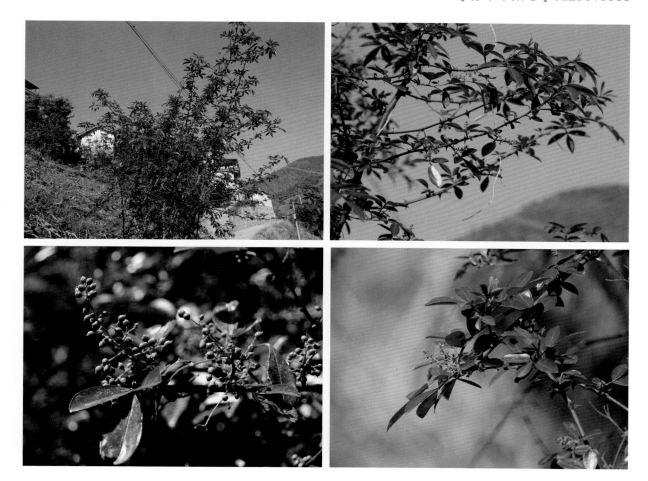

【**形态特征**】小乔木或灌木状。枝无毛，基部具宽而扁的锐刺。奇数羽状复叶；小叶披针形、椭圆形或卵形。聚伞状圆锥花序腋生或兼生于侧枝之顶；花被片大小几相同，淡黄色。果紫红色，疏生微凸油腺点。花期4~5月，果期8~10月。

【**适宜生境**】生于低丘陵坡地至海拔2200m的石灰岩山地等多类生境。

【**资源状况**】分布于德钦、维西、贡山、玉龙等地。偶见。

【**入药部位**】根、树皮、叶、果及种子（竹叶椒）。

【**功能主治**】温中理气，祛风除湿，活血止痛。用于跌打肿痛，痈肿疮毒，皮肤瘙痒。

花 椒 樰、大椒、秦椒
Zanthoxylum bungeanum Maxim.

【标本采集号】5334210644

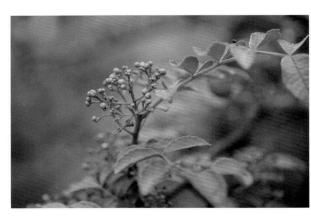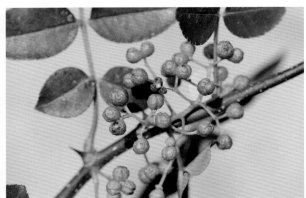

【形态特征】落叶灌木或小乔木，具香气。茎秆常有增大的皮刺。单数羽状复叶，互生；卵形小叶对生，近无柄，边缘细齿缝有粗大透明腺点。聚伞圆锥花序顶生，花单性。蓇葖果球形，密生疣状突起的腺体。花期 5 月，果期 8~9 月。

【适宜生境】生于海拔 1500~3100m 的向阳处，或为栽培。

【资源状况】分布于香格里拉、德钦、维西、贡山、福贡、玉龙等地。常见。

【入药部位】根（蔓椒）、果（花椒）。

【功能主治】温中散寒，止痛。用于心腹冷痛，蛔积，刀伤出血，牙痛。

砚壳花椒 单面针、山枇杷、九百锤
Zanthoxylum dissitum Hemsl.

【标本采集号】533324180905715LY

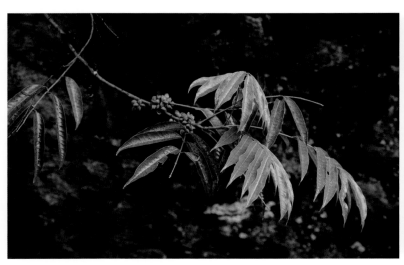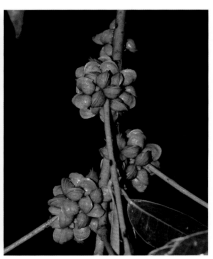

【形态特征】藤本。老茎的皮灰白色，枝干上的刺多劲直，叶轴及小叶中脉上的刺向下弯钩，刺褐红色。小叶 5~9 枚，小叶互生或近对生。花序腋生，萼片紫绿色，宽卵形；花瓣淡黄绿色，宽卵形。果密集于果序上；棕色，外果皮比内果皮宽大，外果皮平滑，边缘较薄，干后显出弧形环圈。花期 4~5 月，果期 9~10 月。

【适宜生境】生于海拔 500~1500m 的田地、边隙地、荒地、果园四周。

【资源状况】分布于贡山等地。偶见。

【入药部位】根（单面针根）、籽（大叶花椒）、果（砚壳花椒）。

【功能主治】根：活血散瘀，续筋接骨。适用于跌打损伤，扭伤，骨折。籽：理气止痛。适用于疝气痛。果：祛风活络，散瘀止痛，解毒消肿。用于破伤风，风湿关节痛，胃痛，跌打扭伤，龋齿痛，毒蛇咬伤，霍乱。

拟蚬壳花椒
滑叶花椒、拟蚌壳花椒、拟山枇杷
Zanthoxylum laetum Drake

【标本采集号】5329290510

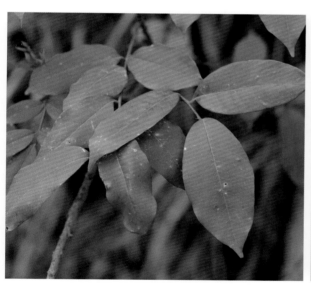
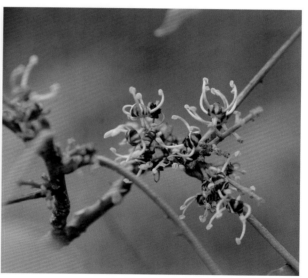

【形态特征】藤本。茎枝有钩刺。叶轴上的刺较多，全株仅嫩叶叶轴、小叶柄及中脉有甚短的微柔毛；小叶有散生的透明油点，互生，卵形或卵状椭圆形。花序腋生；萼片淡紫绿色，狭卵形；花瓣黄绿色，阔卵形。果红褐色，边缘常呈紫红色；种子近圆球形，褐黑色。花期 3~5 月，果期 9~12 月。

【适宜生境】生于海拔 500~1500m 的梯田地、边隙地、荒地、果园四周。

【资源状况】分布于泸水等地。偶见。

【入药部位】根（拟蚬壳花椒）。

【功能主治】活血化瘀，消肿止痛，祛风湿。用于跌打损伤，扭挫伤，风湿痹痛。

两面针 光叶花椒、大叶椒簕、大叶猫枝簕
Zanthoxylum nitidum (Roxb.) DC.

【标本采集号】533324180519307LY

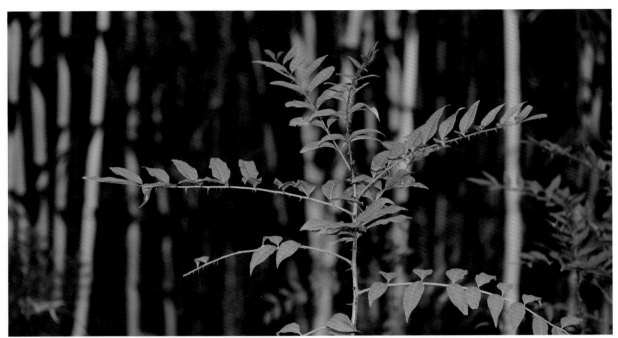

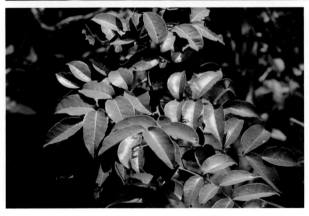
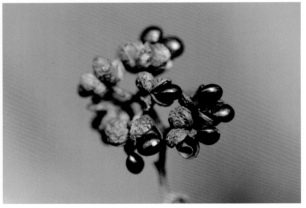

【形态特征】幼龄植株为直立的灌木，成龄植株为攀缘于其他树上的木质藤本。小叶对生，成长叶硬革质，阔卵形、近圆形或狭长椭圆形。花序腋生；花瓣淡黄绿色，卵状椭圆形或长圆形。果皮红褐色，顶端有短芒尖。花期 3~5 月，果期 9~11 月。

【适宜生境】生于海拔 800m 以下的山地、丘陵、平地的疏林、灌丛。

【资源状况】分布于贡山等地。少见。

【入药部位】根（两面针）、果（两面针叶）。

【功能主治】根：行气止痛，活血化瘀。用于跌扑肿痛，风湿痹痛，胃痛，牙痛，咽喉肿痛，毒蛇咬伤。果：收敛，驱虫，发汗，健胃。

花椒簕 尖叶花椒

Zanthoxylum scandens Bl.

【标本采集号】5329320297

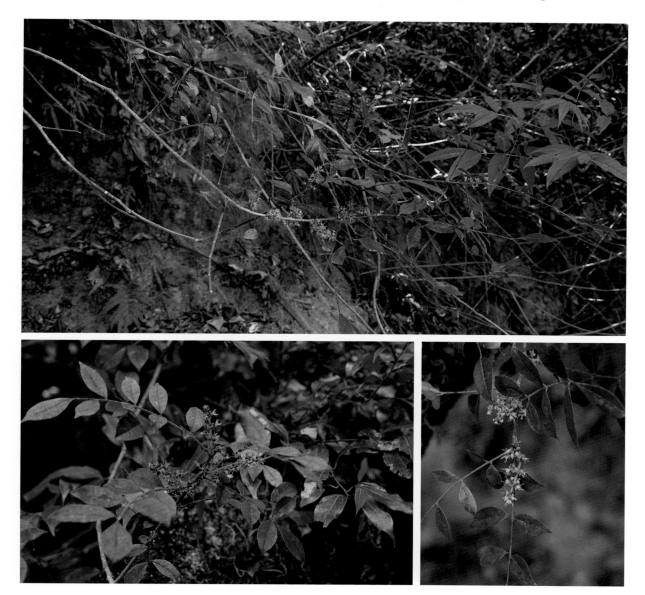

【形态特征】成龄植株为藤状灌木。奇数羽状复叶；小叶 5~25 枚，卵形、卵状椭圆形或斜长圆形。聚伞状圆锥花序腋生或顶生；萼片及花瓣均 4 枚，花瓣淡黄绿色。果序及果柄均无毛或疏被微柔毛；果瓣紫红色，顶端具短芒尖，油腺点不显。花期 3~5 月，果期 7~8 月。

【适宜生境】生于沿海低地至海拔 1500m 的山坡灌木丛或疏林。

【资源状况】分布于贡山等地。偶见。

【入药部位】根（花椒簕根）、果（花椒簕）。

【功能主治】活血化瘀，镇痛，清热解毒，祛风行气。用于胃寒腹痛，牙痛，风寒痹痛，湿疹。

苦木科

臭 椿 椿根皮、樗根皮、凤眼草
Ailanthus altissima (Mill.) Swingle

【标本采集号】3229010289

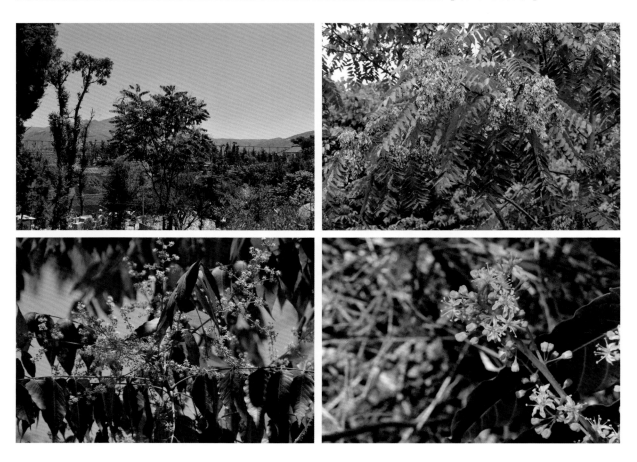

【形态特征】落叶乔木。嫩枝幼时被黄色或黄褐色柔毛，后脱落。奇数羽状复叶；小叶卵状披针形，全缘，具粗齿，齿背有腺体，下面灰绿色。圆锥花序长达 30cm；花淡绿色，5 数，基部两侧被硬粗毛。翅果长椭圆形。花期 4~5 月，果期 8~10 月。

【适宜生境】生于海拔 1500m 以下的石灰岩上。

【资源状况】分布于德钦、维西、贡山、玉龙等地。常见。

【入药部位】根皮、树干皮（樗白皮）、果（凤眼草）。

【功能主治】根皮、树干皮：清热燥湿，收敛止带，止泻，止血。适用于赤白带下，湿热泻痢，久泻久痢，便血，崩漏。果：清热利尿，止痛，止血。适用于胃痛，便血，尿血；外用于滴虫阴道炎。

楝　科

楝
苦楝、楝枣子
Melia azedarach L.

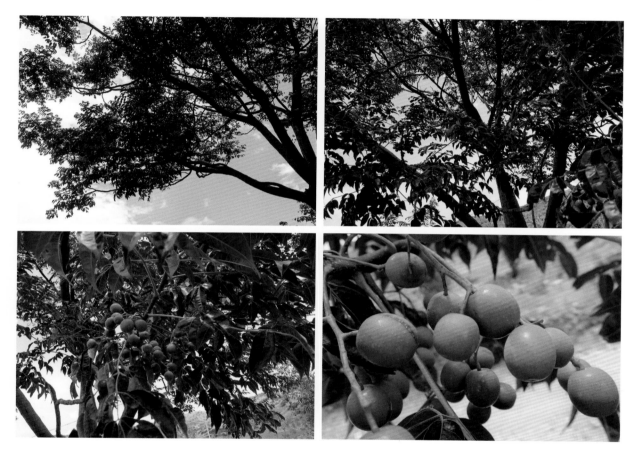

【形态特征】落叶乔木。树皮灰褐色，纵裂。二至三回奇数羽状复叶；小叶对生，卵形、椭圆形至披针形，边缘有钝锯齿。圆锥花序约与叶等长，无毛或幼时被鳞片状短柔毛；花瓣淡紫色，两面均被微柔毛。核果球形至椭圆形，长 1~2cm。花期 4~5 月，果期 10~12 月。

【适宜生境】生于低海拔旷野、路旁或疏林，目前已广泛栽培。

【资源状况】分布于香格里拉、德钦、维西、贡山等地。常见。

【入药部位】树皮及根皮（苦楝皮）。

【功能主治】杀虫，疗癣。用于蛔虫病，蛲虫病，钩虫病，疥癣，湿疮。

川 棟 练实、楝实、金铃子
Melia toosendan Sieb. et Zucc.

【标本采集号】3229010248

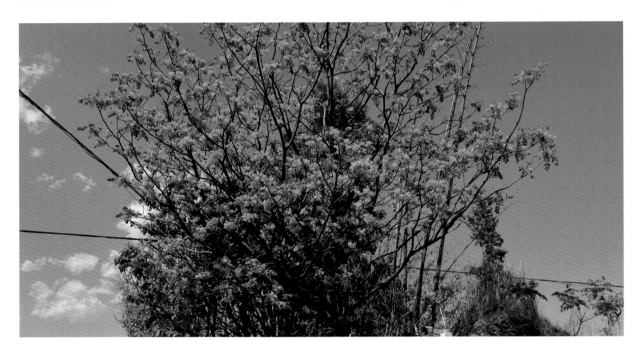

【形态特征】乔木。幼枝密被褐色星状鳞片，老时无，暗红色。二回羽状复叶；小叶对生，膜质，椭圆状披针形，全缘或有不明显钝齿。圆锥花序聚生于小枝顶部之叶腋内，密被灰褐色星状鳞片；花瓣淡紫色，匙形。核果大，长约3cm，椭圆状球形。花期3~4月，果期10~11月。

【适宜生境】生于海拔500~2100m的土壤湿润、肥沃的杂木林和疏林。

【资源状况】分布于玉龙等地。偶见。

【入药部位】树皮及根皮（苦楝皮）、果（川楝子）。

【功能主治】树皮及根皮：杀虫，疗癣。用于疥癣，虫积腹痛。果：疏肝泄热，行气止痛，杀虫。用于肝郁化火，胸胁、脘腹胀痛，疝气疼痛，虫积腹痛。

金虎尾科

风筝果
红龙、风车藤
Hiptage benghalensis (Linn.) Kurz

【标本采集号】3229010149

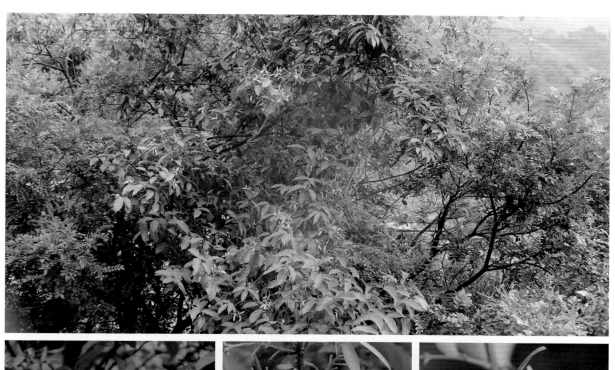

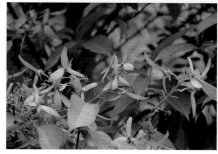 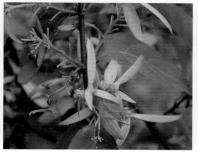 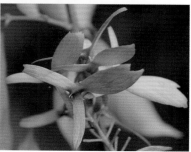

【**形态特征**】灌木或藤本，攀缘。幼嫩部分和总状花序密被淡黄褐色或银灰色柔毛。叶长圆形、椭圆状长圆形或卵状披针形，全缘，背面常具2腺体。总状花序；花瓣白色，基部具黄色、淡黄色或粉红色斑点，边缘具流苏。翅果果核被短绢毛，花期2~4月，果期4~5月。

【**适宜生境**】生于海拔（100~）200~1900m 的沟谷密林、疏林或沟边路旁。

【**资源状况**】分布于泸水、福贡等地。少见。

【**入药部位**】茎藤。

【**功能主治**】用于滑精，遗精，早泄阳痿，尿频，腰膝酸软，畏寒肢冷，风寒湿痹，自汗盗汗，体弱虚汗。

远志科

小花远志 细牛草、七寸金、辰沙草
Polygala arvensis Willd.

【标本采集号】5329320303

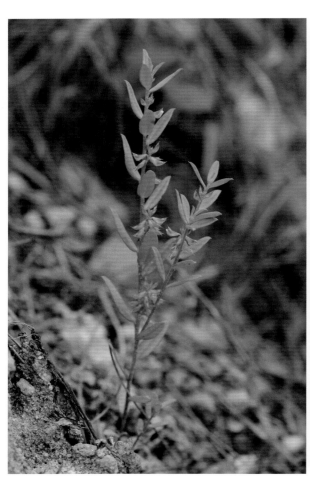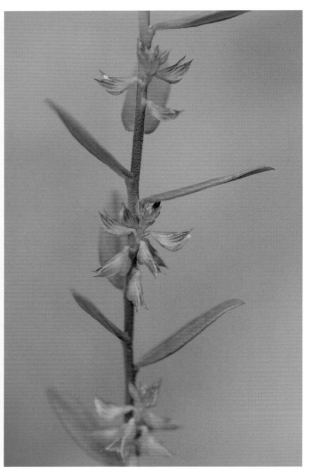

【形态特征】草本。叶互生；叶片倒卵形、长圆形或椭圆状长圆形。总状花序腋生或腋外生；花瓣白色或紫色，侧瓣三角状菱形，龙骨瓣盔状。蒴果近圆形，几无翅。种子长圆形，黑色，密被白色短柔毛。花、果期7~10月。

【适宜生境】生于海拔500m左右的海岸边、水旁瘠土、湿沙土及中低海拔的山坡草地。

【资源状况】分布于兰坪等地。偶见。

【入药部位】带根全草（小金牛草）。

【功能主治】散瘀止血，化痰止咳，解毒消肿。用于咳嗽胸痛，肺结核，咯血，尿血，便血，月经不调，跌打损伤，小儿麻痹后遗症，肝炎，毒蛇咬伤。

黄花倒水莲　倒吊黄、黄金印、木本远志

Polygala fallax Hemsl.

【标本采集号】5329290449

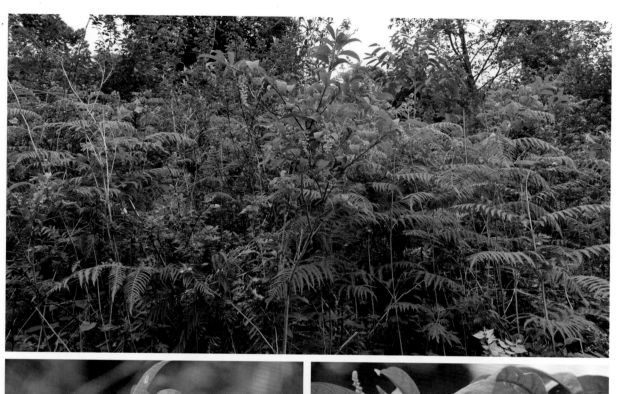

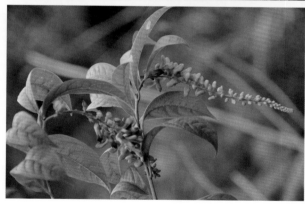
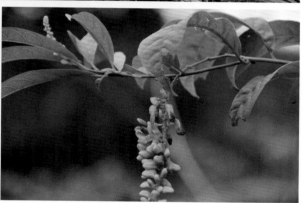

【形态特征】灌木或小乔木。单叶互生；叶片膜质，披针形至椭圆状披针形。总状花序顶生或腋生；花瓣正黄色，侧生花瓣长圆形，龙骨瓣盔状。蒴果阔倒心形至圆形，绿黄色。花期5~8月，果期8~10月。

【适宜生境】生于海拔（360~）1150~1650m 的山谷林下、水旁阴湿处。

【资源状况】分布于贡山、福贡等地。常见。

【入药部位】根（黄花倒水莲根）、全草（黄花倒水莲）。

【功能主治】补气益血，健脾利湿，活血调经。用于病后体虚，腰膝酸痛，跌打损伤，黄疸性肝炎，肾炎水肿，子宫脱垂，白带异常，月经不调。

瓜子金 小叶地丁草、歼疟单、散血丹
Polygala japonica Houtt.

【标本采集号】5329290926

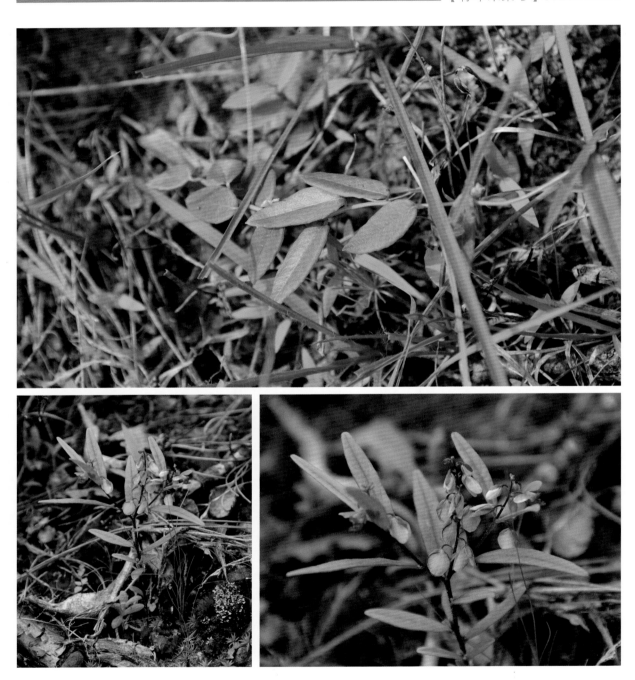

【形态特征】草本。单叶互生；叶片厚纸质或亚革质，卵状披针形。总状花序腋生；萼片5，外3枚披针形，内2枚花瓣状，基部具爪；花瓣3，白色至紫色；龙骨瓣具流苏状鸡冠状附属物；雄蕊8，全部合生成鞘。蒴果圆形，具喙状突尖，边缘具横脉的阔翅。花期4~5月，果期5~8月。

【适宜生境】生于海拔 800~2100m 的山坡草地或田埂上。

【资源状况】分布于香格里拉、德钦、维西、贡山等地。常见。

【入药部位】全草（瓜子金）。

【功能主治】祛痰止咳，活血消肿，解毒止痛。用于咳嗽，痰多，慢性咽喉炎；外用于跌打损伤，疔疮肿毒，毒蛇咬伤。

蓼叶远志 瓜子金、黄瓜仁草、辣味根
Polygala persicariifolia DC.

【标本采集号】5329320304

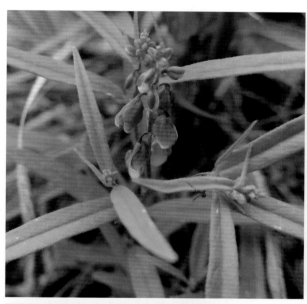
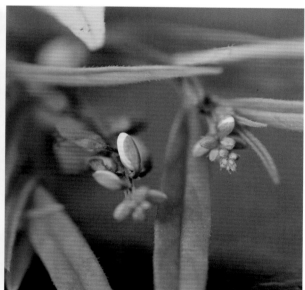
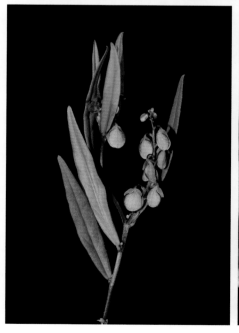
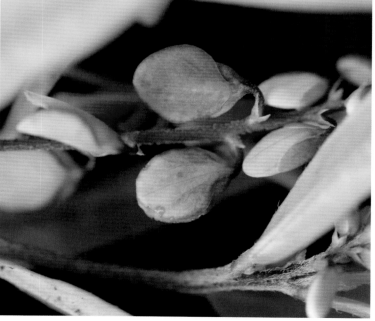

【形态特征】一年生草本。叶片薄纸质，披针形至线状披针形。总状花序；花瓣 3，粉红色至紫色，侧瓣多少斜菱形，龙骨瓣盔状，具缘毛；雄蕊 8，花丝 2/3 以下合生成鞘。蒴果长圆形或圆形，果片具蜂窝状乳突，具狭翅及缘毛。花期 7~9 月，果期 8~10 月。

【适宜生境】生于海拔 1200~2200（~2800）m 的山坡林下、草地或路旁。

【资源状况】分布于玉龙等地。少见。

【入药部位】全草（蓼叶远志）。

【功能主治】清热解毒，宽胸散结。用于咽喉痛，胸痛，咳嗽，跌打损伤，毒蛇咬伤。

西伯利亚远志 *Polygala sibirica* L.

【标本采集号】5334210257

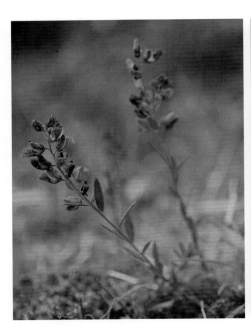 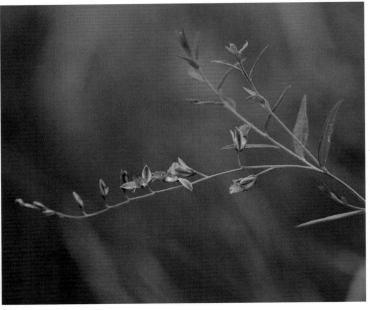

【形态特征】多年生草本。叶互生；叶片纸质至亚革质，下部叶小卵形，上部者大，披针形或椭圆状披针形。总状花序腋外生或假顶生，具 3 枚小苞片；萼片 5，外面 3 枚披针形，里面 2 枚花瓣状；花瓣 3，蓝紫色，2/5 以下与龙骨瓣合生。蒴果近倒心形。种子黑色，密被白色柔毛。花期 4~7 月，果期 5~8 月。

【适宜生境】生于海拔 1100~3300（~4300）m 的沙质土、石砾、石灰岩山地灌丛、林缘或草地。

【资源状况】分布于香格里拉、玉龙等地。常见。

【入药部位】全草（紫花地丁）。

【功能主治】清热解毒，散结，凉血，消肿。用于疔疮肿毒，痈疽发背，丹毒，毒蛇咬伤。

小扁豆　遍地青、齿果草、天星吊红
Polygala tatarinowii Regel

【标本采集号】533324180919955LY

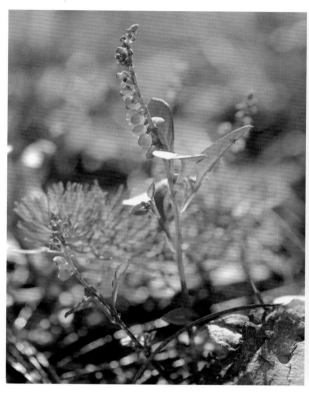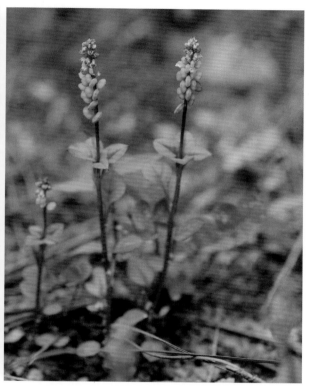

【形态特征】一年生直立草本。单叶互生；叶片纸质，卵形、椭圆形至阔椭圆形。总状花序顶生；萼片 5，外面 3 枚小，内面 2 枚花瓣状；花瓣 3，红色至紫红色；雄蕊 8，花丝 3/4 以下合生成鞘。蒴果扁圆形，顶端具短尖头，具翅。花期 8~9 月，果期 9~11 月。

【适宜生境】生于海拔 540~3900m 的山坡草地、杂木林或路旁草丛。

【资源状况】分布于香格里拉、德钦、维西、贡山、兰坪、玉龙等地。常见。

【入药部位】根（小扁豆）。

【功能主治】祛风，活血止痛。用于跌打损伤，风湿骨痛。

马桑科

马 桑

千年红、马鞍子、扶桑

Coriaria nepalensis Wall.

【标本采集号】5334210014

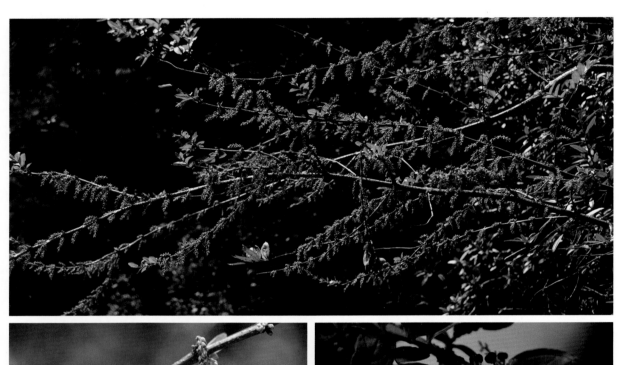

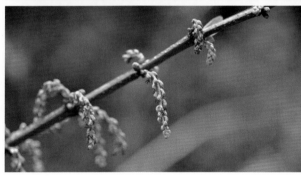
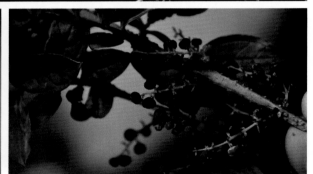

【形态特征】灌木。芽鳞膜质，卵形，无毛，紫红色。叶对生，纸质至薄革质，椭圆形或阔椭圆形；叶短柄疏被毛。花序生于二年生的枝条上，多花密集，序轴被腺柔毛；苞片和小苞片卵圆形，膜质。果球形。花期 3~9 月，果期 10 月中下旬。

【适宜生境】生于海拔 400~3200m 的灌丛中。

【资源状况】分布于德钦、维西、贡山、福贡、玉龙等地。常见。

【入药部位】根（马桑根）、叶（马桑）。

【功能主治】根：祛风除湿，镇痛，杀虫。用于淋巴结结核，牙痛，跌打损伤，狂犬病，风湿关节痛。

叶：外用于烧烫伤，头癣，湿疹，疮疡肿毒。

漆树科

黄 栌 红叶、红叶黄栌、黄道栌
Cotinus coggygria Scop.

【标本采集号】5334210335

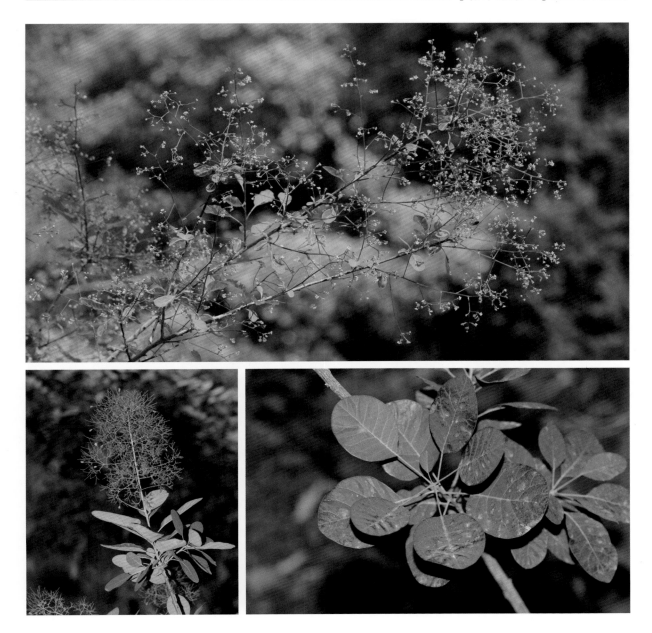

【形态特征】灌木。叶倒卵形或卵圆形，下面显著被灰色柔毛，全缘。圆锥花序被柔毛；花杂性；花萼无毛；花瓣卵形或卵状披针形，紫褐色。果肾形，无毛。花期5~6月，果期7~8月。

【适宜生境】生于海拔700~1620m的山坡林中。

【资源状况】分布于香格里拉、玉龙等地。偶见。

【入药部位】根（黄栌）、枝（黄栌枝）、叶（黄栌叶）。

【功能主治】根：用于黄疸，肝炎，跌打瘀痛，皮肤瘙痒，赤眼，丹毒，烫火伤，漆疮。枝、叶：
用于黄疸性肝炎，丹毒，漆疮，水火烫伤，结膜炎，跌打瘀痛。

黄连木　楷树、白刺、茶楪子
Pistacia chinensis Bunge

【标本采集号】5329320309

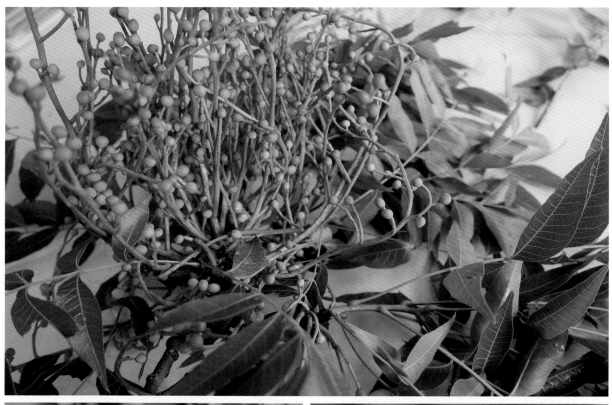

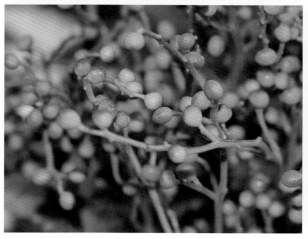

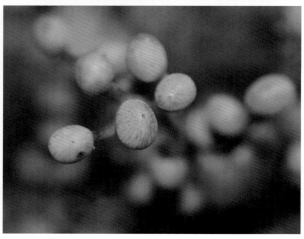

【形态特征】落叶乔木。奇数羽状复叶互生；小叶对生或近对生，纸质，披针形或卵状披针形或线状披针形。花单性异株；圆锥花序腋生；雄花序排列紧密，雄花花被片 2~4；雌花序排列疏松，雌花花被片 7~9，花被片披针形或线状披针形。核果倒卵状球形，略压扁，成熟时紫红色。花期 3~4 月。

【适宜生境】生于海拔 140~3550m 的石山林中。

【资源状况】分布于维西、玉龙等地。常见。

【入药部位】叶芽（黄连芽）、树皮、叶（黄连树）。

【功能主治】叶芽、树皮：清热，止渴，解毒。用于暑热口渴，痧症，痢疾，咽喉肿痛，口舌糜烂。叶：清热解毒。用于痢疾，皮肤瘙痒，疮痒。

清香木　清香树、细叶楷木、香叶子
Pistacia weinmannifolia J. Poisson ex Franch.

【标本采集号】5334210007

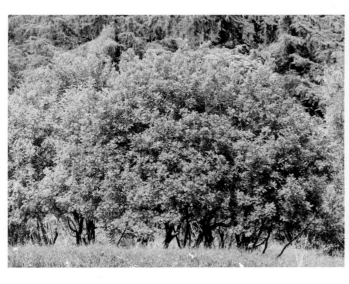
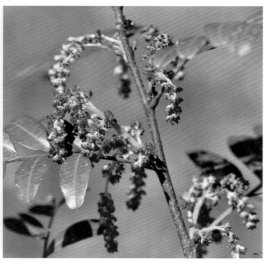

【形态特征】灌木或小乔木。树皮灰色，幼枝被灰黄色微柔毛。偶数羽状复叶互生，叶轴具狭翅；小叶革质，长圆形或倒卵状长圆形。花序腋生，被黄棕色柔毛和红色腺毛；花小，紫红色；雄花花被片 5~8；雌花花被片 7~10。核果球形，先端细尖。花期 3 月，果熟期 9~10 月。

【适宜生境】生于海拔 580~2700m 的石灰山林下或灌丛中。

【资源状况】分布于德钦、维西、泸水、兰坪、玉龙等地。常见。

【入药部位】叶及嫩叶尖（紫油木叶）、树皮、树（紫油木）。

【功能主治】叶、嫩叶尖：清热解毒，收敛止血。用于痢疾，肠炎，腹泻，外伤出血，疮疡，湿疹。树皮、树：用于肺结核，跌打损伤，骨折。

盐肤木
盐霜柏、盐酸木、敷烟树
Rhus chinensis Mill.

【标本采集号】533324180828523LY

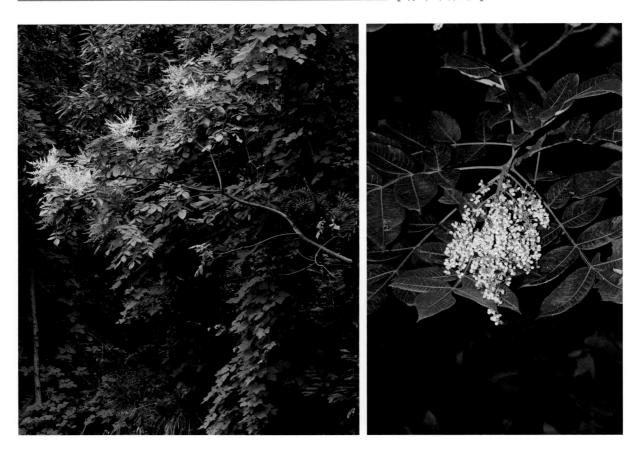

【形态特征】落叶小乔木或灌木。奇数羽状复叶，叶轴具宽的叶状翅；小叶多形，卵形、椭圆状卵形或长圆形，叶背粉绿色，被白粉，叶背被锈色柔毛。圆锥花序宽大；雄花序长，雌花序较短；花白色。核果球形，略压扁，成熟时红色。花期 8~9 月，果期 10 月。

【适宜生境】生于海拔 170~2700m 的向阳山坡、沟谷、溪边的疏林或灌丛。

【资源状况】分布于德钦、维西、贡山、福贡、玉龙等地。偶见。

【入药部位】寄生虫瘿（五倍子）、果（盐麸子）、叶（盐麸叶）、根（盐麸子根）、树白皮（盐麸树白皮）、根白皮（盐麸根白皮）。

【功能主治】寄生虫瘿：敛肺降火，涩肠止泻，敛汗止血，收湿敛疮。用于肺虚久咳，肺热痰嗽，久泻久痢，盗汗，消渴，便血痔血，外伤出血，痈肿疮毒，皮肤湿烂。果、叶：化痰止咳，收敛，解毒。用于痰嗽，便血，血痢，盗汗，疮疡。根：祛风，化湿，消肿，软坚。用于感冒发热，咳嗽，腹泻，水肿，风湿痹痛，跌打伤肿，乳痈，癣疮，酒毒。树白皮：用于鼻疳，痈毒溃烂。根白皮：用于血痢，肿毒，疥疮。

小漆树　山漆树、铁象杆、野漆树
Toxicodendron delavayi (Franch.) F. A. Barkl.

【标本采集号】5329320313

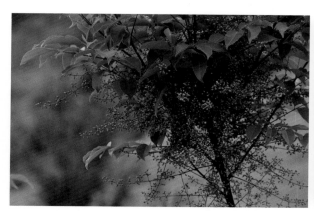 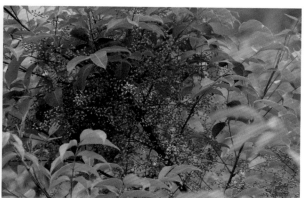

【形态特征】小灌木，具白色乳汁。树皮灰褐色，具椭圆形突起小皮孔；幼枝紫色，常被白粉，
　　　　　　无毛。奇数羽状复叶；小叶对生，纸质，卵状披针形或披针形。花序总状，比叶短；
　　　　　　苞片披针形；花小，淡黄色。核果斜卵形，具光泽；果核淡黄色，坚硬。

【适宜生境】生于海拔 1100~2500m 的阳坡林下或灌丛中。

【资源状况】分布于维西、玉龙等地。偶见。

【入药部位】根（山漆树）、叶（山漆树叶）。

【功能主治】祛风，除湿，消肿止痛。用于风湿痛。

野　漆　山漆树、痒漆树
Toxicodendron succedaneum (L.) O. Kuntze

【标本采集号】5329230383

【形态特征】落叶乔木或小乔木，具白色乳汁。
　　　　　　奇数羽状复叶互生，常集生小枝
　　　　　　顶端；小叶对生或近对生，坚纸
　　　　　　质至薄革质，长圆状椭圆形、阔
　　　　　　披针形或卵状披针形，叶背常具
　　　　　　白粉。圆锥花序为叶长之半，多
　　　　　　分枝，无毛；花黄绿色，径约
　　　　　　2mm；花瓣长圆形，开花时外卷。
　　　　　　核果大，偏斜，压扁。

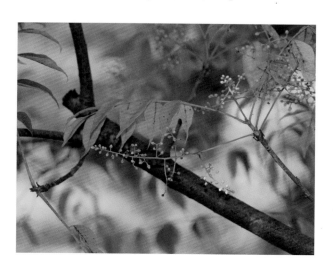

【适宜生境】生于海拔 300~1500m 的林中。

【资源状况】分布于福贡、玉龙等地。偶见。

【入药部位】根（野漆树根）、叶（野漆树叶）、果（野漆树）、树皮（野漆树）。

【功能主治】平喘解毒，散瘀消肿，止痛止血。用于哮喘，急、慢性肝炎，胃痛，跌打损伤；外用于骨折，创伤出血。

漆　北给铜布、思休、思行嘎布
Toxicodendron vernicifluum (Stokes) F. A. Barkl.

【标本采集号】3229010768

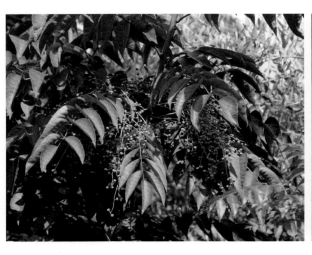 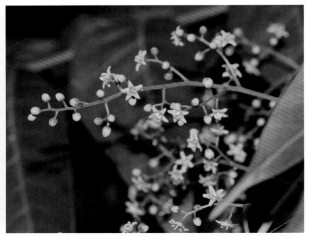

【形态特征】乔木，具白色乳汁。奇数羽状复叶，互生。圆锥花序腋生，黄绿色，杂性或雌雄异株，密而小。中果皮腊质，果核坚硬。花期 5~6 月，果期 11 月。

【适宜生境】生于海拔 1500~2800m 的向阳山坡。

【资源状况】分布于德钦、维西、贡山、泸水、福贡、玉龙等地。常见。

【入药部位】种子（漆子）、树脂（生漆）、叶（漆叶）。

【功能主治】种子：活血止血，温经止痛。用于便血，尿血，崩漏，瘀滞腹痛，经闭。树脂：杀虫。用于虫积，水蛊。叶：活血解毒，杀虫敛疮。用于面部紫肿，外伤瘀肿出血，疮疡溃烂，疥癣，漆中毒。

槭树科

青榨槭 光陈子、飞故子、鸡脚手

Acer davidii Franch.

【标本采集号】5334210656

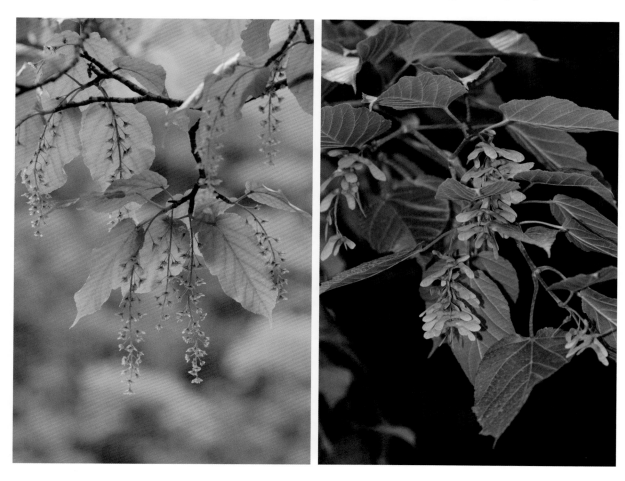

【形态特征】乔木。树皮常纵裂成蛇皮状；小枝无毛；冬芽腋生。叶纸质，长圆卵形或近于长圆形，下面被短柔毛。花黄绿色，杂性，排成下垂的总状花序；花5数。翅果，展开成钝角或几成水平。花期4月，果期9月。

【适宜生境】生于海拔500~1500m的疏林中。

【资源状况】分布于香格里拉、德钦、维西、贡山、泸水、福贡、兰坪、玉龙等地。常见。

【入药部位】根（青榨槭）、枝、叶。

【功能主治】根：祛风除湿通痹。用于风湿腰痛。枝、叶：用于背疽，腹痛，风湿关节痛。

丽江槭 和氏槭、鸭掌木
Acer forrestii Diels

【标本采集号】5334211028

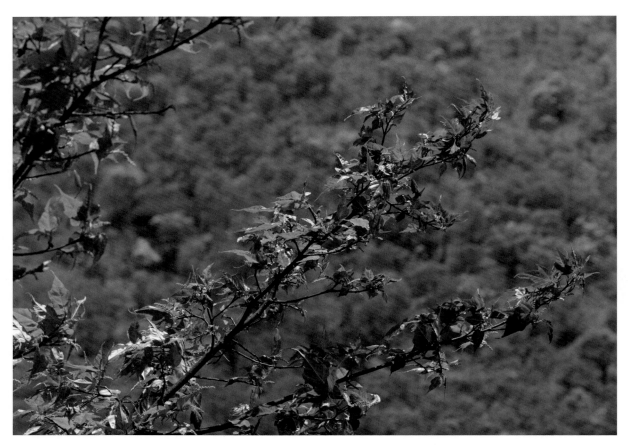

【形态特征】乔木。树皮粗糙；冬芽小，紫色，椭圆形，无毛。叶纸质，长圆状卵形，3裂；下面被白粉。花黄绿色，单性，常排成无毛的总状花序，顶生。翅果幼嫩时紫红色，翅张开成钝角。花期5月，果期9月。

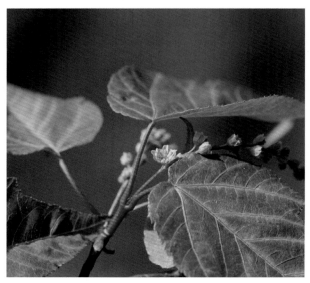

【适宜生境】生于海拔3000~3800m的疏林中。

【资源状况】分布于德钦、维西、贡山、泸水、福贡、兰坪、玉龙等地。偶见。

【入药部位】枝、叶。

【功能主治】疮痈肿毒，止痛。用于腹痛、背疽、疮痈。

房县槭 傅氏槭、富氏槭、接骨丹
Acer Franchetii Pax

【标本采集号】2353290530

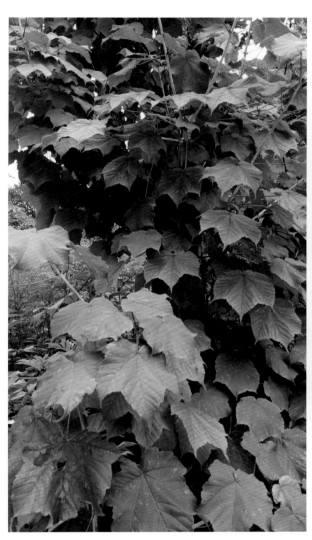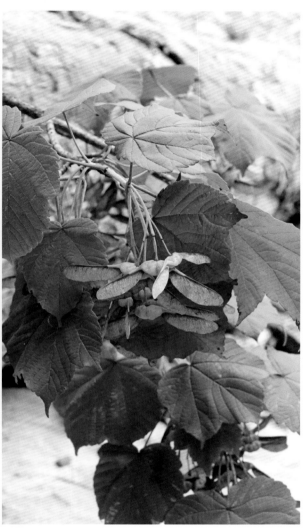

【形态特征】乔木。小枝粗壮，圆柱形。叶纸质，通常 3 裂，稀 5 裂。总状花序或圆锥总状花序；花黄绿色，单性，雌雄异株；花 5 数。小坚果特别凸起，近于球形，翅镰刀形，张开成锐角。花期 5 月，果期 9 月。

【适宜生境】生于海拔 630~1500m 的林中。

【资源状况】分布于维西、玉龙等地。常见。

【入药部位】根（房县槭根）、树皮、果（房县槭）。

【功能主治】祛风湿，活血，清热利咽。用于声音嘶哑，咽喉肿痛。

五裂槭 阿氏槭、三裂槭、五角枫
Acer oliverianum Pax

【标本采集号】5334210260

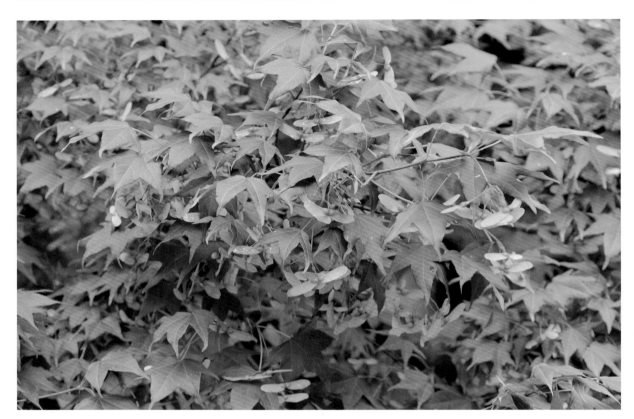

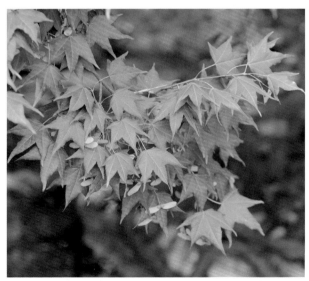

【**形态特征**】落叶灌木。枝疏散。叶厚纸质，椭圆形或长方窄倒卵形，边缘有较硬锯齿。聚伞花序松散；花紫绿色；萼片近圆形；花瓣阔卵形或近圆形。蒴果具 4 翅。种子近圆盘状，包于橙色假种皮内。花期 5 月，果期 9 月。

【**适宜生境**】生于海拔 1100~3000m 的山间林中。

【**资源状况**】分布于德钦、维西、贡山、玉龙等地。常见。

【**入药部位**】枝、叶（五裂槭）。

【**功能主治**】清热解毒，理气止痛。用于腹痛、疮痈。

金沙槭 金江槭、川滇三角枫、川滇三角槭

Acer paxii Franch.

【标本采集号】3229010319

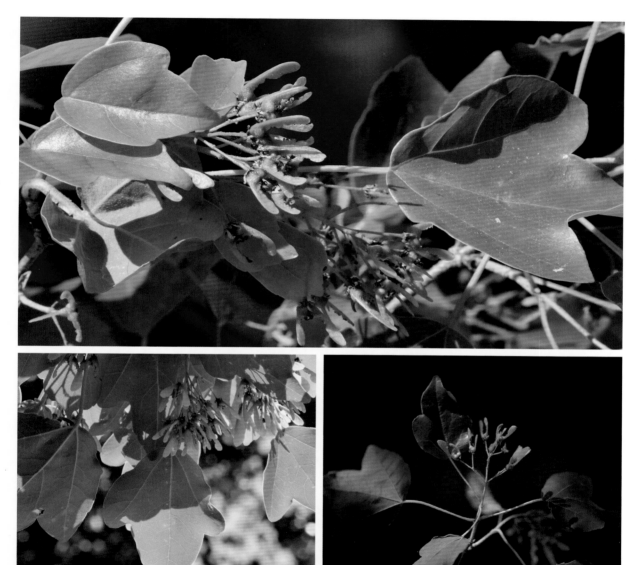

【形态特征】常绿乔木。树皮褐色或深褐色，粗糙。叶厚革质，近长圆状卵形、倒卵形或圆形，全缘或3裂。伞房花序，花杂性；花5数，花瓣白色，线状披针形或线状倒披针形。翅果，嫩时黄绿色或绿褐色，翅长圆形，张开成钝角。花期3月，果期8月。

【适宜生境】生于海拔1500~2500m 的林中。

【资源状况】分布于玉龙等地。偶见。

【入药部位】根皮、枝、叶（树三角枫）。

【功能主治】祛风除湿，舒筋活血。用于风湿痹痛，跌打骨折，皮肤湿疹，疝气。

无患子科

车桑子 坡柳、明油子、铁扫把
Dodonaea viscosa (L.) Jacq.

【标本采集号】5334210002

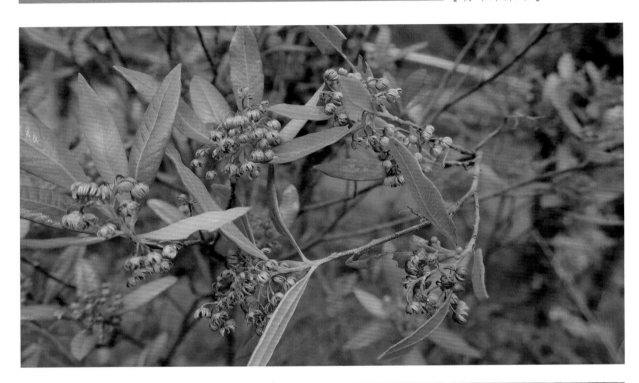

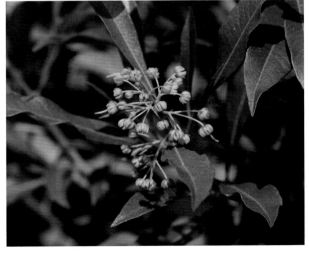

【形态特征】灌木或小乔木。小枝扁，有狭翅
或棱角，覆有胶状黏液。单叶，
互生，两面有黏液。花序顶生或
在小枝上部腋生，密花，有棱角；
花单性，雌雄异株；萼片4。蒴
果倒心形或扁球形，2或3翅。
花期秋末。果期冬末春初。

【适宜生境】生于海拔1800m的干旱山坡、旷
地或海边的沙土上。

【资源状况】分布于香格里拉、贡山等地。
常见。

【入药部位】叶（车桑子叶）、花（车桑子花）、果（车桑子果）、全株（车桑子）。

【功能主治】解毒，消炎，止痒。用于皮肤瘙痒，湿疹，荨麻疹，皮疹，疮毒，百日咳。

川滇无患子

云南无患子、胰哨子、打冷冷

Sapindus delavayi (Franch.) Radlk.

【标本采集号】530724180806819LY

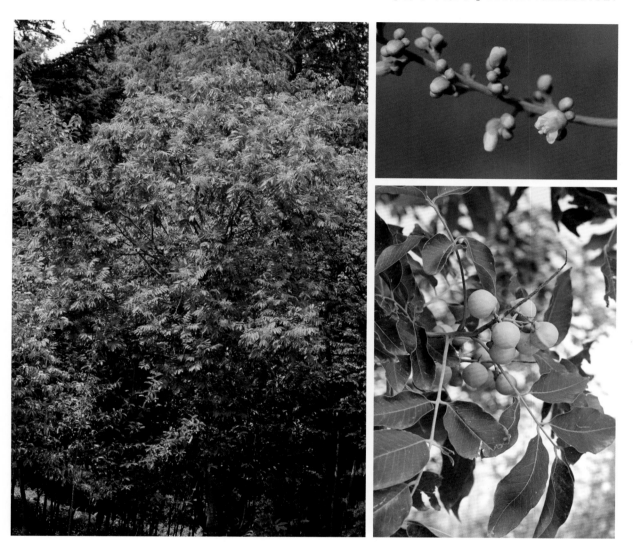

【**形态特征**】落叶乔木。小枝被短柔毛。小叶 4~6 对，很少 7 对，卵形或卵状长圆形，两侧常不对称。花序顶生，常三回分枝，被柔毛；花两侧对称，萼片 5，花瓣 4。果爿近球形，黄色。花期夏初，果期秋末。

【**适宜生境**】生于海拔 1200~2600m 的密林中。

【**资源状况**】分布于香格里拉、玉龙等地。偶见。

【**入药部位**】果皮、种子（皮哨子）。

【**功能主治**】清热解毒、化痰止咳。用于疝气疼痛，小儿疳积，乳蛾，疟腮，疥癞，"黄水"疮，蛔虫病。

清风藤科

泡花树 灵寿茨、降龙门
Meliosma cuneifolia Franch.

【标本采集号】5334210653

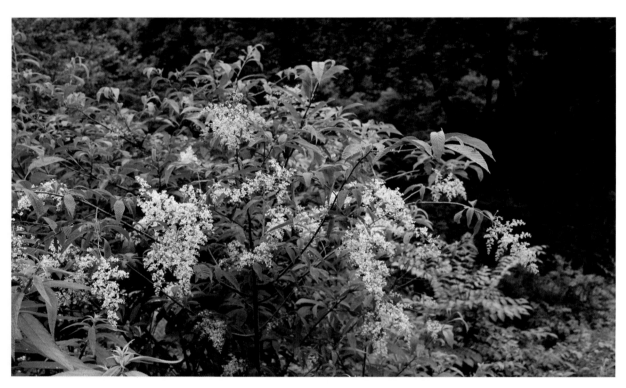

【形态特征】落叶灌木或乔木。单叶，倒卵状，叶面被短粗毛。圆锥花序顶生，被短柔毛；花5数；萼片5，外面2片较狭小，具缘毛；外面3片花瓣，有缘毛，内面2片花瓣，外边缘具缘毛。核果扁球形，具不规则的纵条凸起。花期6~7月，果期9~11月。

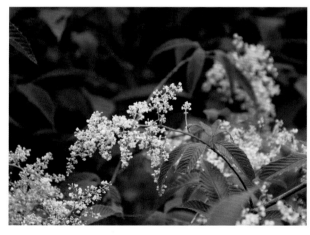

【适宜生境】生于海拔650~3300m的落叶阔叶林或针叶林。

【资源状况】分布于香格里拉、德钦、维西、贡山、泸水、福贡、兰坪、玉龙等地。偶见。

【入药部位】根皮（灵寿茨）。

【功能主治】利水消肿，清热解毒。用于水肿，腹水；外用于痈疖肿毒，毒蛇咬伤。

云南清风藤 羊肌藤、风藤草、鸡舌头叶
Sabia yunnanensis Franch.

【标本采集号】3229010226

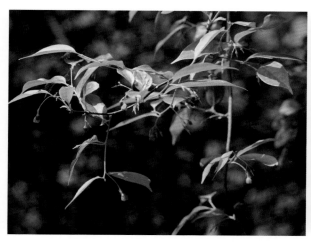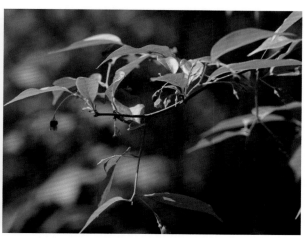

【形态特征】落叶攀缘木质藤本。老枝紫褐色，具白蜡层。叶近纸质，卵状椭圆形、卵形或阔卵形。聚伞花序，有花 2~4；花 5 数，花瓣淡黄绿色，有 7~9 条脉纹，基部有紫红色斑点；花盘肿胀。分果爿近肾形。花期 2~3 月，果期 4~7 月。

【适宜生境】生于海拔 800m 以下的山谷、林缘灌木林中。

【资源状况】分布于德钦、维西、贡山、福贡、兰坪、玉龙等地。常见。

【入药部位】根、茎（羊肌藤）、叶（老鼠吹箫）。

【功能主治】根、茎：祛风除湿，止痛。用于风湿肿痛。叶：用于风湿瘫痪，腰痛，胃痛，皮肤疮毒，毒蛇咬伤。

凤仙花科

抱茎凤仙花 中甸凤仙
Impatiens amplexicaulis Edgew.

【标本采集号】5334210563

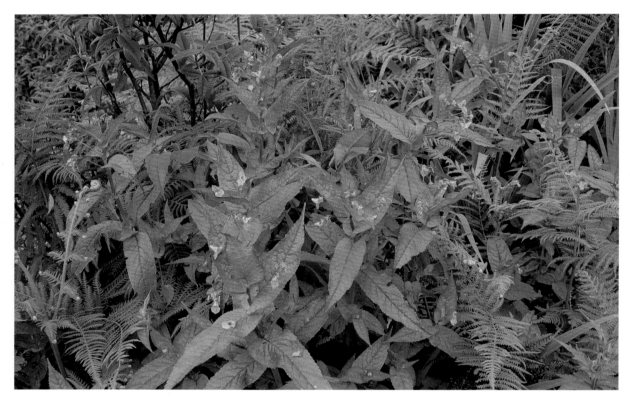

【形态特征】一年生草本。茎四棱形，节上具腺体，无毛。下部对生，上部互生，长圆形，抱茎，具球形腺体。总花梗腋生；6~12 个排成伞形或总状花序，花粉红色或粉紫色；唇瓣斜囊状，基部急狭成内弯的短距。蒴果，近圆柱形，顶端喙尖。花期 7~8 月，果期 8~9 月。

【适宜生境】生于海拔 2900~3900m 的路边灌丛中。

【资源状况】分布于香格里拉等地。常见。

【入药部位】全草（抱茎凤仙花）、种子（抱茎凤仙花）。

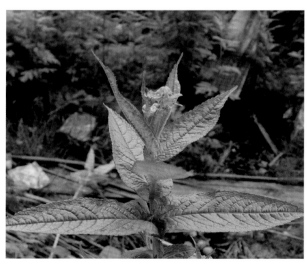

【功能主治】全草：消炎，散瘀，止痛。用于跌打损伤。种子：破血，软坚。用于经闭，积块，噎膈，溃疡，骨鲠。

锐齿凤仙花 　山金凤、接骨木、凤仙花
Impatiens arguta Hook. f. et Thoms.

【标本采集号】3229010668

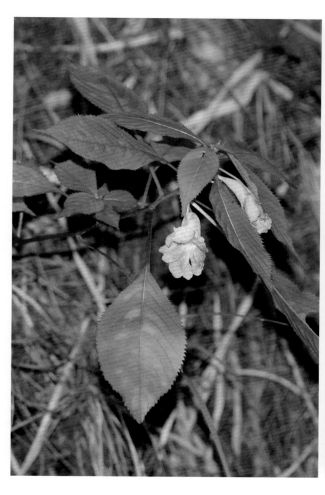
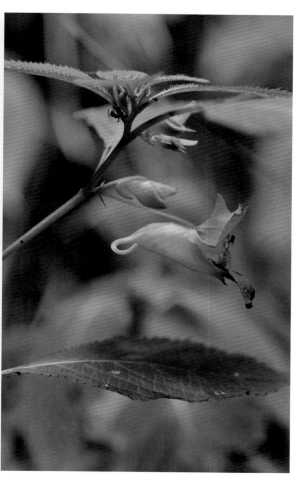

【形态特征】多年生草本。茎直立，无毛，有分枝。叶互生，卵形或卵状披针形，边缘有锐锯齿；叶柄基部有 2 个具柄腺体。总花梗极短，腋生，具花 1~2；花大，粉红色或紫红色；唇瓣囊状，基部延长成内弯的短距。蒴果，纺锤形，顶端喙尖。花期 7~9 月。

【适宜生境】生于海拔 1850~3200m 的河谷灌丛草地、林下潮湿处或水沟边。

【资源状况】分布于香格里拉、维西、贡山、泸水、福贡、兰坪、玉龙等地。常见。

【入药部位】花（西藏凤仙花）。

【功能主治】通经活血，利尿。用于经闭腹痛，产后瘀血不净，下死胎，小便不利，疔毒痈疽。

凤仙花

透骨草、指甲花、机机草花

Impatiens balsamina L.

【标本采集号】5329290899

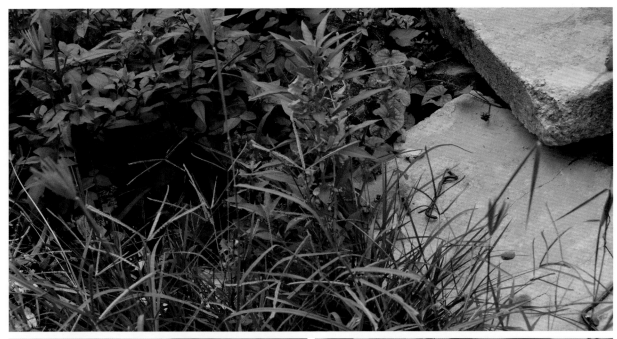

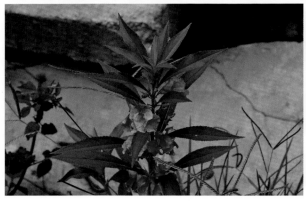
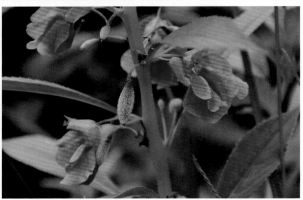

【形态特征】一年生草本。茎粗壮，肉质。叶互生；叶片披针形、狭椭圆形或倒披针形；边缘有锐锯齿，基部常有黑色腺体。花单生或簇生于叶腋，白色、粉红色或紫色，单瓣或重瓣；唇瓣深舟状，基部急尖成长距。蒴果宽纺锤形，两端尖。花期7~10月，果期9~11月。

【适宜生境】生于海拔2800m以下的各种生境。

【资源状况】栽培于贡山、玉龙等地。

【入药部位】种子（急性子）、花（凤仙花）、茎（凤仙透骨草）、全草（凤仙花）。

【功能主治】种子：活血通经，软坚消积。用于经闭，难产，骨鲠咽喉，肿块积聚。花：活血通经，祛风止痛。用于闭经，跌打损伤，瘀血肿痛，风湿性关节炎，痈疽疔疮，蛇咬伤，手癣。外用解毒。茎、全草：祛风湿，活血，止痛。用于风湿关节痛，屈伸不利。

中甸凤仙花　*Impatiens chungtienensis* Y. L. Chen

【标本采集号】5334210919

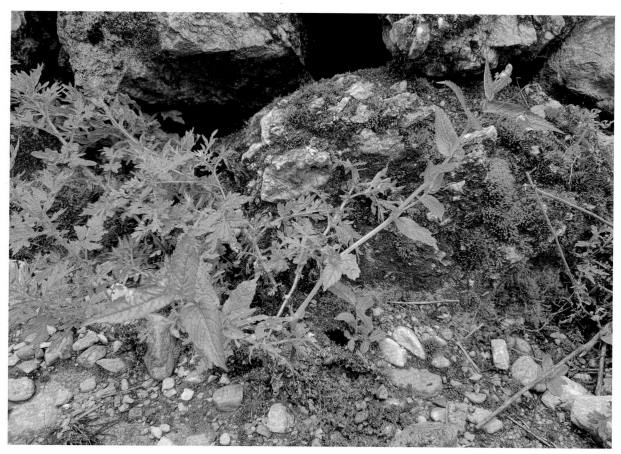

【形态特征】一年生草本。茎肉质，有明显棱条或近四棱形。下部及中部叶对生，上部叶互生。花通常5~7，近伞房状或总状排列，花粉红色；唇瓣宽漏斗状，有暗紫色斑点，基部渐狭成稍内弯的距。蒴果线状长圆形，具短喙尖。花期8~9月，果期9~10月。

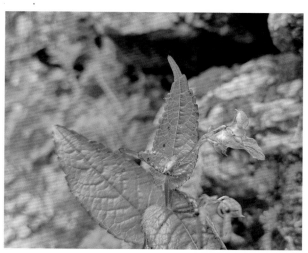

【适宜生境】生于海拔3200~3300m的河沟边、水边灌丛或阴湿处。

【资源状况】分布于香格里拉、德钦等地。少见。

【入药部位】茎。

【功能主治】祛风除湿，止痛。用于风湿痹痛，四肢拘挛。

粗茎凤仙花 *Impatiens crassicaudex* Hook. f.

【标本采集号】5334210874

【形态特征】一年生草本。茎肉质，粗壮，基部直径 1cm。叶互生，卵形，边缘具圆齿状锯齿。总状花序，花小，茎达 1.5cm，黄色或淡黄色；唇瓣檐部短舟状，基部狭长成 2~2.5cm 的距。蒴果，线形，顶端喙尖。花、果期 9 月。

【适宜生境】生于海拔 3300m 的水沟边。

【资源状况】分布于香格里拉、德钦、维西、贡山、福贡、玉龙等地。偶见。

【入药部位】种子、茎。

【功能主治】祛风除湿，止痛。用于风湿关节痛，肢体麻木。

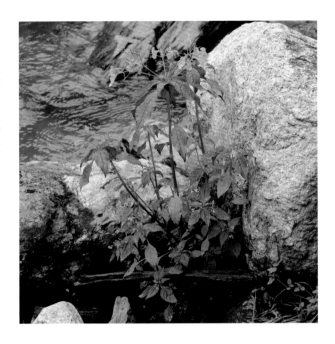

金凤花 杯花凤仙、黄凤仙、金凤仙
Impatiens cyathiflora Hook. f.

【标本采集号】3229010476

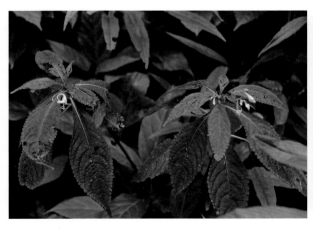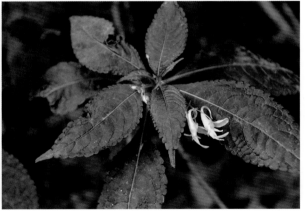

【形态特征】草本。茎粗壮，直立，分枝或不分枝。叶互生，具柄；叶片近膜质，卵状长圆形，或卵状披针形。花总状排列；黄色，具红色斑点，斜卵形或近四方形。蒴果棒状。种子多数，长圆形或倒卵形，褐色，具小瘤。花期 8~9 月，果期 10~11 月。

【适宜生境】生于海拔 1900~2300m 的山坡混交林下潮湿处或草丛中。

【资源状况】分布于大理等地。偶见。

【入药部位】花、叶、树皮、根（金凤花）。

【功能主治】花：止咳，解热，驱虫。用于支气管炎，哮喘，疟疾，发热。叶：解热，通经，泻下，坠胎。树皮：止泻，通经。用于泄泻。根：息风镇静。用于小儿惊风。

耳叶凤仙花 水金凤、指甲花
Impatiens delavayi Franch.

【标本采集号】5334211017

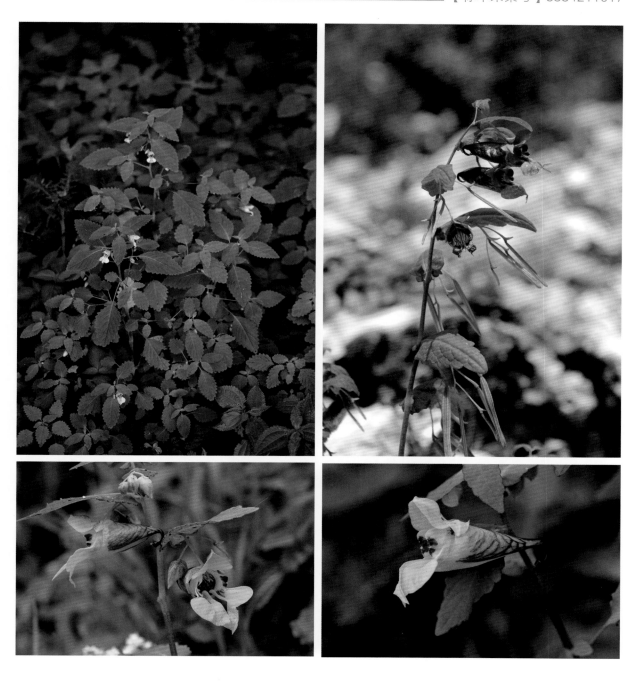

【形态特征】一年生草本。全株无毛。叶互生，下部和中部叶具柄，宽卵形或卵状圆形；上部叶无
柄或近无柄，长圆形，稍抱茎，花较大，淡紫红色或污黄色；唇瓣囊状，基部急狭成
内弯的短距，距端2浅裂，花药钝。蒴果，线形。花期7~9月，果期8~10月。

【适宜生境】生于海拔3400~4200m的山麓、溪边、山沟水边、冷杉林或高山栎林下。

【资源状况】分布于香格里拉、德钦、维西、贡山、兰坪、玉龙等地。偶见。

【入药部位】种子、茎。

【功能主治】祛风除湿，止痛。用于风湿关节痛。

水金凤 辉花菜、辉菜花、野凤仙
Impatiens noli-tangere L.

【标本采集号】2353290586

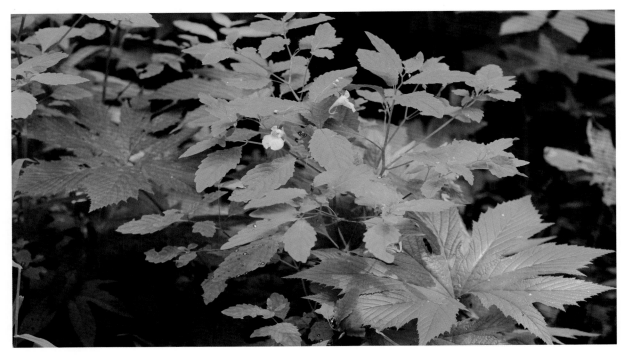

【形态特征】一年生草本。茎较粗壮，肉质，
下部节常膨大。叶互生；叶片卵
形或卵状椭圆形。总状花序；花
黄色；唇瓣宽漏斗状，喉部散生
橙红色斑点，基部渐狭成内弯的
距。蒴果线状圆柱形。花期7~9
月，果期10~11月。

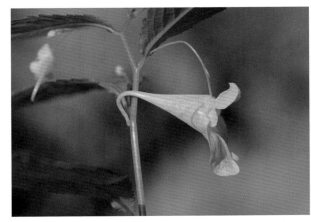

【适宜生境】生于海拔900~2400m的山坡林下、
林缘草地或沟边。

【资源状况】分布于玉龙等地。常见。

【入药部位】根、全草（水金凤）。

【功能主治】活血调经，舒筋活络。用于月经不调，痛经，跌打损伤，风湿疼痛，阴囊湿疹，肾病，膀胱结石。

黄金凤
野牛膝、纽子七、岩胡椒

Impatiens siculifer Hook. f.

【标本采集号】3229010456

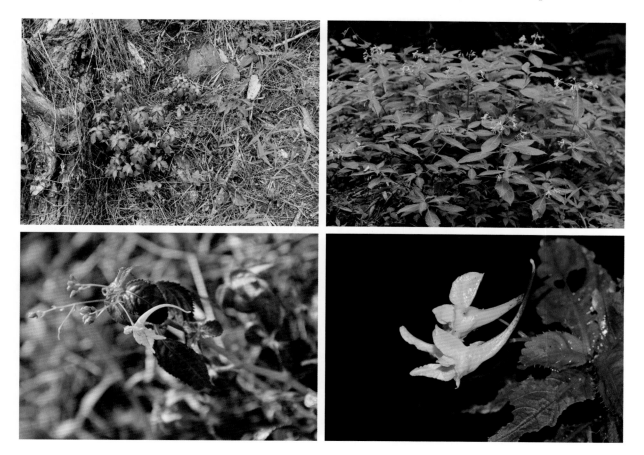

【形态特征】一年生草本。茎细弱。叶互生，通常密集于茎或分枝的上部，卵状披针形或椭圆状披针形。总状花序，总花梗生于上部叶腋；花黄色；唇瓣狭漏斗状，先端有喙状短尖，基部延长成内弯或下弯的长距。蒴果棒状。花期 8~9 月，果期 10~11 月。

【适宜生境】生于海拔 800~2500m 的山坡草地、草丛、水沟边、山谷潮湿地或密林。

【资源状况】分布于香格里拉、维西等地。偶见。

【入药部位】全草、种子（黄金凤）。

【功能主治】祛瘀消肿，清热解毒，祛风，活血止痛。用于跌打损伤，风湿麻木，劳伤，风湿痛，烧烫伤。

滇水金凤 黄凤仙、水凤仙、金凤花
Impatiens uliginosa Franch.

【标本采集号】5329320319

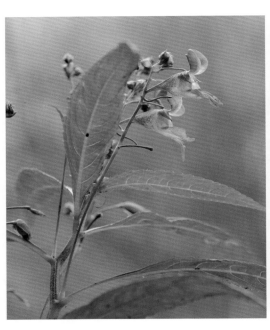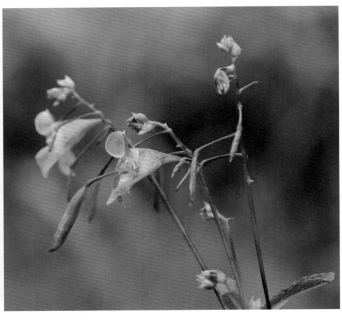

【形态特征】一年生草本。茎粗壮，肉质。叶互生，叶片膜质披针形或狭披针形。总花梗多数生于上部叶腋，近伞房状排列；花红色；唇瓣檐部漏斗形，基部狭成与檐部近等长、内弯的距。蒴果近圆柱形，渐尖。花期 7~8 月，果期 9 月。

【适宜生境】生于海拔 1500~2600m 的林下、水沟边潮湿处或溪边。

【资源状况】分布于兰坪、玉龙等地。常见。

【入药部位】根、全草、种子（滇水金凤）。

【功能主治】根、全草：用于月经不调，痛经，跌打损伤，风湿疼痛，阴囊湿疹，肾病，膀胱结石。种子：用于鸡骨、鱼刺鲠喉。

冬青科

双核枸骨

刺叶冬青、二核冬青、双核冬青
Ilex dipyrena Wall.

【标本采集号】5329290100

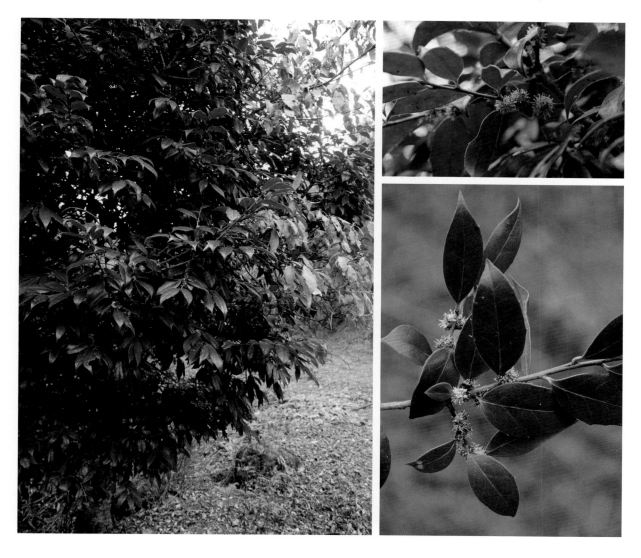

【形态特征】常绿乔木。叶片厚革质，椭圆状长圆形、椭圆形或卵状椭圆形，边缘全缘或近全缘，具刺齿 3~14 枚。花序簇生于二年生枝的叶腋内，每个分枝具单花；花序基部具卵状披针形苞片，花淡绿色，4 基数；雄花花冠辐状。果实球形，幼时绿色，成熟后红色；分核 1~4，通常 2 枚。花期 4~7 月，果期 10~12 月。

【适宜生境】生于海拔 2000~3400m 的山谷常绿阔叶林、混交林及灌丛。

【资源状况】分布于德钦、维西、福贡、玉龙等地。偶见。

【入药部位】根、叶、果。

【功能主治】根：补肝肾，清风热。用于风湿关节痛，腰肌劳损，头痛，牙痛，黄疸。叶：补肝肾，养气血，祛风湿。用于肺痨潮热，咳嗽咯血，头晕耳鸣，腰酸脚软，白癜风。果：滋阴，益精，活络。用于阴虚身热，淋浊，崩漏，带下病，筋骨痛。

猫儿刺   三尖角刺、雀不站、搭肉刺
Ilex pernyi Franch.

【标本采集号】5329290649

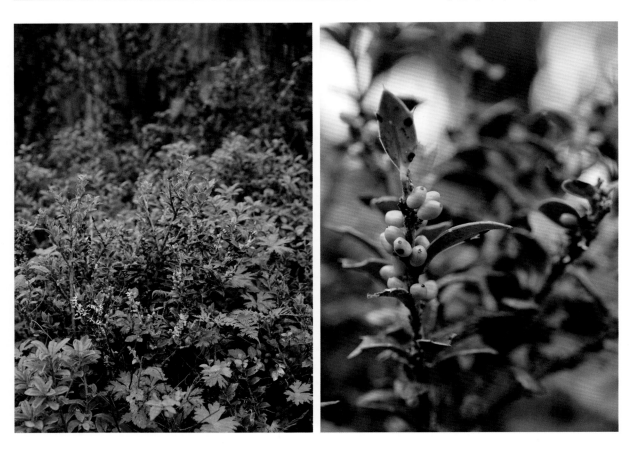

【形态特征】常绿灌木或乔木。树皮银灰色；幼枝黄褐色，具纵棱槽。叶片革质，卵形或卵状披针形。花序簇生于二年生枝的叶腋内，多为 2~3 花聚生成簇；淡黄色，花瓣椭圆形。果球形或扁球形，成熟时红色。花期 4~5 月，果期 10~11 月。

【适宜生境】生于海拔 1050~2500m 的山谷林中、山坡、路旁灌丛中。

【资源状况】分布于玉龙等地。偶见。

【入药部位】根、树皮、枝、叶（老鼠刺）。

【功能主治】清热解毒，润肺止咳。用于肺热咳嗽，咯血，咽喉肿痛，角膜云翳；树皮、枝、叶可代枸骨用。

多脉冬青

见血飞、虎耳藤、耀英根

Ilex polyneura (Hand. -Mazz.) S. Y. Hu

【标本采集号】5329291080

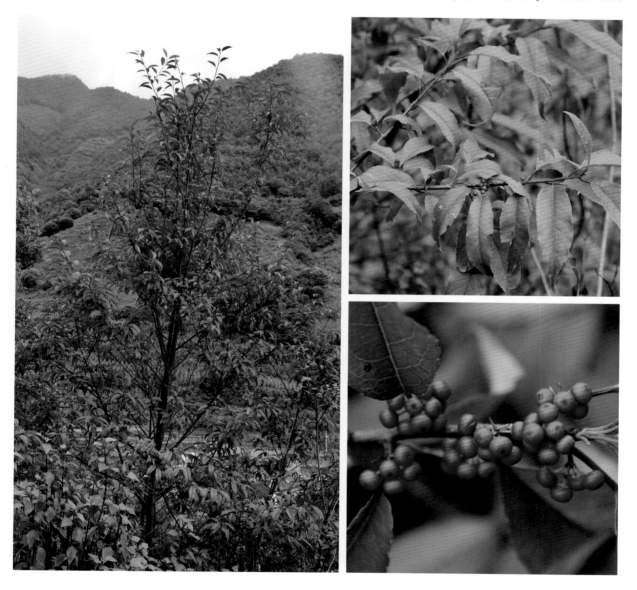

【形态特征】落叶乔木。叶仅见于当年生枝上，叶片纸质或薄革质，长圆状椭圆形或偶有卵状椭圆形。假伞形花序单生于当年生枝条的叶腋内；花6或7基数，白色；雄花花冠辐状。果实球形，分核6~7颗。花期5~6月，果期10~11月。

【适宜生境】生于海拔1000~2600m的山林或灌丛。

【资源状况】分布于维西、贡山、泸水、福贡等地。偶见。

【入药部位】树皮（多脉冬青）。

【功能主治】止痛。用于关节疼痛，类风湿关节炎。

三花冬青 短梗亮叶冬青、茶果冬青、狗屎粘
Ilex triflora Bl.

【标本采集号】5326261667

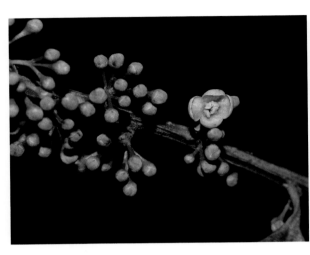
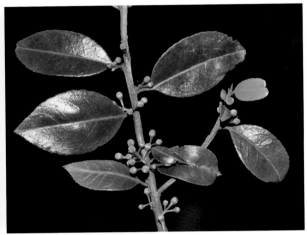

【形态特征】常绿灌木或乔木。幼枝近四棱形，具纵棱及沟，具稍凸起的半圆形叶痕，皮孔无。叶片近革质，椭圆形、长圆形或卵状椭圆形。雄花1~3朵，排成聚伞花序；花4基数，白色或淡红色；雌花1~5朵，簇生于当年生或二年生枝的叶腋内，花瓣阔卵形至近圆形。果球形，成熟后黑色；分核4颗。花期5~7月，果期8~11月。

【适宜生境】生于海拔130~2200m的山地阔叶林、杂木林或灌木丛。

【资源状况】分布于泸水、福贡等地。常见。

【入药部位】叶、根。

【功能主治】叶：清热解毒，通经活络，消肿，降脂。用于高血压、高脂血症、咽喉痛、口疮、附件炎、疖肿。根：用于疮痈肿毒。

卫矛科

灰叶南蛇藤 粉叶南蛇藤、过山枫藤、藤木
Celastrus glaucophyllus Rehd. et Wils.

【标本采集号】5334210655

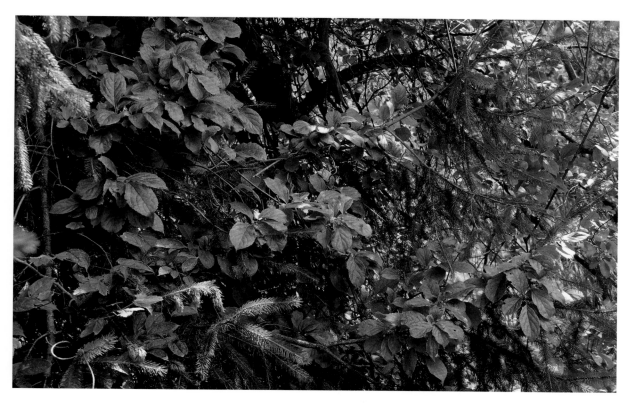

【形态特征】灌木。小枝具椭圆形至长椭圆形疏散皮孔。叶在果期常半革质，长方椭圆形。花序顶生及腋生，顶生成总状圆锥花序；花瓣倒卵长方形或窄倒卵形。果实近球状，近黑色。花期 3~6 月，果期 9~10 月。

【适宜生境】生于海拔 700~3700m 的混交林。

【资源状况】分布于维西、兰坪、玉龙等地。少见。

【入药部位】根（灰叶南蛇藤）。

【功能主治】散瘀，止血。用于跌打损伤，刀伤出血，肠风便血。

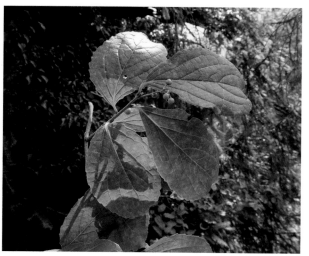

显柱南蛇藤 山货榔、茎花南蛇藤、无毛南蛇藤
Celastrus stylosus Wall.

【标本采集号】5333241811291013LY

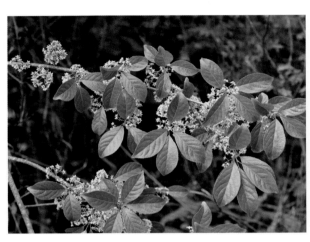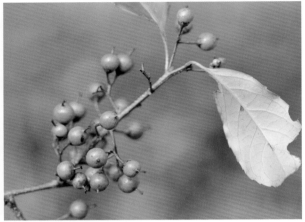

【形态特征】藤状灌木。叶在花期常为膜质，至果期常为近革质，叶片长方椭圆形。聚伞花序腋生及侧生；萼片近卵形或近椭圆形；花瓣长方倒卵形，边缘啮蚀状。蒴果近球状，并常具椭圆形皮孔。种子一侧突起，或稍呈新月状。花期 3~5 月，果期 8~10 月。

【适宜生境】生于海拔 1000~2500m 的山坡林地。

【资源状况】分布于维西、贡山等地。偶见。

【入药部位】茎（山货榔）。

【功能主治】祛风消肿，解毒消炎，舒筋活络。用于脉管炎，肾盂肾炎，跌打损伤。

卫 矛 卫尖菜、四棱茶、山鸡条子
Euonymus alatus (Thunb.) Sieb.

【标本采集号】5329291003

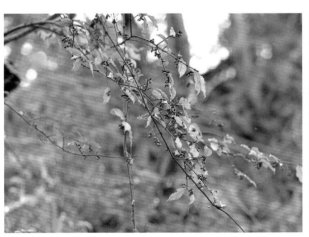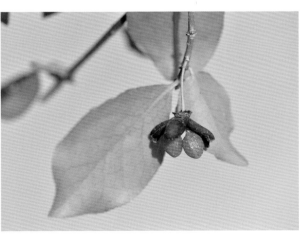

【**形态特征**】灌木。冬芽圆形，芽鳞边缘具不整齐细坚齿。叶卵状椭圆形、窄长椭圆形，偶为倒卵形。聚伞花序，花白绿色，萼片半圆形，花瓣近圆形。蒴果裂瓣椭圆状。种子椭圆状或阔椭圆状。花期 5~6 月，果期 7~10 月。

【**适宜生境**】生于各海拔的山坡、沟地边沿。

【**资源状况**】分布于德钦、维西、玉龙等地。偶见。

【**入药部位**】根（卫矛根）、带翅的枝及叶（卫矛、鬼箭羽）。

【**功能主治**】行血通经，散瘀止痛。用于月经不调，产后瘀血腹痛，跌打损伤肿痛。

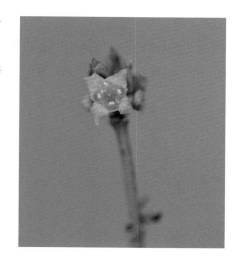

岩坡卫矛 细翅卫矛
Euonymus clivicolus W. W. Smith

【标本采集号】5334210063

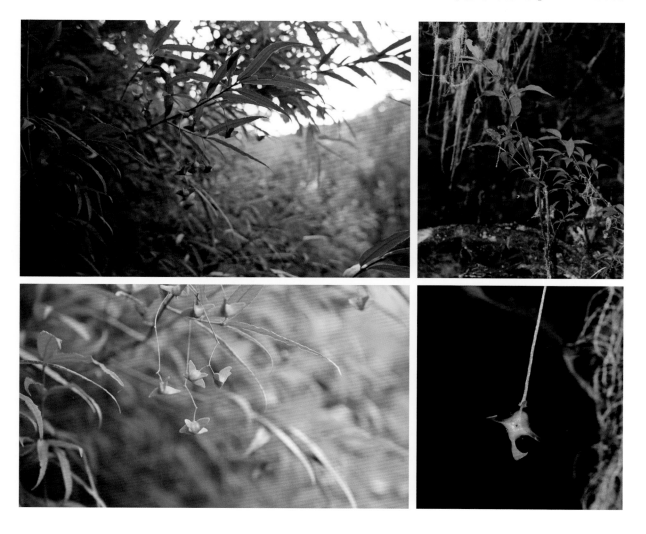

【形态特征】灌木。老枝有时具 4 棱窄栓翅。叶纸质或近膜质，披针形或阔披针形。聚伞花序通常
3 花；花 5 数，紫色、青紫色；无花柱。蒴果，细窄。

【适宜生境】生于海拔约 3000m 的高寒地带山坡杂木林中。

【资源状况】分布于德钦、维西、贡山、福贡、兰坪、玉龙等地。偶见。

【入药部位】茎、茎皮（岩坡卫矛）。

【功能主治】祛风除湿，通经活络。用于关节疼痛，风湿痹痛。茎皮：补肝肾，强筋骨。用于肝肾
亏虚，筋骨不利。

棘刺卫矛 刺毛卫矛、小叶刺果卫矛、刺果卫矛
Euonymus echinatus Wall. ex Roxb.

【标本采集号】5329320320

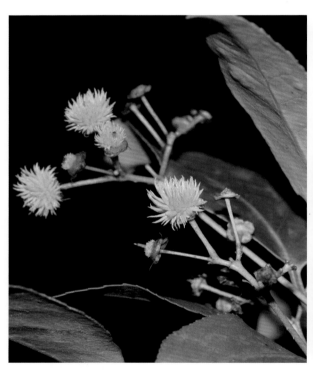 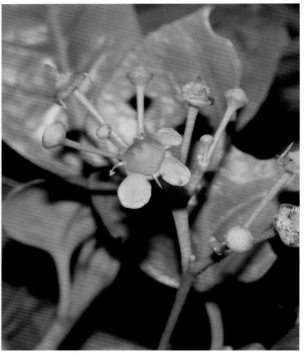

【形态特征】小灌木。叶纸质，卵形、窄长椭圆形或卵状披针形。花序 1~3 分枝；花序梗线状；花
淡绿色；花瓣扁圆形或近卵圆形；花盘较薄，近圆形；雄蕊花丝短，基部扩大，着生
于花盘突起处。蒴果近球状，密被棕色细刺，果序梗细。花期 4~7 月，果期 9 月至翌
年 1 月。

【适宜生境】生长于海拔 1600~2800m 的阴湿山谷、水边及岩石山林中。

【资源状况】分布于德钦等地。偶见。

【入药部位】皮。

【功能主治】代杜仲用，用于腰酸背痛。

扶芳藤 滂藤、岩青藤、万年青
Euonymus fortunei (Turcz.) Hand. -Mazz.

【标本采集号】3229010794

【形态特征】常绿藤本灌木。叶薄革质，椭圆形、长方椭圆形或长倒卵形，宽窄变异较大，可窄至近披针形。聚伞花序；花白绿色；花盘方形。蒴果粉红色，果皮光滑，近球状。种子长方椭圆状，棕褐色，假种皮鲜红色，全包种子。花期6月，果期10月。

【适宜生境】生于山坡丛林中。

【资源状况】分布于维西、贡山、福贡等地。偶见。

【入药部位】茎、叶（扶芳藤）。

【功能主治】用于咯血，月经不调，异常子宫出血，风湿关节痛；外用于跌打损伤，骨折，创伤出血。

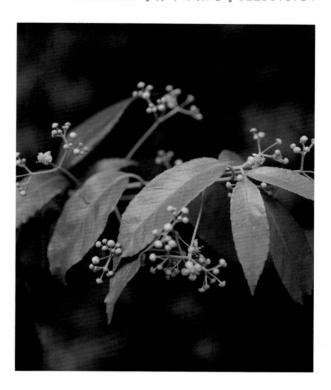

冷地卫矛 丝棉木卫矛、卫矛、丝棉木
Euonymus frigidus Wall. ex Roxb.

【标本采集号】5334210803

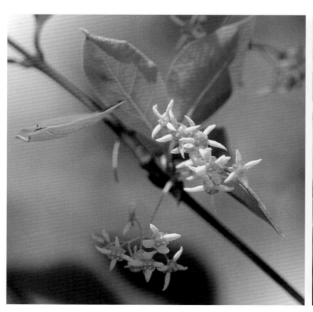
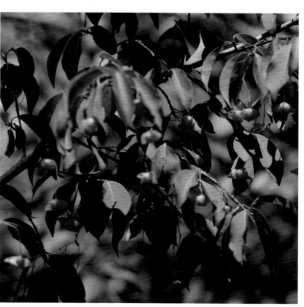

【形态特征】落叶灌木。叶厚纸质，椭圆形或长方窄倒卵形，边缘有较硬锯齿。聚伞花序松散，花紫绿色，萼片近圆形，花瓣阔卵形或近圆形。蒴果具翅。种子近圆盘状，包于橙色假种皮内。

【适宜生境】生于海拔 1100~3000m 的山间林中。

【资源状况】分布于香格里拉、德钦、维西、贡山、泸水、福贡、玉龙等地。偶见。

【入药部位】根皮、茎皮（冷地卫矛）。

【功能主治】破血，止痛，杀虫。用于月经不调，癥结腹痛，产后血晕，关节痛。

大花卫矛 野杜仲、金丝杜仲、木本青竹标
Euonymus grandiflorus Wall.

【标本采集号】533324180508127LY

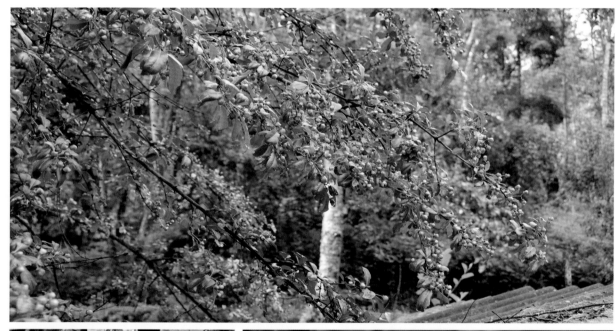

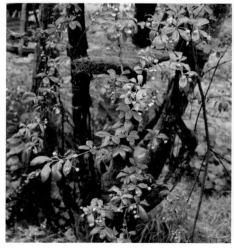

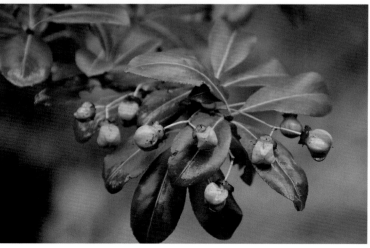

【形态特征】灌木或乔木。叶近革质，窄长椭圆形或窄倒卵形，先端圆形或急尖。疏松聚伞花序；小苞片窄线形；花黄白色；花瓣近圆形，中央有嚼蚀状皱纹。蒴果近球状，常具窄翅棱，宿存花萼圆盘状。种子长圆形，黑红色，有光泽，假种皮红色，盔状。花期6~7月，果期9~10月。

【适宜生境】生于几乎各海拔的山地丛林、溪边、河谷等处。

【资源状况】分布于香格里拉、德钦、维西、福贡、兰坪、玉龙等地。偶见。

【入药部位】树皮、根皮（野杜仲）、果、叶（痰药）。

【功能主治】补肝肾，强筋骨，祛风湿，舒筋络，软坚散结，调经活血。用于高血压、腰痛、关节痛、痢疾初起、血瘀、经闭、痛经、风湿麻木、瘰疬、骨折。

冬青卫矛 八木、调经草、四季青
Euonymus japonicus Thunb.

【标本采集号】5329290170

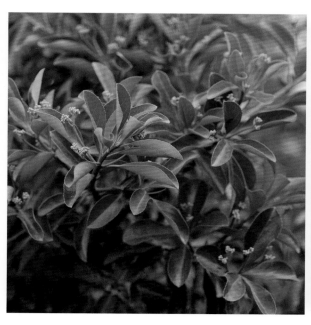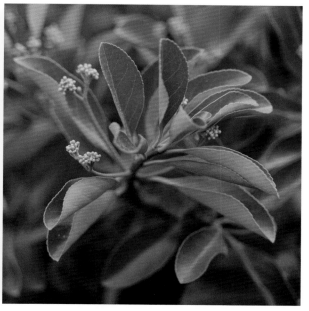

【形态特征】灌木。小枝四棱形，具细微皱突。叶革质，有光泽，倒卵形或椭圆形。聚伞花序，有分枝；花白绿色；花瓣近卵圆形。蒴果近球状，淡红色。种子椭圆状，假种皮橘红色，全包种子。花期6~7月，果熟期9~10月。

【适宜生境】生于各种生境。

【资源状况】分布于兰坪等地。常见。

【入药部位】根、叶（冬青卫矛）。

【功能主治】调经止痛，利湿解毒，化瘀，利尿，强壮。用于月经不调，痛经，跌打损伤，骨折，小便淋痛。

小卫矛 山地卫矛
Euonymus nanoides Loes. et Rehd.

【标本采集号】5334210267

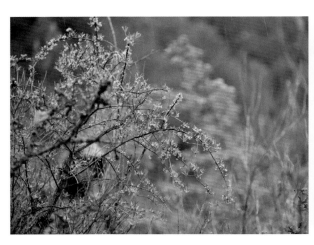 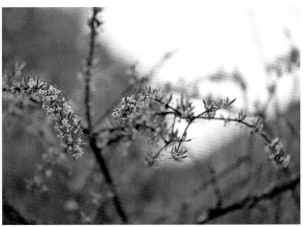

【形态特征】小灌木。枝条扩散，小枝具乳突状毛或近光滑无毛。叶椭圆披针形、线状披针形。聚伞花序；花黄绿色，花萼长圆形。蒴果，紫红色，近球形。种子紫褐色。花期 4~5 月，果熟期 8~9 月。

【适宜生境】生于海拔 2200~3700m 的山林、峭壁等处。

【资源状况】分布于香格里拉等地。偶见。

【入药部位】根茎、茎皮（小卫矛）。

【功能主治】祛风湿，散瘀消肿，强筋骨，止痛。用于跌打损伤，筋骨疼痛，风湿疼痛。

中亚卫矛 鬼箭羽、津恰起利、新疆卫矛
Euonymus semenovii Regel et Herd.

【标本采集号】5334210249

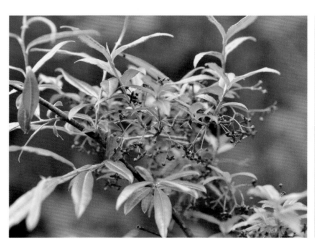 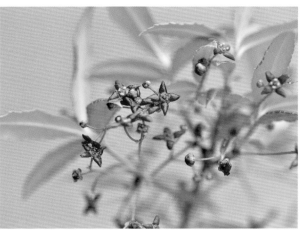

【形态特征】小灌木。枝条常具栓棱或窄翅。叶卵状披针形、窄卵形或线形。聚伞花序，花紫棕色，柱头中央十字沟状。蒴果稍呈倒心状。种子黑棕色，种脐近三角形。

【适宜生境】生于海拔 2000m 以下的山地阴处林下或灌木丛中。

【资源状况】分布于德钦、维西等地。偶见。

【入药部位】带翅的嫩枝、根（新疆卫矛）。

【功能主治】破血消瘀，活血止痛。用于产后恶露，小腹痛，经闭，关节痹痛，疮痈红肿。

染用卫矛 脉瓣卫矛、银丝杜仲
Euonymus tingens Wall.

【标本采集号】5329320322

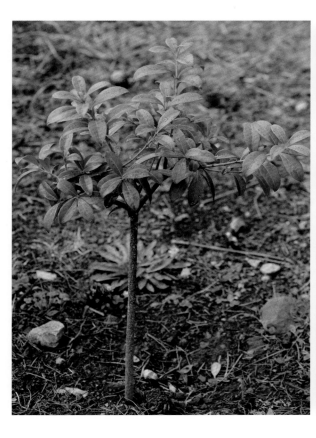
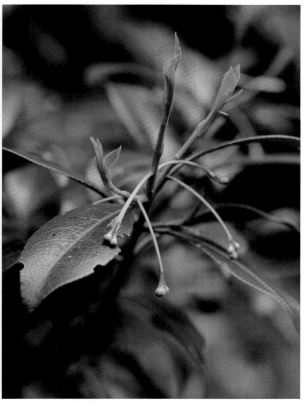

【形态特征】乔木。叶厚革质，长方窄椭圆形，偶为窄倒卵形。聚伞花序，集生小枝顶端；花萼长圆形；花瓣白绿色带紫色脉纹。蒴果倒锥状或近球状。种子棕色或深棕色，长圆卵状。

【适宜生境】生于海拔 2600~3600m 的山间林中及沟边。花期 5~8 月，果期 7~11 月。

【资源状况】分布于德钦、维西、贡山、玉龙等地。偶见。

【入药部位】茎皮（染用卫矛）。

【功能主治】补肾阳，强腰膝。用于肾虚腰痛，筋骨痿软。

游藤卫矛 宝石茶藤、棉杜仲、飘游卫矛
Euonymus vagans Wall. ex Roxb.

【标本采集号】2353290091

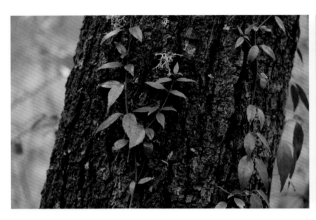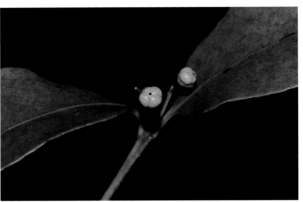

【形态特征】藤本。叶近革质或厚纸质，长方椭圆形、椭圆披针形，偶窄卵披针形。聚伞花序腋生；花白色或黄白色；花瓣近圆形或长圆形。蒴果近球形。种子深棕色，种脊色浅。花期5~7月，果期8~11月。

【适宜生境】生于山地沟谷丛林中。

【资源状况】分布于维西、福贡、玉龙等地。偶见。

【入药部位】茎皮（游藤卫矛）。

【功能主治】风湿痹痛，补肾阳，强腰膝。用于风湿腰痛，肾虚腰痛，筋骨痿软，刀伤出血。

云南卫矛 小青黄、野石榴、金丝杜仲
Euonymus yunnanensis Franch.

【标本采集号】5329320323

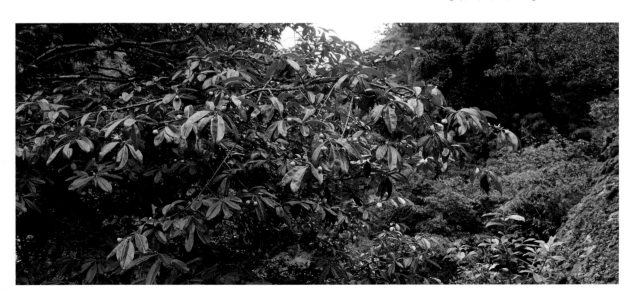

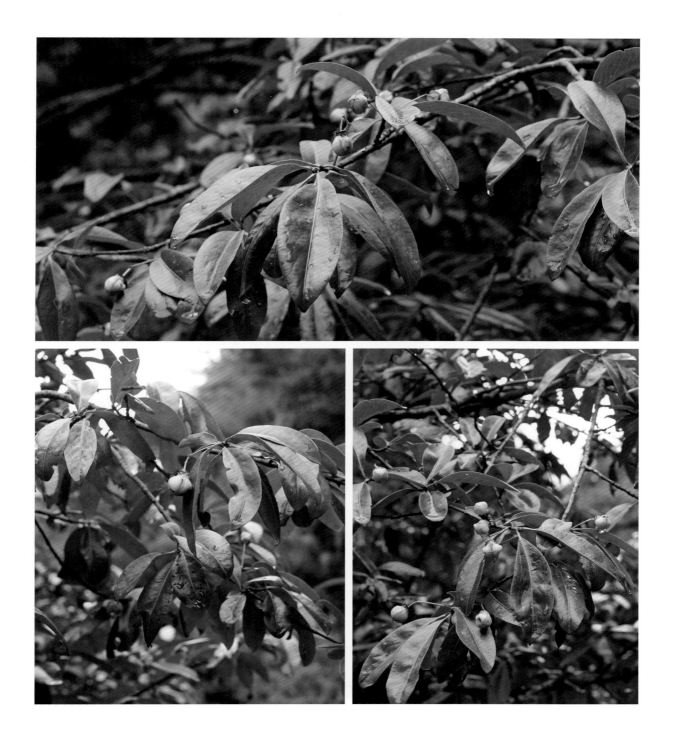

【形态特征】常绿或半常绿乔木。叶对生，间有互生，革质，窄长倒卵形、窄椭圆形或较宽而为椭圆形或倒卵形。聚伞花序；花较大，黄绿色；花瓣近圆形。蒴果长大，倒锥状。成熟种子椭圆状。花期 4 月，果期 6~7 月。

【适宜生境】生于海拔 1500~3000m 的山地沟谷丛林中。

【资源状况】分布于香格里拉、德钦等地。少见。

【入药部位】根皮、茎皮（金丝杜仲）。

【功能主治】祛风除湿，散瘀消肿。用于跌打损伤，风湿痛，腰腿痛，胎动不安。

雷公藤 黄藤、黄腊藤、菜虫药
Tripterygium wilfordii Hook. f.

【标本采集号】5329320325

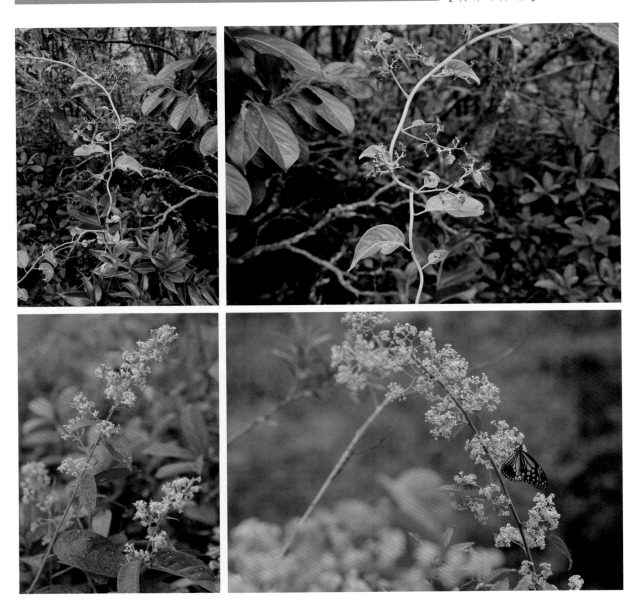

【形态特征】藤本灌木。小枝棕红色，被密毛及细密皮孔。叶椭圆形、倒卵椭圆形、长方椭圆形或卵形。圆锥聚伞花序；花白色；花瓣长方卵形，边缘微蚀；有花盘；子房具3棱。翅果长圆状。种子细柱状。花期5~6月，果期8~9月。

【适宜生境】生于海拔2100~2400m的山地林内阴湿处。

【资源状况】分布于贡山、福贡等地。偶见。

【入药部位】茎（雷公藤）。

【功能主治】有大毒。舒筋活血，祛风除湿。用于风湿性关节炎，皮肤瘙痒。

黄杨科

板凳果 山板凳、白金三角咪、小清喉
Pachysandra axillaris Franch.

【标本采集号】5329290807

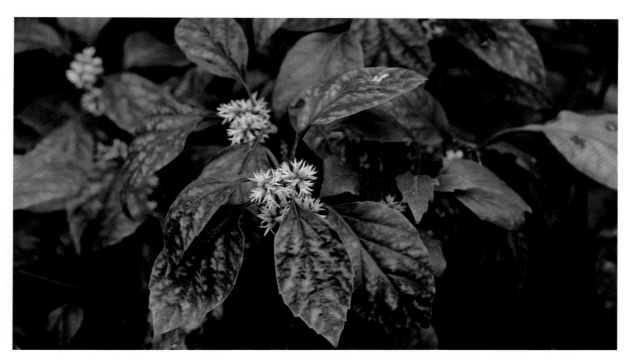

【**形态特征**】亚灌木。茎下部匍匐，具须状不定根。叶坚纸质，宽卵形、卵形或卵状长圆形。雌雄同株；穗状花序腋生；花白或红色；雄花无花梗，几占花序轴的全部；雌花1~3，生花序轴基部，花柱受粉后伸出花外甚长，上端旋卷。果熟时黄色至红色，球形。花期2~5月，果期9~10月。

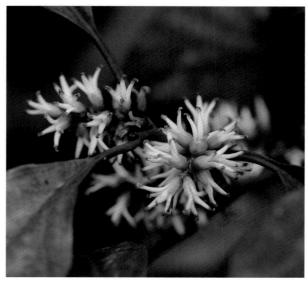

【**适宜生境**】生于海拔1800~2500m的湿润林下或灌丛中。

【**资源状况**】分布于贡山、福贡等地。偶见。

【**入药部位**】全株（金丝矮陀）。

【**功能主治**】祛风除湿，舒筋活络。用于风湿关节痛，肢体麻木，跌打损伤，头痛。

羽脉野扇花 千年青、百年青、黑果清香桂
Sarcococca hookeriana Baill.

【标本采集号】2353290494

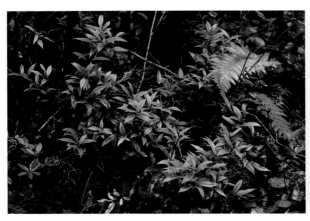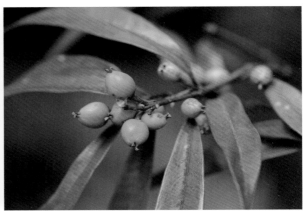

【形态特征】灌木或小乔木。叶披针形或近倒披针形，叶面深绿，叶背淡绿，中脉凸出，叶脉羽状，但不明显。花序总状，花序轴、苞片、萼片外面均被极细毛；花白色；雄花在花序轴上部，不密集，雌花生花序轴基部。果实球形。花期10月至翌年2月。

【适宜生境】生于海拔1000~3500m的林下阴湿处。

【资源状况】分布于德钦、维西、贡山、泸水、兰坪、玉龙等地。偶见。

【入药部位】全株（厚叶子树）。

【功能主治】散瘀止血，行气止痛，拔毒生肌。用于胃痛，咳嗽痰喘，肝炎，蛔虫病；外用于跌打损伤，刀伤出血，无名肿毒。

野扇花 野樱桃、矮陀、胃友、清香桂
Sarcococca ruscifolia Stapf

【标本采集号】5334211175

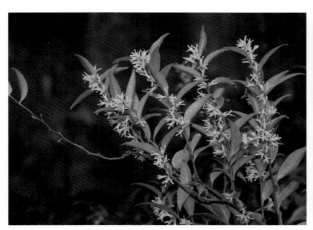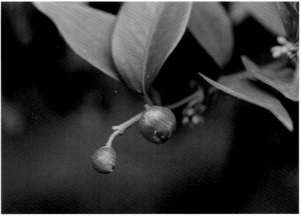

【形态特征】灌木，分枝较密。叶形变化很大，但常为卵形或椭圆状披针形，多少呈离基三出脉。花序短总状，花序轴被微细毛；苞片披针形或卵状披针形；花白色，芳香；雄花占花序轴上方的大部，雌花生花序轴下部。果实球形，红色至暗红色，有宿存花柱。花、果期 10 月至翌年 2 月。

【适宜生境】生于海拔 200~2600m 的山坡、林下或沟谷中，耐阴性强。

【资源状况】分布于香格里拉、德钦、维西、贡山、兰坪、玉龙等地。偶见。

【入药部位】根、果（清香桂）、叶（清香桂叶）。

【功能主治】根：理气止痛，祛风活络。用于急、慢性胃炎，胃溃疡，风湿关节痛，跌打损伤。果：止咳化痰。用于肺结核咳嗽。叶：补血养肝。用于头晕，心悸，视力减退。

云南野扇花 千年青、百年青、黑果清香桂、厚叶清香桂
Sarcococca wallichii Stapf

【标本采集号】5307210202

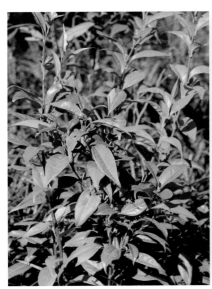 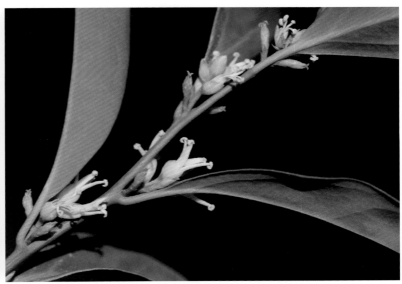

【形态特征】灌木。小枝直伸或左右屈曲，具蔓生，有纵棱。叶薄革质，椭圆形、长圆状披针形或披针形，明显的离基三出脉。花序近头状或短穗状；苞片卵形或披针形；花白色，芳香；雄花占花序轴的大部，雌花生花序轴近基部。果实近球形或椭圆形，宿存花柱向外卷曲。花、果期 10~12 月，或至翌年 3 月。

【适宜生境】生于海拔 1300~2700m 的林下湿润山坡或沟谷中。

【资源状况】分布于泸水、兰坪、玉龙等地。偶见。

【入药部位】地上部分（厚叶子树）。

【功能主治】散瘀止血，行气止痛，拔毒生肌。用于胃痛，支气管炎，肝炎，蛔虫病；外用于跌打损伤，刀伤出血，无名肿毒。

鼠李科

多花勾儿茶
勾儿茶、牛鼻圈、牛儿藤
Berchemia floribunda (Wall.) Brongn.

【标本采集号】2353290569

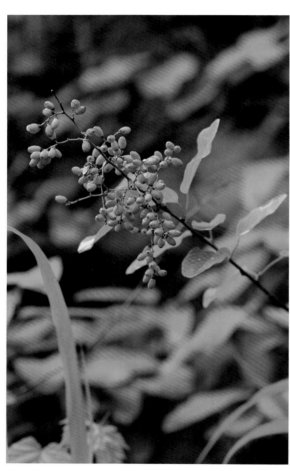
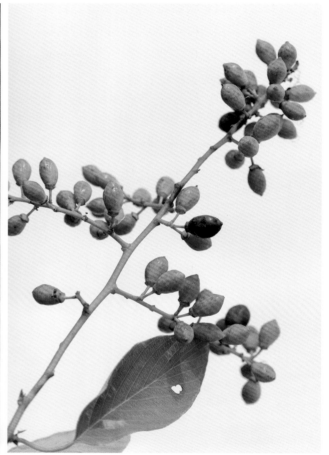

【形态特征】藤状或直立灌木。幼枝黄绿色，光滑无毛。叶纸质，卵形至卵状披针形，椭圆形至矩圆形，叶背干时栗色，侧脉每边 9~12 条；托叶宿存。花多数，通常数个簇生，排成顶生宽聚伞圆锥花序，或下部腋生聚伞总状花序，花序长；花瓣倒卵形，雄蕊与花瓣等长。核果圆柱状椭圆形，基部有盘状的宿存花盘。花期 7~10 月，果期翌年 4~7 月。

【适宜生境】生于海拔 2600m 以下的山坡、沟谷、林缘、林下或灌丛。

【资源状况】分布于维西、贡山、兰坪、玉龙等地。常见。

【入药部位】根、果（黄鳝藤）。

【功能主治】祛风利湿，活血止痛，散瘀消肿。用于风湿性关节炎，产后腹痛；外用于接骨。

勾儿茶　牛鼻足秧、铁光棍、枪子菜
Berchemia sinica Schneid.

【标本采集号】5329320327

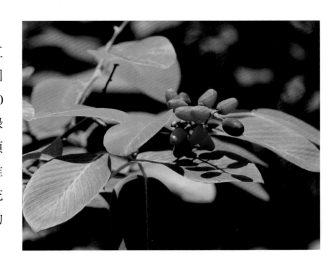

【形态特征】藤状或攀缘灌木。老枝黄褐色，平滑无毛。叶纸质至厚纸质，互生或在短枝顶端簇生，卵状椭圆形或卵状矩圆形，侧脉每边 8~10 条；叶柄带红色。花黄色或淡绿色，单生或数个簇生，在侧枝顶端排成具短分枝的窄聚伞状圆锥花序，或有时为腋生的短总状花序。核果圆柱形，基部有皿状的宿存花盘,成熟时紫红色或黑色。花期 6~8 月，果期翌年 5~6 月。

【适宜生境】生于海拔 1000~2500m 的山坡、沟谷灌丛或杂木林中。

【资源状况】分布于德钦、维西、玉龙等地。偶见。

【入药部位】根、叶（勾儿茶）。

【功能主治】补脾利湿，舒筋活络，调经止痛。用于风湿性关节炎，黄疸性肝炎，胃脘痛，脾胃虚弱，食欲不振，小儿疳积，痛经；外用于跌打损伤，急性结膜炎，多发性疖肿。

云南勾儿茶　黑果子、鸭公子、熊柳
Berchemia yunnanensis Franch.

【标本采集号】533324180509144LY

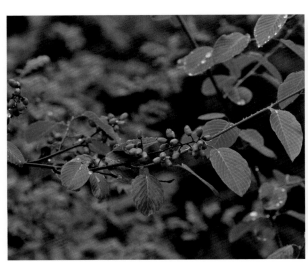
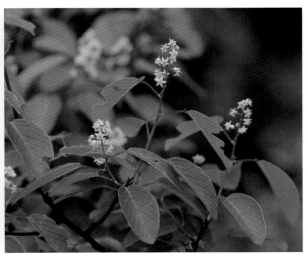

【形态特征】藤状灌木。小枝淡黄绿色，老枝黄褐色。叶纸质，卵状椭圆形、矩圆状椭圆形或卵形，叶背浅绿色，干时常变黄色，侧脉每边 8~12 条。花黄色，通常数个簇生；聚伞总状花序或窄聚伞圆锥花序，花序常生于具叶的侧枝顶端；雄蕊稍短于花瓣。核果近圆柱形，顶端钝，无小尖头，成熟时红色，后黑色，有甜味，基部宿存的花盘皿状。花期 6~8 月，果期翌年 4~5 月。

【适宜生境】生于海拔 1200~4000m 的山坡灌丛或林下。

【资源状况】分布于德钦、维西、泸水、玉龙等地。常见。

【入药部位】根、叶（鸭公青）。

【功能主治】清热利湿，祛风活络，活血止痛。用于黄疸，肾炎水肿，痢疾，血崩，白带异常，风湿骨痛，痛经；外用于骨折，跌打损伤，痈肿疮毒。

铜钱树 乌不宿、金钱树、摇钱树
Paliurus hemsleyanus Rehd.

【标本采集号】5329320329

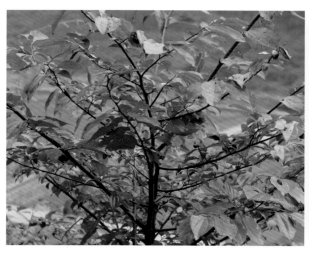 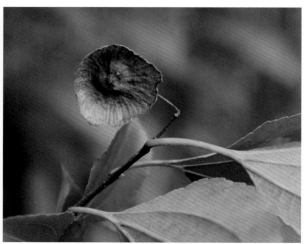

【形态特征】乔木，稀灌木。小枝黑褐色或紫褐色。叶互生，纸质或厚纸质，宽椭圆形、卵状椭圆形或近圆形，基生三出脉；幼树叶柄基部有 2 个斜向直立的针刺。聚伞花序或聚伞圆锥花序，顶生或腋生；萼片三角形或宽卵形；花瓣匙形；雄蕊长于花瓣；花盘五边形。核果草帽状，周围具革质宽翅，红褐色或紫红色。花期 4~6 月，果期 7~9 月。

【适宜生境】生于海拔 1600m 以下的山地林中。

【资源状况】分布于泸水、玉龙等地。少见。

【入药部位】根、全株（金钱木根）。

【功能主治】根：祛风湿，消炎，止痹痛，解毒。用于风湿关节痛，手足麻木，劳伤乏力，跌打损伤，痢疾，肌体失养，眩晕失眠。全株：调血补气。用于自汗心悸，痢疾，风湿痹痛；外用于跌打损伤。

西藏猫乳　措其新、球思尔查通、卡哑迟、生等
Rhamnella gilgitica Mansf. et Melch.

【标本采集号】LGD-DQ057

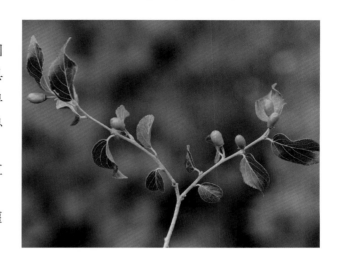

【形态特征】灌木，幼枝绿色，老枝深褐色。叶纸质，椭圆形或披针状椭圆形，中部最宽，羽状脉，边缘具不明显的细锯齿。花黄绿色，单生或簇生于叶腋，或排成具短总花梗的聚伞花序。核果近圆柱形，顶端有残留的花柱，成熟时橘红色。花期5~7月，果期9月。

【适宜生境】生于海拔2600~2900m的亚高山灌丛或林中。

【资源状况】分布于德钦等地。偶见。

【入药部位】心材（西藏猫乳）。

【功能主治】凉血，燥湿，祛风。用于血热，高山多血症，风湿，胸腔积液，湿疹，皮炎。

毛叶鼠李　黄柴、落叶鼠李
Rhamnus henryi Schneid.

【标本采集号】533324180819402LY

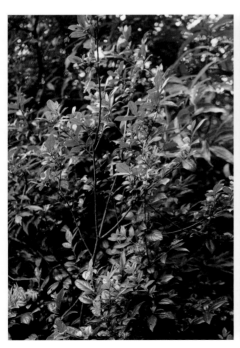

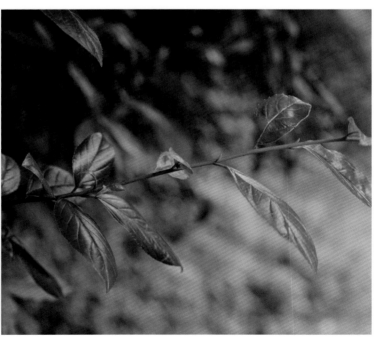

【形态特征】乔木，无刺。小枝被疏柔毛，顶端被锈色或棕褐色绒毛的裸露顶芽。叶纸质，长椭圆形或矩圆状椭圆形，羽状侧脉每边 9~13 条。花数个排成腋生聚伞花序或聚伞总状花序；萼片三角形；花瓣倒心形；雄蕊长于花瓣；花柱自基部 3 深裂。核果倒卵球形，顶端下凹，成熟时紫黑色。种子橄榄色。花期 5~8 月，果期 7~10 月。

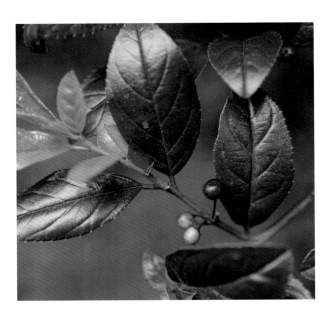

【适宜生境】生于海拔 1200~2800m 的杂木林或灌丛。

【资源状况】分布于贡山、福贡等地。偶见。

【入药部位】果（毛叶鼠李）。

【功能主治】清肺热。用于肺热咳嗽。

异叶鼠李 女儿茶、黄茶根、女儿红、崖枣树
Rhamnus heterophylla Oliv.

【标本采集号】5329290816

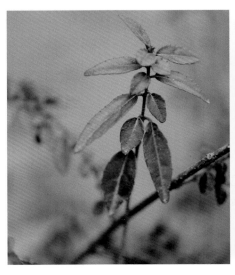
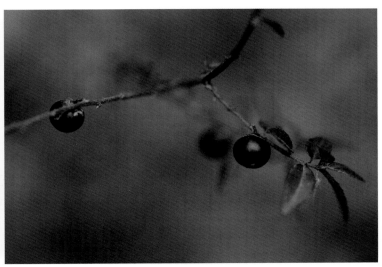

【形态特征】矮小灌木，枝无刺。叶纸质，大小异形，在同侧交替互生，小叶近圆形或卵圆形；大叶矩圆形、卵状椭圆形或卵状矩圆形；托叶宿存。花单性，雌雄异株，单生或簇生于侧枝上的叶腋；雄花的花瓣匙形，雌花的花瓣小，早落。核果球形，基部有宿存的萼筒，成熟时黑色。花期 5~8 月，果期 9~12 月。

【适宜生境】生于海拔 300~1450m 的山坡灌丛或林缘。

【资源状况】分布于兰坪等地。偶见。

【入药部位】根（黄茶根）、枝（女儿茶）、叶（岩枣树）。

【功能主治】清热利湿，凉血止血。用于痢疾，吐血，咯血，痔疮出血，血崩，白带异常，月经不调，暑日烦渴。

帚枝鼠李　分枝鼠李、小叶冻绿、小绿柴
Rhamnus virgata Roxb.

【标本采集号】5329320330

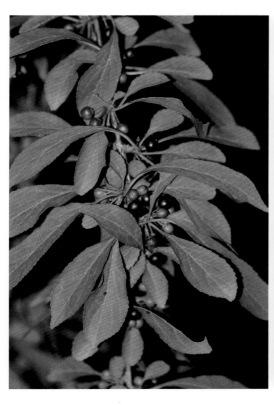 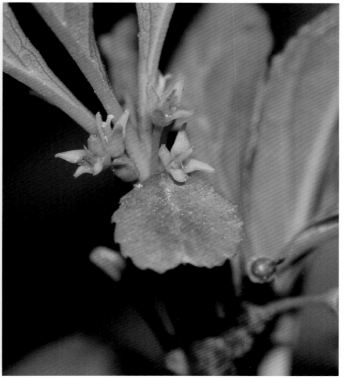

【形态特征】灌木或乔木。小枝对生或近对生，帚状，红褐色或紫红色，平滑有光泽；幼枝枝端和分叉处具针刺。叶纸质，对生或近对生，或在短枝上簇生，倒卵状披针形、倒卵状椭圆形或椭圆形。花单性，雌雄异株；雌花数个簇生于短枝端。核果近球形，黑色，基部有宿存的萼筒。种子红褐色。花期 4~5 月，果期 6~10 月。

【适宜生境】生于海拔 1200~3800m 的山坡灌丛或林中。

【资源状况】分布于德钦、维西、泸水、兰坪、玉龙等地。偶见。

【入药部位】根、果、叶（帚枝鼠李）。

【功能主治】根：消食，行水，祛瘀。用于食积饱胀，水肿，经闭。果：消食，行水，通便。用于食积饱胀，水肿，便秘。叶：消食。用于食积饱胀。

纤细雀梅藤 铁藤、筛子簸箕果

Sageretia gracilis Drumm. et Sprague

【标本采集号】5329230223

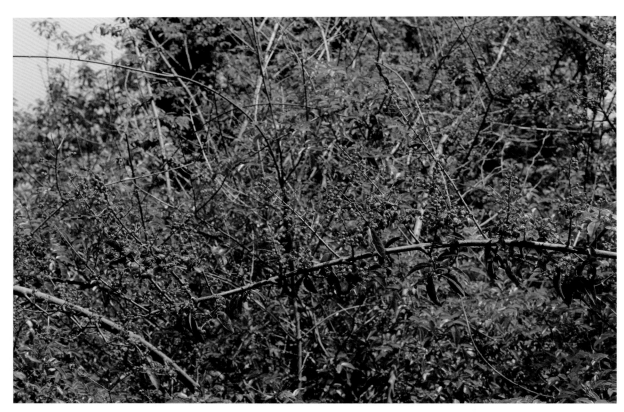

【形态特征】直立或藤状灌木。具刺。叶纸质或近革质，互生或近对生，卵形、卵状椭圆形或披针形。花黄绿色，顶生或腋生穗状圆锥花序；萼片顶端具喙；花瓣白色，匙形；花盘肉质，包围子房。核果倒卵状球形，成熟时红色。花期 7~10 月，果期翌年 2~5 月。

【适宜生境】生于海拔 1200~3400m 的山地、山谷灌丛或林中。

【资源状况】分布于德钦、维西、玉龙等地。偶见。

【入药部位】根（纤细雀梅藤）。

【功能主治】消痈散结。用于皮肤癌，乳房瘤，淋巴囊肿，水肿。

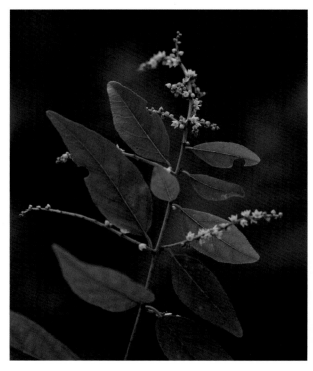

枣

栎枣子、良枣、美枣

Ziziphus jujuba Mill.

【标本采集号】5329320334

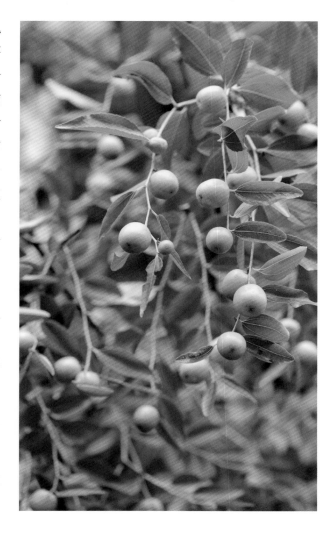

【形态特征】落叶小乔木，稀灌木。树皮褐色或灰褐色；有长枝、短枝和无芽小枝，紫红色或灰褐色，具2个托叶刺。叶纸质，卵形、卵状椭圆形或卵状矩圆形，基部稍不对称，基生三出脉。花黄绿色，两性；单生或腋生聚伞花序；萼片卵状三角形；花瓣倒卵圆形；花盘厚，肉质，子房下部与花盘合生。核果矩圆形或长卵圆形，成熟时红色，后变红紫色。花期5~7月，果期8~9月。

【适宜生境】生于海拔1700m以下的山区、丘陵或平原。

【资源状况】栽培于维西、贡山、兰坪、玉龙等地。

【入药部位】种子（枣仁）、果（大枣）。

【功能主治】种子：补中益气，养血安神。用于血虚，失眠，心悸不安。果：补中益气，养血安神。用于脾虚食少，乏力便溏，妇人脏躁。

葡萄科

三裂蛇葡萄 德氏蛇葡萄、三裂叶蛇葡萄、赤木通
Ampelopsis delavayana Planch.

【标本采集号】5334210737

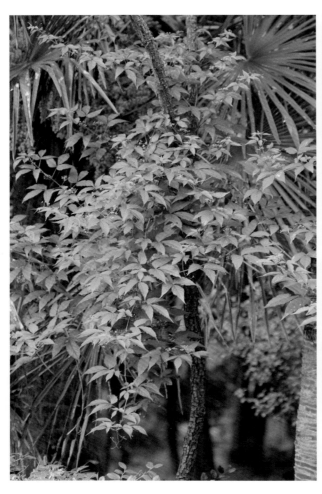
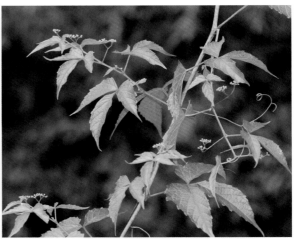
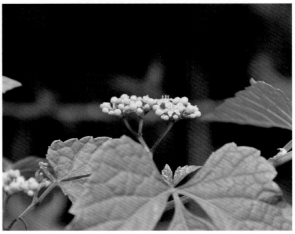

【形态特征】木质藤本。卷须 2~3 分枝，相隔 2 节间断与叶对生。3 小叶，中央小叶披针形或椭圆状披针形，侧生小叶卵状椭圆形或卵状披针形，基部不对称，边缘有粗锯齿。花 5 数，两性或杂性同株；多歧聚伞花序与叶对生；花盘明显。果实近球形。花期 6~8 月，果期 9~11 月。

【适宜生境】生于海拔 50~2200m 的山谷林中、山坡灌丛或林中。

【资源状况】分布于泸水、玉龙等地。偶见。

【入药部位】根皮（玉葡萄根）。

【功能主治】散瘀止痛，消炎，止血。用于肠炎腹泻，跌扑损伤；外用于烧烫伤，外伤出血，骨折。

叉须崖爬藤 狭叶崖爬藤、八面风、白背崖爬藤
Tetrastigma hypoglaucum Planch. ex Franch.

【标本采集号】5329320337

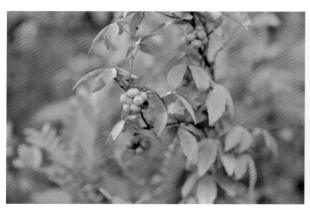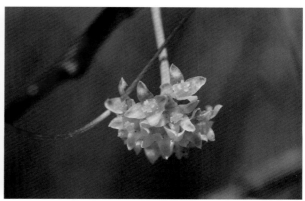

【形态特征】木质藤本。卷须 2 分枝，相隔 2 节间断与叶对生。掌状叶；托叶显著，宿存。花序腋生或在侧枝上与叶对生，单伞形；花 4 数，通常杂性异株；花瓣椭圆卵形，顶端呈头盔状。果实圆球形。种子椭圆形，顶端近圆形。花期 6 月，果期 8~9 月。

【适宜生境】生于海拔 2300~2500m 的山谷林中或灌丛。

【资源状况】分布于香格里拉、贡山、泸水、福贡、玉龙等地。偶见。

【入药部位】全株或根（狭叶崖爬藤）。

【功能主治】接骨生肌，祛风除湿，活血通络。用于骨折，跌打损伤，风湿肿痛，经闭，无名肿毒，烫伤，皮肤糜烂。

崖爬藤 钝叶崖爬藤、红五加、癫痫藤
Tetrastigma obtectum (Wall.) Planch.

【标本采集号】3229010074

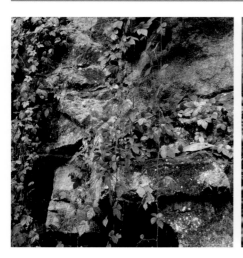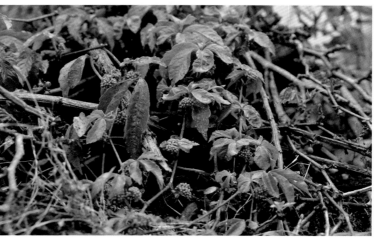

【形态特征】草质藤本。卷须呈伞状集生，相隔 2 节间断与叶对生。叶为掌状 5 小叶，小叶菱状椭圆形或椭圆状披针形；托叶褐色，膜质，常宿存。花序顶生或假顶生于短枝上，多数花集生成单伞形；花 4 数，通常杂性异株；花瓣长椭圆形，顶端有短角；花盘明显，在雌花中不发达。果实球形。种子 1 颗。花期 4~6 月，果期 8~11 月。

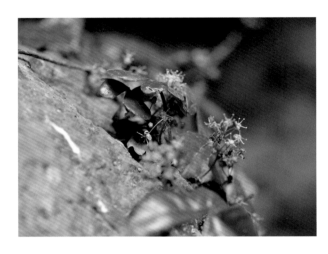

【适宜生境】生于海拔 250~2400m 的山坡岩石或林下石壁上。

【资源状况】分布于维西、贡山、玉龙等地。偶见。

【入药部位】全株、根（走游草）。

【功能主治】祛风活络，活血止痛。用于跌打损伤，风湿麻木，关节筋骨疼痛；外用于疮疖，带状疱疹。

狭叶崖爬藤 五爪藤、白背崖爬藤、八面风
Tetrastigma serrulatum (Roxb.) Planch.

【标本采集号】5334210311

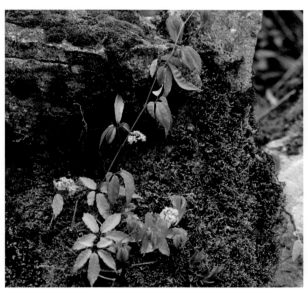
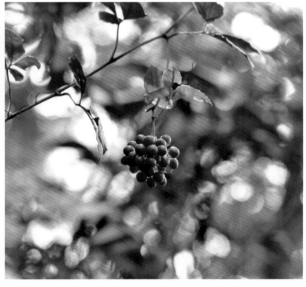

【形态特征】草质藤本。小枝有纵棱纹。卷须不分枝，相隔 2 节间断与叶对生。叶为鸟足状 5 小叶，小叶卵状披针形或倒卵状披针形。花序腋生，集生成伞形；花 4 数，常杂性异株；花瓣卵椭圆形，顶端有小角，外展；花盘在雄花中明显，在雌花中呈环状。果实紫黑色。花期 3~6 月，果期 7~10 月。

【适宜生境】生于海拔 500~2900m 的山谷林中、山坡灌丛岩石缝中。

【资源状况】分布于德钦、维西、贡山、泸水、福贡、玉龙等地。偶见。

【入药部位】全草、根（五爪金龙）。

【功能主治】祛风活络，活血止痛。用于风湿骨痛，跌打损伤；外用于骨折，外伤出血。

桦叶葡萄 野葡萄
Vitis betulifolia Diels et Gilg

【标本采集号】5329290413

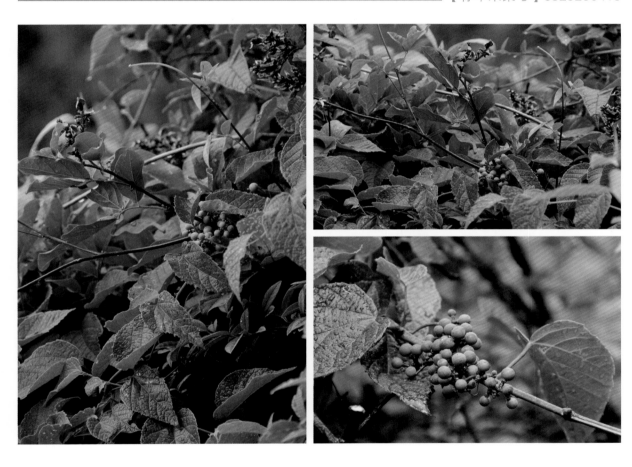

【形态特征】木质藤本。小枝有显著纵棱纹。卷须 2 叉分枝，每隔 2 节间断与叶对生。叶卵圆形或卵状椭圆形；托叶膜质，褐色，条状披针形。花 5 数，通常杂性异株，圆锥花序疏散，与叶对生；花瓣 5，凋谢时呈帽状粘合脱落；花盘发达。果实成熟时紫黑色。种子 2~4 颗。花期 3~6 月，果期 6~11 月。

【适宜生境】生于海拔 650~3600m 的山坡、沟谷灌丛或林中。

【资源状况】分布于德钦、维西、贡山、泸水、玉龙等地。偶见。

【入药部位】根及根皮（桦叶葡萄根皮）。

【功能主治】舒筋活血，利湿解毒。用于风湿瘫痪，劳伤。

葛藟葡萄

千岁藟、割谷镰藤、栽秧藤
Vitis flexuosa Thunb.

【标本采集号】3229010254

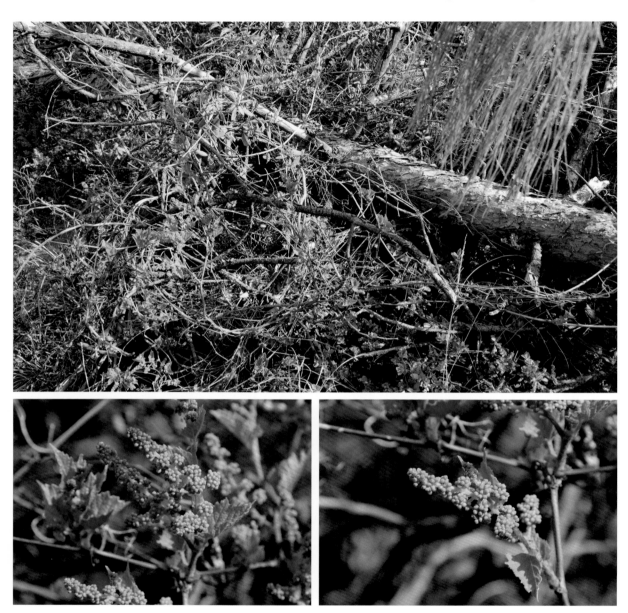

【形态特征】木质藤本。卷须 2 叉分枝，每隔 2 节间断与叶对生。叶卵形、三角状卵形、卵圆形或卵状椭圆形，基生脉 5 出。花 5 数，通常杂性异株，圆锥花序疏散，与叶对生；凋谢时花瓣呈帽状粘合脱落；花盘发达。果实球形。花期 3~5 月，果期 7~11 月。

【适宜生境】生于海拔 100~2300m 的山坡或沟谷田边、草地、灌丛或林中。

【资源状况】分布于贡山、玉龙等地。偶见。

【入药部位】根（葛藟根）、果（葛藟）。

【功能主治】根：滋补气血，续筋骨，长肌肉。用于关节酸痛，跌打损伤。果：润肺止咳，凉血止血，消食。用于肺燥咳嗽，吐血，食积，泻利。

毛葡萄　绒毛葡萄、五角叶葡萄、橡根藤
Vitis heyneana Roem. et Schult.

【标本采集号】5307210378

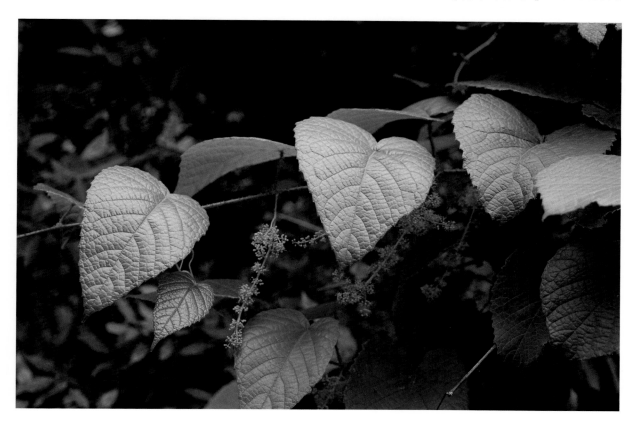

【形态特征】木质藤本。卷须 2 叉分枝，密被绒毛，每隔 2 节间断与叶对生。叶卵圆形、长卵状椭圆形或卵状五角形；托叶膜质，褐色，卵披针形。花 5 数，杂性异株；圆锥花序疏散，与叶对生；花序梗被灰色或褐色蛛丝状绒毛；凋谢时花瓣呈帽状粘合脱落；花盘发达。果实圆球形，成熟时紫黑色。花期 4~6 月，果期 6~10 月。

【适宜生境】生于海拔 100~3200m 的山坡、沟谷灌丛、林缘或林中。

【资源状况】分布于德钦、维西、贡山、泸水、福贡、兰坪、玉龙等地。偶见。

【入药部位】根皮（毛葡萄根皮）、茎（毛葡萄）、叶（毛葡萄叶）。

【功能主治】根皮、茎：调经活血，舒筋活络。用于月经不调，白带异常，跌打损伤，筋骨疼痛。
叶：止血。用于外伤出血。

葡 萄

蒲陶、草龙珠、赐紫樱桃
Vitis vinifera L.

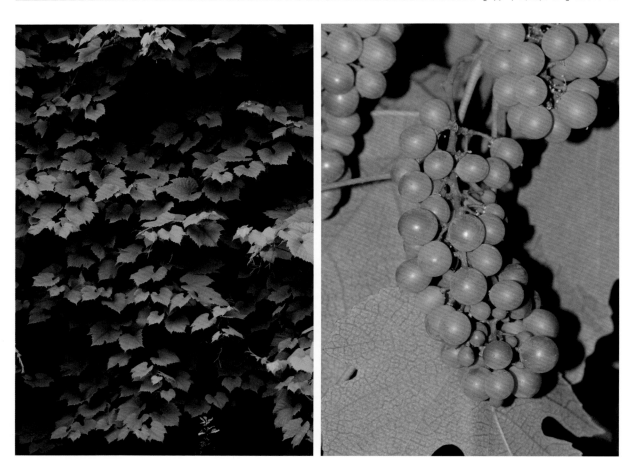

【**形态特征**】木质藤本。卷须 2 叉分枝，每隔 2 节间断与叶对生。叶卵圆形，三裂；基生脉 5 出。
花 5 数，杂性异株；圆锥花序多花，与叶对生；花小，淡绿色；花盘发达。浆果球形
或椭圆形，有白粉。花期 4~5 月，果期 8~9 月。

【**适宜生境**】栽培于我国各地。

【**资源状况**】香格里拉栽培面积大。

【**入药部位**】果（葡萄）、根（葡萄根）、藤（葡萄藤）

【**功能主治**】果：解表透疹，利尿，安胎。用于麻疹不透，小便不利，胎动不安。根、藤：祛风湿，
利尿。用于风湿骨痛，水肿。

锦葵科

玫瑰茄 红金梅、红梅果、山茄子、洛神花
Hibiscus sabdariffa L.

【标本采集号】2353290711

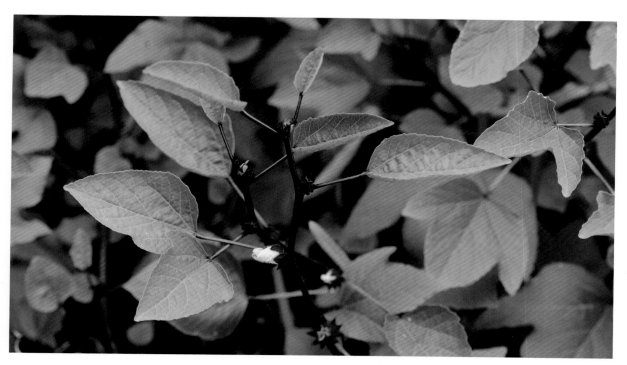

【形态特征】一年生直立草本。茎淡紫色。叶异型，下部的叶卵形，不分裂，上部的叶掌状3深裂，裂片披针形；托叶线形。花单生于叶腋；小苞片红色，肉质；花萼杯状，淡紫色；花黄色，内面基部深红色。蒴果卵球形，密被粗毛，果爿5。种子肾形，无毛。花期夏秋间，果期11月中下旬。

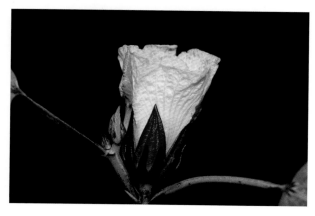

【适宜生境】原产东半球热带地区，热带地区均有栽培。

【资源状况】栽培于玉龙、维西等地。

【入药部位】花萼、种子。

【功能主治】花萼：清热解渴，敛肺止咳。用于高血压，咳嗽，中暑，酒醉。种子：强壮，轻泻，利尿。用于水肿、脾虚泄泻。

木 槿

木棉、荆条、喇叭花

Hibiscus syriacus L.

【标本采集号】5329290556

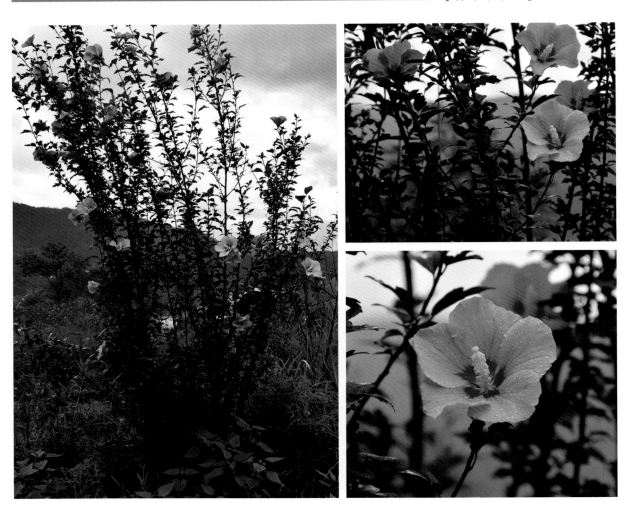

【形态特征】落叶灌木，全株多处被星状毛。小枝密被黄色星状绒毛。叶菱形至三角状卵形。花单生于枝端叶腋间；小苞片线形；花萼钟形，宿存；花钟形，淡紫色，花瓣倒卵形，基部与雄蕊柱合生。蒴果卵圆形，密被黄色星状绒毛。种子背部被黄白色长柔毛。花期7~10月，果期9~11月。

【适宜生境】原产于我国中部各省，常栽培观赏。

【资源状况】栽培于维西、贡山、玉龙等地。

【入药部位】花（木槿花）、根皮（木槿皮）、茎皮（木槿皮）、果（木槿）。

【功能主治】花：清湿热，凉血。用于痢疾，腹泻，痔疮出血，白带异常；外用于疖肿。根皮、茎皮：清热利湿，杀虫止痒。用于痢疾，白带异常，阴囊湿疹，体癣，脚癣。果：清肺化痰，解毒止痛。用于痰喘咳嗽，神经性头痛；外用于"黄水"疮。

野西瓜苗 小秋葵、香铃草、山西瓜秧
Hibiscus trionum Linn.

【标本采集号】5334210732

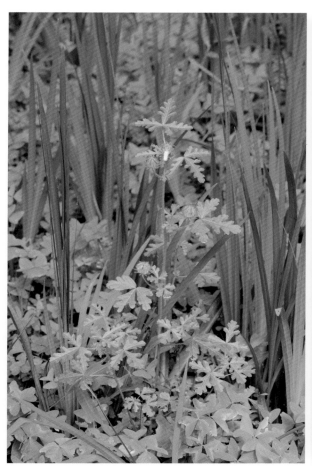
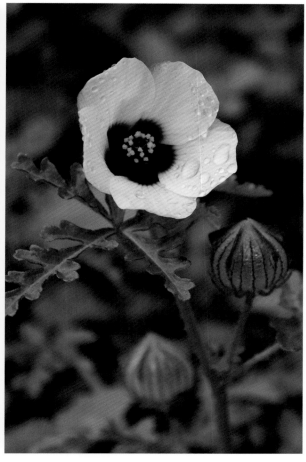

【形态特征】一年生草本，全株多处被星状毛。茎柔软。叶二型，下部的圆形，上部的掌状 3~5
深裂；托叶线形，宿存。花单生于叶腋；小苞片 12，基部合生；花萼钟形，淡绿色，
具纵向紫色条纹，中部以上合生；花淡黄色，内面基部紫色，花瓣倒卵形，基部与雄
蕊柱合生；花药生于雄蕊柱顶。蒴果长圆状球形。种子具腺状突起。花期 7~10 月，
果期 8~11 月。

【适宜生境】生于平原、山野、丘陵或田埂，是常见的田间杂草。

【资源状况】分布于德钦、维西、兰坪、玉龙等地。常见。

【入药部位】全草、种子（野西瓜苗）。

【功能主治】全草：清热解毒，祛风除湿，止咳，利尿。用于急性关节炎，感冒咳嗽，肠炎，痢
疾；外用于烧烫伤，疮毒。种子：润肺止咳，补肾。用于肺结核咳嗽，肾虚头晕，
耳鸣耳聋。

冬 葵 冬苋菜、冬寒菜、滑滑菜
Malva crispa Linn.

【标本采集号】5334210324

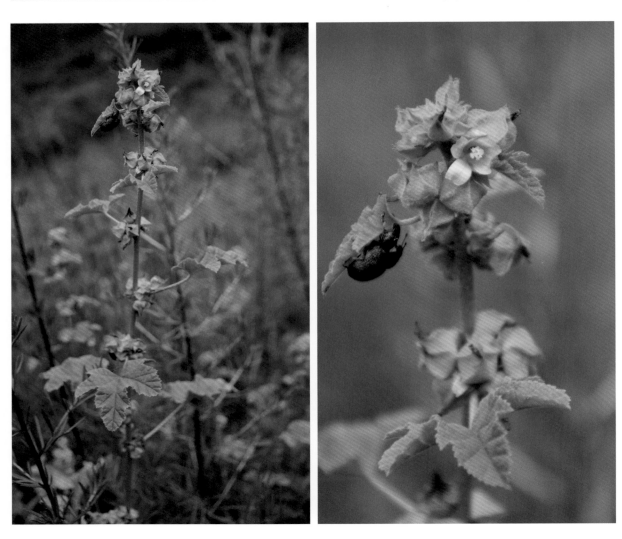

【形态特征】一年生草本。不分枝，茎被柔毛。叶圆形，常 5~7 裂或角裂，边缘具细锯齿，并极皱缩扭曲，两面疏被糙伏毛或星状毛。花小，白色，单生或几个簇生于叶腋；小苞片疏被糙伏毛；萼浅杯状，疏被星状柔毛；花瓣 5，较萼片略长。果扁球形，分果爿网状。花期 6~9 月，果期 7~11 月。

【资源状况】栽培于横断山三江并流区多地。

【入药部位】果（冬葵果）、根（冬葵根）、茎叶（冬葵叶）。

【功能主治】果：清热利尿，消肿。用于尿路感染，尿闭，水肿，口渴。根：补中益气。用于气虚乏力，腰膝酸软，体虚自汗，脱肛，子宫脱垂，慢性肾炎，糖尿病。茎叶：清热利湿。用于黄疸性肝炎。

锦　葵　小钱花、棋盘花、小白淑气花
Malva sinensis Cavan.

【标本采集号】5329320345

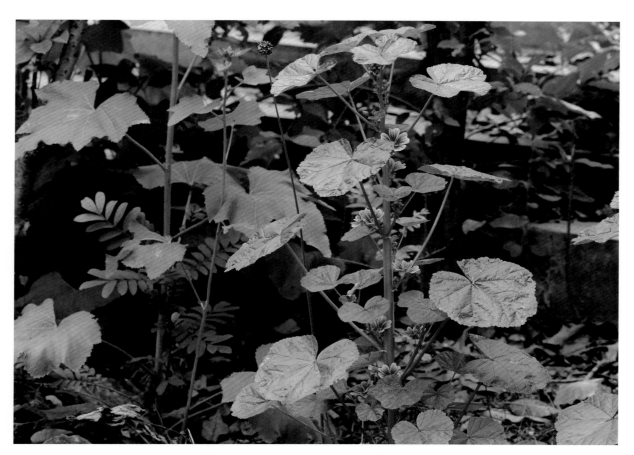

【形态特征】二年生或多年生草本。叶圆心形或肾形，具圆齿状钝裂片；托叶偏斜，卵形，具锯齿。花簇生；小苞片长圆形；花萼杯状；花大，紫红色或白色，花瓣匙形，先端微缺，爪具髯毛；雄蕊柱被刺毛。果扁圆形，分果爿 9~11，肾形，被柔毛。种子黑褐色，肾形。花期 5~10 月。

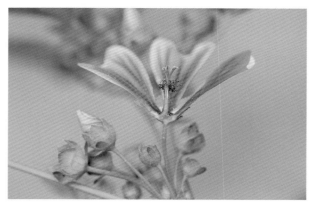

【适宜生境】生在海拔 1900m 的山坡、岭顶、路旁向阳处。

【资源状况】栽培于横断山三江并流区多地。

【入药部位】茎、叶、花（锦葵）。

【功能主治】清热利湿，理气通便。用于排便不畅，脐腹痛，瘰疬，带下病。

野葵

棋盘菜、巴巴叶、棋盘叶

Malva verticillata Linn.

【标本采集号】5329320346

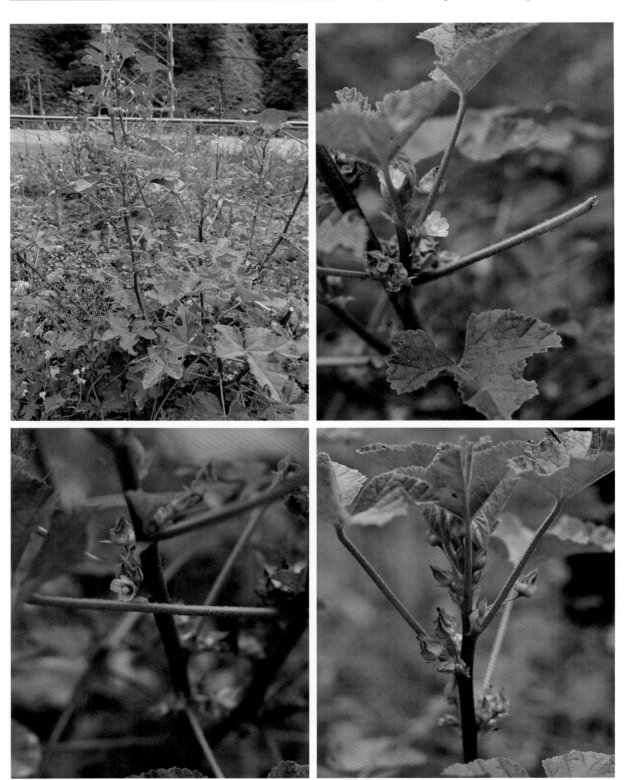

【**形态特征**】草本。茎秆被星状长柔毛。叶肾形或圆形；托叶卵状披针形，被星状柔毛。花簇生于叶腋；小苞片线状披针形，被纤毛；花冠长稍微超过萼片，淡白色至淡红色。果扁球形；分果爿 10~11。花期 3~11 月，果期 5~12 月。

【**适宜生境**】生于海拔 1600~3000m 的山坡、林缘、草地、路旁。

【**资源状况**】分布于香格里拉、德钦、维西、泸水、兰坪、玉龙等地。常见。

【**入药部位**】根（冬葵根）、叶（冬葵叶）、果（冬葵子）。

【**功能主治**】根：清热利水，解毒。用于水肿，热淋，带下病，乳痈，疖疮，蛇虫咬伤。叶：清热利湿，滑肠，通乳。用于肺热咳嗽，咽喉肿痛，热毒下痢，湿热黄疸，二便不通，乳汁不下，疮疖痈肿，丹毒。果：利水通淋，滑肠通便，下乳。用于淋病，水肿，大便不通，乳汁不行。

椴树科

椴 树
叶上花根

Tilia tuan Szyszyl.

【标本采集号】5334210657

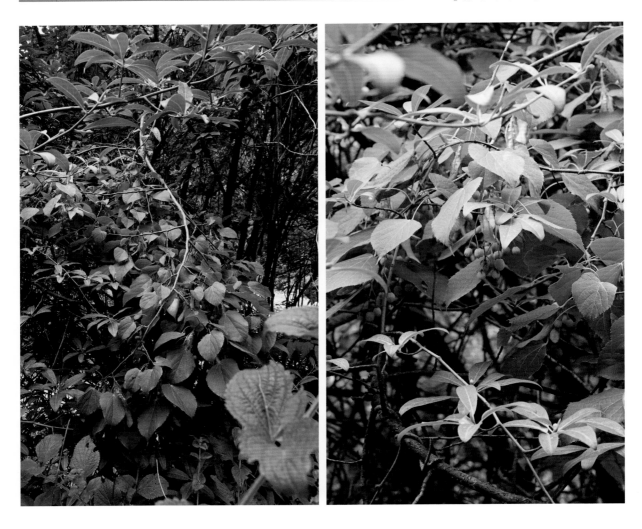

【**形态特征**】乔木。树皮灰色，直裂。单叶，互生，叶卵圆形。聚伞花序，苞片狭窄倒披针形，花瓣长 7~8mm；退化雄蕊长 6~7mm；雄蕊长 5mm。果实核果状，球形，被星状绒毛。花期 7 月，果期 10 月。

【**适宜生境**】生于海拔 1700~2200m 的山地阔叶林中。

【**资源状况**】分布于香格里拉。常见。

【**入药部位**】根皮、树皮（叶上果根）。

【**功能主治**】祛风活血，镇痛。用于跌打损伤，风湿麻木。

单毛刺蒴麻

野卷单、粘人草、小刺蒴麻
Triumfetta annua L.

【标本采集号】533324180908765LY

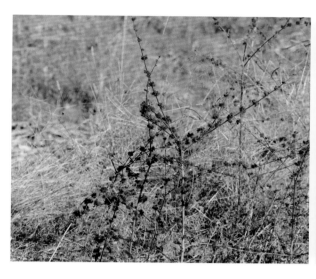 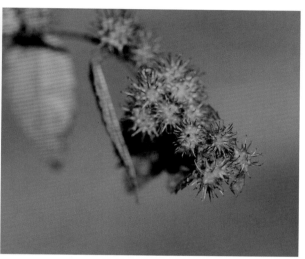

【形态特征】草本或亚灌木。嫩枝被黄褐色绒毛。叶纸质，卵形或卵状披针形。聚伞花序腋生，花序柄极短；花瓣比萼片稍短，倒披针形；子房被刺毛，花柱短。蒴果扁球形。花期5~10月，果期10~12月。

【适宜生境】生于海拔450~2100m的荒野及路旁。

【资源状况】分布于贡山、福贡、兰坪等地。常见。

【入药部位】叶（小刺蒴麻）、根。

【功能主治】叶：解毒，止血。用于痈疖红肿，刀伤出血。根：祛风，活血，镇痛。用于跌打损伤。

毛刺蒴麻

粘巴头、黄花痴头婆、双耳子
Triumfetta cana Bl.

【标本采集号】5334211159

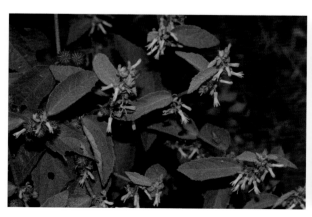 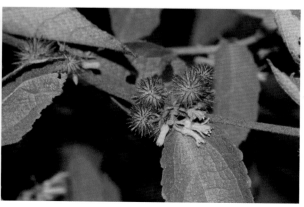

【形态特征】木质草本。嫩枝被绒毛。叶卵形，被绒毛，边缘有不整齐锯齿。聚伞花序一至数枝腋生，被绒毛。蒴果球形，刺弯曲，被柔毛。花期 5~10 月，果期 11~12 月。

【适宜生境】生于海拔 120~1750m 的次生林及灌丛中。

【资源状况】分布于贡山、泸水、福贡、兰坪等地。常见。

【入药部位】全草（毛刺蒴麻）。

【功能主治】清热解毒，利湿消肿。用于毒疮，风湿脚气痛，水肿，痢疾，肾结石。

长勾刺蒴麻 狗屁藤、梗麻、密马专
Triumfetta pilosa Roth

【标本采集号】5329320351

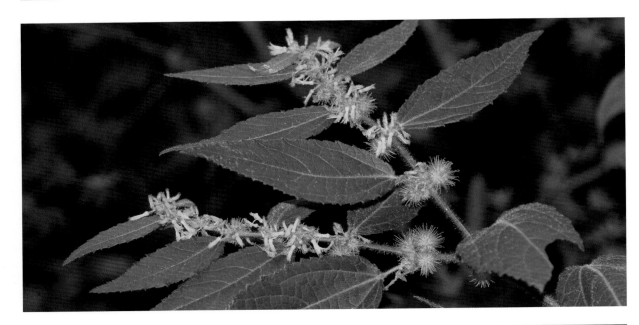

【形态特征】木质草本或亚灌木。嫩枝被黄褐色长绒毛。叶厚纸质，卵形或长卵形。聚伞花序；苞片披针形；萼片狭披针形；花瓣黄色，与萼片等长。蒴果。花期 4~10 月，果期 10~12 月。

【适宜生境】生于海拔 130~2000m 的干燥低坡灌丛中。

【资源状况】分布于德钦。偶见。

【入药部位】根、叶、全株（金纳香）。

【功能主治】根、叶：行气，活血调经。用于月经不调，腹部包块作痛，跌打损伤。全株：祛风除湿，利水消肿。用于风湿疼痛，小便不利，水肿。

刺蒴麻 黄花地桃花、千打槌、玉如意
Triumfetta rhomboidea Jacq.

【标本采集号】5329291074

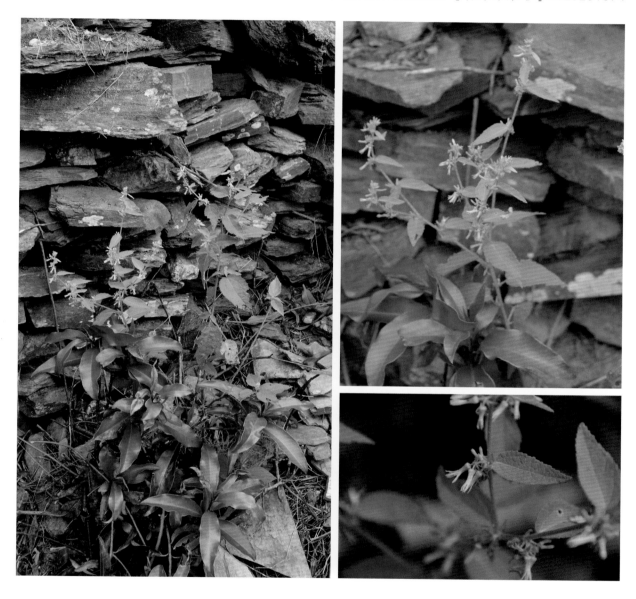

【形态特征】亚灌木。嫩枝被灰褐色短绒毛。叶纸质，生于茎下部的阔卵圆形。聚伞花序；花序柄及花柄均极短；萼片狭长圆形；花瓣比萼片略短，黄色，边缘有毛。果球形，不开裂，被灰黄色柔毛。花期 5~10 月，果期 10~12 月。

【适宜生境】生于海拔 130~1500m 旷野或林缘。

【资源状况】分布于泸水。常见。

【入药部位】全草（黄花虱麻头）。

【功能主治】解表清热，利尿散结。用于风热感冒，毒疮，肾结石。

瑞香科

橙花瑞香 黑沉香
Daphne aurantiaca Diels

【标本采集号】5334210121

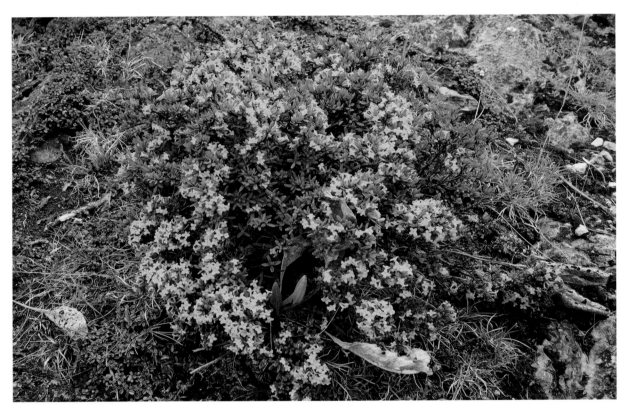

【形态特征】矮小灌木。枝短，幼时无毛，顶端常被淡白色粉。叶小，对生，常密集簇生于枝顶，纸质或近革质。花橙黄色，芳香，簇生于枝顶或部分腋生，无毛。果实球形。花期 5~6 月，果期 8 月。

【适宜生境】生于海拔 2600~3500m 的石灰岩阴坡杂木林中或灌丛中。

【资源状况】分布于香格里拉、德钦、玉龙等地。常见。

【入药部位】根部黑色心材（橙花瑞香）。

【功能主治】宁心，通脉降气。用于心神不宁，急、慢性支气管炎。

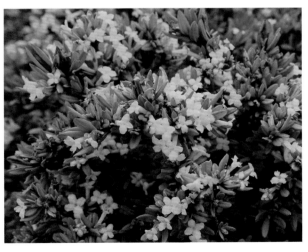

滇瑞香
矮陀陀、川滇瑞香、短瓣瑞香
Daphne feddei Lévl.

【标本采集号】5329320354

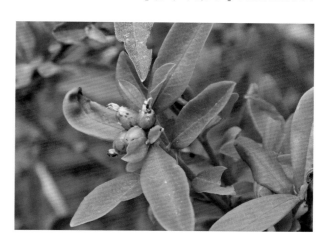

【形态特征】灌木。幼枝灰黄色，散生暗灰色短绒毛，老枝棕色，无毛。叶互生，纸质，倒披针形或长圆状披针形至倒卵状披针形。花白色；头状花序；花萼筒状。果实橙红色，圆球形。花期2~4月，果期5~6月。

【适宜生境】生于海拔1800~2600m的疏林下或灌丛中。

【资源状况】分布于贡山。偶见。

【入药部位】全株、根。

【功能主治】祛风除湿，舒筋活络，活血止痛。用于跌打损伤，风湿关节痛，胃痛。

白瑞香
身保暖、蒙花枝、开花矮陀陀
Daphne papyracea Wall. ex Steud.

【标本采集号】533324180509146

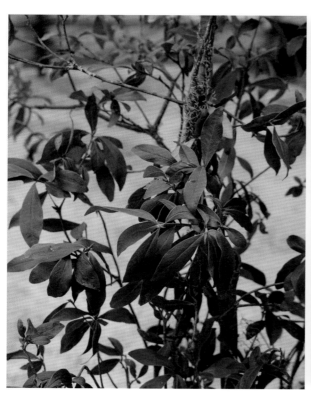

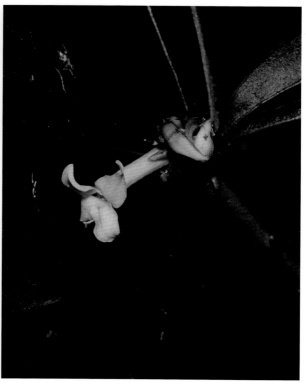

【形态特征】常绿灌木。枝灰色至灰褐色，稀淡紫褐色，无毛。叶互生，纸质；长圆形至披针形，偶有长圆状倒披针形。花白色；无芳香；数朵集生于枝顶，近头状；密被短柔毛；花被筒状，被淡黄色短柔毛。核果卵状球形。花期12月，果期1~3月。

【适宜生境】生于海拔1500~2400m的中低山地。

【资源状况】分布于维西、贡山、泸水、福贡、玉龙等地。偶见。

【入药部位】根皮、茎皮（软树皮）、花、果。

【功能主治】祛风除湿，活血调经，接骨，止痛。用于风湿麻木，筋骨疼痛，跌打损伤，大便下血，各种内脏出血，月经不调，痛经，便秘，癫痫。

凹叶瑞香
杂兰、桂花矮陀陀、白花矮陀陀
Daphne retusa Hemsl.

【标本采集号】5329290648

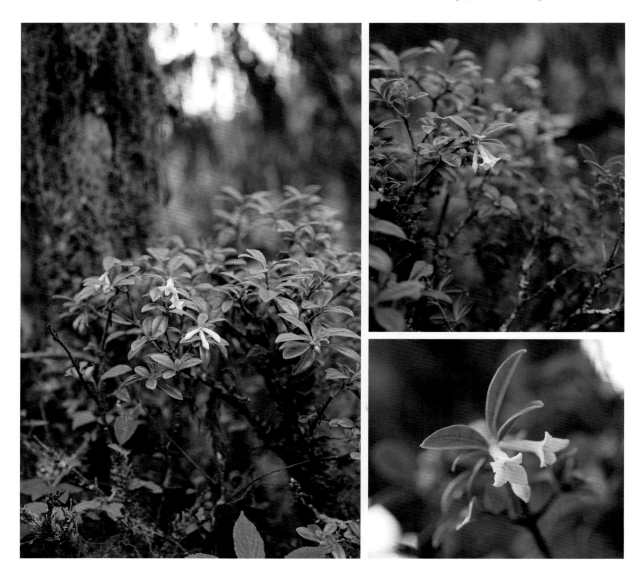

【形态特征】常绿灌木。叶互生，革质或纸质，长圆形至长圆状披针形或倒卵状椭圆形。花外面紫红色，内面粉红色，头状花序；苞片长圆形至卵状长圆形或倒卵状长圆形；花萼筒圆筒形。果实浆果状，卵形或近圆球形。花期 4~5 月，果期 6~7 月。

【适宜生境】生于海拔 3000~3900m 的高山草坡或灌木林下。

【资源状况】分布于德钦。偶见。

【入药部位】根皮、茎皮（祖师麻）。

【功能主治】祛风通络，祛瘀止痛。用于慢惊风，头痛，牙痛，风湿关节痛，跌打损伤。

唐古特瑞香 祖司麻、走司马、祖师麻
Daphne tangutica Maxim.

【标本采集号】5334210281

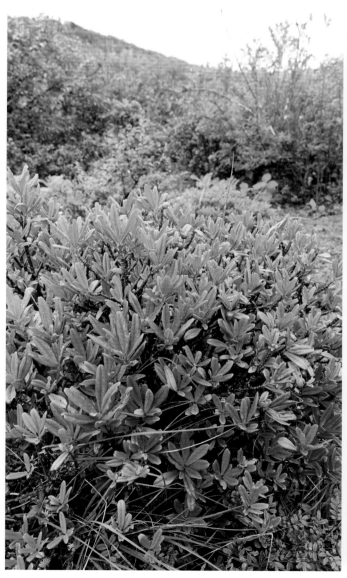
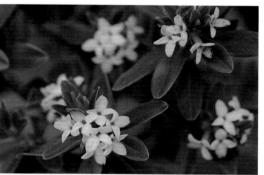
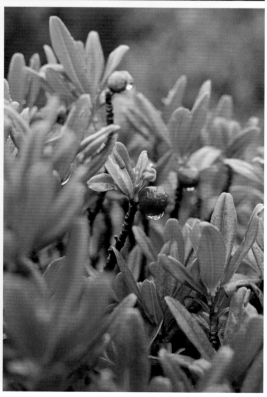

【形态特征】常绿灌木。枝肉质。叶互生，革质或亚革质，披针形至长圆状披针形或倒披针形。花外面紫色或紫红色，内面白色，头状花序生于小枝顶端；苞片早落，具1束白色柔毛；花萼筒具显著的纵棱，裂片4，卵形或卵状椭圆形；花盘环状。果实卵形或近球形，无毛，幼时绿色，成熟时红色，干燥后紫黑色。花期4~5月，果期5~7月。

【适宜生境】生于海拔1400~3900m的林下或岩缝。

【资源状况】分布于维西、香格里拉、德钦等地。偶见。

【入药部位】根皮、茎皮（祖师麻）。

【功能主治】祛风通络，祛瘀止痛。用于慢惊风，头痛，牙痛，风湿关节痛，跌打损伤。

澜沧荛花 *Wikstroemia delavayi* Lecomte

【标本采集号】5334210703

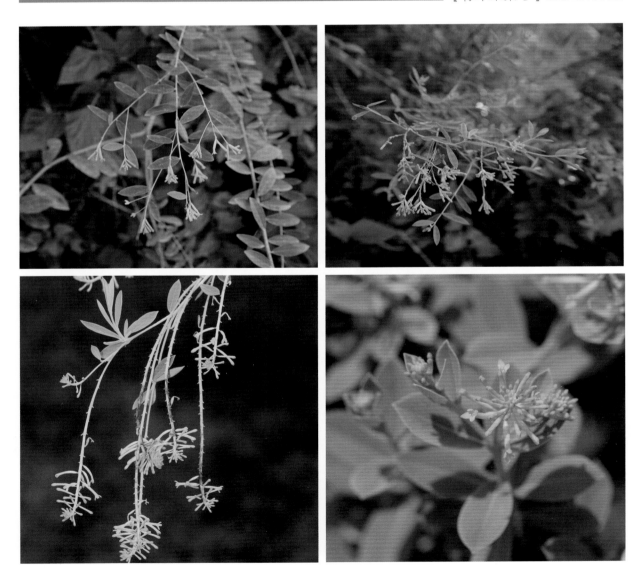

【形态特征】灌木。小枝幼时黄绿色。叶对生，披针状倒卵形。圆锥花序顶生；花序梗具关节；花黄绿色。干果圆柱形。秋季开花，随即结果。

【适宜生境】生于海拔 2000~2700m 的河边、林中、山坡灌丛或河谷石灰岩山地。

【资源状况】分布于香格里拉。偶见。

【入药部位】叶（澜沧荛花）。

【功能主治】活血祛瘀，消肿止痛。用于跌打损伤。

一把香 长花荛花、构皮荛花、矮陀陀
Wikstroemia dolichantha Diels

【标本采集号】5329320356

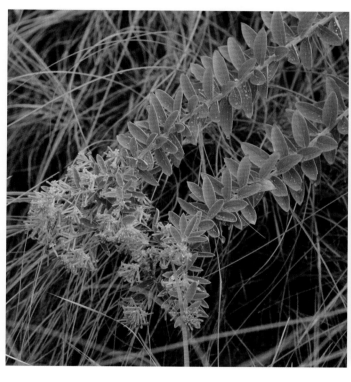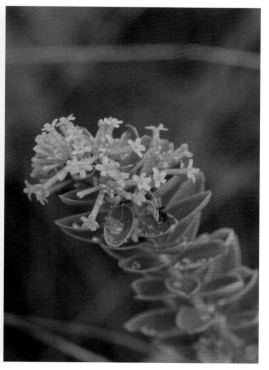

【形态特征】灌木。老枝渐变为紫红色，幼枝被灰色绢状毛。叶纸质，长圆形至倒披针状长圆形。穗状花序；被绢状疏柔毛，并组成纤弱的圆锥花序。果长纺锤形，为残存花萼所包被。花期夏秋，果期秋末。

【适宜生境】生于海拔 1300~2300m 的山坡草地及路旁干燥地。

【资源状况】分布于丽江。偶见。

【入药部位】根、根皮（一把香）。

【功能主治】健脾补虚，宽中理气，活血化瘀，接骨。用于脾胃虚弱，便溏，哮喘，牙痛，外伤出血，骨折。

革叶荛花 小构树、堇叶荛花
Wikstroemia scytophylla Diels

【标本采集号】5334210210

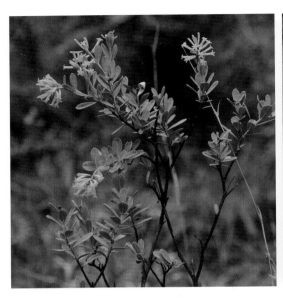
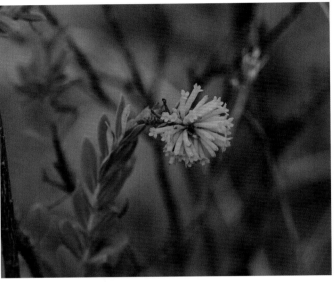

【形态特征】灌木。枝近四棱形。上部叶对生，倒披针形。总状花序；单生，顶生或腋生；花黄色。果小，外包以宿存花萼。花期夏秋间，果期秋冬。

【适宜生境】生于海拔 1900~2900m 的干燥山坡及灌丛中。

【资源状况】分布于香格里拉、德钦、玉龙等地。偶见。

【入药部位】根。

【功能主治】润肠通便。用于便秘。

长柄胡颓子 丽江市胡颓子、宁硕厦曼巴
Elaeagnus delavayi Lecomte

【标本采集号】5309220137

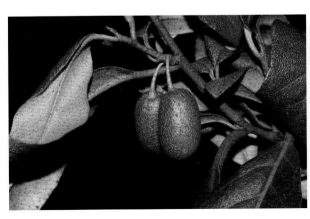
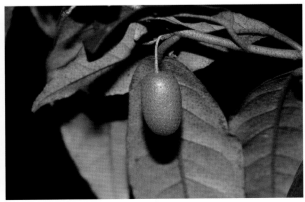

【形态特征】灌木。幼枝密被锈色或褐色鳞片，老枝灰黑色。叶近革质或纸质；椭圆形或矩圆状披针形；上面干燥后褐色，下面灰绿色；叶柄密被红褐色鳞片。花淡白色，密被银白色鳞片；伞形总状花序。花期 9~12 月。

【适宜生境】生于海拔 1700~3100m 的向阳山地疏林中或灌丛中。

【资源状况】分布于德钦、维西、贡山、泸水、玉龙等地。常见。

【入药部位】根。

【功能主治】清心安神。用于心悸气短。

木半夏 四月子、牛脱、秤砣子
Elaeagnus multiflora Thunb.

【标本采集号】ZM614

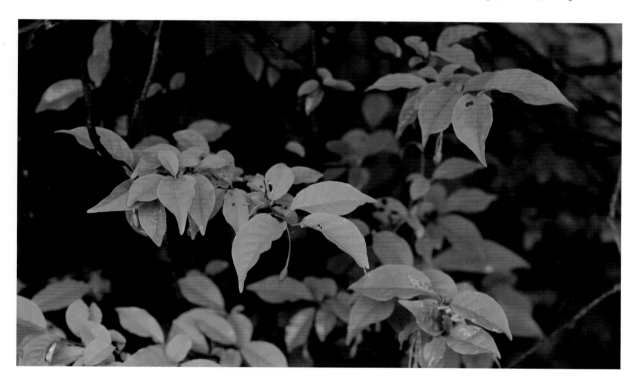

【形态特征】灌木。幼枝细长，密被锈色或深褐色鳞片；老枝圆柱形，鳞片脱落，黑褐色或黑色。叶膜质或纸质，椭圆形或卵形至倒卵状阔椭圆形。花白色，被银白色鳞片，散生少数褐色鳞片，常单生于新枝基部叶腋。果实椭圆形。花期 5 月，果期 6~7 月。

【适宜生境】生于海拔 2200~2900m 的山地灌丛中。

【资源状况】分布于贡山、兰坪等地。偶见。

【入药部位】根、根皮、果（木半夏）。

【功能主治】根、根皮：活血行气。用于虚损，恶疮疥癣。果：活血行气，平喘止咳，收敛止痢。用于哮喘，痢疾，跌打损伤，痔疮。

胡颓子 卢都子、雀儿酥、半春子
Elaeagnus pungens Thunb.

【标本采集号】5307210236

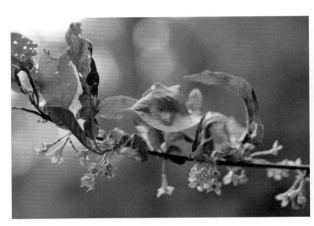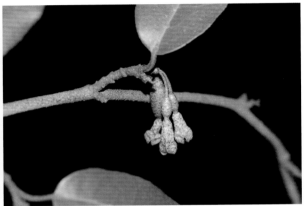

【形态特征】灌木。幼枝微扁棱形，密被锈色鳞片；老枝鳞片脱落，黑色，具光泽。叶椭圆形；叶柄深褐色。花白色或淡白色，下垂，密被鳞片；萼筒圆筒形或漏斗状圆筒形。果实椭圆形，成熟时红色。花期9~12月，果期翌年4~6月。

【适宜生境】生于海拔1000m以下的向阳山坡或路旁。

【资源状况】广泛分布于横断山三江并流区。常见。

【入药部位】叶、果、根（胡颓子）。

【功能主治】叶、果：敛肺，平喘，止咳。用于泻痢，消渴，咳喘。根：祛风利湿，消积利咽，止咳止血。用于吐血，咯血，便血，月经过多，风湿关节痛，黄疸，小儿疳积，咽喉肿痛。

牛奶子 剪子梢、剪子果、甜枣
Elaeagnus umbellata Thunb.

【标本采集号】5334210253

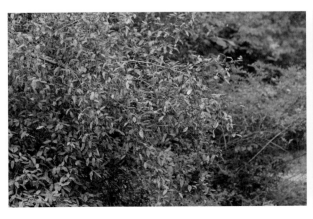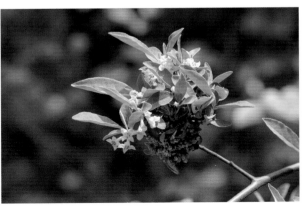

【形态特征】灌木，具刺。幼枝密被银白色鳞片，少数被黄褐色鳞片，老枝灰黑色。叶纸质或膜质，椭圆形至卵状椭圆形或倒卵状披针形，上面幼时具白色星状短柔毛或鳞片，下面密被银白色鳞片，散生少数褐色鳞片。花先叶开放，黄白色，芳香，密被银白色盾形鳞片，簇生新枝基部、单生或成对生于幼叶腋；萼筒筒状漏斗形。果实几球形，幼时绿色，被鳞片，成熟时红色。花期 4~5 月，果期 7~8 月。

【适宜生境】生于海拔 20~3000m 的向阳林缘、灌丛、荒坡和沟边。

【资源状况】分布于德钦、维西、贡山等地。常见。

【入药部位】根、叶、果（牛奶子）。

【功能主治】清热利湿，止血。用于咳嗽，泄泻，痢疾，淋病。

云南沙棘　沙棘、滇沙棘、酸刺
Hippophae rhamnoides L. subsp. *yunnanensis* Rousi

【标本采集号】5334210865

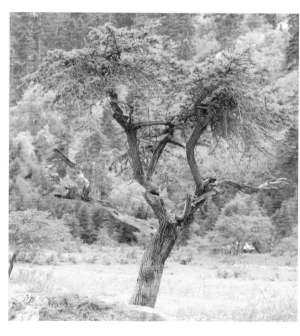
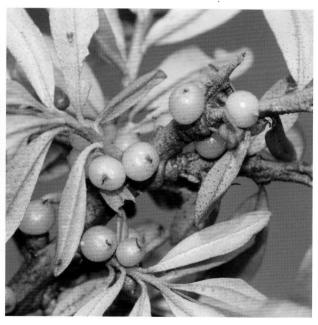

【形态特征】落叶灌木。幼枝密被鳞片并散生柔毛。叶互生，纸质，具较多而较大的锈色鳞片。单性花，雌雄异株，雄花花萼 2 裂，雌花花萼囊状。果实圆球形。种子稍扁。花期 4 月，果期 8~9 月。

【适宜生境】生于海拔 2200~3700m 的干涸河谷沙地、石砾地、山坡密林或高山草地。

【资源状况】分布于香格里拉、德钦、贡山、玉龙等地。常见。

【入药部位】果（云南沙棘）。

【功能主治】祛痰止咳，活血散瘀，消食化滞。用于"培根"病，咳嗽痰多，胸闷不畅，消化不良，胃痛，经闭；果煎膏效用相同。

大风子科

山桐子
山梧桐、大叶子胖、斗霜红
Idesia polycarpa Maxim.

【标本采集号】533324180912877LY

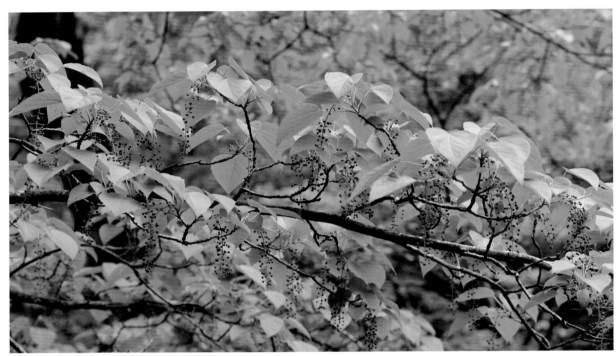

【形态特征】落叶乔木。有明显的皮孔。叶薄革质或厚纸质。花单性，雌雄异株或杂性；黄绿色，花瓣缺，圆锥花序。浆果成熟期紫红色，种子红棕色，圆形。花期 4~5 月，果熟期 10~11 月。

【适宜生境】生于海拔 400~2500m 的低山区的山坡、山洼等落叶阔叶林和针阔混交林中。

【资源状况】分布于贡山、玉龙等地。偶见。

【入药部位】种子油、叶（山桐子）。

【功能主治】种子油：杀虫。用于疥癣。叶：清热凉血，散瘀消肿。用于骨折，烫火伤，外伤出血，吐血。

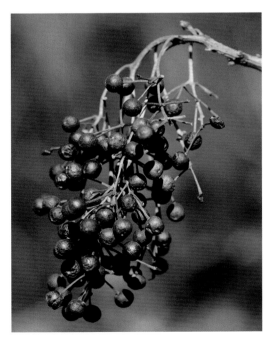

栀子皮　野厚、朴伊桐、白身树
Itoa orientalis Hemsl.

【标本采集号】2353290762

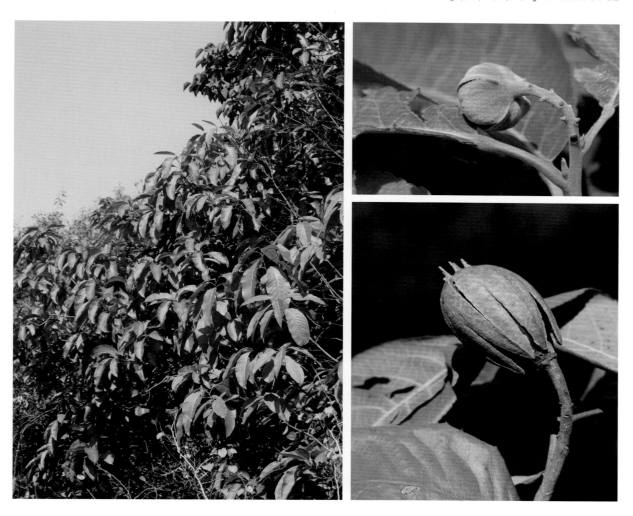

【形态特征】落叶乔木。叶大型，薄革质；花单性，雌雄异株，稀杂性。外果皮革质，内果皮木质。
　　　　　　种子多数，周围有膜质翅。花期 5~6 月，果期 9~10 月。

【适宜生境】生于海拔 500~1400m 的阔叶林中。

【资源状况】分布于玉龙等地。偶见。

【入药部位】根。

【功能主治】祛风胜湿，消肿止痛。用于风湿骨痛，关节疼痛，四肢拘挛，跌打损伤。

堇菜科

双花堇菜 大莫永登、短矩黄堇、短距黄花堇菜
Viola biflora L.

【标本采集号】5329320360

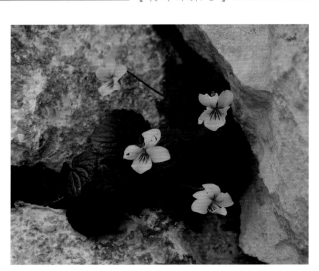

【形态特征】草本。根状茎具结节，有细根。叶片肾形、宽卵形；托叶与叶柄离生。花黄；萼片线状披针形；花瓣长圆状倒卵形。蒴果，无毛。花、果期 5~9 月。

【适宜生境】生于海拔 2500~4000m 的高山及亚高山地带草甸、灌丛或林缘、岩石缝隙间。

【资源状况】分布于德钦、维西、贡山、玉龙等地。常见。

【入药部位】根、茎（双花堇菜）。

【功能主治】凉血化瘀。用于跌打损伤，瘀血肿痛，吐血，血滞经闭，月经不调。

深圆齿堇菜 马蹄草、浅圆齿堇菜
Viola davidii Franch.

【标本采集号】533324180521330LY

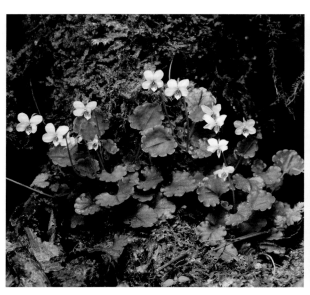

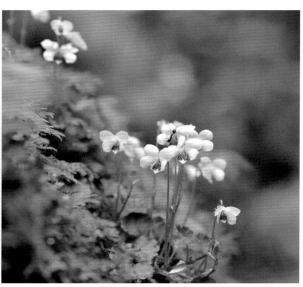

【形态特征】草本。无地上茎或几无地上茎，有时具匍匐枝。叶片圆形或肾形；上面深绿色，下面灰绿色。花白色或淡紫色；花瓣倒卵状长圆形，侧方花瓣与上方花瓣近等大，下方花瓣较短。蒴果椭圆形，常具褐色腺点。花期 3~6 月，果期 5~8 月。

【适宜生境】生于海拔 2500~3700m 的山地草丛、溪谷、林缘。

【资源状况】分布于福贡、贡山等地。偶见。

【入药部位】全草（紫花地丁）。

【功能主治】清热解毒，散瘀消肿。用于风火眼肿，骨折，无名肿毒。

灰叶堇菜 华斗菜、黄花地草果、黄花地丁
Viola delavayi Franch.

【标本采集号】5334210072

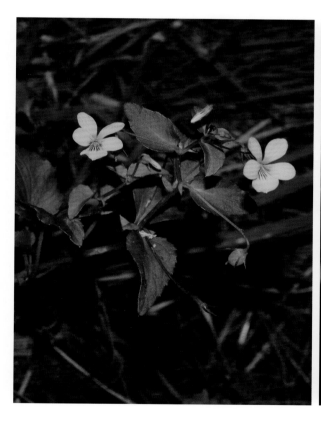
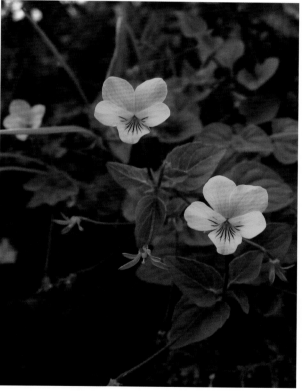

【形态特征】草本。根状茎具纤维状根。叶片厚纸质，卵形，具齿缘，齿端具腺点。花黄色，由上部叶腋抽出；萼片线形，无毛或被疏柔毛。蒴果小。花期 6~8 月，果期 7~8 月。

【适宜生境】生于海拔 1800~2800m 的山地林缘、草坡、溪谷潮湿处。

【资源状况】分布于香格里拉、德钦、维西、贡山、玉龙等地。常见。

【入药部位】带根全草（黄花堇菜）。

【功能主治】温经通络，除湿止痛。用于慢性风湿性关节炎，小儿麻痹后遗症。

七星莲 蔓茎堇菜、白草、白地黄瓜
Viola diffusa Ging.

【标本采集号】5333241812041160LY

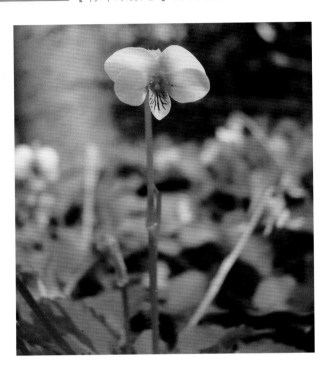

【形态特征】草本。根状茎短，具多条白色细根及纤维状根。叶片卵形或卵状长圆形。花淡紫色或浅黄色，生于基生叶或匍匐枝叶丛的叶腋间；萼片披针形；侧方花瓣倒卵形或长圆状倒卵形。蒴果长圆形。花期 3~5 月，果期 5~8 月。

【适宜生境】生于海拔 800~1500m 山地林下、林缘、草坡、溪谷旁、岩石缝隙中。

【资源状况】分布于维西、贡山等地。偶见。

【入药部位】全草（匍伏堇）。

【功能主治】清热解毒，消肿止痛。用于肝炎，百日咳，目赤肿痛；外用于跌打损伤，蛇虫咬伤，烫伤。

紫花地丁 光瓣堇菜、白毛堇菜、宝剑草
Viola philippica Cav.

【标本采集号】5334210022

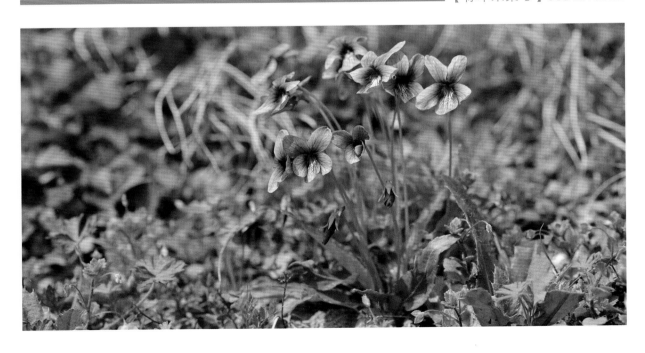

【形态特征】草本。根状茎短，节密生。叶多数，基生，莲座状。花中等大，紫堇色或淡紫色。蒴果，无毛。种子卵球形。花、果期 4 月中下旬至 9 月。

【适宜生境】生于海拔 1800~2500m 田间、荒地、山坡草丛、林缘或灌丛。

【资源状况】分布于香格里拉、玉龙等地。常见。

【入药部位】全草（紫花地丁）。

【功能主治】清热解毒，凉血消肿。用于疔疮肿毒，痈疽发背，丹毒，毒蛇咬伤。

圆叶小堇菜　圆叶黄堇菜
Viola rockiana W. Beck.

【标本采集号】5334210175

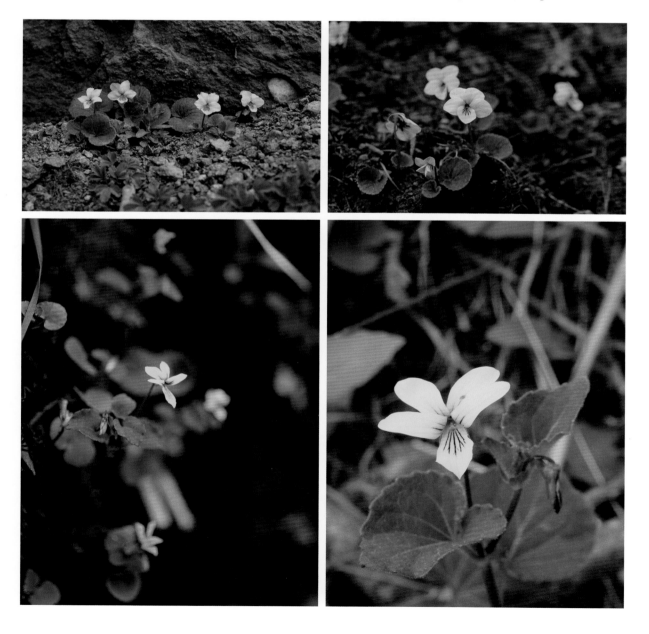

【形态特征】多年生小草本。根状茎近垂直，具结节。茎细弱，仅下部生叶。基生叶圆形或近肾形；茎生叶少数，叶片圆形或卵圆形。花黄色，有紫色条纹；距浅囊状。闭锁花生于茎上部叶腋，结实。蒴果，无毛。花期 6~7 月，果期 7~8 月。

【适宜生境】生于海拔 2500~4300m 的高山、亚高山地带的草坡、林下、灌丛。

【资源状况】分布于香格里拉。偶见。

【入药部位】全草（圆叶黄堇菜）。

【功能主治】退热。用于发热诸证。

旌节花科

西域旌节花

喜马山旌节花、小通草、小通花

Stachyurus himalaicus Hook. f. et Thoms ex Benth.

【标本采集号】5333241808291421LY

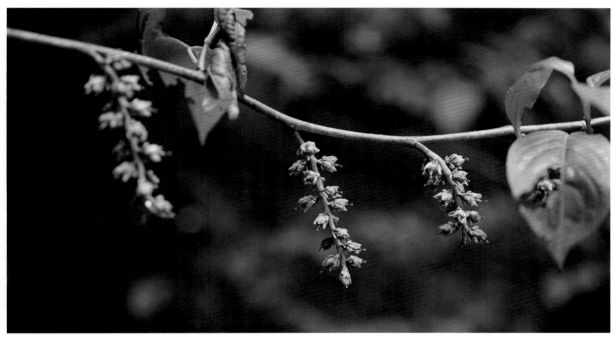

【形态特征】灌木或乔木。树皮平滑，棕色或深棕色，小枝褐色，具浅色皮孔。叶片坚纸质至薄革质，披针形至长圆状披针形。穗状花序腋生，通常下垂。花黄色，长约6mm，花萼、花瓣均4枚。果实近球形。花期3~4，果期5~8月。

【适宜生境】生于海拔400~3000m的山坡阔叶林下或灌丛中。

【资源状况】分布于香格里拉、德钦、维西、贡山、泸水、福贡、兰坪、玉龙等地。偶见。

【入药部位】茎髓（小通草）。

【功能主治】清热，利尿，下乳。用于小便不利，尿路感染，乳汁不下。

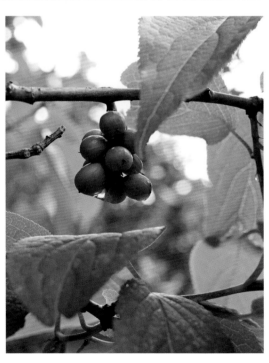

云南旌节花 酸茧果、通花、小通草
Stachyurus yunnanensis Franch.

【标本采集号】533324180521324LY

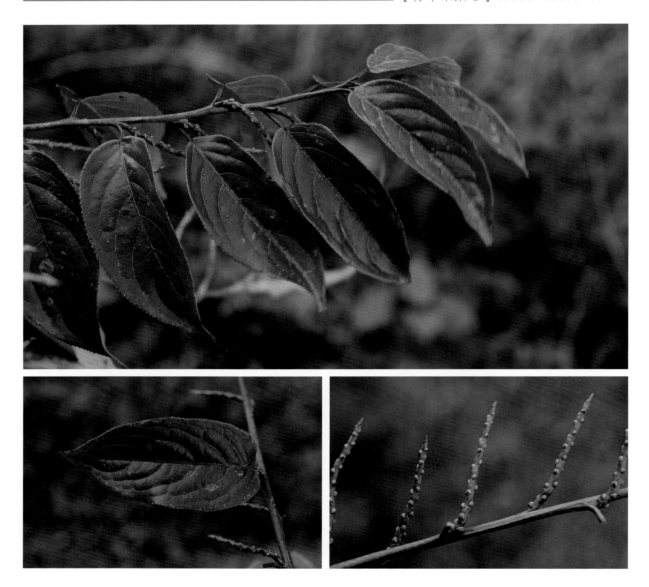

【形态特征】常绿灌木。叶革质或薄革质，椭圆状长圆形至长圆状披针形，上面绿色，下面淡绿色、紫色。总状花序腋生；苞片三角形；小苞片三角状卵形；花萼、花瓣 4 枚，花瓣黄色至白色，倒卵圆形。果实球形。花期 3~4 月，果期 6~9 月。

【适宜生境】生于海拔 800~1800m 的山坡常绿阔叶林下，或林缘灌丛中。

【资源状况】分布于贡山。偶见。

【入药部位】茎髓。

【功能主治】清热，利尿渗湿，通乳。用于尿路感染，小便赤黄或尿闭，湿热癃闭，热病口渴，乳汁不下，风湿关节痛。

西番莲科

异叶蒴莲　蒴莲、三开瓢、土白芍
Adenia heterophylla (Bl.) Koord.

【标本采集号】3229010631

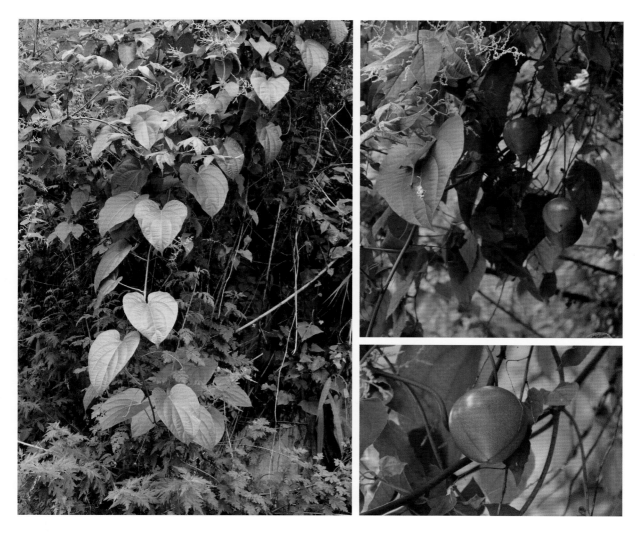

【**形态特征**】草质藤本。茎圆柱形，光滑，具条纹。叶基部宽截形或宽心形，掌状。聚伞花序1~2。蒴果下垂或弯曲，倒卵球形，猩红色，室背开裂，外果皮革质，内面带白色。种子多数，扁平，近圆形，假种皮边缘膜质并具不规则锯齿。

【**适宜生境**】生于海拔 1000~1400m 的林边潮湿地。

【**资源状况**】分布于兰坪等地。偶见。

【**入药部位**】根、全株（蒴莲）。

【**功能主治**】健脾胃，补肝肾，祛风湿，通经络。用于肝炎，喉痛，肺热咳嗽，胃炎，子宫脱垂。

西番莲 龙珠菜、时计草、西洋菊
Passiflora caerulea L.

【标本采集号】3229010204

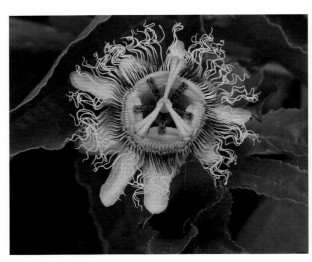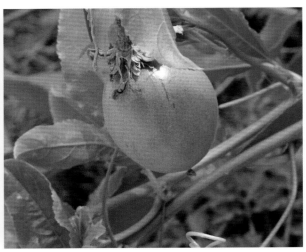

【形态特征】草质藤本。茎圆柱形并微有棱角，无毛，略被白粉。叶纸质、基部心形。聚伞花序，与卷须对生；花瓣淡绿色，与萼片近等长。浆果卵圆球形至近圆球形，熟时橙黄色或黄色。种子多数倒心形。花期 5~7 月，果期 7~9 月。

【适宜生境】生于海拔 1900m 以下的湿润山坡密林中。

【资源状况】多栽培于福贡、兰坪、玉龙等地。

【入药部位】根、藤、果、全草（西番莲）。

【功能主治】根、藤、果：祛风除湿，活血止痛。用于风湿骨痛，疝痛，痛经；外用于骨折。全草：除风清热，止咳化痰。用于风热头昏，鼻塞流涕。

柽柳科

三春水柏枝
砂柳、水柏枝、水枝柏
Myricaria paniculata P. Y. Zhang et Y. J. Zhang

【标本采集号】5334211099

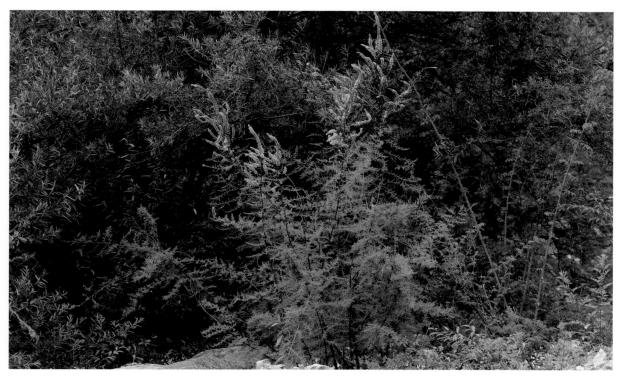

【形态特征】灌木。老枝具条纹。叶披针形；叶腋常生绿色小枝。总状花序侧生于去年生枝上，基部被有膜质鳞片，淡紫红色。蒴果，三瓣裂。种子无胚乳。花期3~9月，果期5~10月。

【适宜生境】生于海拔1000~2800m的山地河谷砾石质河滩、河床砂地、河漫滩及河谷山坡。

【资源状况】分布于香格里拉、德钦、维西、贡山、玉龙等地。偶见。

【入药部位】幼枝（水柏枝）。

【功能主治】发表透疹。用于麻疹不透。

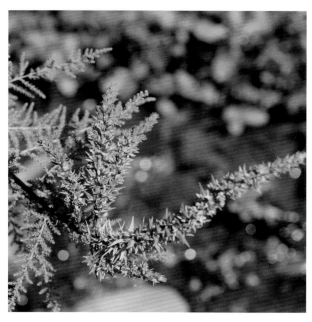

卧生水柏枝
臭红柳、河柏、沙柳
Myricaria rosea W. W. Sm.

【标本采集号】ZM553

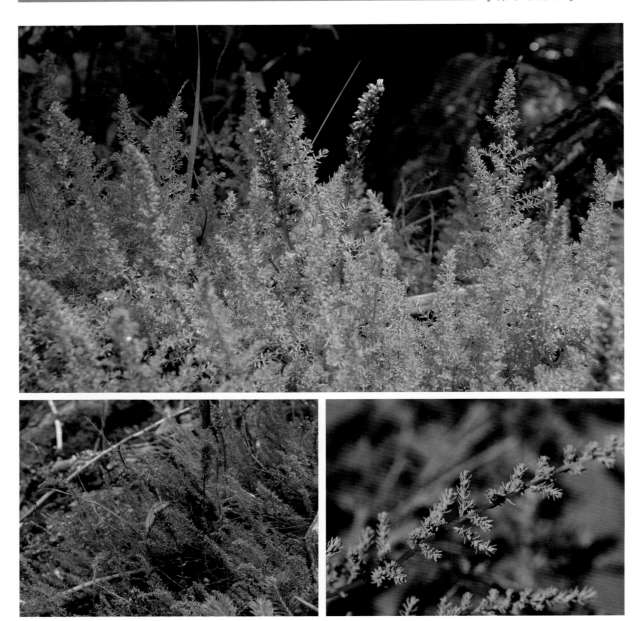

【形态特征】灌木。老枝平卧，具条纹。叶披针形，常具狭膜质边。总状花序顶生，黄绿色或淡紫红色。蒴果，3 瓣裂。花期 5~7 月，果期 7~8 月。

【适宜生境】生于海拔 2600~4600m 的砾石质山坡、沙砾质河滩草地及高山河谷冰川冲积地。

【资源状况】分布于香格里拉、德钦、维西、贡山、玉龙等地。偶见。

【入药部位】嫩枝（水柏枝）。

【功能主治】解表透疹，祛风止痒。用于麻疹不透，发热，咳嗽，风湿痹痛，风疹瘙痒，疥癣。

番木瓜科

番木瓜　木瓜、大树木瓜、番瓜
Carica papaya L.

【标本采集号】5329290830

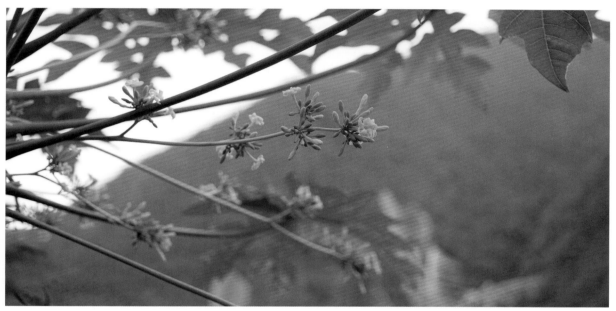

【**形态特征**】乔木。具乳汁。叶大，近盾形。花单性或两性，有些品种在雄株上产生两性花或雌花，或在雌株上出现少数雄花。浆果肉质。种子多数卵球形，成熟时黑色，外种皮肉质，内种皮木质，具皱纹。花、果期全年。

【**适宜生境**】生于海拔 1000~2000m 的村边、宅旁。

【**资源状况**】栽培于干热河谷地带。

【**入药部位**】果、叶、根（番木瓜）。

【**功能主治**】果：消食，健胃，舒筋活络，驱虫，消肿解毒，通乳，降压。用于消化不良，绦虫病，蛲虫病，痈疖肿毒，湿疹，蜈蚣咬伤，溃疡病，产妇乳少，安胎，痢疾，高血压，二便不畅，风湿关节痛，肢体麻木。叶、根：用于骨折，肿毒溃烂，生殖功能障碍。

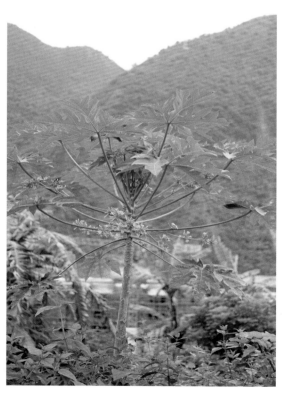

秋海棠科

秋海棠
八月春、八月喜、断肠花
Begonia grandis Dry.

【标本采集号】5329320364

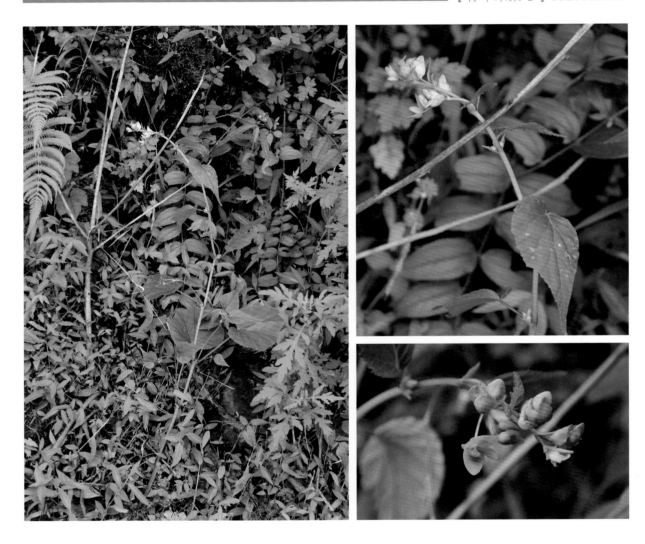

【形态特征】多年生草本。根状茎近球形，具密集而交织的细长纤维状根。茎生叶互生，叶片两侧不相等，轮廓宽卵形至卵形，两面常有红晕，掌状脉带紫红色。花粉红色，二歧聚伞状；雄花被片 4，雌花被片 3。蒴果具不等 3 翅，其中 1 翅长。种子极多数。花期 7 月开始，果期 8 月开始。

【适宜生境】生于海拔 100~1100m 的山谷潮湿石壁上、山谷溪旁密林石上、山沟边岩石上和山谷灌丛中。

【资源状况】分布于香格里拉、德钦、贡山、泸水、福贡、兰坪、玉龙等地。常见。

【入药部位】块茎（秋海棠）。

【功能主治】凉血止血，散瘀，调经。用于吐血，衄血，咯血，崩漏，白带异常，月经不调，痢疾，跌打损伤。

独　牛　柔毛秋海棠、红白二九、活血
Begonia henryi Hemsl.

【标本采集号】5329320365

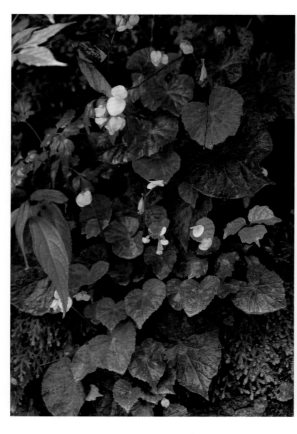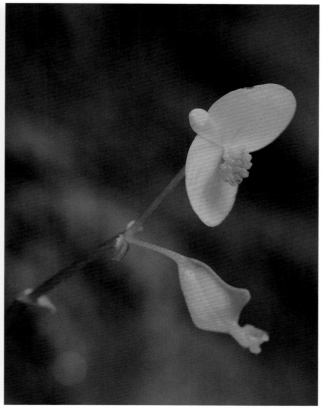

【形态特征】无茎草本。根状茎球形，有残存的褐色鳞片，周围长出多数长短不等的纤维状根。叶基生，三角状卵形或宽卵形。花粉红色；二歧聚伞状；苞片膜质，长圆形或椭圆形。蒴果下垂。种子小，长圆形，淡褐色。花期 9~10 月，果期 10 月开始。

【适宜生境】生于海拔 850~2600m 的山坡阴处岩石上、石灰岩山坡的岩石隙缝中、山坡路边阴湿处，以及常绿阔叶和落叶阔叶混交林下。

【资源状况】分布于玉龙等地。偶见。

【入药部位】块茎（岩丸子）。

【功能主治】解毒，散瘀，止血。用于跌打损伤，狂犬咬伤，血崩，带下病；外用于骨折。

心叶秋海棠 大岩酸、红盘、丽江秋海棠
Begonia labordei Lévl.

【标本采集号】5334210650

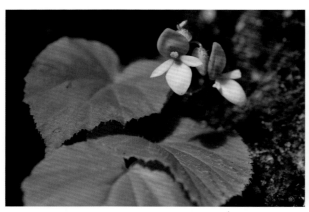 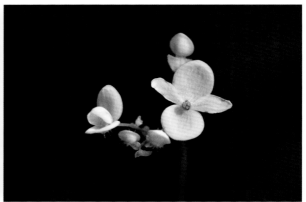

【形态特征】多年生无茎草本。根状茎球形，呈念珠状。叶均基生；叶片两侧不相等或略不相等，轮廓卵形，通常不分裂，散生硬毛。花粉红色或淡玫瑰色，总状式二歧聚伞花序，雌、雄花被片均为4。蒴果具不等大3翅，其中1翅长。种子极多数。花期8月，果期9月。

【适宜生境】生于海拔850~3000m的山坡常绿阔叶林下岩石上、山坡阴湿处的岩石上、沟边杂木林中、杂木林内箐边岩石上及山坡湿地岩石缝。

【资源状况】分布于香格里拉、德钦、维西、贡山、兰坪、玉龙等地。常见。

【入药部位】根状茎（心叶秋海棠）。

【功能主治】清热凉血，止痛止血。用于咳嗽，哮喘，肺心病引起的水肿，跌打损伤，吐血，血崩，毒蛇咬伤。

木里秋海棠 *Begonia muliensis* Yu

【标本采集号】5329290480

【形态特征】无茎草本。地下茎球形，周围生有多数细长纤维状根。基生叶常1，叶片轮廓宽心状卵形，两侧通常几相等。花粉红色，呈二歧聚伞状；雄花被片4，雌花被片3。蒴果具不等3翅，其中1翅长。种子极多数。花期8月，果期9月。

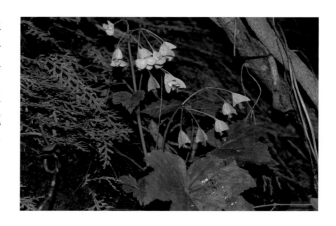

【适宜生境】生于海拔 1800~2600m 的河边岩石上、山沟岩石下或密林潮湿处。

【资源状况】分布于玉龙等地。少见。

【入药部位】根（木里秋海棠）。

【功能主治】清热润肺，化痰止咳，消肿止痛。用于支气管炎，哮喘，肺心病引起的水肿。

裂叶秋海棠 红八角莲、红童儿、麻叶秋海棠
Begonia palmata D. Don

【标本采集号】533324180910793LY

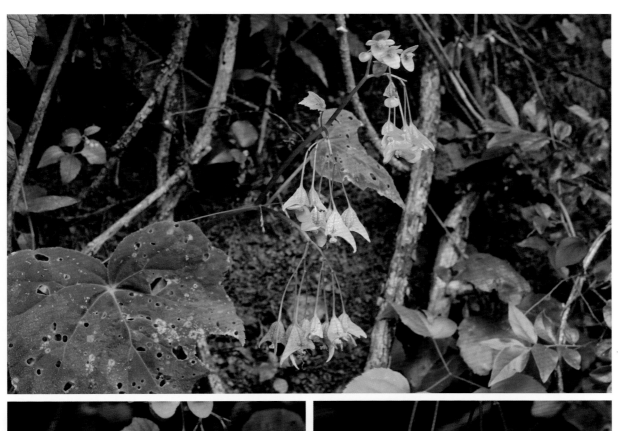

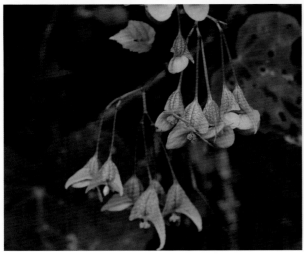
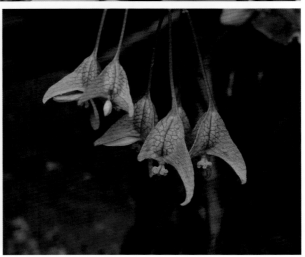

【**形态特征**】多年生直立草本。根状茎伸长，节膨大，节上有残存褐色鳞片及细长纤维状根；茎直立，被褐色绵状绒毛。叶斜卵形或偏圆形，两侧不等。花玫瑰色、白色至粉红色，二歧聚伞花序，密被褐色绒毛；雄花被片 4，雌花被片 4~5，中轴胎座，2 室，每室胎座裂片 2。蒴果具不等 3 翅，其中 1 翅大。种子极多数。花期 8 月，果期 9 月。

【**适宜生境**】生于海拔 500~3200m 的山坡水沟边灌丛下、常绿阔叶林、沟谷林下和山坡阔叶林下。

【**资源状况**】分布于福贡、玉龙等地。偶见。

【**入药部位**】全草（裂叶秋海棠）。

【**功能主治**】清热解毒，化瘀消肿。用于感冒，急性支气管炎，风湿性关节炎，跌打内伤瘀血，经闭，肝脾肿大；外用于毒蛇咬伤，跌打肿痛。

葫芦科

西　瓜　寒瓜、水瓜、塔日布斯
Citrullus lanatus (Thunb.) Matsum. et Nakai

【标本采集号】5329291018

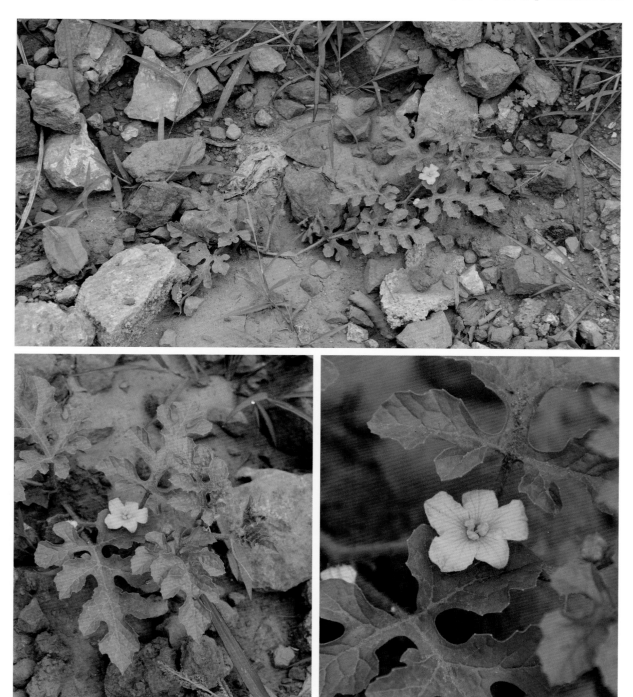

【形态特征】蔓生藤本。茎、枝粗壮，具明显的棱沟，被长而密的长柔毛；卷须粗壮，2 歧。叶片纸质，轮廓三角状卵形，带白绿色，两面具短硬毛。雌雄同株；雌雄花均单生于叶腋。花冠淡黄色。果实大型，近于球形或椭圆形，肉质多汁，果皮光滑，色泽及纹饰各式。种子多数，黑色、红色。花、果期夏季。

【适宜生境】广泛栽培于世界热带到温带地区。

【资源状况】栽培于德钦、维西、兰坪、玉龙等地。

【入药部位】果皮（西瓜皮）、果瓤、西瓜霜、西瓜黑霜（西瓜霜）。

【功能主治】果皮：清热解暑，止渴，利小便。用于暑热烦渴，水肿，口舌生疮。中果皮（西瓜翠）：清热解暑，利尿。用于暑热烦渴、水肿、小便淋痛。果瓤：清热解暑，解烦止渴，利尿。用于暑热烦渴、热感津伤。西瓜霜：用于热性咽喉疼痛。西瓜黑霜：用于水肿、肝病腹水。

绞股蓝 白味莲、遍地生根、甘茶蔓
Gynostemma pentaphyllum (Thunb.) Makino

【标本采集号】533324180419040LY

【形态特征】草质攀缘植物。茎细弱，具分枝，具纵棱及槽。叶膜质或纸质，鸟足状；小叶片卵状长圆形或披针形。卷须纤细，2 歧。花雌雄异株；圆锥花序；花冠淡绿色或白色。果实肉质不裂，球形，成熟后黑色，光滑无毛。种子卵状心形。花期 3~11 月，果期 4~12 月。

【适宜生境】生于海拔 300~3200m 的山谷密林、山坡疏林、灌丛或路旁草丛。

【资源状况】分布于德钦、贡山、福贡、玉龙等地。偶见。

【入药部位】根茎、全草（绞股蓝）。

【功能主治】清热解毒，止咳祛痰。用于慢性支气管炎，病毒性肝炎，肾盂肾炎，胃肠炎，梦遗滑精。

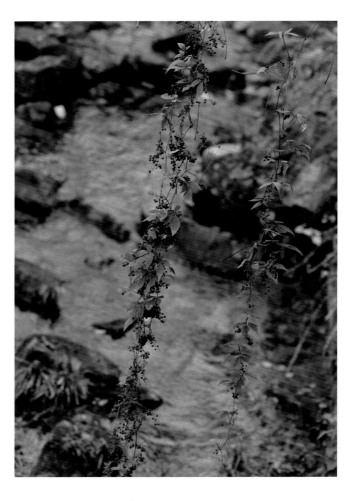

曲　莲　小蛇莲、金龟莲、金慈菇
Hemsleya amabilis Diels

【标本采集号】3229010479

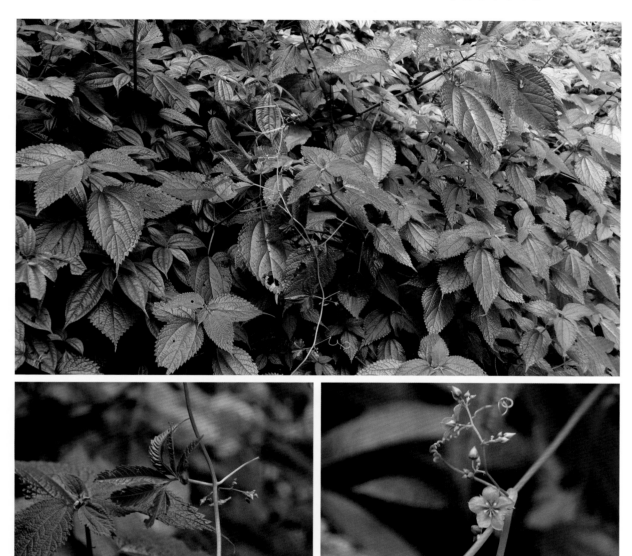

【形态特征】攀缘草本。根具膨大块茎，常半裸于土面。卷须线形，先端 2 歧。趾状复叶，小叶片
　　　　　披针形至线状披针形，纸质。雌雄异株。聚伞总状花序；花冠浅黄绿色，裂片表面
　　　　　密被白色糠秕状乳突。果近球形，密布疣状瘤突。种子具不规则棱角或狭翅。花期
　　　　　6~10 月，果期 7~11 月。

【适宜生境】生于海拔 1800~2400m 的杂木林下或灌丛。

【资源状况】分布于玉龙。稀见。

【入药部位】块茎（金龟莲）。

【功能主治】清热解毒，抗菌消炎。用于细菌性痢疾，肠炎，支气管炎，急性扁桃体炎。

雪 胆

金龟莲、金盘、金盘七

Hemsleya chinensis Cogn. ex Forbes et Hemsl.

【标本采集号】2353290803

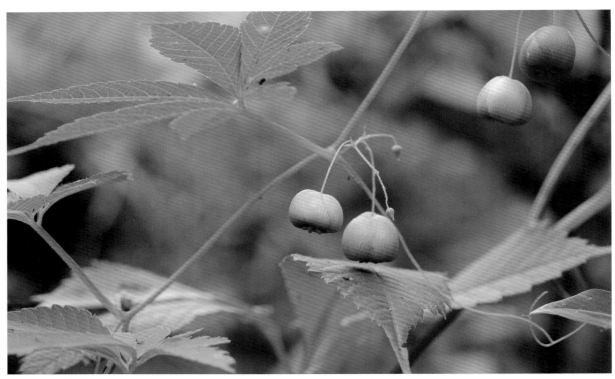

【形态特征】攀缘草本。茎和小枝纤细；卷须线形，先端2歧。趾状复叶；小叶片卵状披针形、矩圆状披针形或宽披针形，膜质。雌雄异株；疏散聚伞总状花序或圆锥花序；花冠橙红色，花瓣反折围住花萼，成灯笼状（扁圆球形）。果矩圆状椭圆形，单生。种子周生狭的木栓质翅。花期7~9月，果期9~11月。

【适宜生境】生于海拔1200~2100m的杂木林下或林缘沟边。

【资源状况】分布于贡山、福贡、玉龙等地。偶见。

【入药部位】块茎（雪胆）。

【功能主治】清热解毒，健胃止痛。用于冠心病，子宫颈炎。

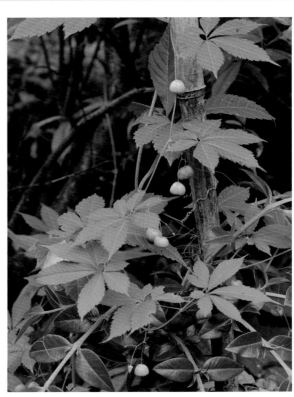

波棱瓜　色尔格美多
Herpetospermum pedunculosum (Ser.) C. B. Clarke

【标本采集号】5334210853

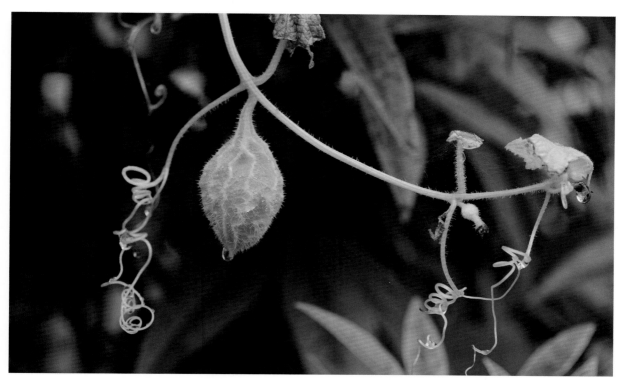

【形态特征】攀缘草本。茎、枝纤细，有棱沟。叶片膜质，卵状心形，边缘具细圆齿；卷须2歧。雌雄异株。花冠黄色；雄花生于总状花序或稀同时单生，花冠宽钟状，5深裂；雌花单生。果实阔长圆形，三棱状。种子淡灰色，长圆形。花、果期6~10月。

【适宜生境】常生于海拔2300~3500m的山坡灌丛及林缘、路旁。

【资源状况】分布于香格里拉、德钦等地。偶见。

【入药部位】种子、果（波棱瓜子）。

【功能主治】种子：泻肝火，解毒。果：用于黄疸性病毒性肝炎，胆囊炎，消化不良。

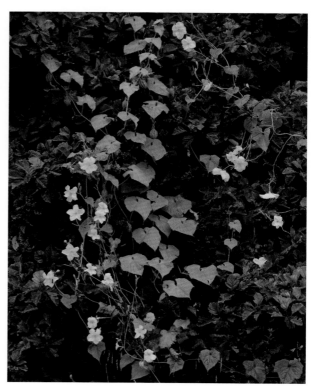

茅 瓜

老鼠黄瓜、狗黄瓜、狗屎瓜

Solena amplexicaulis (Lam.) Gandhi

【标本采集号】5334210631

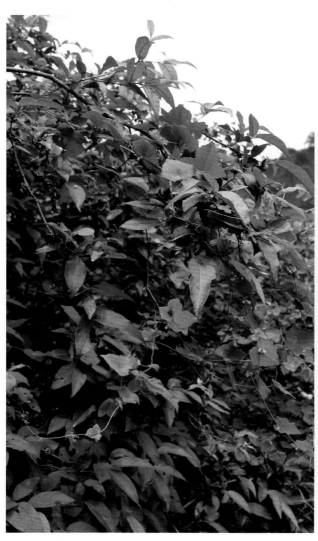
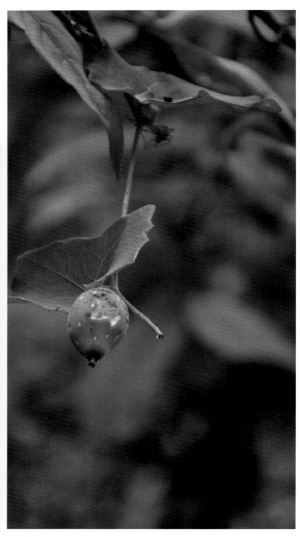

【**形态特征**】攀缘草本。块根纺锤状。茎、枝柔弱，具沟纹。叶片薄革质，多型，变异极大，卵形、长圆形、卵状三角形或戟形等；卷须纤细，不分枝。雌雄异株。雄花呈伞房状花序，花极小，花冠黄色；雌花单生于叶腋。果实红褐色，长圆状或近球形。种子数枚，灰白色。花期 5~8 月，果期 8~11 月。

【**适宜生境**】生于海拔 600~2600m 的山坡路旁、林下、杂木林中或灌丛中。

【**资源状况**】分布于泸水、福贡等地。偶见。

【**入药部位**】块根（土白蔹）。

【**功能主治**】有毒。清热化痰，利湿，散结消肿。用于热咳，痢疾，淋证，风湿痹痛，咽喉痛，目赤。

大苞赤瓟　大包赤瓟、毛瓜、王瓜藤
Thladiantha cordifolia (Blume) Cogn.

【标本采集号】533324180829544LY

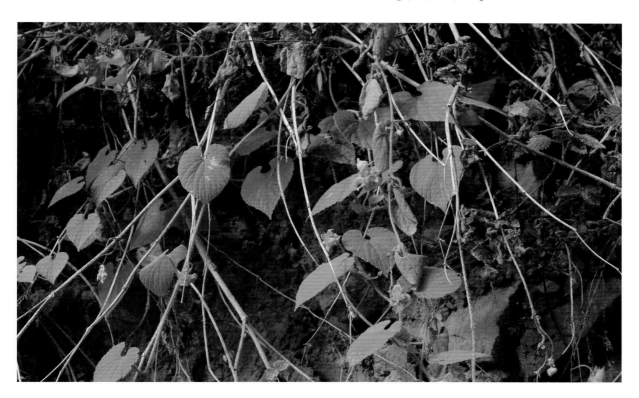

【形态特征】草质藤本，全体被长柔毛。茎多分枝，具深棱沟。叶片膜质或纸质，卵状心形，叶面粗糙，密被长柔毛和基部膨大的短刚毛；卷须细，单一。雌雄异株。花冠黄色；雄花呈密集的短总状花序，每朵花的基部有1枚苞片，覆瓦状排列，折扇形，雄蕊4枚，两两成对，1枚分离；雌花单生。果实长圆形，果皮粗糙。种子宽卵形，有网纹。花、果期5~11月。

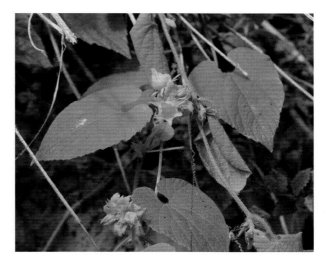

【适宜生境】生于海拔800~2600m的林中或溪旁。

【资源状况】分布于维西、贡山、福贡、兰坪等地。偶见。

【入药部位】块根。

【功能主治】消炎解毒。用于疮痈肿毒，毒蛇咬伤，各种炎症。

齿叶赤瓟 龙须尖、猫儿瓜、鄂赤瓟
Thladiantha dentata Cogn.

【标本采集号】5329290250

【形态特征】粗壮攀缘或匍匐草本。茎、枝光滑，有棱沟。叶片卵状心形或宽卵状心形，密布短刚毛断裂而成的疣状糙点；卷须稍粗壮，上部2歧。雌雄异株；花冠黄色；雄花花序总状或上部分枝成圆锥花序，雄蕊4枚，两两成对，1枚分离；雌花单生或生在总梗顶端。果实长椭圆形或长卵形。种子长卵形，黄白色。花期夏季，果期秋季。

【适宜生境】生于海拔500~2100m的路旁、山坡、沟边或灌丛中。

【资源状况】分布于维西、贡山、福贡等地。偶见。

【入药部位】块根（齿叶赤瓟）、果。

【功能主治】块根：消炎解毒。果：作瓜蒌药用。

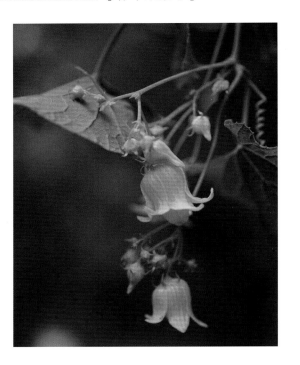

异叶赤瓟 罗锅底、山土瓜、五叶赤瓟、三叶赤瓟、七叶赤瓟
Thladiantha hookeri C. B. Clarke

【标本采集号】3229010925

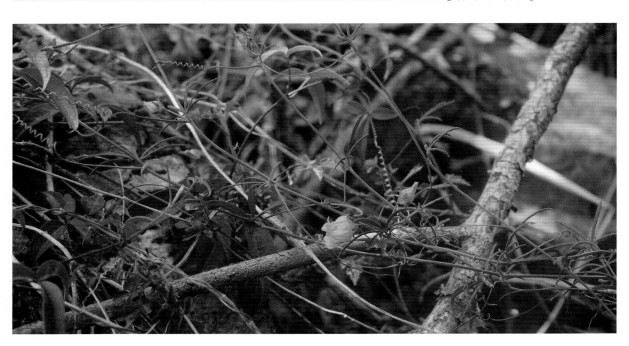

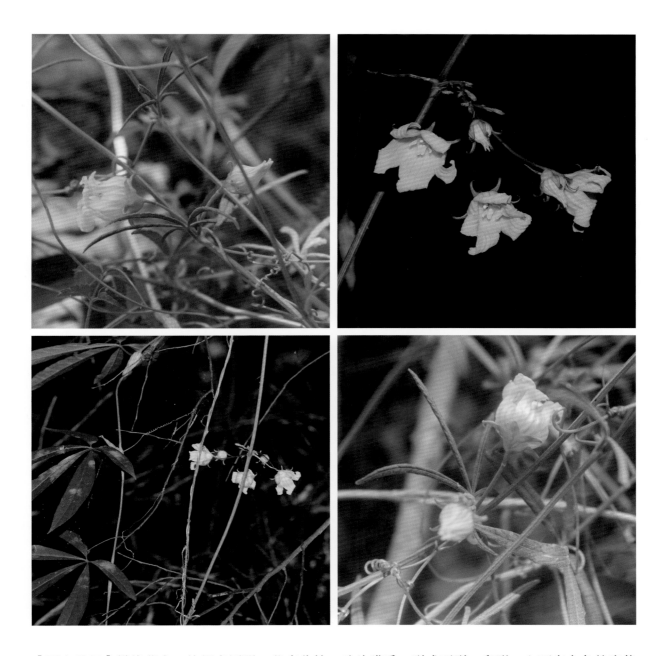

【形态特征】攀缘草本。块根扁圆形。茎多分枝。叶片膜质，裂或不裂，卵形，上面有白色的疣状小点；卷须纤细，单一。雌雄异株；花冠黄色；雄花序总状，或与一单花并生，雄蕊4 枚，两两成对，1 枚分离；雌花单生。果实长圆形，果皮光滑。种子阔卵形，平滑。花、果期 4~10 月。

【适宜生境】生于海拔 1250~1760m 的山坡林下或林缘。

【资源状况】分布于泸水、福贡等地。偶见。

【入药部位】块根（赤罗锅底）。

【功能主治】清热解毒，健胃止痛。用于慢性支气管炎，急、慢性胃炎，胆道、泌尿系统感染，颌下淋巴结炎，扁桃体炎，肺结核。

刚毛赤瓟

西藏赤瓟、波棱瓜、王瓜
Thladiantha setispina A. M. Lu et Z. Y. Zhang

【标本采集号】ZM431

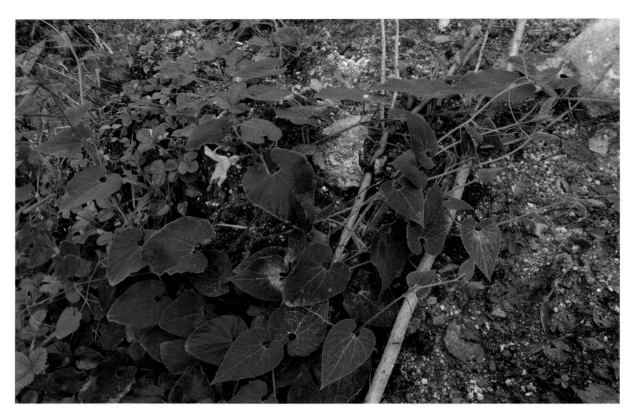

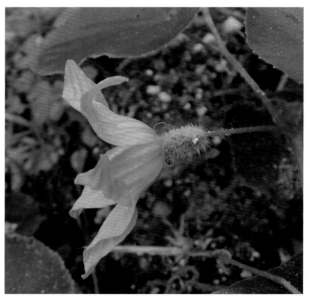

【**形态特征**】草质藤本。叶片膜质或纸质，卵状心形，叶面粗糙；卷须纤细，顶端2歧。雌雄异株；花冠黄色；雄花多数花生于圆锥花序上，花序分枝的基部常有1枚叶状总苞片；雌花单生或聚生于总梗顶端，子房密被黄褐色刺状刚毛。果实长圆形，干后黑褐色，外被黄褐色的刺状刚毛。种子长卵形，干后黄褐色，平滑。花、果期6~10月。

【**适宜生境**】生于海拔3000m的山坡林中及路旁。

【**资源状况**】分布于泸水等地。偶见。

【**入药部位**】种子。

【**功能主治**】清热解毒。用于"赤巴"病、肝病、胆病、消化不良。

长毛赤瓟 黑子赤瓟
Thladiantha villosula Cogn.

【标本采集号】533324180828521LY

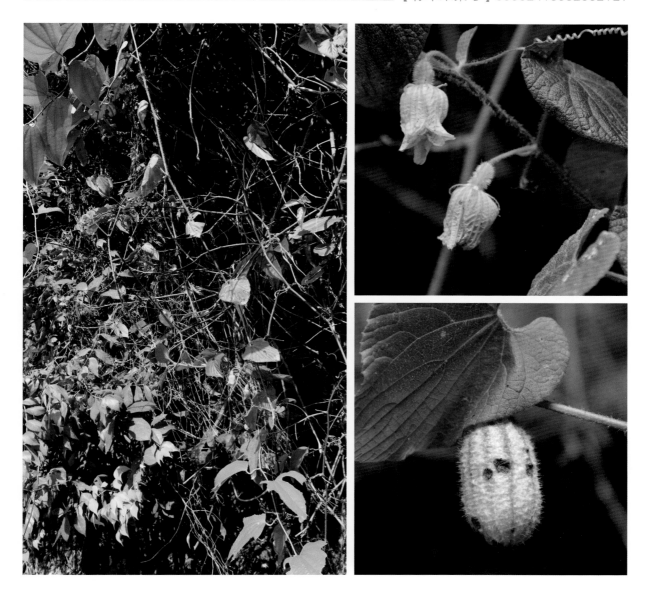

【**形态特征**】草质攀缘藤本。叶片膜质，卵状心形，宽卵状心形或近圆形。卷须纤细，单一。雌雄异株；雄花序为总状花序；花冠黄色，雄蕊 5；雌花单生。果实长圆形，具黄褐色的短柔毛。种子卵形，褐色，两面网状。花、果期夏、秋季。

【**适宜生境**】生于海拔 2000~2800m 的沟边林下或灌丛中。

【**资源状况**】分布于德钦、维西、贡山、兰坪、玉龙等地。偶见。

【**入药部位**】块根（长毛赤根）。

【**功能主治**】清热解毒，健胃止痛。用于菌痢，肠炎，胃及十二指肠溃疡，上呼吸道感染。

王 瓜

假栝楼、吊瓜、杜瓜、老鸦瓜、马爬瓜、山冬瓜
Trichosanthes cucumeroides (Ser.) Maxim.

【标本采集号】5329290441

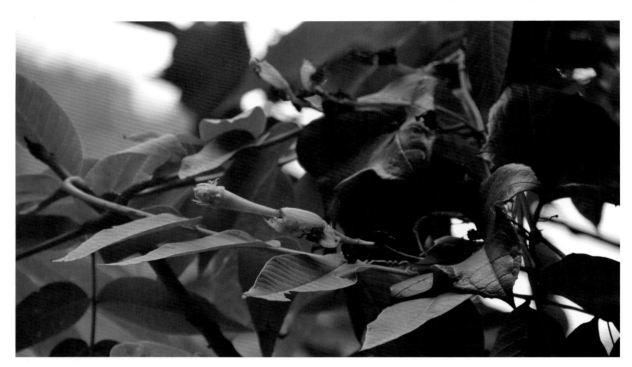

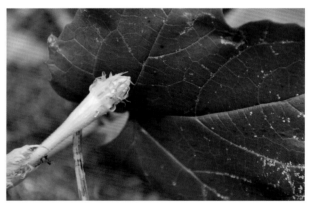

【形态特征】攀缘藤本。块根纺锤形，肥大。茎细弱，多分枝。叶片纸质，轮廓阔卵形或圆形，边缘具细齿或波状齿，背面密被短绒毛。雌雄异株；雄花组成总状花序或1单花与之并生，花冠白色，裂片长圆状卵形，具极长的丝状流苏；雌花单生，花冠与雄花相同。果实卵圆形、卵状椭圆形或球形，成熟时橙红色，平滑。种子横长圆形，表面具瘤状突起。花期5~8月，果期8~11月。

【适宜生境】生于海拔（250~）600~1700m的山谷密林、山坡疏林或灌丛。

【资源状况】分布于贡山。偶见。

【入药部位】根、种子、果（王瓜）。

【功能主治】根：清热解毒，利尿消肿，散瘀止痛。用于毒蛇咬伤，急性扁桃体炎，咽喉炎，疮痈肿毒，跌打损伤，小便不利，胃痛。种子：清热凉血。用于肺痿吐血，黄疸，痢疾，肠风下血。果：清热，生津，消瘀，通乳。用于消渴，黄疸，噎膈反胃，经闭，乳少，痈肿，咽喉炎。

糙点栝楼 粗点栝楼、多花栝楼、红花栝楼
Trichosanthes dunniana Lévl.

【标本采集号】5333241812061303LY

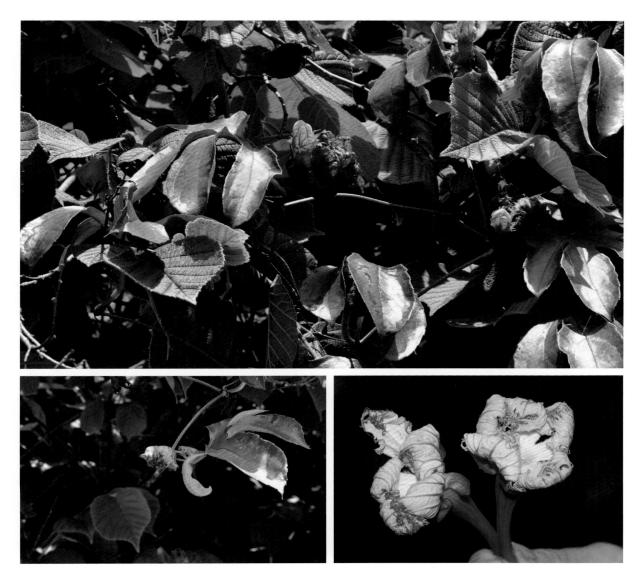

【**形态特征**】藤状攀缘草本。茎密具椭圆形鳞片状糙点。叶互生；叶片纸质，近圆形；卷须 2~3 歧，具鳞片状圆点。雌雄异株；雄花总状花序腋生，花冠淡红色，边缘具流苏； 雌花未见。果实长圆形，熟时红色，果肉绿色。种子卵形，灰褐色，膨胀。花期 7~9 月，果期 10~11 月。

【**适宜生境**】生于海拔 920~1900m 的山谷密林、山坡疏林或灌丛，多攀缘于灌木上。

【**资源状况**】分布于贡山、福贡等地。偶见。

【**入药部位**】种子（糙点栝楼）。

【**功能主治**】润肺化痰，滑肠通便。用于燥咳痰黏，肠燥便秘。

栝　楼　药瓜、半边红、大瓜楼菜、瓜楼、瓜蒌

Trichosanthes kirilowii Maxim.

【标本采集号】5333241812021150LY

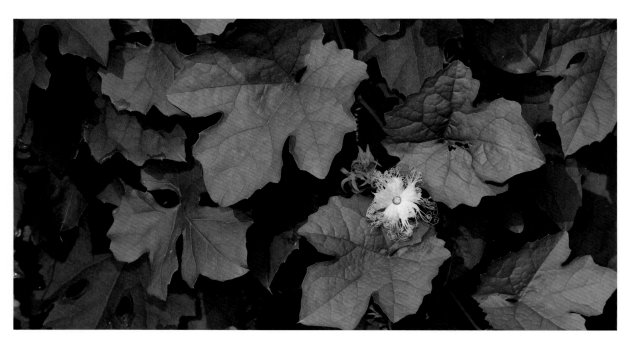

【形态特征】攀缘藤本。块根圆柱状，粗大肥厚，富含淀粉。茎较粗，多分枝，被白色伸展柔毛。叶片纸质，轮廓近圆形，上面粗糙。雌雄异株；雄花序总状花序单生，或与 1 单花并生，或在枝条上部者单生，花冠白色，两侧裂片具丝状流苏；雌花单生，裂片和花冠同雄花。果实椭圆形或圆形，成熟时黄褐色或橙黄色。种子卵状椭圆形，压扁，淡黄褐色。花期 5~8 月，果期 8~10 月。

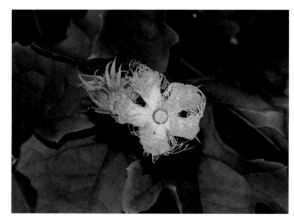

【适宜生境】生于海拔 200~1800m 的山坡林下、灌丛中、草地和村旁田边。

【资源状况】分布于贡山，广为栽培。常见。

【入药部位】根（天花粉）、果（瓜蒌）、种子（瓜蒌子）、果皮（瓜蒌皮）、茎叶（瓜蒌叶）。

【功能主治】根：清热生津，消肿排脓。用于热病烦渴，肺热燥咳，内热消渴，疮疡肿毒。果：清热涤痰，宽胸散结，润燥滑肠。用于肺热咳嗽，痰浊黄稠，胸痹心痛，结胸痞满，乳痈，肠痈肿痛，大便秘结。种子：润肺化痰，滑肠通便。用于燥咳痰黏，肠燥便秘。果皮：清化热痰，利气宽胸。用于痰热咳嗽，胸闷胁痛。茎叶：解表除烦，消痈排脓。用于中暑；外用于疮痈脓肿。

马干铃栝楼 老鸦甘令果、马干铃、三尖栝楼
Trichosanthes lepiniana (Naud.) Cogn.

【标本采集号】533324180910786LY

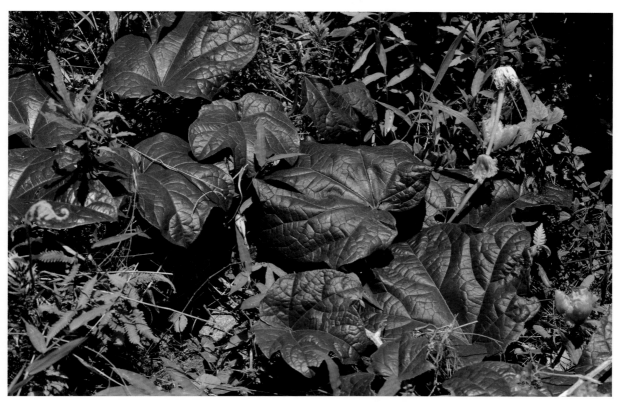

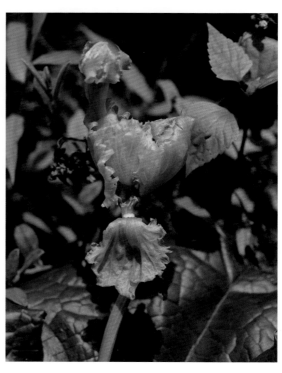

【形态特征】草质藤本。茎粗壮，多分枝。叶片膜质至革质，轮廓近圆形，叶面粗糙；卷须3歧。雌雄异株；雄花为总状花序，花冠白色，裂片边缘具条状流苏；雌花单生，裂片和花冠同雄花。果实卵球形，平滑无毛，熟时红色。种子阔卵形，暗褐色。花期5~7月，果期8~11月。

【适宜生境】生于海拔700~2100m的山谷常绿阔叶林、山坡疏林、灌丛。

【资源状况】分布于贡山。偶见。

【入药部位】种子（马干铃栝楼）。

【功能主治】润肺，化痰，滑肠。用于痰热咳嗽，燥结便秘，痈肿，乳少。

千屈菜
对叶莲、地蜈蚣草、鸡骨草、水柳、中型千屈菜、光千屈菜

Lythrum salicaria L.

【标本采集号】5334211109

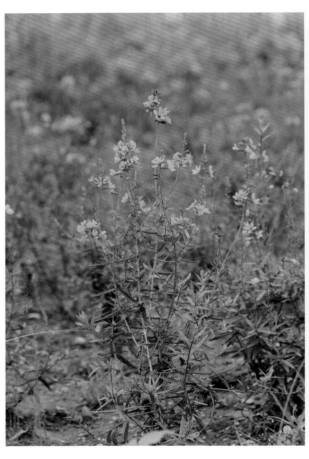 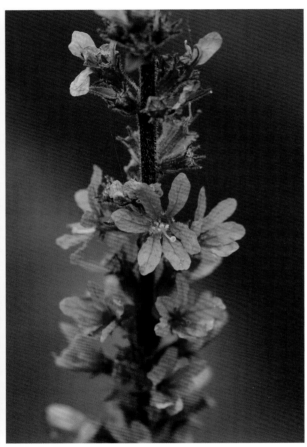

【形态特征】草本。根状茎横卧于地下，粗壮。茎直立，多分枝，全株青绿色，枝常具4棱。叶对生或三叶轮生，披针形或阔披针形，有时略抱茎。花组成小聚伞花序，簇生，花枝全形，似一大型穗状花序；花瓣红紫色或淡紫色，有短爪。蒴果扁圆形。花期7~9月。

【适宜生境】生于海拔2000~2500m的河岸、湖畔、溪沟边和潮湿草地。

【资源状况】分布于德钦、玉龙等地。常见。

【入药部位】全草（千屈菜）。

【功能主治】清热解毒，收敛止血。用于痢疾，泄泻，便血，血崩，疮疡溃烂，吐血，衄血，外伤出血。

圆叶节节菜 禾虾菜、假桑子、水水花
Rotala rotundifolia (Buch. -Ham. ex Roxb.) Koehne

【标本采集号】5329320374

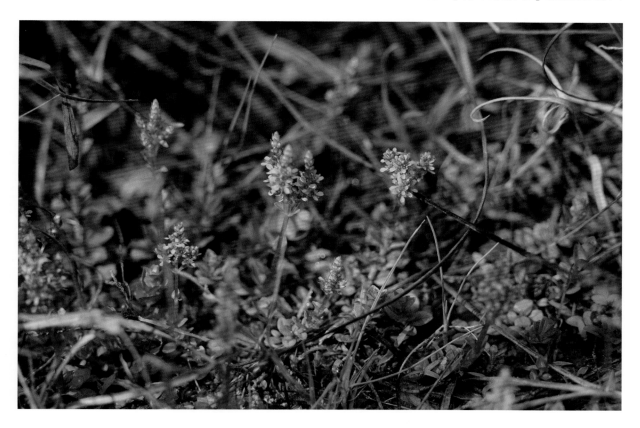

【**形态特征**】草本，各部无毛。根状茎细长，匍匐地上。茎单一或稍分枝，丛生，带紫红色。叶对生，近圆形、阔倒卵形或阔椭圆形。花单生于苞片内，组成顶生稠密的穗状花序；苞片叶状；萼筒阔钟形，膜质，半透明；花极小，花瓣淡紫红色。蒴果椭圆形。花、果期 12 月至翌年 6 月。

【**适宜生境**】生于海拔 800~2500m 的水田或潮湿地。

【**资源状况**】分布于维西、泸水、玉龙等地。偶见。

【**入药部位**】全草（水豆瓣）。

【**功能主治**】清热，利尿，消肿，解毒，通便。用于热痢，水肿，淋病，通经，牙龈肿痛，痈肿疮毒，痔疮，丹毒，喉炎，流行性脑脊髓膜炎。

菱 科

细果野菱 四角马氏菱、小果菱
Trapa maximowiczii Korsh.

【标本采集号】ZM276

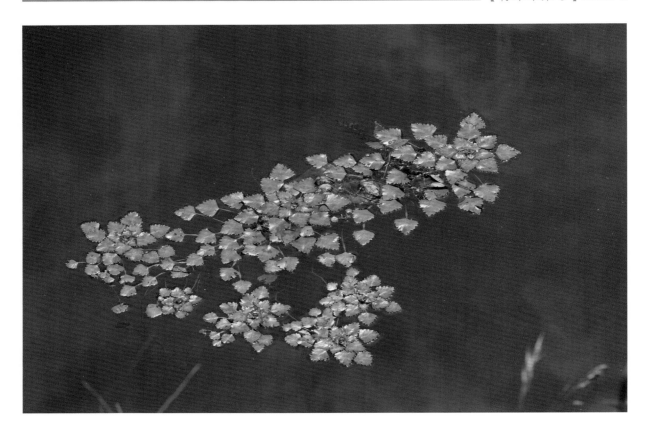

【形态特征】一年生浮水水生草本。根二型，着泥根细铁丝状，生水底泥中；同化根羽状细裂。茎细柔弱，分枝。叶二型；浮水叶互生，聚生于主枝或分枝茎顶端，形成莲座状的菱盘，叶片三角状菱圆形；沉水叶小，早落，花小，单生于叶腋；花盘全缘。果三角形。花期6~7月，果期8~9月。

【适宜生境】多生于海拔2000m左右的边远湖沼中。

【资源状况】分布于泸水等地。偶见。

【入药部位】果、果壳、果梗（菱角）。

【功能主治】解毒消肿，止血。用于胃溃疡，乳房结块，月经过多，痢疾，便血，痔疮；外用于皮肤多发性赘疣。

桃金娘科

桉　大叶桉树、大叶有加利、大叶玉树
Eucalyptus robusta Smith

【标本采集号】5329320376

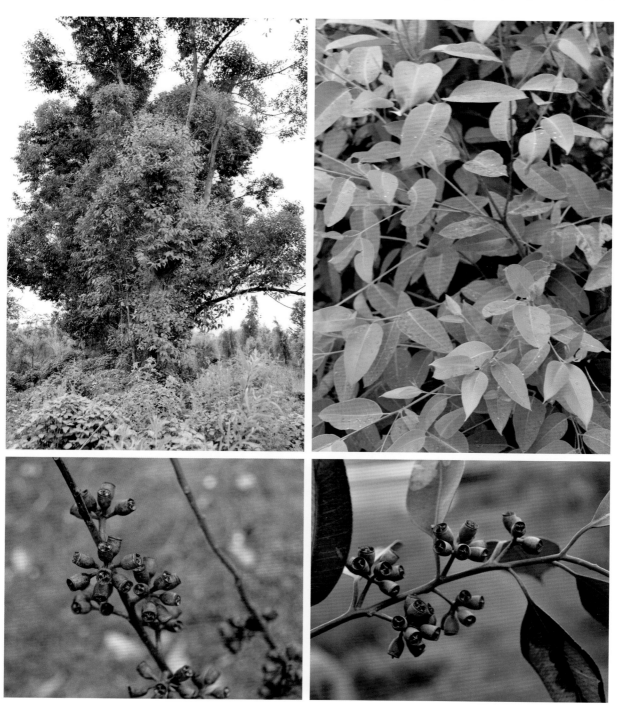

【形态特征】密荫大乔木。树皮宿存，深褐色。幼态叶对生，叶片厚革质，卵形，有柄；成熟叶卵状披针形，厚革质，不等侧，侧脉多而明显。伞形花序。蒴果卵状壶形，上半部略收缩，蒴口稍扩大，果瓣深藏于萼管内。花期11月至翌年3月，果期3~5月。

【适宜生境】原产于澳大利亚。几乎栽培于各种生境。

【资源状况】栽培为行道树或经济树种。

【入药部位】叶（大叶桉）。

【功能主治】疏风解热，抑菌消炎，防腐止痒。用于预防流行性感冒，流行性脑脊髓膜炎，上呼吸道感染，咽喉炎，支气管炎，肺炎，急、慢性肾盂肾炎，肠炎，痢疾，丝虫病；外用于烧烫伤，蜂窝织炎，乳腺炎，疖肿，丹毒，水田皮炎，皮肤湿疹，脚癣，皮肤消毒。

红千层 瓶刷木、金宝树、红瓶刷
Callistemon rigidus R. Br.

【标本采集号】5329290969

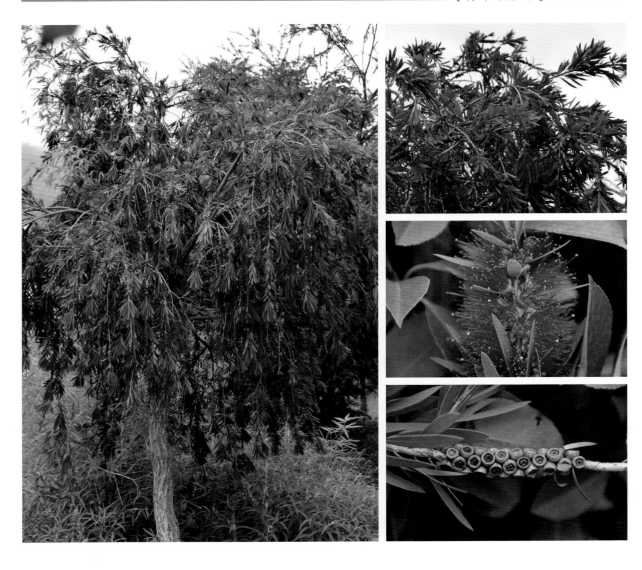

【形态特征】小乔木。树皮坚硬，灰褐色；嫩枝有棱。叶片坚革质，线形，油腺点明显，干后突起。穗状花序生于枝顶；花瓣绿色，卵形，有油腺点；雄蕊鲜红色；花柱比雄蕊稍长，先端绿色，其余红色。蒴果半球形，果瓣稍下陷，3 爿裂开，果爿脱落。花期 6~8 月。

【资源状况】原产澳大利亚，横断山三江并流区偶见栽培，为行道树。

【入药部位】枝叶（红千层）。

【功能主治】祛风，化痰，消肿。用于感冒，咳喘，风湿痹痛，湿疹，跌打肿痛。

番石榴 *广东石榴*
Psidium guajava L.

【标本采集号】5329291035

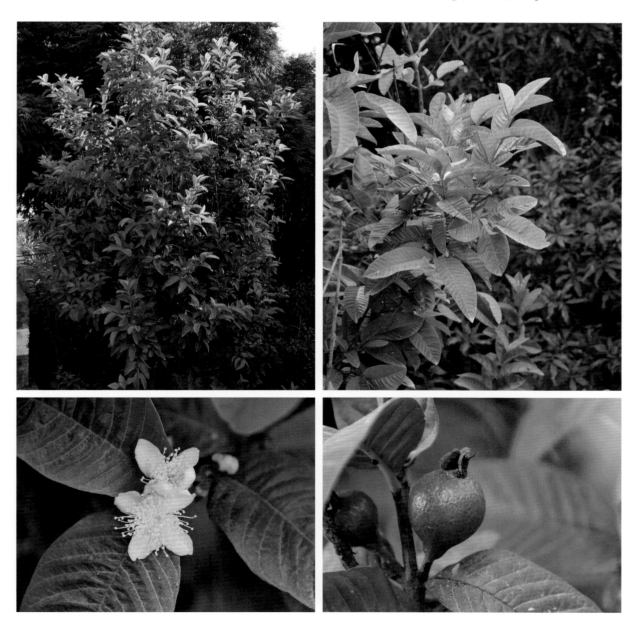

【形态特征】乔木。树皮平滑，灰色，片状剥落；嫩枝有棱，被毛。叶片革质，长圆形至椭圆形，上面稍粗糙，网脉明显。花单生或排成聚伞花序；花瓣白色；子房下位，与萼合生。浆果球形、卵圆形或梨形，顶端有宿存萼片，果肉白色及黄色，胎座肥大，肉质，淡红色。种子多数。花期5~6月，果期7~8月。

【适宜生境】原产南美洲，生于荒地或低丘陵上，逸生或栽培。

【资源状况】栽培于玉龙等地。

【入药部位】幼果、叶、根皮及树皮。

【功能主治】幼果：止泻，止痢疾，解巴豆毒。叶：收敛止泻。用于泄泻，久痢，湿疹，创伤出血，瘙痒，热痱。根皮及树皮：收湿疗疮，止痛。用于湿毒疥疮、牙痛。

野牡丹科

假朝天罐 盅盅花、九果根、阿不答石
Osbeckia crinita Benth.

【标本采集号】533324180910799LY

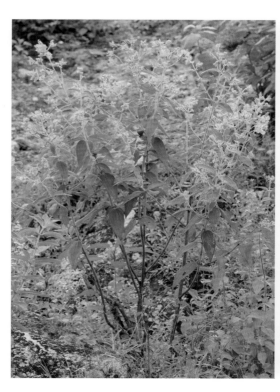 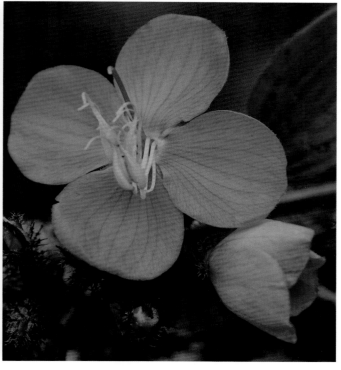

【形态特征】灌木。茎四棱形，被平展刺毛。叶片坚纸质，长圆状披针形、卵状披针形至椭圆形，两面被糙伏毛，基出脉 5。总状花序，顶生，或由聚伞花序组成圆锥花序；苞片具刺毛状缘毛；花萼通常为紫红色或紫黑色；花瓣紫红色，倒卵形，具缘毛；雄蕊同型，常偏向一侧。蒴果卵形，上部被疏硬毛，顶端具刚毛。花期 8~11 月，果期 10~12 月。

【适宜生境】生于海拔 800~2300（~3100）m 的山坡向阳草地、田埂或矮灌木丛中，亦生于山谷溪边、林缘湿润地。

【资源状况】分布于福贡。常见。

【入药部位】根（倒罐子）。

【功能主治】润肺止咳，收敛，止泻。用于咳嗽，咯血，痢疾，痔疮出血，小儿疳积。

星毛金锦香 星毛朝天罐
Osbeckia sikkimensis Craib

【标本采集号】3229010860

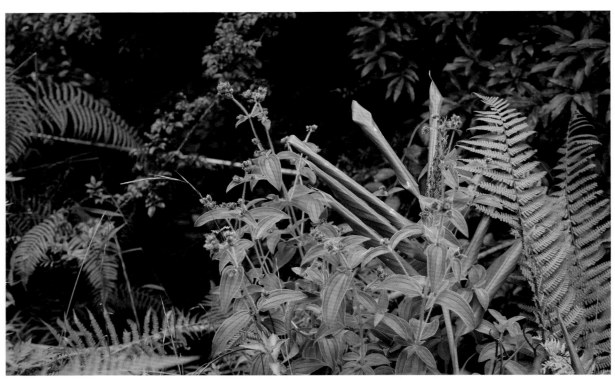

【形态特征】灌木。茎四棱形，被密或疏的平贴糙伏毛，分枝多。叶片纸质，披针形至卵状披针形，两面被糙伏毛，基出脉 5。聚伞花序，生于小枝顶端，近头状或圆锥状；花部多处被糙伏毛；花瓣紫红色或粉红色，卵形；雄蕊常偏向一侧；子房顶端有 1 圈刚毛。蒴果卵形，顶端具刚毛，余被糙伏毛；宿存萼坛状。花期 8~9 月，果期 9~10 月。

【适宜生境】生于海拔 1700~2000m 的沟边灌木丛或山坡林缘。

【资源状况】分布于贡山、福贡等地。常见。

【入药部位】全株。

【功能主治】清热，止血收敛。用于温病暑热，骨蒸潮热，各种出血症。

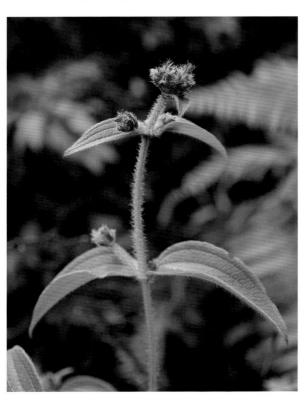

楮头红
风柜斗草、耳环草、酸筒秆
Sarcopyramis nepalensis Wall.

【标本采集号】533324180903673LY

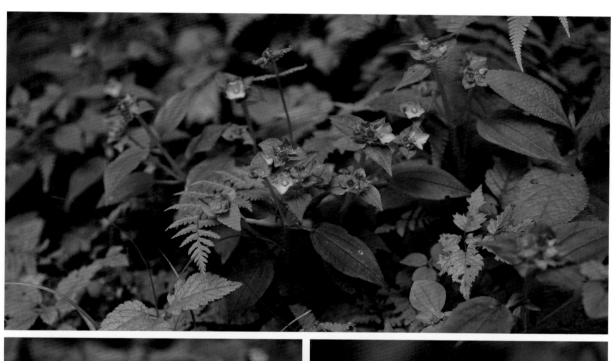

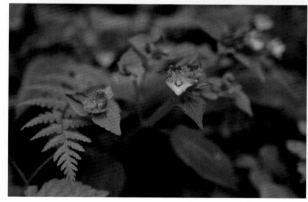

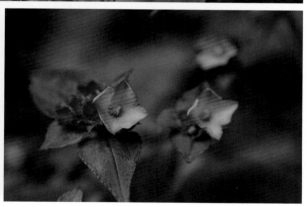

【形态特征】草本。茎四棱形，肉质，无毛。叶膜质，广卵形或卵形，基出脉 3~5，叶面被疏糙伏毛；叶柄具狭翅。聚伞花序，生于分枝顶端，基部具叶状苞片；花梗和花萼均为四棱形，棱上有狭翅；花瓣粉红色，倒卵形，顶端平截，偏斜；雄蕊等长；子房顶端具膜质冠。蒴果杯形，具四棱；宿存萼及裂片与花时同。花期 8~10 月，果期 9~12 月。

【适宜生境】生于海拔 1300~3200m 的密林下阴湿处或溪边。

【资源状况】分布于贡山、泸水等地。偶见。

【入药部位】全草（楮头红）。

【功能主治】清热，平肝。用于肺热咳嗽，头目眩晕，心悸失眠。

柳叶菜科

高山露珠草
深山露珠草、乌拉音－伊黑日－额布苏、高露珠草
Circaea alpina L.

【标本采集号】5334211092

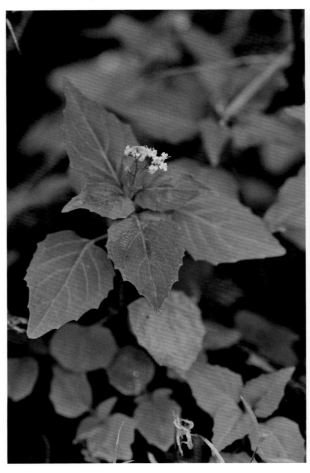
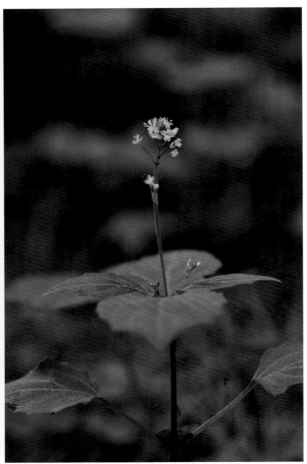

【形态特征】多年生草本，根状茎顶端有块茎状加厚。叶形变异极大，自狭卵状菱形或椭圆形至近圆形。顶生总状花序；花梗与花序轴垂直或花梗呈上升或直立；花芽无毛；花萼无或短，萼片白色或粉红色；花瓣白色；蜜腺不明显。果实棒状至倒卵状，1室，具1种子。

【适宜生境】生于海拔2500m以下的潮湿处和苔藓覆盖的岩石及木头上。

【资源状况】分布于香格里拉、维西等地。偶见。

【入药部位】全草（高山露珠草）。

【功能主治】养心安神，消食，止咳，解毒，止痒。用于心悸，失眠，多梦，疳积，咳嗽，疮疡脓肿，湿疣，癣痒。

露珠草 夜麻光、都格里巴、牛泷草
Circaea cordata Royle

【标本采集号】2353290324

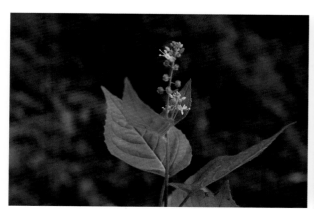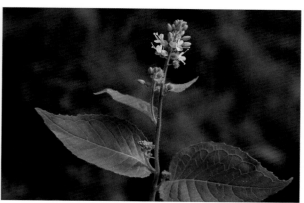

【形态特征】粗壮草本，毛被通常较密。根状茎不具块茎。叶狭卵形至宽卵形。单总状花序顶生，或基部具分枝；花梗与花序轴垂直生长或在花序顶端簇生；萼片白色或淡绿色，开花时反曲；花瓣白色，倒卵形至阔倒卵形；蜜腺不明显，全部藏于花管之内。果实斜倒卵形至透镜形。花期 6~8 月，果期 7~9 月。

【适宜生境】生于海拔 3500m 的落叶林。

【资源状况】分布于贡山、福贡等地。偶见。

【入药部位】全草（牛泷草）。

【功能主治】有小毒。清热解毒，生肌。外用于疮疡肿毒，外伤出血。

毛脉柳叶菜 兴安柳叶菜、小柳叶菜、水泽兰
Epilobium amurense Hausskn.

【标本采集号】5329290644

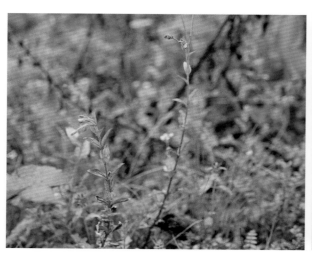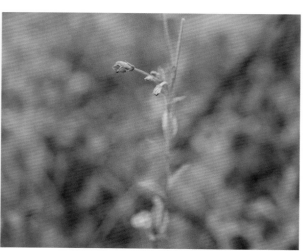

【形态特征】多年生直立草本，秋季自茎基部生出短的肉质多叶的根出条。茎上部有曲柔毛与腺毛，中下部常有明显的毛棱线。叶对生，花序上的互生，卵形。花序直立，多部位常被曲柔毛与腺毛；花在芽时近直立；萼片披针状长圆形；花瓣白色、粉红色或玫瑰紫色，倒卵形。蒴果疏被柔毛至无毛。种子深褐色，种缨污白色。花期 7~8 月，果期（6~）8~10（~12）月。

【适宜生境】生于西部海拔 1800~4200m 的山区溪沟边、沼泽地、草坡、林缘湿润处。

【资源状况】分布于香格里拉、德钦、维西、贡山、泸水、福贡、兰坪、玉龙等地。常见。

【入药部位】全草（毛脉柳叶菜）。

【功能主治】收敛止血，止痢。用于肠炎痢疾，月经过多，白带异常。

柳 兰

呼崩 – 奥日耐特、遍山红
Epilobium angustifolium L.

【标本采集号】5334210491

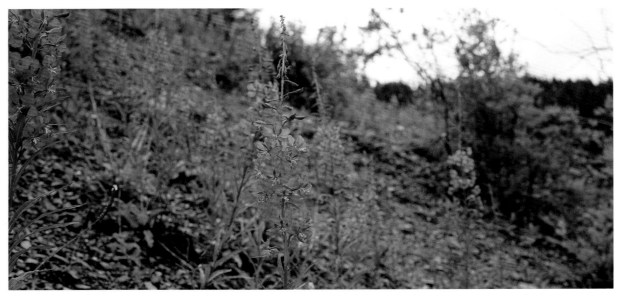

【形态特征】粗壮草本。根状茎广泛匍匐于表土层，自茎基部生出强壮的越冬根出条。茎下部多少木质化，表皮撕裂状脱落。叶螺旋状互生，下部的近膜质，披针状长圆形至倒卵形，常枯萎，中上部的叶近革质，线状披针形或狭披针形。花序总状，直立；花芽时下垂，开放时直立展开；花被多部位被灰

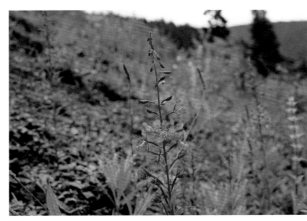

白色柔毛；子房淡红色或紫红色；萼片紫红色；花瓣粉红至紫红色。蒴果密被贴生的白灰色柔毛。种子的种缨丰富。花期 6~9 月，果期 8~10 月。

【适宜生境】生于西南海拔 2900~4700m 的山区半开旷或开旷较湿润草坡灌丛、火烧迹地、高山草甸、河滩、砾石坡。

【资源状况】分布于香格里拉。偶见。

【入药部位】全草（红筷子）。

【功能主治】有小毒。利水渗湿，理气消胀，活血调经。用于水肿，泄泻，食积胀满，月经不调，乳汁不通，阴囊肿大，疮疹痒痛。

短梗柳叶菜 刷把草、怀胎草
Epilobium royleanum Hausskn.

【标本采集号】5334210768

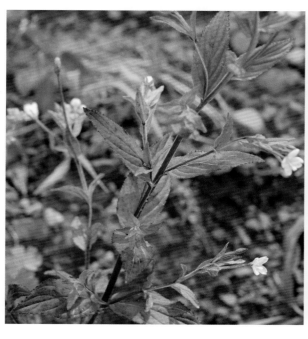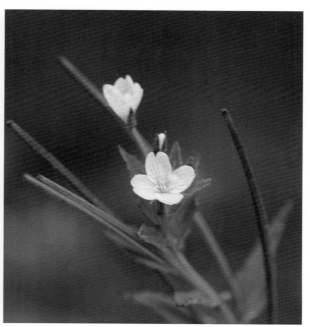

【形态特征】草本，自茎基部生出越冬肉质根出条。茎周围被曲柔毛，上部常混生腺毛。叶对生，花序上的互生，狭卵形至披针形。花序直立；花直立，多部位被曲柔毛与腺毛，花瓣粉红色至玫瑰紫色，狭倒心形。蒴果，被曲柔毛与少量腺毛。种缨灰白色，易脱落。花期 7~9 月，果期 8~10 月。

【适宜生境】生于海拔 1000~3200m 的山区、河谷、溪沟、路旁或荒坡湿处。

【资源状况】分布于香格里拉、德钦、维西、贡山等地。常见。

【入药部位】全草（无风自动草）。

【功能主治】除湿，驱虫，止血。用于痢疾，刀伤出血。

长籽柳叶菜 针筒线、柳叶菜、小对经草
Epilobium pyrricholophum Franch. et Savat.

【标本采集号】5329290538

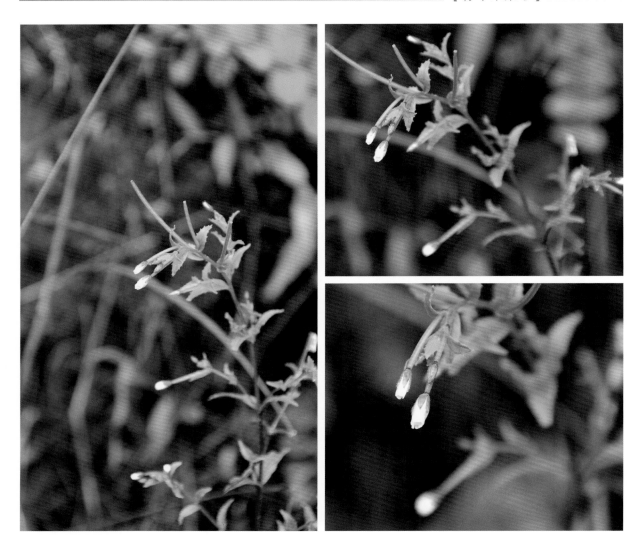

【形态特征】草本。茎圆柱状，常多分枝。叶对生，花序上的互生，排列密，长过节间，近无柄，卵形至宽卵形。花序直立，密被腺毛与曲柔毛；花直立；萼片披针状长圆形；花瓣粉红色至紫红色，倒卵形至倒心形。蒴果被腺毛。种子狭倒卵状。花期 7~9 月，果期 8~11 月。

【适宜生境】生于海拔（150~）300~1770m 的山区沿江河谷、溪沟旁、池塘与水田湿处。

【资源状况】分布于玉龙等地。偶见。

【入药部位】全草（针筒线）、种毛（针筒线）。

【功能主治】全草：活血调经，清热利湿，安胎。用于月经不调，月经过多，便血，痢疾。种毛：止血。外用于刀伤出血。

滇藏柳叶菜 薄叶柳叶菜、大花柳叶菜、胆黄草
Epilobium wallichianum Hausskn.

【标本采集号】5334210407

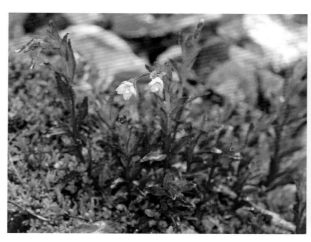
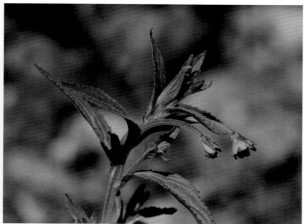

【形态特征】草本，自茎基部生出多叶的根出条。茎四棱形。叶对生，花序上的互生，长圆形、狭卵形或椭圆形，纸质。花多少下垂，多部位被曲柔毛与腺毛；花瓣粉红色至玫瑰紫色，倒心形。蒴果疏被柔毛与腺毛。种子褐色，种缨污白色。花期 7~8 月，果期 8~9 月。

【适宜生境】生于海拔 1800~4100m 的山区溪沟旁、湖边、林缘草坡处。

【资源状况】分布于德钦、维西、贡山、泸水、福贡等地。常见。

【入药部位】全草（滇藏柳叶菜）。

【功能主治】除湿，驱虫，止血。用于痢疾，刀伤出血。

粉花月见草 红花柳叶菜、红花月见草、好实俄
Oenothera rosea L. Herpt. ex Ait.

【标本采集号】5334210326

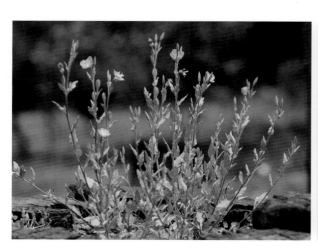
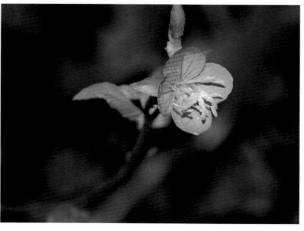

【形态特征】多年生草本。主根粗大。茎常丛生，被曲柔毛，下部常紫红色。基生叶倒披针形，开花时枯萎；茎生叶披针形或长圆状卵形。花单生于茎、枝顶部叶腋，近早晨日出开放；花管淡红色；萼片带红色，开花时反折再向上翻；花瓣粉红色至紫红色。蒴果棒状，有纵翅，翅间具棱。种子多数。花期4~11月，果期9~12月。

【适宜生境】生于海拔1000~2000m的荒地、草地、沟边半阴处。

【资源状况】分布于玉龙。常见。

【入药部位】根（粉花月见草）。

【功能主治】消炎，降血压。用于高血压，糖尿病，风湿性关节炎。

四翅月见草 槌果月见草、椎果月见草
Oenothera tetraptera Cav.

【标本采集号】5329320383

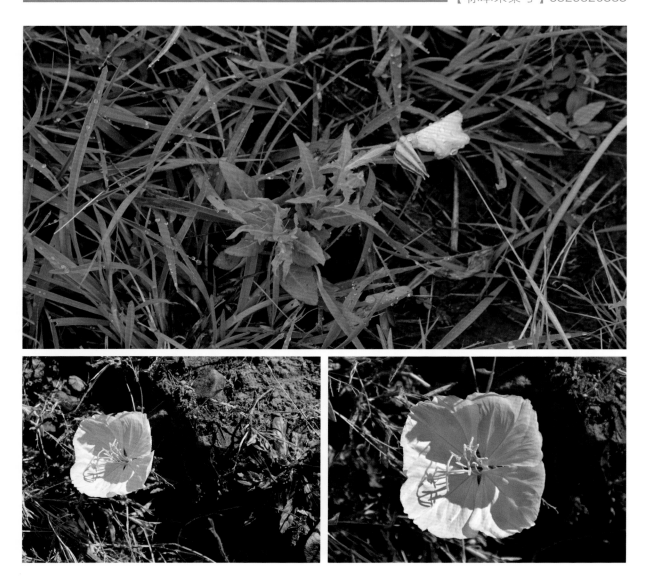

【形态特征】草本。茎常丛生，直立或上升。基生叶暗绿色，椭圆形至狭倒卵形；茎生叶近无柄，狭椭圆形至披针形。花序总状；萼片黄绿色，狭披针形；花瓣白色，受粉后变紫红色，宽倒卵形。蒴果倒卵状，稀棍棒状。种子倒卵状。花期 5~8 月，果期 7~10 月。

【适宜生境】生于海拔 1000~2200m 的山坡路边、田埂开旷地或阴生草地。

【资源状况】分布于泸水等地。常见。

【入药部位】根。

【功能主治】解热。用于感冒，喉炎，夜盲。

杉叶藻　阿木塔图－哲格斯、结骨草、冬布嘎拉
Hippuris vulgaris L.

【标本采集号】533324180827467LY

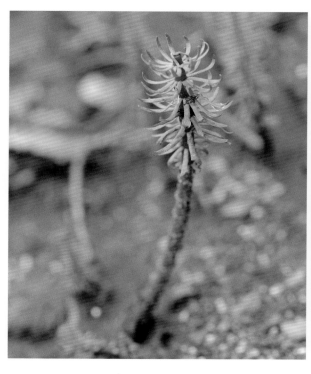
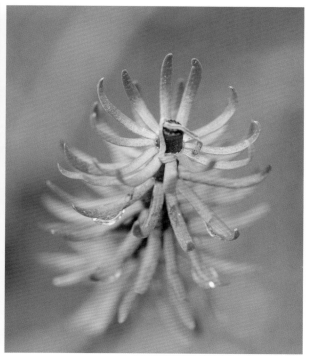

【形态特征】水生草本，全株光滑无毛。茎直立，多节，常带紫红色，下部合轴分枝，有匍匐白色或棕色肉质根状茎，节上须根生于泥中。叶条形，轮生，两型，沉水叶线状披针形，露出水面的叶条形或狭长圆形。花细小，两性，稀单性，单生叶腋。果实为小坚果状；外种皮具胚乳。花期 4~9 月，果期 5~10 月。

【适宜生境】生于海拔 40~5000m 的池沼、湖泊、溪流、江河两岸等浅水处，或稻田内等水湿处。

【资源状况】分布于德钦、玉龙等地。偶见。

【入药部位】全草（杉叶藻）。

【功能主治】清热凉血，生津养阴。用于高热烦渴，肺痨咳嗽，痨热骨蒸，两胁痛，泄泻。

小二仙草科

小二仙草 _{豆瓣草}

Haloragis micrantha (Thunb.) R. Br. ex Sieb. et Zucc.

【标本采集号】2353290742

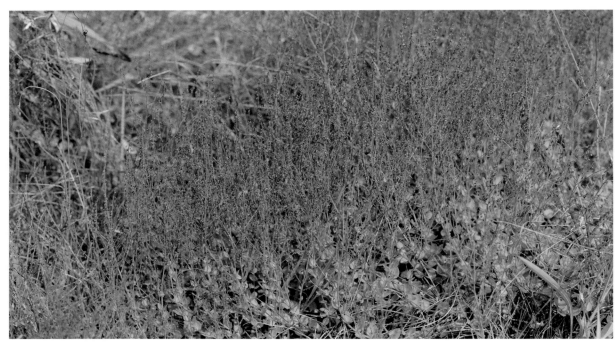

【形态特征】草本。茎直立或下部平卧，具纵槽，多分枝，多少粗糙，带赤褐色。叶对生，卵形或卵圆形，边缘具稀疏锯齿，背面带紫褐色，具短柄；茎上部的叶有时互生，逐渐缩小而变为苞片。花序为顶生的圆锥花序，由纤细的总状花序组成；萼筒4深裂，宿存；花瓣4，淡红色，比萼片长2倍；雄蕊8。坚果近球形，无毛。花期4~8月，果期5~10月。

【资源状况】分布于贡山、泸水等地。偶见。

【入药部位】全株（小二仙草）。

【功能主治】止咳平喘，清热利湿，调经活血。用于咳嗽哮喘，痢疾，小便不利，月经不调，跌打损伤，烫伤。

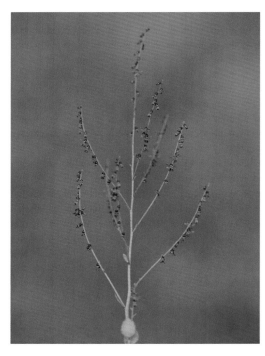

八角枫科

八角枫
枢木、华瓜木、豆腐柴
Alangium chinense (Lour.) Harms

【标本采集号】533324180910813LY

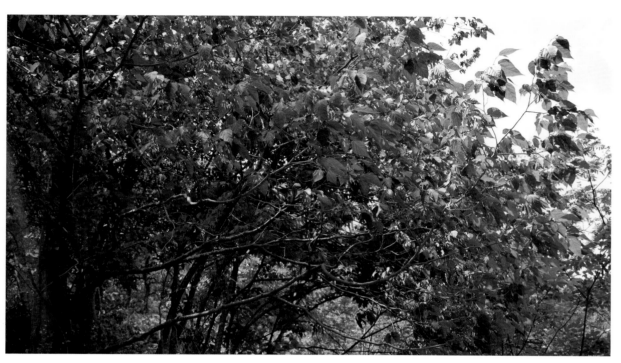

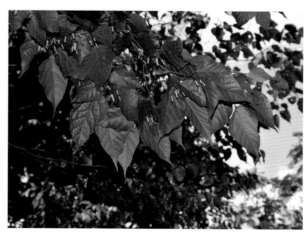

【形态特征】落叶乔木或灌木；小枝略呈"之"字形，幼枝紫绿色。叶纸质，近圆形、椭圆形或卵形；基出脉 3~5（~7），呈掌状。聚伞花序腋生；小苞片常早落；花冠圆筒形，花瓣 6~8，线形，上部开花后反卷，外面有微柔毛。核果卵圆形，幼时绿色，成熟后黑色，顶端有宿存的萼齿和花盘，种子 1 枚。花期 5~7 月和 9~10 月，果期 7~11 月。

【适宜生境】生于海拔 1800m 以下的山地或疏林中。

【资源状况】分布于德钦、维西、贡山、泸水、福贡等地。偶见。

【入药部位】根（白龙须）。

【功能主治】有毒。祛风除湿，舒筋活络，散瘀止痛。用于风湿痹病，四肢麻木，跌打损伤。

毛八角枫 长毛八角枫
Alangium kurzii Craib

【标本采集号】2353290673

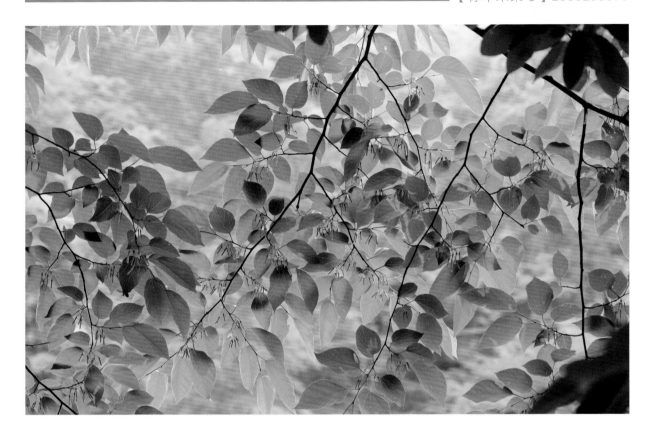

【形态特征】落叶小乔木。树皮深褐色，平滑；当年生枝紫绿色，有毛，多年生枝深褐色，无毛。叶互生，纸质，近圆形或阔卵形，全缘。叶、叶柄及花瓣被淡黄色柔毛。聚伞花序；花萼漏斗状；花瓣 6~8，线形，基部粘合，上部开花时反卷；雄蕊 6~8。核果椭圆形或矩圆状椭圆形，幼时紫褐色，成熟后黑色，顶端有宿存的萼齿。花期 5~6 月，果期 9 月。

【适宜生境】生于海拔 1800m 以下的山地或疏林中。

【资源状况】分布于贡山。偶见。

【入药部位】侧根、须根（毛八角枫）。

【功能主治】有毒。舒筋活血，散瘀止痛。用于跌打瘀肿，骨折。

蓝果树科

喜　树

水桐树、南京树、天梓树

Camptotheca acuminata Decne.

【标本采集号】533324180828519LY

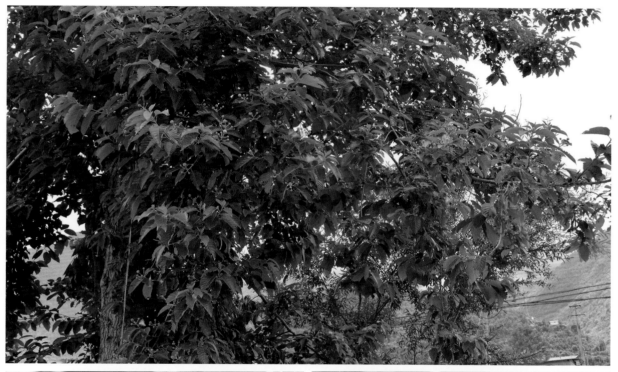

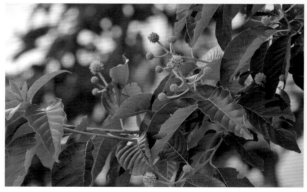
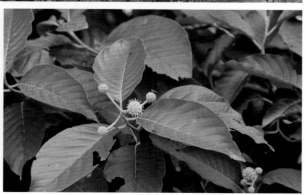

【形态特征】高大落叶乔木。当年生枝紫绿色，有灰色微柔毛；多年生枝淡褐色或浅灰色，无毛。叶互生，长圆形或椭圆形，全缘，上面亮绿色，无毛，下面疏生短柔毛。头状花序组成圆锥花序，顶生或腋生，上部雌花序，下部雄花序；花杂性同株；花萼杯状，5浅裂，边缘睫毛状；花瓣5枚，矩圆形或矩圆状卵形。头状果序具瘦果，顶端具宿存花盘。花期5~7月，果期9月。

【适宜生境】生于海拔 1000m 以下的林边或溪边。

【资源状况】分布于贡山。偶见。

【入药部位】根、果、树皮、树叶、树枝（喜树）。

【功能主治】有毒。抗肿瘤，清热，杀虫。用于胃癌，结肠癌，直肠癌，膀胱癌，慢性粒细胞性白血病，急性淋巴细胞白血病；外用于牛皮癣，痈疮疖肿初起。

光叶珙桐（变种） 水梨子、鸽子树、鸽子花树
Davidia involucrata Baill. var. *vilmoriniana* (Dode) Wangerin

【标本采集号】533324180907751LY

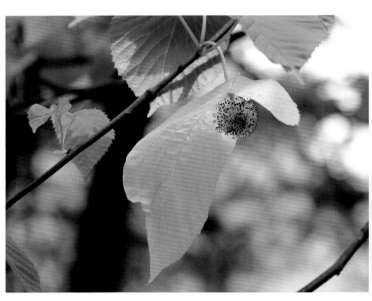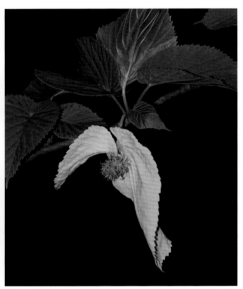

【形态特征】落叶乔木。树皮深灰色或深褐色。叶纸质，互生，无托叶，常密集于幼枝顶端，边缘有粗锯齿，叶下面常无毛或幼时叶脉上被很稀疏的短柔毛及粗毛，有时下面被白霜。两性花与雄花同株，由多数的雄花与 1 个雌花或两性花组成近球形的头状花序；两性花位于花序的顶端，雄花环绕于其周围。果实为长卵圆形核果；外果皮很薄，中果皮肉质，内果皮骨质具沟纹。花期 4 月，果期 10 月。

【适宜生境】生于海拔 700~1600m 的深山中。

【资源状况】分布于维西、贡山等地。少见。

【入药部位】叶、根（光叶珙桐）。

【功能主治】叶：消肿解毒，止血。用于毒蛇咬伤，痈肿疮疖，水火烫伤，外伤出血。根：祛风除湿，活血通络，止咳涩精。用于风湿痹痛，腰腿疼痛，跌打骨折，头晕失眠，虚劳咳喘，遗精。

山茱萸科

头状四照花　山荔枝
Dendrobenthamia capitata (Wall.) Hutch.

【标本采集号】5333241812061297LY

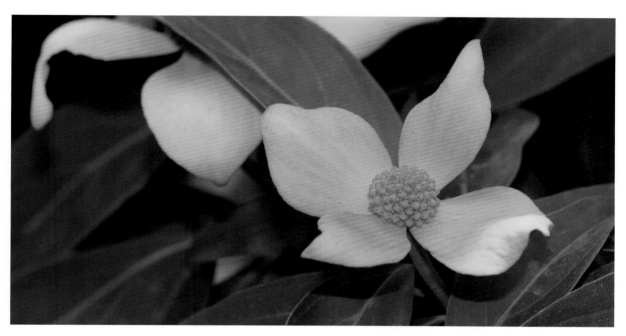

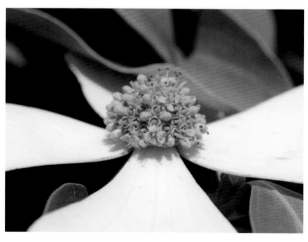

【形态特征】常绿乔木，植株多部位被白色短柔毛。树皮褐色或灰黑色；幼枝灰绿色，有白色贴生短柔毛；老枝灰褐色，毛被稀疏。叶对生，薄革质或革质，长圆状椭圆形。头状花序球形；总苞片4，白色，倒卵形；花萼管状，外侧密被白色细毛及少数褐色毛；花瓣4，长圆形；雄蕊4。果序扁球形。花期5~6月，果期9~10月。

【适宜生境】生于海拔1300~3150m的混交林中。

【资源状况】广泛分布于横断山三江并流区。常见。

【入药部位】根皮、树皮（鸡嗉子）、叶（鸡嗉子叶）、果（鸡嗉子果）。

【功能主治】清热解毒，利胆行水，消积杀虫。用于食积气胀，小儿疳积，肝炎，腹水，蛔虫病，疝气，麻风，恶寒咳嗽；外用于烧烫伤，外伤出血。

中华青荚叶
小通草、老汉背娃娃、小录果
Helwingia chinensis Batal.

【标本采集号】5329320386

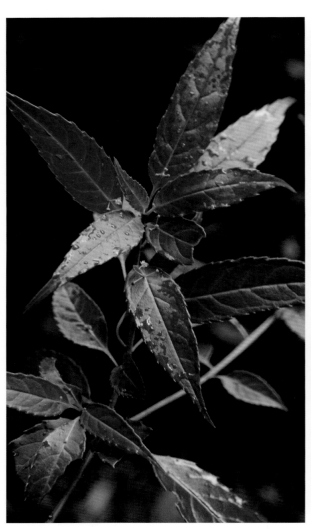
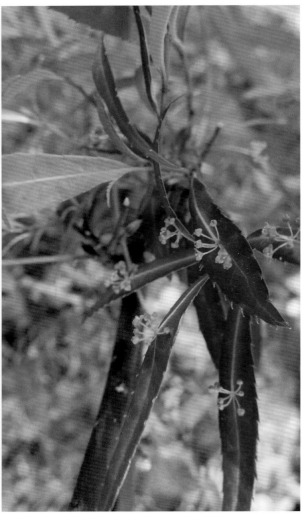

【形态特征】常绿灌木。树皮深灰色或淡灰褐色；幼枝紫绿色。叶革质或近革质，稀厚纸质，线状披针形或披针形，边缘具稀疏腺状锯齿。雄花伞形花序，生于叶面中脉中部或幼枝上段；花萼小；花瓣卵形；雌花生于叶面中脉中部。果实长圆形。花期4~5月，果期8~10月。

【适宜生境】生于海拔1000~2000m的林下。

【资源状况】分布于维西、福贡、兰坪、玉龙等地。偶见。

【入药部位】全株、根（叶上花）。

【功能主治】活血化瘀，清热解毒。用于跌打损伤。

西域青荚叶
叶上珠、叶上果

Helwingia himalaica Hook. f. et Thoms. ex C. B. Clarke

【标本采集号】3229010228

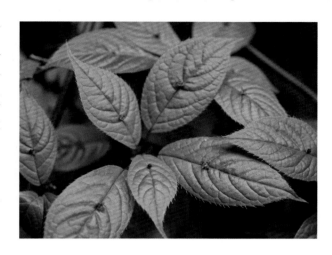

【形态特征】常绿灌木。幼枝细瘦，黄褐色。叶厚纸质，长圆状披针形，边缘具腺状细锯齿；托叶常 2~3 裂，稀不裂。雄花绿色带紫，呈密伞花序；雌花柱头向外反卷。果实近球形。花期 4~5 月，果期 8~10 月。

【适宜生境】生于海拔 1700~3000m 的林中。

【资源状况】分布于贡山、泸水、福贡、玉龙等地。偶见。

【入药部位】全株、根（叶上花）。

【功能主治】活血化瘀，清热解毒。用于跌打损伤。

青荚叶
叶上子、大叶通草、叶生子

Helwingia japonica (Thunb.) Dietr.

【标本采集号】533324180420044LY

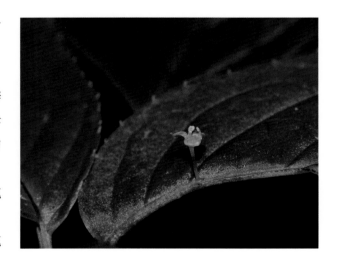

【形态特征】落叶灌木。幼枝绿色，无毛，叶痕显著。叶纸质，卵形、卵圆形，稀椭圆形，边缘具刺状细锯齿；托叶线状分裂。花淡绿色，花瓣镊合状排列；雄花呈伞形或密伞花序，常着生于叶上面中脉的 1/3~1/2 处，稀着生于幼枝上部；雄蕊 3~5，生于花盘内侧；雌花 1~3 枚，着生位置与雄花相同。浆果幼时绿色，成熟后黑色。花期 4~5 月，果期 8~9 月。

【适宜生境】生于海拔 3300m 以下的林中，喜阴湿及肥沃的土壤。

【资源状况】分布于德钦、维西、贡山、泸水、兰坪、玉龙等地。偶见。

【入药部位】茎髓（小通草）。

【功能主治】活血化瘀，清热解毒。用于水肿，小便淋痛，尿急尿痛，乳少或乳汁不下。

五加科

吴茱萸五加

树五加、吴茱叶五加、萸叶五加

Acanthopanax evodiaefolius Franch.

【标本采集号】533324180901644LY

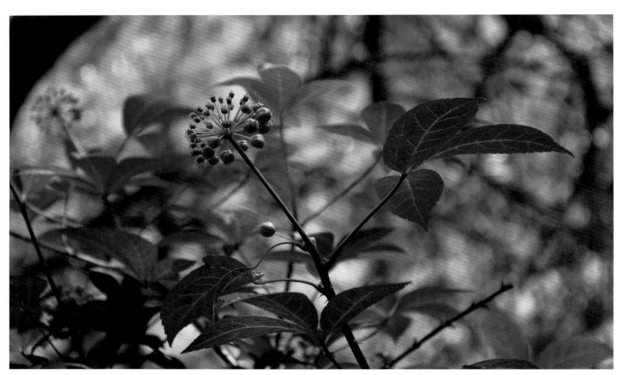

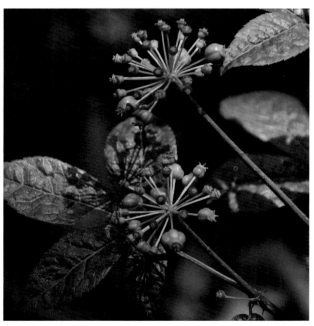

【形态特征】灌木或乔木。枝暗色，无刺，新枝红棕色，无毛无刺。叶有3小叶，在长枝上互生，短枝上簇生；叶柄先端和小叶柄相连处有锈色簇毛；小叶片纸质至革质，中央小叶片椭圆形至长圆状倒披针形或卵形，上面无毛，下面脉腋有簇毛，边缘全缘或有锯齿，网脉明显。伞形花序组成顶生复伞形花序，稀单生；花瓣5，长卵形，开花时反曲；雄蕊5。果实球形或略长，黑色，有宿存花柱。花期5~7月，果期8~10月。

【适宜生境】生于海拔 2500~3600m 的灌木丛或灌木林中。

【资源状况】分布于香格里拉、维西、贡山、泸水、玉龙等地。少见。

【入药部位】根皮（吴萸叶五加皮）。

【功能主治】祛风除温，理气化痰。用于风湿痹痛，心气痛，痨咳，吐血，哮喘。

藤五加 秤杆树、白根五加、三加皮
Acanthopanax leucorrhizus (Oliv.) Harm

【标本采集号】5334210042

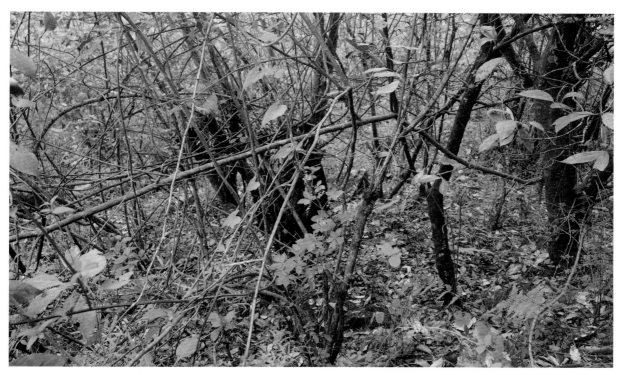

【形态特征】灌木，有时蔓生状。枝无毛，节上有刺。叶有 5 小叶，先端有时有小刺，无毛；小叶片纸质，长圆形至披针形，边缘有锐利重锯齿。伞形花序单个顶生或数个组成短圆锥花序，有花多数；萼边缘有 5 小齿；花绿黄色，花瓣 5，长卵形，开花时反曲；雄蕊 5。果实卵球形。花期 6~8 月，果期 8~10 月。

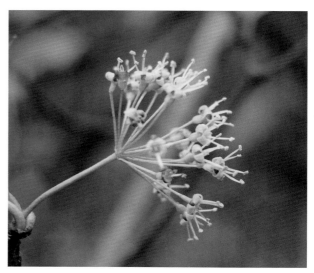

【适宜生境】生于海拔 1000~3200m 的丛林中。

【资源状况】分布于德钦、维西、贡山、兰坪、玉龙等地。偶见。

【入药部位】根皮、茎皮（藤五加）。

【功能主治】祛风湿，通经络。用于风湿痹痛，拘挛麻木，腰膝酸软，半身不遂，跌打损伤，水肿，皮肤湿痒，阴囊湿肿。

白 簕 三叶五加、簕钩菜
Acanthopanax trifoliatus (Linn.) Merr.

【标本采集号】3229010833

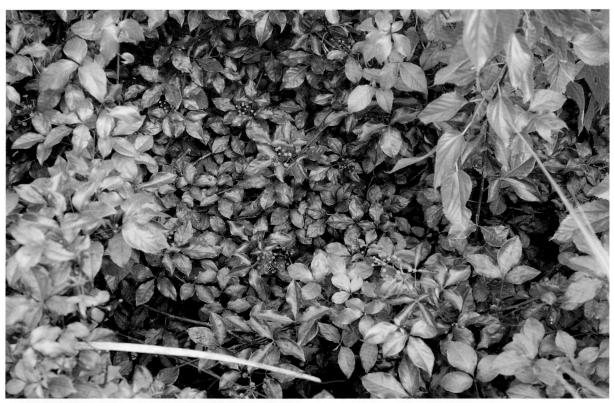

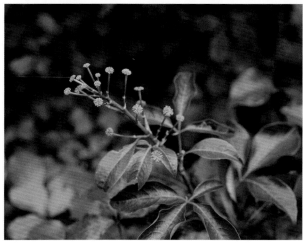

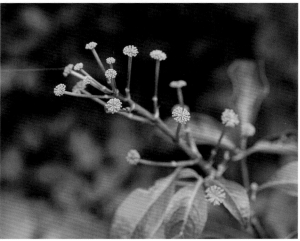

【形态特征】灌木。枝软弱铺散，常依持他物上升，老枝灰白色，新枝黄棕色，疏生下向刺。叶有 3 小叶；小叶片纸质，稀膜质，椭圆状卵形至椭圆状长圆形，稀倒卵形，边缘有细锯齿或钝齿。伞形花序多数组成顶生复伞形花序或圆锥花序，有花多数；花黄绿色；萼无毛，边缘有三角形小齿；花瓣 5，三角状卵形，开花时反曲；雄蕊 5。果实扁球形，黑色。花期 8~11 月，果期 9~12 月。

【适宜生境】生于海拔 3200m 以下的村落、山坡路旁、林缘和灌丛。

【资源状况】广泛分布于横断山三江并流区。常见。

【入药部位】根、叶、全株（三加皮）。

【功能主治】清热解毒，祛风利湿，舒筋活血。用于感冒高热，咳痰带血，风湿性关节炎，黄疸，带下病，尿路结石，跌打损伤，疖肿疮疡。

楤 木

刺龙袍、百鸟不落、刺椿头

Aralia chinensis L.

【标本采集号】5333241812051252LY

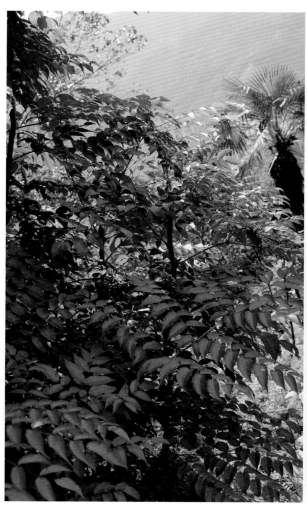
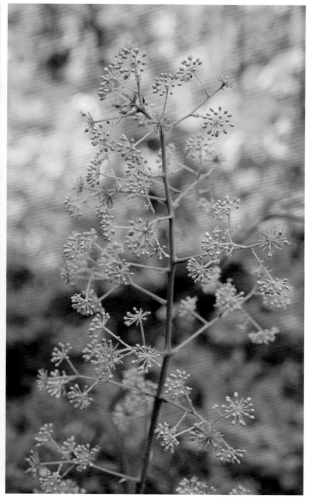

【形态特征】灌木或乔木。树皮灰色，疏生粗壮直刺；小枝通常淡灰棕色，有黄棕色绒毛，疏生细刺。叶为羽状复叶；托叶与叶柄基部合生，耳廓形；小叶片纸质至薄革质，卵形、阔卵形或长卵形，边缘有锯齿。圆锥花序大，密生淡黄棕色或灰色短柔毛；伞形花序有花多数；苞片锥形，外面有毛；花白色，芳香；花瓣卵状三角形；雄蕊5。果实球形，黑色。花期7~9月，果期9~12月。

【适宜生境】生于海拔400~2700m的森林、灌丛或林缘路边。

【资源状况】分布于香格里拉、德钦、维西、贡山、福贡、玉龙等地。偶见。

【入药部位】根皮、茎皮（楤木）。

【功能主治】祛风湿，利小便，散瘀血，消肿毒。用于风湿关节痛，肾炎水肿，肝硬化，臌胀，肝炎，胃痛，淋浊，血崩，跌打损伤，瘰疬，痈肿。

西南楤木　川西楤木、西南羽叶参、魏氏五加
Aralia wilsonii Harms

【标本采集号】5329320391

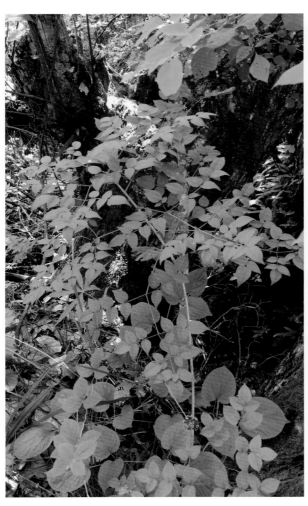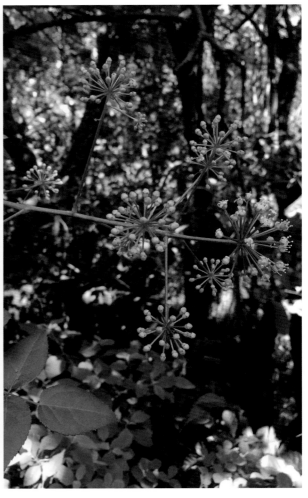

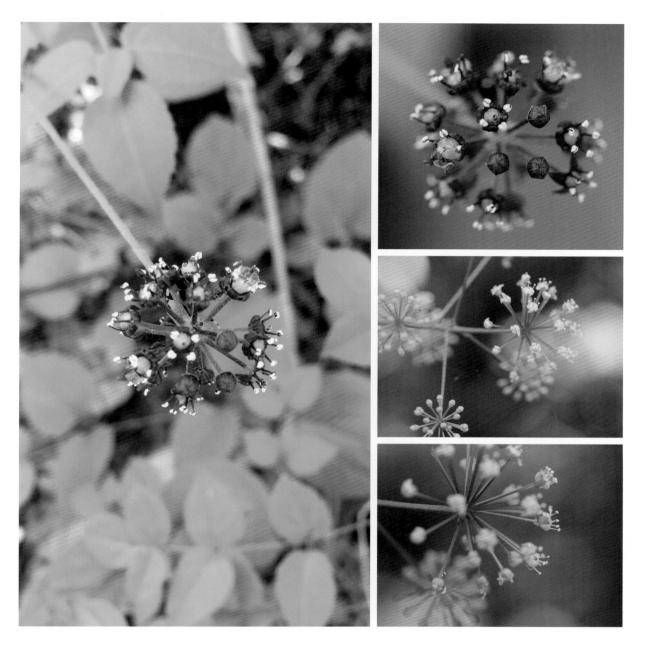

【**形态特征**】灌木。叶为二回羽状复叶；小叶片纸质至革质，卵状长圆形至卵状披针形，边缘有不整齐的锐尖细锯齿或重锯齿。圆锥花序稀疏，分枝总状或几伞状排列；伞形花序，有花多数；苞片三角状卵形；小苞片卵形；萼无毛，边缘有 5 个卵形的钝齿；花瓣卵状三角形。果实球形，有棱。花期 7 月，果期 9~10 月。

【**适宜生境**】生于海拔 2500~2700m 的丛林中。

【**资源状况**】分布于玉龙。偶见。

【**入药部位**】根。

【**功能主治**】祛风除湿，补中益气。用于体虚自汗，老年性慢性咳嗽，老年性支气管炎咳喘，风湿性心脏病。

云南龙眼独活 大九股牛、珠钱草、松香疳药
Aralia yunnanensis Franch.

【标本采集号】5334210649

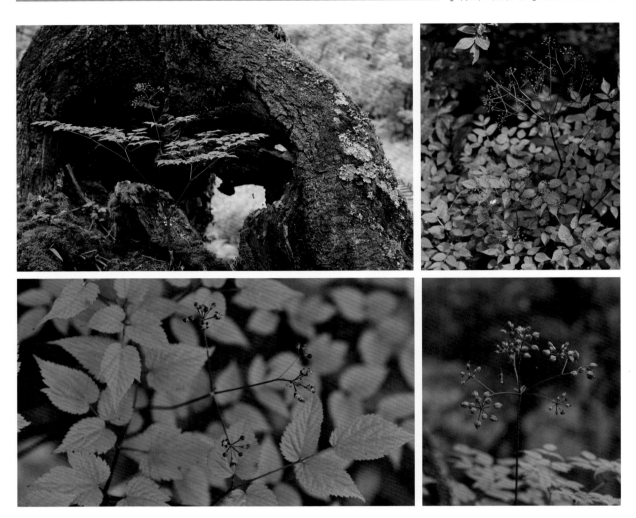

【形态特征】草本。根纺锤形；地上茎有纵纹。叶三角形，茎上部为二回羽状复叶，下部为三回羽状复叶；托叶和叶柄基部合生，叶状，边缘有缝状毛或无毛；羽片有 3 小叶，小叶片纸质，卵形至长卵形，下面灰白色，沿脉密生白色刺毛，边缘有细锯齿。圆锥花序伞房状，顶生及腋生，基部有叶状总苞；伞形花序有多花；苞片线状披针形；花梗有糠屑状毛；萼无毛，边缘有 5 个三角形尖齿；花瓣 5，卵状三角形；雄蕊 5；花柱离生。果实球形。花期 6~8 月，果期 8~10 月。

【适宜生境】生于海拔 1900~2800m 的森林下和山坡上。

【资源状况】分布于玉龙等地。偶见。

【入药部位】根（草独活）。

【功能主治】发散风寒，健脾利水，舒筋活血，截疟。用于风寒感冒，咳嗽，脾虚水肿，小儿疳积，胸胁疼痛，跌打肿痛，风湿疼痛，腰痛，骨折，月经不调，外伤出血，疟疾。

罗 伞　空壳洞、掌叶木、鸭脚罗伞

Brassaiopsis glomerulata (Bl.) Regel

【标本采集号】5329290473

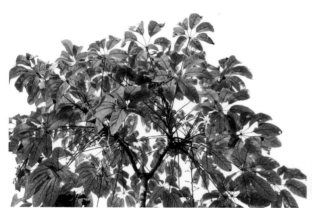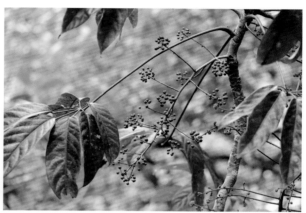

【形态特征】灌木或乔木。上部的枝有刺，新枝有红锈色绒毛。叶为二回或三回羽状复叶；小叶片纸质至薄革质，椭圆形至阔披针形或卵状长圆形，幼时两面均疏生红锈色星状绒毛，边缘全缘或疏生细锯齿。圆锥花序大；伞形花序有花多数；花白色，芳香；萼筒短，有红锈色绒毛；花瓣5，卵状三角形；雄蕊5。果实阔扁球形或球形，紫黑色。花期7~9月，果期9~12月。

【适宜生境】生于海拔2700m以下的森林、灌丛或林缘路边。

【资源状况】分布于贡山、泸水、福贡等地。偶见。

【入药部位】树皮、根、叶（鸭脚罗伞）。

【功能主治】祛风除湿，活血散瘀。用于风湿骨痛，跌打扭伤，腰肌劳损。

常春藤　追风藤、上天龙、扒岩枫

Hedera nepalensis K. Koch var. *sinensis* (Tobl.) Rehd.

【标本采集号】5329290031

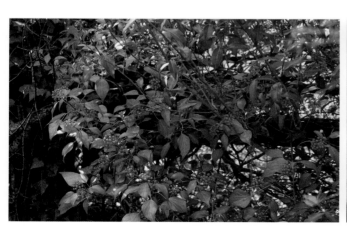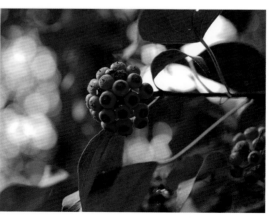

【形态特征】常绿攀缘灌木。有气生根；一年生枝疏生锈色鳞片。叶片革质，在不育枝上通常为三角状卵形或三角状长圆形，花枝上的叶片通常为椭圆状卵形至椭圆状披针形，边缘全缘或 3 裂。伞形花序；花淡黄白色或淡绿白色，芳香；萼密生棕色鳞片；花瓣三角状卵形，外有鳞片；雄蕊 5，花药紫色。果实球形，红色或黄色。花期 9~11 月，果期翌年 3~5 月。

【适宜生境】生于海拔数十米至 3500m 的林缘树木、林下路旁、岩石和房屋墙壁上。

【资源状况】分布于香格里拉、兰坪等地，广泛栽培。常见。

【入药部位】全草、叶（常春藤）、果（常春藤子）。

【功能主治】全草：舒筋活络，祛风除湿，消炎。用于跌打损伤，关节炎，肝炎。叶：祛风利湿，平肝，清热解毒。用于风湿性关节炎，肝炎，头晕，口眼歪斜，目翳，痈疽肿痛，衄血。果：补肝肾，强腰膝，行气止痛。用于体虚羸弱，腰膝酸软，血痹，脘腹冷痛。

掌叶梁王茶 羊毛金刚山槟榔、白鸡骨头树、金刚树

Nothopanax delavayi (Franch.) Harms ex Diels

【标本采集号】533324180918908LY

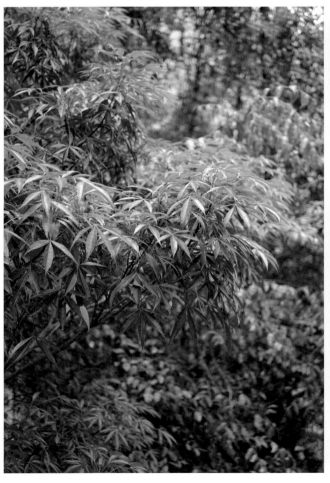
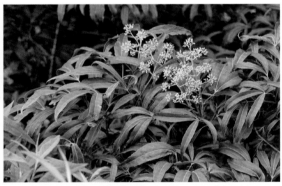
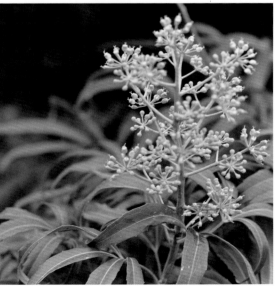

【形态特征】灌木。叶为掌状复叶，稀单叶；小叶片 3~5，叶片倒卵状椭圆形或椭圆形，边缘疏生钝齿或近全缘。圆锥花序顶生；伞形花序，有花多朵；花梗有关节；花白色；萼无毛，边缘有 5 个三角形小齿；花瓣 5，三角状卵形；雄蕊 5。果实球形，有宿存花柱。花期 9~10 月，果期 12 月至翌年 1 月。

【适宜生境】生于海拔 1600~2500m 的森林或灌木丛中。

【资源状况】分布于维西、兰坪、玉龙等地。偶见。

【入药部位】全草、根（良旺茶）。

【功能主治】清热解毒，祛风除湿，健脾消食，理气止痛。用于咽喉热痛，消化不良，月经不调，跌打损伤，风湿腰腿痛。

异叶梁王茶
闷头黄、阔叶梁王茶、三叶枫
Nothopanax davidii (Franch.) Harms ex Diels

【标本采集号】5329290573

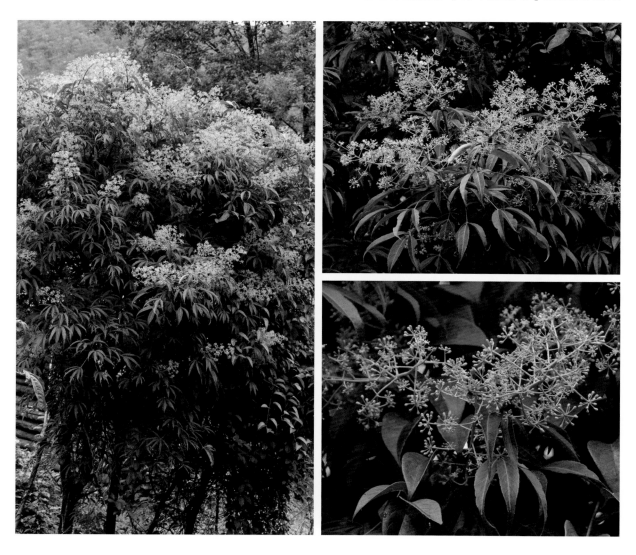

【形态特征】灌木或乔木。叶为单叶；叶片薄革质至厚革质，长圆状卵形至长圆状披针形，或三角形至卵状三角形，不分裂，掌状 2~3 浅裂或深裂，边缘疏生细锯齿，有时为锐尖锯齿。圆锥花序顶生；伞形花序，有花 10 余朵；花梗有关节；花白色或淡黄色，芳香；花瓣三角状卵形；雄蕊 5。果实球形，侧扁，黑色。花期 6~8 月，果期 9~11 月。

【适宜生境】生于海拔 2500~3000m 的疏林或阳性灌木林中、林缘、路边和岩石山上。

【资源状况】分布于德钦、贡山、泸水等地。偶见。

【入药部位】根皮（树五加）。

【功能主治】祛风湿，通经止痛，生津止渴。用于月经不调，风湿关节痛，肩关节周围炎，跌打损伤。

珠子参 钮子七、土三七、疙瘩七
Panax japonicus (T. Ness) C. A. Meyer var. *major* (Burkill) C. Y. Wu Q. K. M. Feng

【标本采集号】533324180509142LY

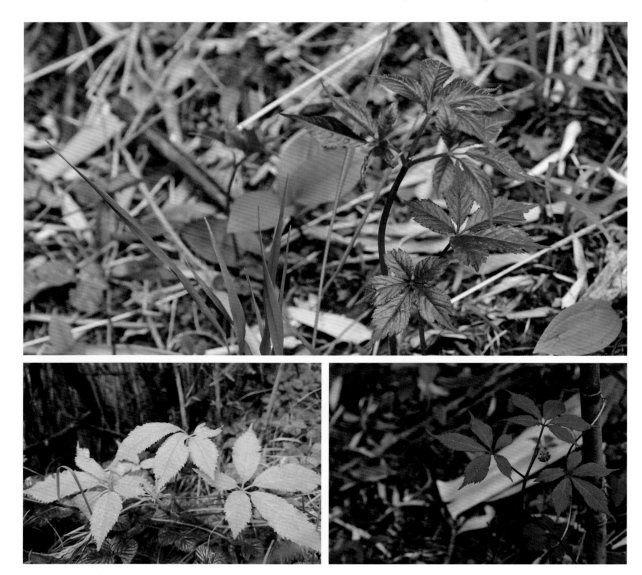

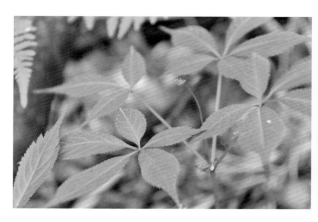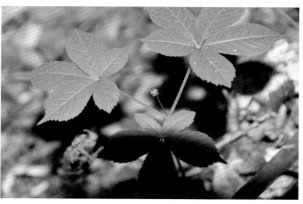

【形态特征】多年生草本。茎基极短而有少数瘤状茎痕。根块状，近于卵球状或卵状，表面灰黄色，上端具短细环纹，下部则疏生横长皮孔。叶互生或有时对生；叶片几乎条形或宽大为卵圆形；叶片纸质而较大，几乎全缘。花单生于主茎及侧枝顶端；花冠辐状而近于5全裂，淡蓝色或蓝紫色。蒴果上位部分短圆锥状，下位部分倒圆锥状。花、果期7~10月。

【适宜生境】生于海拔1200~3300m的山地灌丛中。

【资源状况】分布于香格里拉、德钦、玉龙等地。少见。

【入药部位】根茎（鸡腰参）。

【功能主治】补肺，养阴，活络，止血。用于跌打损伤，外伤出血，腰腿痛，月经不调，便血，气血双亏，虚劳咳嗽。

三　七 田七、参三七、汉三七
Panax pseudo-ginseng Wall. var. *notoginseng* (Burkill) Hoo & Tseng

【标本采集号】2353290851

【形态特征】草本。根状茎短，竹鞭状，肉质根圆柱形。地上茎单生，有纵纹，无毛，基部有宿存鳞片。叶为掌状复叶，4枚轮生于茎顶；小叶片3~4，小叶片长圆形至倒卵状长圆形，两面脉上均有刚毛，托叶卵形或披针形，伞形花序有80~100朵或更多的花，花梗被微柔毛。花小，黄绿色；萼杯状，雄花的萼为陀螺形，边缘有齿；花瓣5；雄蕊5。果扁球状肾形，成熟后为鲜红色。花期7~8月，果期8~10月。

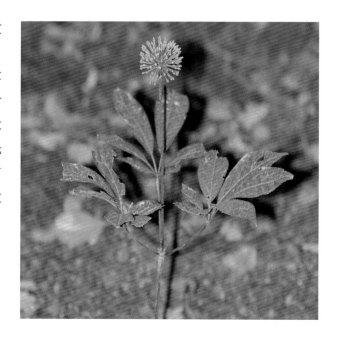

【适宜生境】生于海拔 400~1800m 的森林下或山坡上人工阴棚下。

【资源状况】栽培于玉龙。

【入药部位】块根、叶、花（三七）。

【功能主治】块根：散瘀止血，消肿定痛。用于咯血，吐血，衄血，便血，崩漏，外伤出血，胸腹刺痛，跌扑损伤。叶：止血，消肿，止痛。用于衄血，便血，外伤出血，疮痈肿毒。花：清热平肝，降压。用于高血压，头晕，目眩，耳鸣，急性咽喉炎。

羽叶三七
羽叶竹节参、竹根七、黄连三七
Panax pseudoginseng Wall. var. *bipinnatifidus* (Seem.) Li

【标本采集号】5334210836

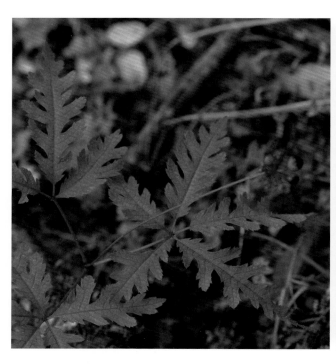
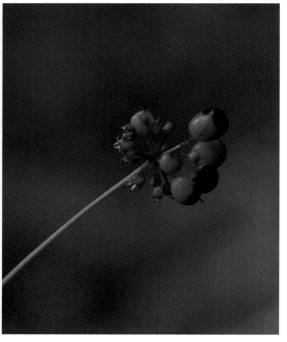

【形态特征】草本。根状茎竹鞭状或串珠状，稀为典型竹鞭状，也有竹鞭状及串珠状的混合型。叶偶有托叶残存，小叶片长圆形，二回羽状深裂，中央小叶片阔椭圆形、边缘有细锯齿、重锯齿或缺刻状锯齿，脉上疏生刚毛。伞形花序单个顶生。花小，黄绿色；萼杯状，雄花的萼为陀螺形，边缘有齿；花瓣 5；雄蕊 5。花期 7 月，果期 8~9 月。

【适宜生境】生于海拔 1200~4000m 的森林下或灌丛草坡中。

【资源状况】分布于香格里拉。偶见。

【入药部位】根茎（珠子参）。

【功能主治】补肺，养阴，活络，止血。用于气阴双亏，烦热口渴，虚劳咳嗽，跌扑损伤，关节疼痛，咯血，吐血，外伤出血。

大叶三七
竹节人参、钮子七、扣子七

Panax pseudoginseng Wall. var. *japonicus* (C. A. Mey.) Hoo et Tseng

【标本采集号】5329320392

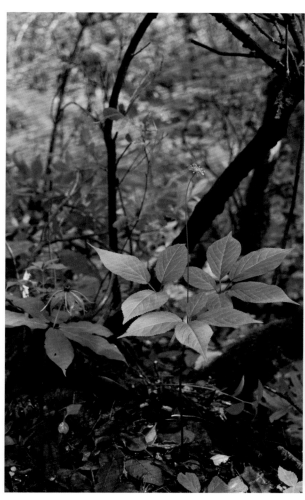
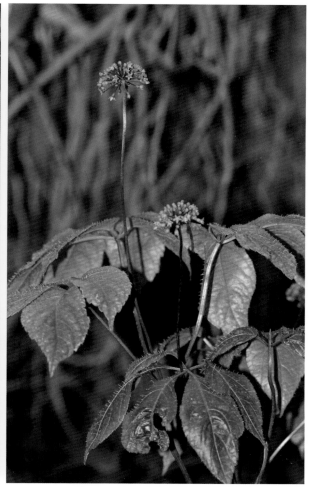

【形态特征】草本。根状茎竹鞭状或串珠状，或兼有竹鞭状和串珠状，横生。中央小叶片阔椭圆形、椭圆形、椭圆状卵形至倒卵状椭圆形，稀长圆形或椭圆状长圆形，边缘有细锯齿、重锯齿或缺刻状锯齿，上面脉上无毛或疏生刚毛，下面无毛或脉上疏生刚毛或密生柔毛。伞形花序单个顶生，有花 20~50 朵；花黄绿色；萼杯状，雄花的萼为陀螺形，边缘有齿；花瓣 5；雄蕊 5。

【适宜生境】生于海拔 1200~4000m 的森林下或灌丛草坡中。

【资源状况】分布于德钦、维西、玉龙等地。少见。

【入药部位】根茎（珠儿参）。

【功能主治】补肺，养阴，活络，止血。用于气阴双亏，烦热口渴，虚劳咳嗽，跌扑损伤，关节疼痛，咯血，吐血，外伤出血。

穗序鹅掌柴 大五加皮、假通脱木、大加皮
Schefflera delavayi (Franch.) Harms ex Diels

【标本采集号】533324180911835LY

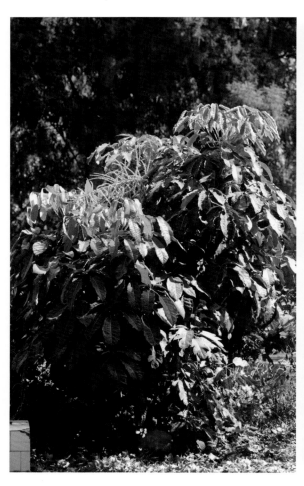
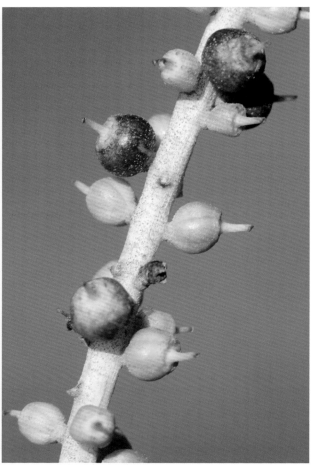

【形态特征】乔木或灌木。小枝粗壮，幼时密生黄棕色星状绒毛，不久毛即脱净；髓白色，薄片状。小叶片纸质至薄革质，稀革质，形状变化大，椭圆状长圆形，下面密生灰白色或黄棕色星状绒毛，边缘全缘或疏生牙齿，有时有不规则缺刻或羽状分裂。花无梗，密集成穗状花序或圆锥花序；苞片及小苞片均密生星状绒毛；花白色；花瓣三角状卵形，无毛。果实球形，紫黑色。花期 10~11 月，果期翌年 1 月。

【适宜生境】生于海拔 600~3100m 山谷溪边的常绿阔叶林中、阴湿的林缘或疏林。

【资源状况】分布于福贡、玉龙等地。偶见。

【入药部位】根、茎（大泡通）。

【功能主治】祛风活络，补肝肾，强筋骨。用于骨折，扭挫伤，腰肌劳损，风湿关节痛，肾虚腰痛，跌打损伤恢复期。

鹅掌柴

公母树、五指通、伞托树

Schefflera octophylla (Lour.) Harms

【标本采集号】5329290149

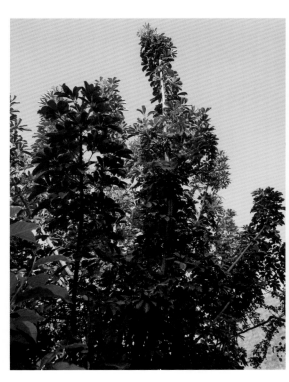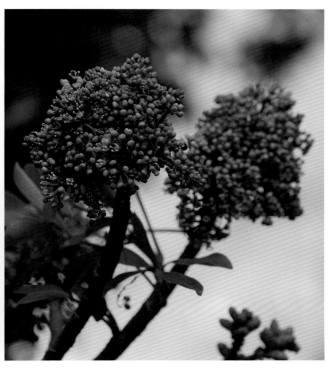

【形态特征】乔木或灌木。小枝粗壮，干时有皱纹，幼时密生星状短柔毛。小叶片纸质至革质，椭圆形、长圆状椭圆形或倒卵状椭圆形，幼时密生星状短柔毛。圆锥花序顶生；分枝斜生，有总状排列的伞形花序；小苞片小，宿存；花白色；花瓣开花时反曲，无毛；雄蕊 5~6。果实球形，黑色。花期 11~12 月，果期 12 月。

【适宜生境】生于海拔 100~2100m 的常绿阔叶林中，有时也生于阳坡上。

【资源状况】分布于泸水等地。偶见。

【入药部位】树皮（鸭脚木皮）、根（鸭脚木根）、根皮（鸭脚木皮）、叶（鸭脚木叶）。

【功能主治】根皮、树皮：发汗解表，祛风除湿，舒筋活络。用于感冒发热，咽喉疼痛，风湿关节痛，跌打损伤，骨折。叶：止痛，接骨，止血，消肿。用于风湿骨痛，跌打肿痛，骨折，刀伤，烧伤。根：用于热病瘰气，妇女瘰麻夹经，跌打损伤，肿痛。

伞形科

白 芷

香大活、走马芹、狼山芹

Angelica dahurica (Fisch. ex Hoffm.) Benth. et Hook. f. ex Franch. et Sav. cv. *Hangbaizhi*

【标本采集号】5329320393

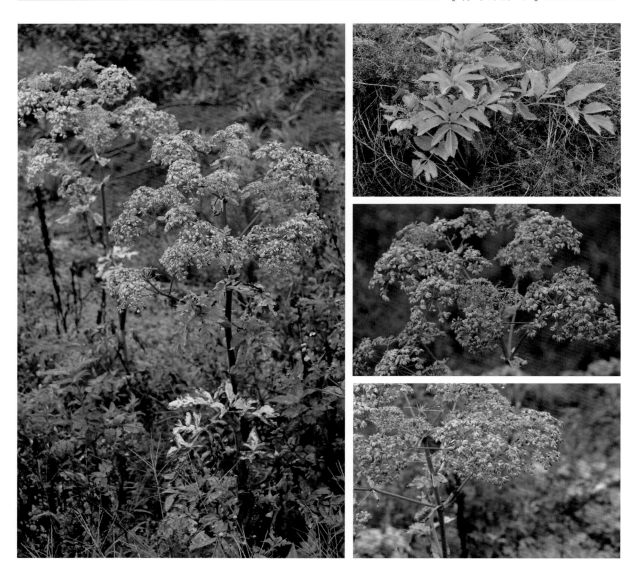

【形态特征】多年生高大草本。根有浓烈气味。茎中空，有沟纹。基生叶一回羽状分裂；茎上部叶二至三回羽状分裂，叶为卵形至三角形，下部为囊状膨大的膜质叶鞘；边缘有白色软骨质粗锯齿，基部沿叶轴下延成翅状；花序下方的叶简化成囊状叶鞘，外面无毛。复伞形花序，小总苞片线状披针形，膜质；花白色，花瓣倒卵形。果实长圆形至卵圆形，黄棕色，侧棱翅状。花期 7~8 月，果期 8~9 月。

【适宜生境】生于海拔 200~1500m 的林下、林缘、溪旁、灌丛及山谷草地。

【资源状况】栽培于德钦。

【入药部位】根（东北大活）。

【功能主治】消炎，止血，愈疮。用于炎症，溃疡，疮疖，外伤出血。

当　归　*秦归、岷归、云归*

Angelica sinensis (Oliv.) Diels

【标本采集号】5333241904291406LY

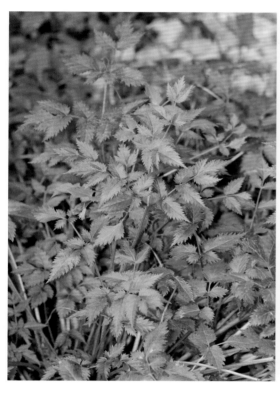 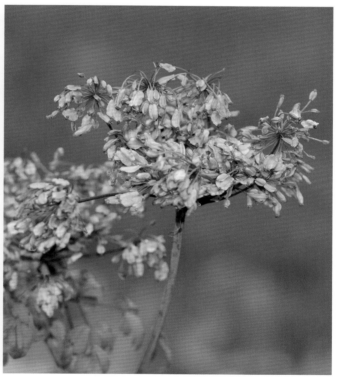

【形态特征】多年生草本。有多数肉质须根，有浓郁香气。茎有纵深沟纹，无毛。叶三出式二至三回羽状分裂，叶柄基部膨大成鞘；基生叶及茎下部叶轮廓为卵形，小叶片 3 对，边缘有缺刻状锯齿，叶下表面及边缘被稀疏的乳头状白色细毛；茎上部叶简化成囊状的鞘和羽状分裂的叶片。复伞形花序，密生细柔毛，花白色。双悬果椭圆形或扁圆形，侧棱具翅，翅边淡紫色。花期 6~7 月，果期 7~8 月。

【适宜生境】生于海拔 1500~3000m 的各种生境。

【资源状况】分布于德钦、玉龙等地。常见。

【入药部位】根（当归）。

【功能主治】补血，活血，调血，润燥，滑肠。用于月经不调，贫血，经闭，通经，崩漏，产后腹痛，血虚肠燥便秘，跌打损伤，痈疽疮，小儿麻痹后遗症，脱发。

川滇柴胡

飘带草、金柴胡、麦门冬叶柴胡

Bupleurum candollei Wall. ex DC.

【标本采集号】5329290537

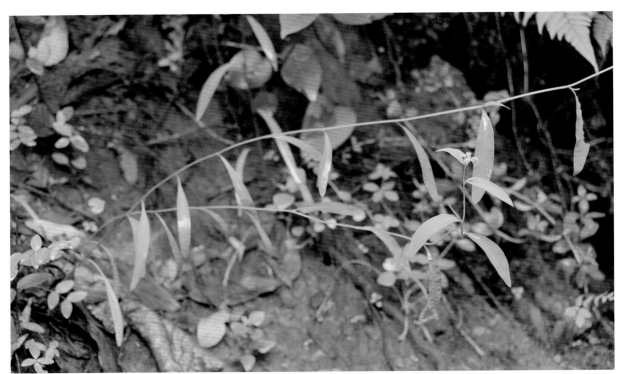

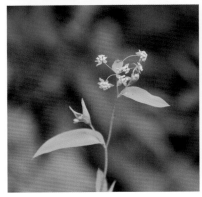
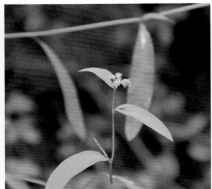
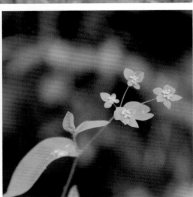

【形态特征】多年生草本。茎基部和枝基部坚硬。叶质薄，表面绿色，背面灰白绿色；基生叶和茎下部叶线状披针形或长椭圆形，有小突尖头；茎中部叶长圆形；茎上部叶较短，长圆形，或倒狭卵形。复伞形花序顶生和腋生；花瓣淡黄色，上部内折后成扁圆形，舌片小方形，顶端 2 裂。果棕褐色，圆柱形，棱近狭翼状。花期 7~8 月，果期 9~10 月。

【适宜生境】生于海拔 1900~2900m 的山坡草地及疏林中。

【资源状况】分布于德钦、贡山、福贡、兰坪、玉龙等地。偶见。

【入药部位】全草（飘带草）。

【功能主治】解毒消肿，祛风止痒。用于疮毒疔肿。

紫花鸭跖柴胡　小柴胡、宽苞柴胡
***Bupleurum commelynoideum* de Boissieu**

【标本采集号】5334210879

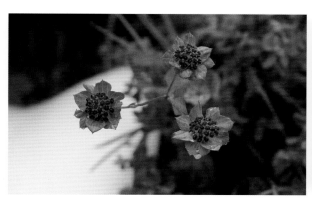
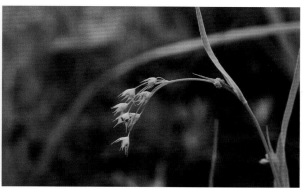

【形态特征】多年生草本。数茎绿色，有细纵条纹。基部叶线形，抱茎；茎中部叶卵状披针形，边缘白膜质。伞形花序单生于枝顶；总苞片早落；小伞形花序美丽；小总苞片 7~9，二轮排列，背面多带粉紫蓝色；花瓣背面紫色，边缘鲜黄，腹面紫色或黄色，内卷，舌片梯形，深紫色。果实短圆柱形，棱条色淡。花期 8~9 月，果期 9~10 月。

【适宜生境】生于海拔 3000~4320m 的山顶或高山草地、山坡草丛中。

【资源状况】分布于香格里拉等地。偶见。

【入药部位】根（柴胡）。

【功能主治】疏散退热，疏肝，升阳。用于感冒发热，寒热往来，疟疾，胸胁胀痛，月经不调，子宫脱垂，脱肛。

抱茎柴胡　*Bupleurum longicaule* Wall. ex DC. var. *amplexicaule* C. Y. Wu.

【标本采集号】LGD–DQ60

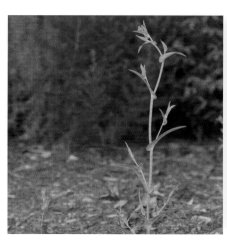
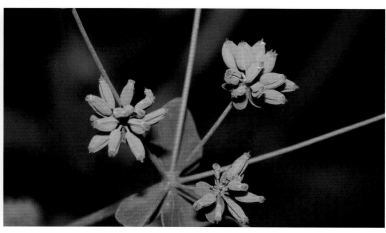

【形态特征】一年生或二年生草本。茎有细纵条纹，空心，不分枝或上部有很少的短分枝。叶稀疏；茎下部叶线形；茎中部叶长披针形，叶缘有白色细边；上部叶狭卵形至卵形，叶顶端和背部常带紫色，有突尖头。复伞形花序；苞片卵形或广卵形；小伞形花序，花瓣黄色。果实红棕色，卵圆形。花期8月，果期9月。

【适宜生境】生于海拔2700m的林下。

【资源状况】分布于德钦、维西、贡山、玉龙等地。偶见。

【入药部位】根（抱茎柴胡）。

【功能主治】解表，疏肝，消炎，解毒。用于表证发热，肝郁气滞，胸胁疼痛。

竹叶柴胡 紫柴胡、竹叶防风
Bupleurum marginatum Wall. ex DC.

【标本采集号】5329320395

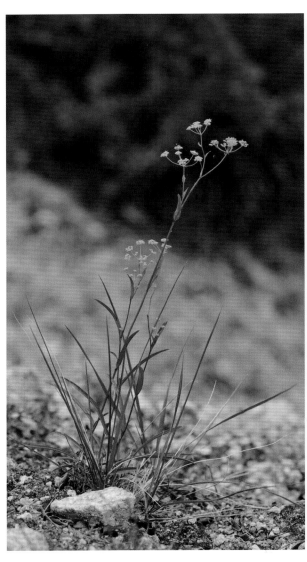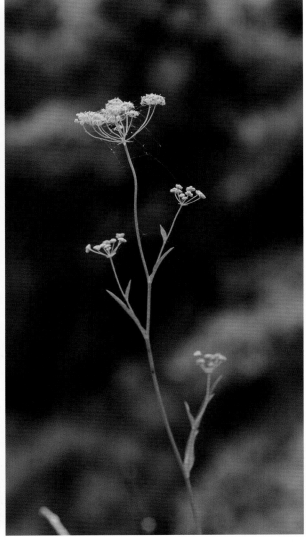

【**形态特征**】多年生高大草本。根木质化，直根发达，外皮深红棕色，纺锤形，有细纵皱纹及稀疏的小横突起。茎上有淡绿色的粗条纹，实心。叶长披针形或线形，鲜绿色。复伞形花序，顶生花序往往短于侧生花序；小总苞片有白色膜质边缘，小伞形花序有花（6~）8~10（~12）；花瓣浅黄色，顶端反折处较平而不凸起；小舌片较大，方形。果长圆形，棕褐色，棱狭翼状。花期 6~9 月，果期 9~11 月。

【**适宜生境**】生于海拔 750~2300m 的山坡草地或林下。

【**资源状况**】分布于香格里拉、德钦、玉龙等地。偶见。

【**入药部位**】全草（竹叶柴胡）。

【**功能主治**】解表退热，解疮毒，疏肝。

有柄柴胡 *Bupleurum petiolulatum* Franch.

【**标本采集号**】5334210557

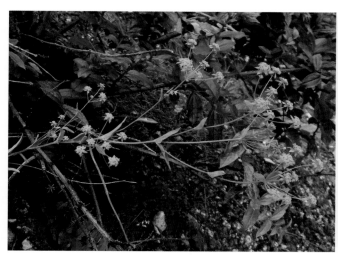
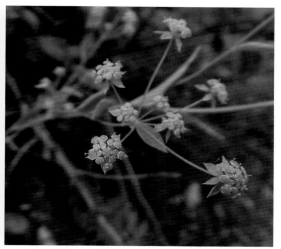

【**形态特征**】多年生草本。直根发达，深褐色。茎圆，有细纵槽纹。茎下部叶狭长披针形或长椭圆形，有细长突尖头，边缘略带红色，稍呈波状皱折；茎中、下部叶同形，但上部叶柄较短，叶片椭圆形或披针形，有细长尖头；茎顶部叶更小而同形，但无柄。复伞形花序少数，顶生和腋生；总苞片椭圆形；花瓣黄色；花柱间两边叉开，果棱色浅。花期 7~8 月，果期 8~9 月。

【**适宜生境**】生于海拔 2300~3400m 的高山草坡灌丛。

【**资源状况**】分布于香格里拉、德钦、维西、玉龙等地。偶见。

【**入药部位**】根（有柄柴胡）。

【**功能主治**】疏风退热，疏肝，升阳。用于感冒发热，寒热往来，疟疾，胸胁胀痛，月经不调，脱肛，阴挺。

丽江柴胡 柴胡
Bupleurum rockii Wolff

【标本采集号】5334210265

【形态特征】多年生草本。根较细长，黑褐色。茎直立，有时带紫红色，圆柱形，有细纵棱，茎上部有稀疏的短分枝。叶较厚，具红色边缘；基生叶线状长圆形；茎生叶卵状披针形；茎上部叶广卵形或近圆形，边缘紫色。复伞形花序；花瓣黄色，顶端内折处平坦。果熟时红棕色，卵形。花期7~8月，果期9~10月。

【适宜生境】生于海拔 1950~4200m 的草坡、疏林下。

【资源状况】分布于香格里拉、德钦、维西、玉龙等地。偶见。

【入药部位】根（丽江柴胡）。

【功能主治】疏风退热，疏肝，升阳。用于感冒发热，寒热往来，疟疾，胸胁胀痛，月经不调，脱肛，阴挺。

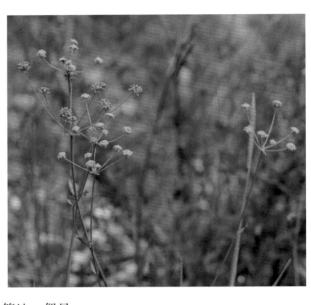

云南柴胡 竹柴胡、飘带草
Bupleurum yunnanense Franch.

【标本采集号】3229010569

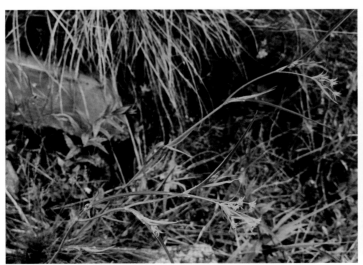

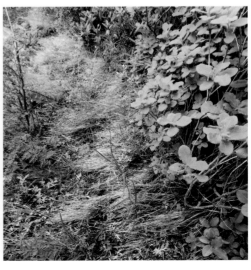

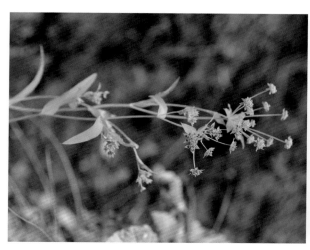
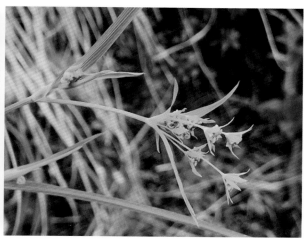

【形态特征】多年生纤细草本。直根膨大，略呈纺锤形。茎单一或数茎，细瘦，上有细条纹。叶薄，
茎下部叶线形；茎中、上部叶狭披针形或披针形。复伞形花序除顶生外，侧生的1~2个；
小伞形花序有花8~14；花瓣紫黑色，很少黄带紫色的，顶端内折，中肋凸出，舌片
梯形；花柱基紫黑色。果长圆形，棱狭翼状，每棱槽油管3，合生面4。花期7~8月，
果期8~9月。

【适宜生境】生于海拔2500~3800m的山坡上。

【资源状况】分布于玉龙。偶见。

【入药部位】全草（云南柴胡）。

【功能主治】解表，发汗。用于寒热往来，胸胁痛，月经不调。

田葛缕子 抽麻苔、狗英子、山小茴
Carum buriaticum Turcz.

【标本采集号】5334210273

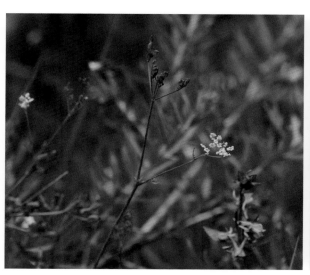
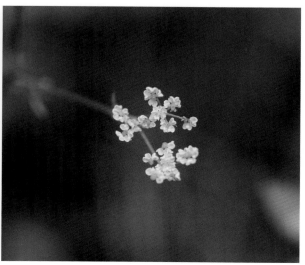

【形态特征】多年生草本。根圆柱形。茎单生，基部有叶鞘纤维残留物。叶片轮廓长圆状卵形或披针形，三至四回羽状分裂，末回裂片线形；茎上部叶通常二回羽状分裂，末回裂片细线形。总苞片 2~4，线形或线状披针形；小伞形花序有花 10~30，无萼齿；花瓣白色。果实长卵形。花、果期 5~10 月。

【适宜生境】生于田边、路旁、河岸、林下及山地草丛中。

【资源状况】分布于香格里拉等地。偶见。

【入药部位】根、果（田黄蒿）。

【功能主治】祛风，行气散寒，消食健胃，镇吐，驱虫。用于胃痛腹痛，杀虫。

细葛缕子 *Carum carvi* L. f. *gracile* (Lindl.) Wolff

【标本采集号】LGD-XGLL44

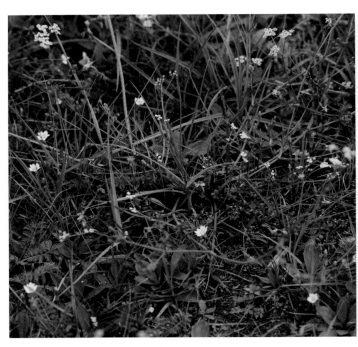
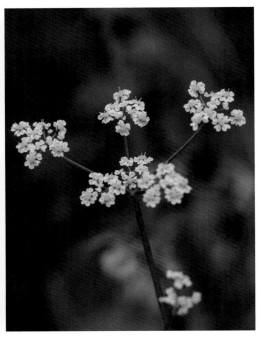

【形态特征】多年生草本，植株纤细。茎单生，有叶鞘纤维残留物。叶小，叶片轮廓长圆状卵形或披针形，二回羽状分裂。总苞片 2~4，线形或线状披针形；小伞形花序有花 4~8；花瓣粉红色。果实长卵形。花、果期 5~10 月。

【适宜生境】生于海拔 1800~3350m 的坡地草丛及高山草甸中。

【资源状况】分布于香格里拉等地。偶见。

【入药部位】种子（细葛缕子）。

【功能主治】祛风，健胃。用于胃痛、腹痛。

草甸阿魏 *Ferula kingdon-wardii* Wolff

【标本采集号】5334210300

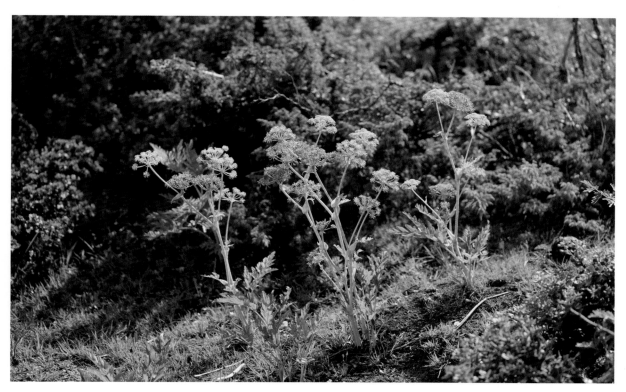

【形态特征】多年生草本，植株高大粗壮。根颈粗，根上部有环纹、褐色。茎髓部充实，下部条纹突起呈浅沟状。基生叶具长柄，基部具叶鞘，抱茎；叶片轮廓为阔三角状卵形，三回羽状分裂，下部羽片具柄，末回裂片长卵形或阔卵形，边缘具不整齐缺刻状粗锯齿，基部锯齿呈裂片状。复伞形花序顶生和腋生，每小伞形花序有花

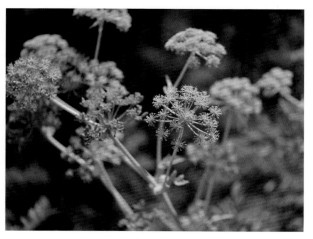

12~20；花瓣黄色。果实背棱十分突起，侧棱呈狭翅状。花期 8 月，果期 9~10 月。

【适宜生境】生于海拔 2700~3200m 的草坡和岩石缝中。

【资源状况】分布于香格里拉、德钦、玉龙等地。偶见。

【入药部位】树脂（草甸阿魏）。

【功能主治】散寒，祛风，益阳，化食，杀虫，止痛。用于寒证，"龙"病，"培根"病，以及"龙"病、"培根"病合并症，癥病，胃腹冷痛，腹胀，痞块，虫积。

茴 香 <small>小茴香、怀香、西小茴</small>
Foeniculum vulgare Mill.

【标本采集号】5334210899

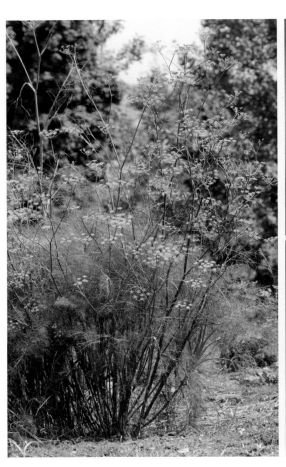 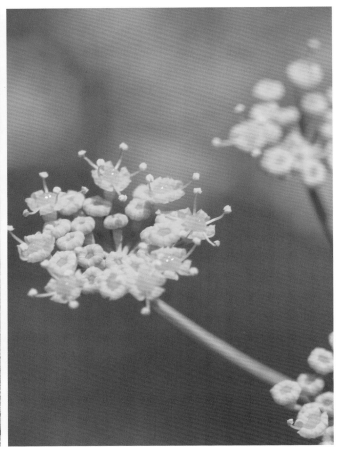

【形态特征】多年生草本，具香气。下部的茎生叶柄长，中部或上部的叶柄部分或全部成鞘状，叶鞘边缘膜质；叶片为阔三角形，四至五回羽状全裂。复伞形花序，小伞形花序有花多朵；花瓣黄色，倒卵形或近倒卵圆形，先端有内折的小舌片。双悬果卵状长圆形，黄绿色；分果椭圆形。花期 6~9 月，果期 9~10 月。

【适宜生境】生于各种生境。

【资源状况】栽培于玉龙等地。

【入药部位】果、根、叶、全草（小茴香）。

【功能主治】果：散寒止痛，理气和胃。用于寒疝腹痛，睾丸偏坠，痛经、脘腹胀痛，食少吐泻，水疝。根：温肾和中，行气止痛。用于寒疝腹痛，风湿关节痛，胃寒腹痛。叶：祛风，顺气止痛。用于疬气，痈肿，疝气。全草：用于小儿麻疹发热，疹出不透，呕逆食少，慢性附件炎，气滞腹胀，腰部冷痛。

白亮独活

骚独活、滇独活、朱噶尔

Heracleum candicans Wall. ex DC.

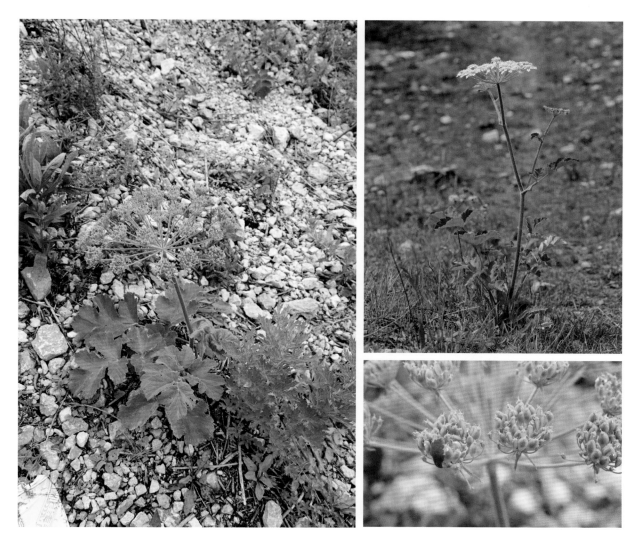

【形态特征】多年生草本，全体密被白绒毛或柔毛。根圆柱形。茎直立，中空、有棱槽。叶片轮廓为宽卵形或长椭圆形，羽状分裂，下表面密被灰白色软毛或绒毛；茎上部叶有宽展的叶鞘。复伞形花序；总苞片、小总苞片线形。花白色；花瓣二型。果实倒卵形，背部极扁平，分生果的棱槽中各具1条油管，合生面油管2条。花期5~6月，果期9~10月。

【适宜生境】生于海拔1900~4200m的山坡、林下、路边。

【资源状况】分布于香格里拉、德钦、维西、贡山、玉龙等地。偶见。

【入药部位】根（白独活）。

【功能主治】祛风除湿，止痛。用于风寒头痛，风湿关节痛。

短毛独活 老山芹、小法罗海、山毛羌
Heracleum moellendorffii Hance

【标本采集号】5334210861

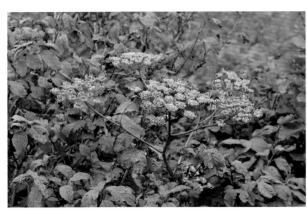 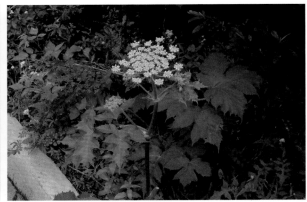

【形态特征】多年生草本。根圆锥形，多分歧。茎直立，有棱槽。叶有柄，叶片广卵形，薄膜质，三出式分裂，裂片边缘具粗大的锯齿；茎上部叶有显著宽展的叶鞘。复伞形花序顶生和侧生；总苞片少数，线状披针形；小总苞片 5~10，披针形；花瓣白色，二型；花柱基短圆锥形，花柱叉开。分生果圆状倒卵形，有稀疏的柔毛。花期 7 月，果期 8~10 月。

【适宜生境】生于海拔 2000~3500m 阴坡山沟旁、林缘或草甸。

【资源状况】分布于香格里拉等地。偶见。

【入药部位】根（牛尾独活）。

【功能主治】祛风除湿，通痹止痛。用于风寒湿痹，腰膝疼痛，少阴伏风头痛。

尼泊尔独活 尼泊尔四带芹
Tetrataenium nepalense (D. Don) Manden.

【标本采集号】5329320400

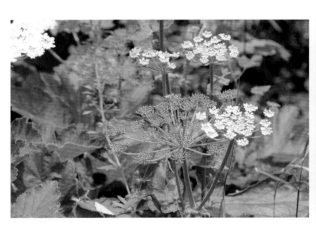 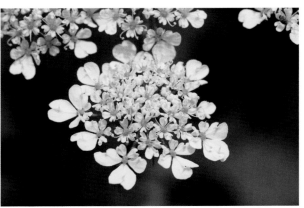

【形态特征】多年生草本。根圆柱形，分歧，淡黄白色至棕褐色。基生叶有长柄，叶柄基部有宽阔叶鞘；叶片轮廓为宽卵形，二回羽状深裂。茎生叶与基生叶相同，末回裂片卵状长圆形。复伞形花序顶生或侧生；花瓣白色，二型，外缘花瓣增大为辐射瓣。花期 7~8 月。

【适宜生境】生于海拔 2500~4000m 的山坡林下路旁。

【资源状况】分布于泸水等地。偶见。

【入药部位】根。

【功能主治】祛风除湿，通痹止痛。用于风寒湿痹，腰膝疼痛。

糙独活　野香芹、滇白芷、白芷
Heracleum scabridum Franch.

【标本采集号】3229010963

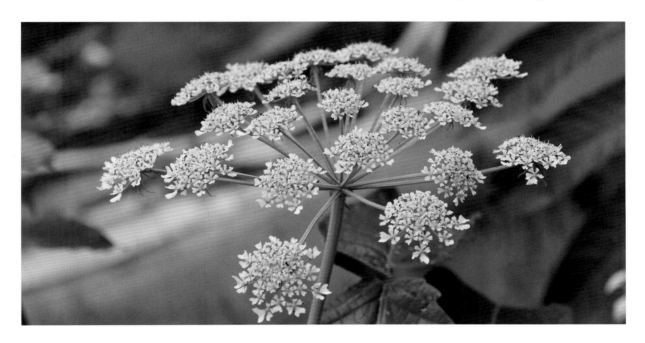

【形态特征】多年生草本，植株被有粗糙的细刺毛。根纺锤形，有香气，下部有分歧。茎中空，有纵沟纹，被有白色的刺毛。叶为卵形，二回羽状深裂；茎下部叶有柄，基部有叶鞘，边缘有锯齿，两面均被有短毛；茎上部叶与茎下部叶相似，基部有宽阔的叶鞘，密被短毛。复伞形花序顶生和侧生；总苞片 1~3，线状披针形；小总苞片 4~5。每小伞形花序有花多朵；萼齿小，线状三角形；花瓣白色，二型。分生果倒卵形或卵形。花期 5~6 月，果期 8~9 月。

【适宜生境】生于海拔 2000m 以上的高山灌木林下草丛中。

【资源状况】分布于玉龙。偶见。

【入药部位】根（滇白芷）。

【功能主治】祛风除湿，止痛。用于风湿痹病，胃寒痛，疮痈，带下病。

永宁独活 毛独活、永宁白芷
Heracleum yungningense Hand. -Mazz.

【标本采集号】5334210991

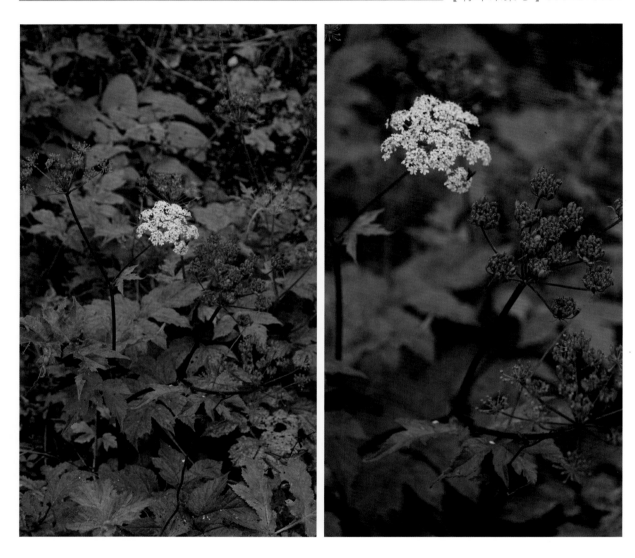

【**形态特征**】多年生草本。根长圆锥形。茎圆筒形，中空，有纵沟纹，表面有粗毛。茎下部叶被粗毛，叶片轮廓为长椭圆形，二至三回羽状分裂，边缘有锯齿；茎上部叶与基生叶相似，略小。复伞形花序顶生和侧生，花序梗被粗毛；总苞片线形，有粗毛；小总苞片少数，线形；每小伞形花序有多朵花；花瓣白色，二型。果实光滑。花期 7~8 月，果期 9~10 月。

【**适宜生境**】生于海拔约 2700m 的山坡灌木林下或溪谷旁草丛中。

【**资源状况**】分布于香格里拉、德钦、维西、玉龙等地。偶见。

【**入药部位**】根（永宁独活）。

【**功能主治**】祛风除湿，散寒止痛。用于风寒湿痹，腰膝酸痛，四肢痉挛。

归叶藁本　当归叶藁本
Ligusticum angelicifolium Franch.

【标本采集号】5333241812051234LY

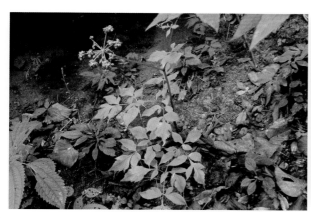
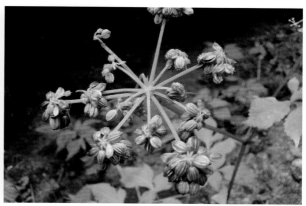

【形态特征】多年生草本。茎直立，圆柱形，中空，具条纹，多分枝。茎下部叶具长柄，基部扩大成鞘；叶片轮廓宽三角状卵形，三回三出式羽状全裂，末回羽片长圆状卵形至宽披针形，边缘锯齿状，具小尖头；序托叶极简化。复伞形花序具长梗，花序下密生黄色糙毛；小总苞片线形；花紫色。分生果背腹扁压，长圆状卵形，侧棱扩大呈翅状。花期7~8月，果期9月。

【适宜生境】生于海拔 1800~3000m 的丛林和草地。

【资源状况】分布于香格里拉、贡山、玉龙等地。偶见。

【入药部位】根（归叶藁本）。

【功能主治】止咳。用于肺热燥咳，肺虚咳嗽。

尖叶藁本　革本茱、黄茱本、西归
Ligusticum acuminatum Franch.

【标本采集号】5329320401

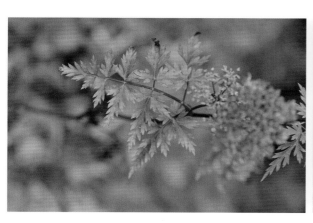
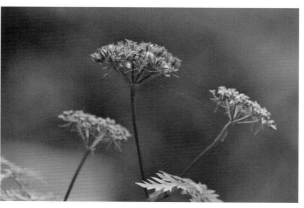

【形态特征】多年生草本。根状茎较发达，常为棕褐色。茎圆柱形，中空，具条纹，略带紫色。茎上部叶具柄，下部略扩大呈鞘状；叶片纸质，轮廓宽三角状卵形，三回羽状全裂，第一回羽片三角状卵形，第二回羽片长圆状披针形，末回羽片近卵形。复伞形花序具长梗，梗顶端密被糙毛；总苞片6，线形；小总苞片6~10，线形。分生果背腹扁压，卵形。花期7~8月，果期9~10月。

【适宜生境】生于海拔1500~3500m的林下、草地及石崖上。

【资源状况】分布于德钦、贡山、泸水、玉龙等地。偶见。

【入药部位】根（水燕本）、根茎。

【功能主治】祛风散寒，胜湿，镇痛。用于外感风寒及风寒所致的肌肉冷痛、关节疼痛。

短片藁本 川防风、动虫、矩裂藁本
Ligusticum brachylobum Franch.

【标本采集号】5333241812011064LY

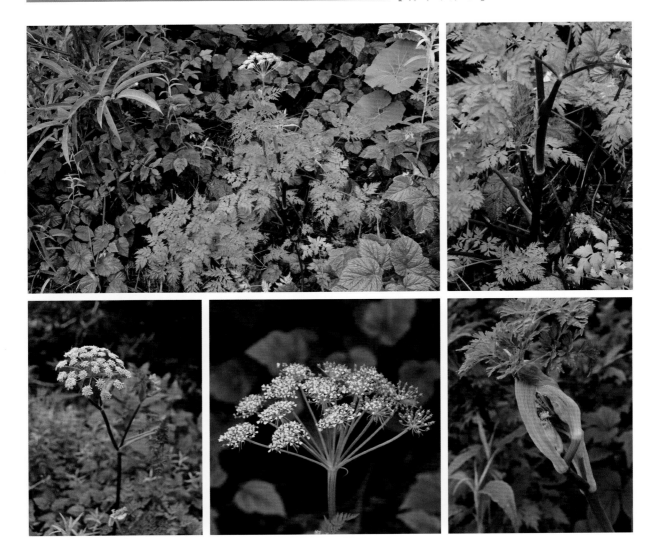

【形态特征】多年生草本，全株具微毛。根分叉；根颈密被粗硬的纤维状残留叶鞘。茎直立，多分枝，中空，具细直纵条纹。基生叶具柄，基部扩大成叶鞘；叶片轮廓三角状卵形，三至四回羽状全裂，末回裂片线形；茎生叶向上渐小，常无柄。复伞形花序顶生或侧生；总苞片 2~4，叶状；小总苞片 10~12，线形；花瓣白色，心形，先端具内折小尖头；花柱 2，向下反曲。分生果长圆形。花期 7~8 月，果期 9~10 月。

【适宜生境】生于海拔 1600~3300m 的林下、荒坡草地。

【资源状况】分布于贡山、玉龙等地。偶见。

【入药部位】根（川防风）。

【功能主治】祛风除湿，发表，镇痛。用于关节痛，外感，头痛昏眩，四肢拘挛，目赤疮疡。

川　芎
坝川芎、芎菩子、乳芎
Ligusticum chuanxiong Hort.

【标本采集号】5333241904231399LY

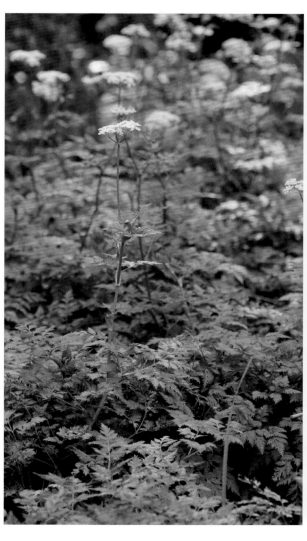
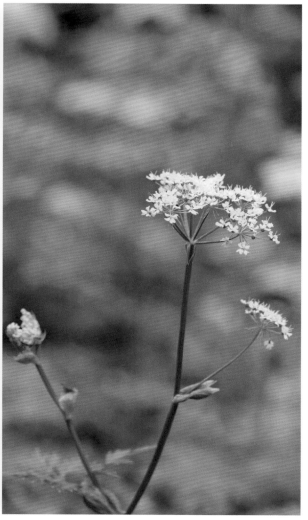

【形态特征】多年生草本。根茎发达，形成不规则的结节状拳形团块，具浓烈香气。茎具纵条纹，下部茎节膨大呈盘状（苓子）。茎下部叶具柄，基部扩大成鞘；叶片轮廓卵状三角形，三至四回三出式羽状全裂，末回裂片线状披针形至长卵形，具小尖头；茎上部叶渐简化。复伞形花序顶生或侧生；总苞片 3~6，线形；小总苞片 4~8，线形；花瓣白色，倒卵形至心形，先端具内折小尖头；花柱 2，向下反曲。幼果两侧扁压。花期 7~8 月，幼果期 9~10 月。

【适宜生境】生于肥沃、湿润、排水良好的地方。

【资源状况】多栽培于贡山、玉龙等地。

【入药部位】根（川芎）。

【功能主治】祛风止痛，活血行气。用于风寒感冒，头晕，头痛，月经不调，经闭，痛经，癥瘕腹痛，胸胁刺痛，风湿痹痛，跌打肿痛。

羽苞藁本 山芹菜、红前胡、药茴香
Ligusticum daucoides (Franch.) Franch.

【标本采集号】5329320403

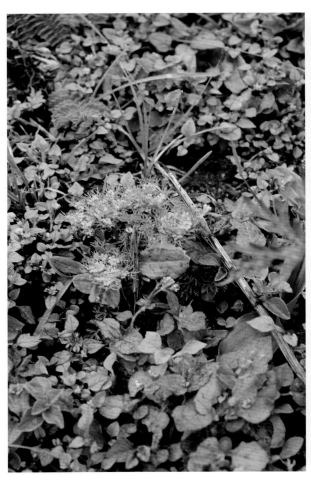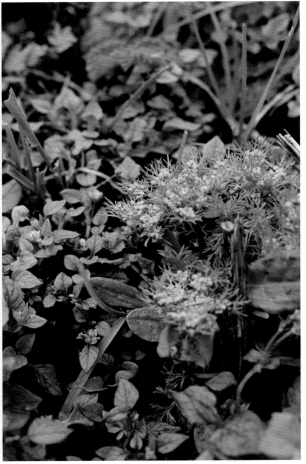

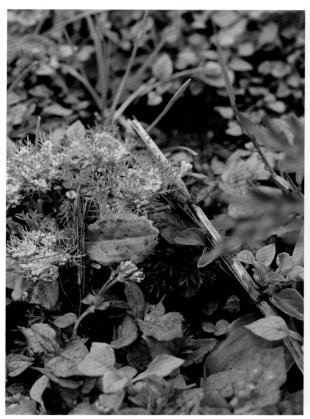
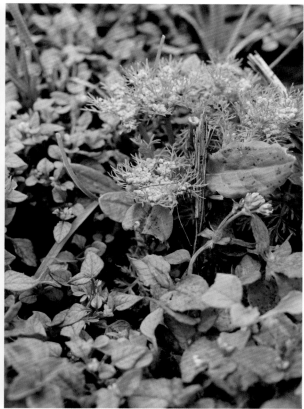

【**形态特征**】多年生草本。根颈密被纤维状枯萎
叶鞘。茎单生而具分枝，具纵沟
纹。基生叶具长柄，叶片轮廓长
圆状卵形，三至四回羽状全裂，
末回裂片线形；茎生叶叶柄全部
鞘状，叶片简化。复伞形花序；
总苞片少数，叶状，早落；小总
苞片二回羽状深裂；花瓣内面白
色，外面常呈紫色，长卵形，花
丝白色，花药青黑色；花柱2。分生
果背腹扁压，长圆形，侧棱扩大
为翅。花期7~8月，果期9~10月。

【**适宜生境**】生于海拔2500~4000m的山坡
草地。

【**资源状况**】分布于玉龙等地。偶见。

【**入药部位**】根（滇前胡）。

【**功能主治**】祛痰，止喘。用于感冒，支气管
炎，月经不调。

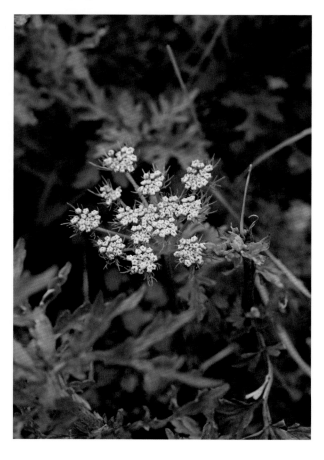

膜苞藁本 *Ligusticum oliverianum* (de Boiss.) Shan

【标本采集号】5334210876

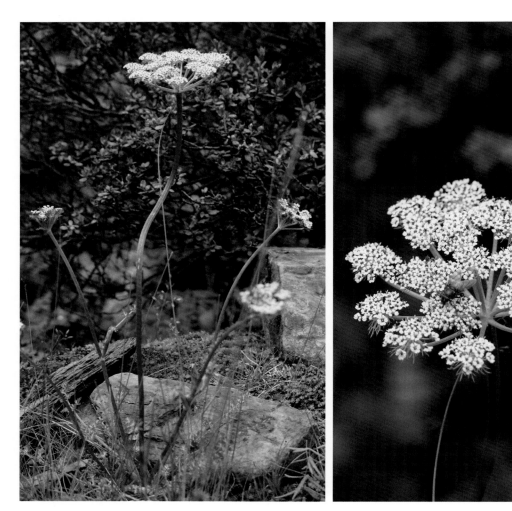

【**形态特征**】多年生草本。根颈被有纤维状残留叶鞘。茎多条簇生，具细条纹。基生叶基部略扩大
成鞘；叶片轮廓长卵形，二至三回羽状全裂，轮廓卵形，末回裂片线形，先端具小尖
头；茎上部叶少，极简化。复伞形花序顶生或侧生，边缘白色膜质；总苞片下部全缘，
上部羽状分裂；小总苞片先端一至二回羽状分裂；花瓣白色，长圆状倒卵形，先端具
内折小舌片；花柱2，后期向下反曲。分生果背腹扁压。花期8月，果期9~10月。

【**适宜生境**】生于海拔2000~4300m的山坡草地。

【**资源状况**】分布于香格里拉、德钦、玉龙等地。偶见。

【**入药部位**】根（膜苞藁本）。

【**功能主治**】解表，祛风利湿。用于风寒感冒。

蕨叶藁本
岩川芎、岩林、野川芎

Ligusticum pteridophyllum Franch.

【标本采集号】533324180819396LY

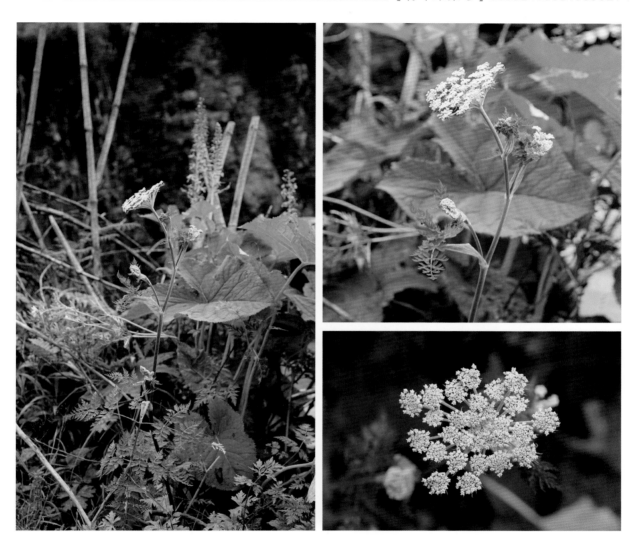

【形态特征】多年生草本。根状茎细长。茎直立，圆柱形，中空，具细条纹。基生叶及茎下部叶具长柄，基部扩大成鞘；叶片轮廓卵形，二至三回羽状全裂，末回羽片倒卵形至扇形，裂片先端具小尖头，脉上及边缘略粗糙；茎上部叶渐简化。复伞形花序顶生或侧生；花瓣白色，先端具内折小舌片；花柱基圆垫状，花柱2，后期向下反曲。分生果背腹扁压，椭圆形，侧棱扩大成翅。花期8~9月，果期10月。

【适宜生境】生于海拔2400~3300m的林下、草坡、水沟边。

【资源状况】分布于香格里拉、贡山、玉龙等地。偶见。

【入药部位】根（黑藁本）。

【功能主治】散寒，祛湿，止痛，镇静。用于胃寒痛，头痛，偏头痛，风寒感冒。

抽葶藁本 *Ligusticum scapiforme* Wolff

【标本采集号】5334210767

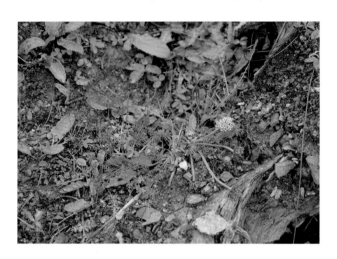

【形态特征】多年生草本。根颈被纤维状枯萎叶鞘。茎中空，有细条纹，上部无叶，呈花葶状。基生叶基部扩大成鞘，叶片轮廓长圆状披针形，二回羽状全裂。复伞形花序顶生，花序下常具毛环；总苞片早落；小总苞片 10，上部羽状分裂，裂片线形；花瓣白色，倒卵形，先端具内折小尖头，基部具爪；花柱基隆起，柱头 2，成熟时外弯。分生果背腹扁压，背棱稍突起。花期 6~8 月，果期 9~10 月。

【适宜生境】生于海拔 2700~3800m 的灌丛、草甸。

【资源状况】分布于香格里拉等地。偶见。

【入药部位】根状茎（抽葶藁本）。

【功能主治】解表，祛风利湿。用于风寒感冒。

澜沧囊瓣芹 洱源囊瓣芹
Pternopetalum delavayi (Franch.) Hand. -Mazz.

【标本采集号】5334210837

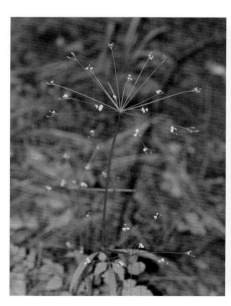 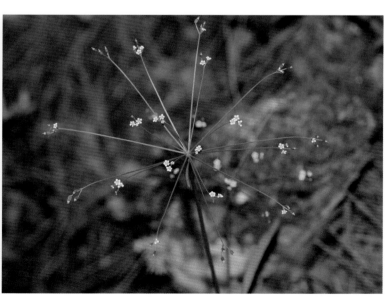

【形态特征】多年生草本。根圆锥形，有条纹。叶异形，茎下部和中部的叶有柄，叶柄基部扩大成鞘；叶片二回三出分裂，裂片半圆形至菱形，边缘有锯齿，边缘及脉上被粗伏毛；茎中部的叶片有时呈现下部叶与上部叶之间的过渡形态；茎上部的叶片线形。复伞形花序无总苞；小伞形花序有花 2~4，通常 3；花瓣白色，圆扇形或阔倒卵形，顶端微凹，有内折小舌片。果实长卵形。花、果期 7~9 月。

【适宜生境】生于海拔 2300~3600m 的山涧、河边、灌丛、草坡及林下。

【资源状况】分布于香格里拉、德钦、维西、贡山、玉龙等地。偶见。

【入药部位】根（澜沧囊瓣芹）。

【功能主治】安神定惊。用于小儿惊风。

美丽棱子芹 战果
Pleurospermum amabile Craib ex W. W. Smith

【标本采集号】5334211038

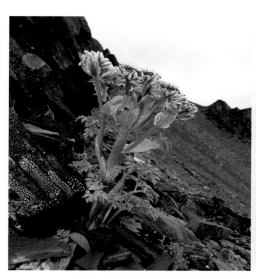
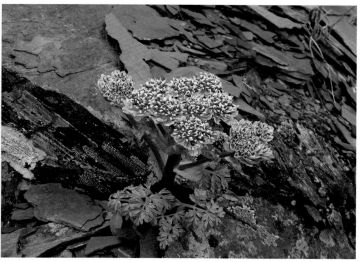

【形态特征】多年生草本。茎带堇紫色，基部有残存的叶鞘。三至四回羽状复叶；基部叶片轮廓宽三角形，末回裂片狭卵形，边缘羽状深裂；上部叶柄变短或近于无柄；叶鞘膜质，近圆形或宽卵形，有紫色脉纹，边缘啮蚀状分裂。顶生伞形花序；总苞片顶端叶状分裂，边缘啮蚀状；小总苞片长圆形或倒披针形；白色膜质有紫色脉纹，边缘啮蚀状；花紫红色；萼齿明显，三角形；花瓣倒卵形，基部有爪，顶端有小舌片，内曲；花药暗紫色。果棱有明显的微波状齿。花期 8~9 月，果期 9~10 月。

【适宜生境】生于海拔 3600~5100m 的山坡草地或灌丛。

【资源状况】分布于香格里拉、德钦等地。少见。

【入药部位】根（美丽棱子芹）。

【功能主治】解毒。用于食物中毒，虫蛇咬伤。

粗茎棱子芹 *Pleurospermum crassicaule* Wolff

【标本采集号】5333241809221002LY

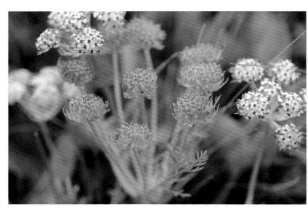
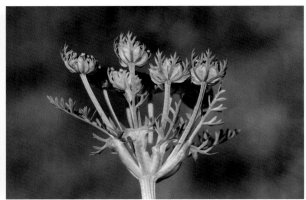

【形态特征】多年生草本。根粗壮，颈部围以残留叶鞘。茎直立，有细条棱。基生叶叶柄下部变宽呈鞘状，叶片轮廓长圆形或长圆状披针形，通常近二回羽状分裂；茎生叶有较短的柄。顶生复伞形花序；总苞片叶状；小总苞片 5~8，宽卵形；花瓣白色或淡黄绿色，有时带紫红色，宽卵圆形，基部有爪；花药紫红色。果实长圆形，暗绿色，果棱呈较宽的波状褶皱，表面密生水泡状微突起。花期 9~10 月。

【适宜生境】生于海拔 3000~4500m 的山坡草地。

【资源状况】分布于德钦、贡山等地。偶见。

【入药部位】花（粗茎棱子芹）。

【功能主治】滋补健胃。用于脾胃虚弱，食少纳呆，面色萎黄。

宝兴棱子芹 *Pleurospermum davidii* Franch.

【标本采集号】5334210424

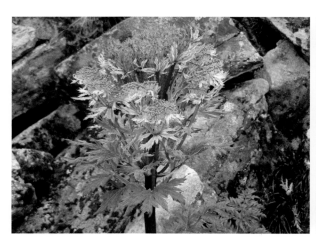
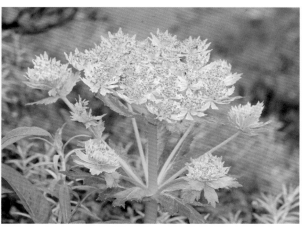

【形态特征】粗壮多年生草本。根粗壮，残存褐色叶鞘。茎中空，有细条棱。基生叶或下部叶有较长的柄，叶基部扩展成鞘状，三角状卵形，三出式三回羽状分裂；上部的叶有较短的柄。顶生复伞形花序较大；总苞片、小苞片 6~9，倒披针形，有膜质边缘；花多数，白色，顶端尖，基部有爪。果实卵形，果棱有翅，密生突起。花期 7 月，果期 8~9 月。

【适宜生境】生于海拔 3200~4000m 的山坡草地。

【资源状况】分布于香格里拉、兰坪等地。偶见。

【入药部位】根（宝兴棱子芹）。

【功能主治】滋补，解毒。用于体虚，食物中毒。

丽江棱子芹　萝卜参、臭棱子芹
Pleurospermum foetens Franch.

【标本采集号】5334210460

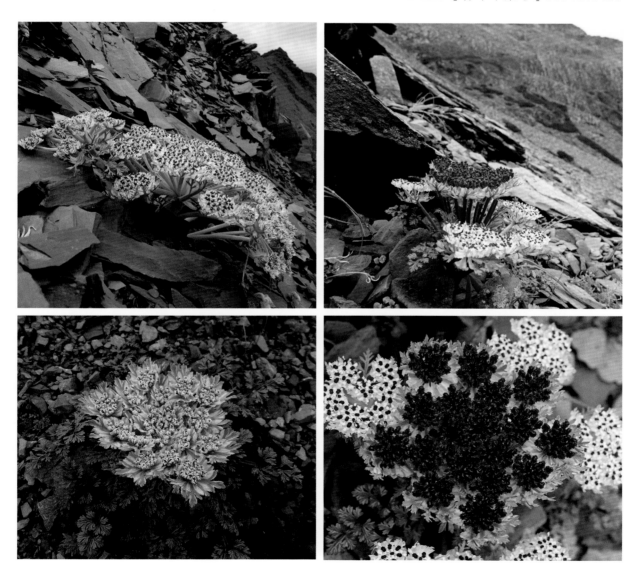

【形态特征】多年生草本，茎、叶和花序常带紫色，有奇臭。根颈部残存褐色叶鞘。茎有条棱，有粗糙毛。基生叶或茎下部的叶有长柄，叶柄基部扩展成膜质鞘状；叶片轮廓长圆形，二至三回羽状分裂，边缘和沿叶脉略粗糙；茎上部叶简化，有较短的柄。顶生复伞形花序较大；总苞片有膜质边缘；花多数，花瓣白色或粉红色，基部明显有爪。果实表面密生水泡状微突起。花期 7 月，果期 8~9 月。

【适宜生境】生于海拔 3800~4000m 的高山石质山坡上。

【资源状况】分布于德钦、维西、玉龙等地。偶见。

【入药部位】根（丽江棱子芹）。

【功能主治】滋补，解毒。用于体虚，食物中毒。

西藏棱子芹 战果

Pleurospermum hookeri C. B. Clarke var. *thomsonii* C. B. Clarke

【标本采集号】5334211040

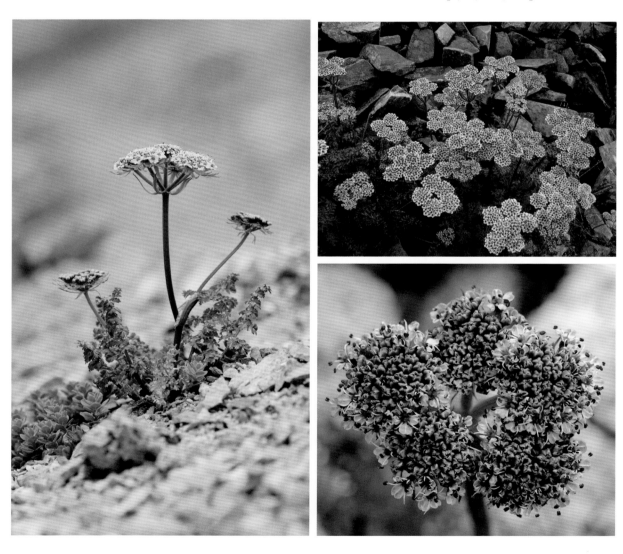

【形态特征】多年生草本，全体无毛。茎直立，有条棱。基生叶多数，叶柄基部扩展呈鞘状抱茎；叶片轮廓三角形，二至三回羽状分裂；茎上部的叶少数，简化，叶柄只有鞘状部分。复伞形花序顶生；总苞片披针形，边缘膜质；伞幅有条棱，花白色，花瓣近圆形，顶端有内折的小舌片，基部有短爪；花药暗紫色。果实卵圆形，果棱有狭翅。花期 8 月，果期 9~10 月。

【适宜生境】生于海拔 3500~4500m 的山梁草坡上。

【资源状况】分布于香格里拉、德钦、维西、玉龙等地。偶见。

【入药部位】全草（紫茎棱子芹）。

【功能主治】散寒，祛风，理气活血，止痛。用于月经不调、瘀滞腹痛。

五匹青 亮火虫、岩棕、滇羌活
Pternopetalum vulgare (Dunn) Hand. -Mazz.

【标本采集号】ZM281

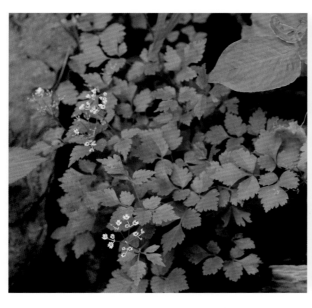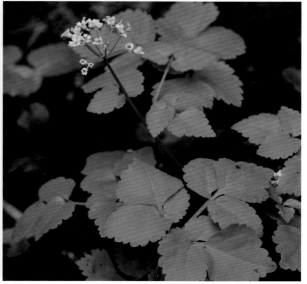

【形态特征】多年生草本。根肉质，粗线形。根状茎粗糙，有节；茎中空。基生叶有长柄，基部有宽膜质叶鞘，叶片通常是一回三出分裂，或近于二回三出分裂，裂片纸质，卵形，长卵形或菱形，沿叶脉和叶缘有粗伏毛；茎生叶和基生叶同形，无柄或有短柄。复伞形花序无总苞；小总苞片线状披针形；花瓣白色至浅紫色，倒卵形至长圆形。果实长卵形，果棱微粗糙或有丝状细齿。花、果期 4~7 月。

【适宜生境】生于海拔 1400~3500m 的山谷、沟边或林下荫蔽湿润处。

【资源状况】分布于维西、泸水、福贡、玉龙等地。偶见。

【入药部位】根（紫金砂）。

【功能主治】散寒，理气，止痛。用于胃痛，腹痛，胸胁痛。

蛇床茴芹 北京茴芹
Pimpinella cnidioides Pearson ex Wolff

【标本采集号】5334210618

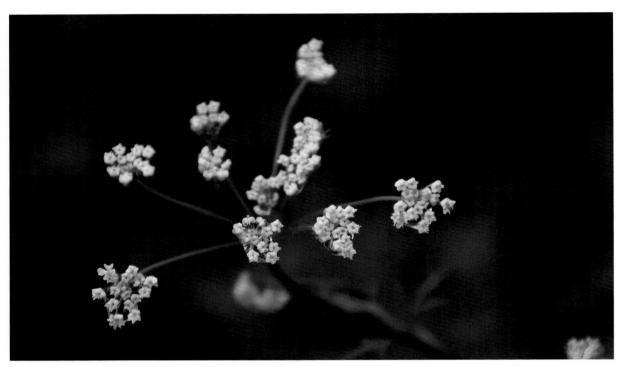

【形态特征】多年生草本。茎直立，中空，外有细条纹，被疏柔毛。基生叶和茎下部叶有柄，叶片二回羽状分裂，全缘，有疏柔毛；茎上部叶较小，无柄，羽状分裂，裂片线形。伞形花序有短梗；无总苞片；花瓣倒卵形，白色，基部有短爪，小舌片内折。果实卵形。花、果期6~9月。

【适宜生境】生于山地草坡上。

【资源状况】分布于香格里拉等地。偶见。

【入药部位】全草（蛇床茴芹）。

【功能主治】祛风除湿，行气健胃。用于外感表证，风湿痹痛，气血不畅，脾胃虚弱。

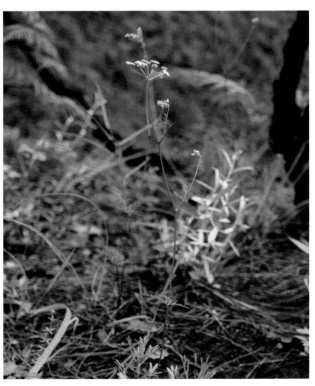

杏叶茴芹
羊膻臭、马蹄防风、杏叶防风
Pimpinella candolleana Wight et Arn.

【标本采集号】5334210941

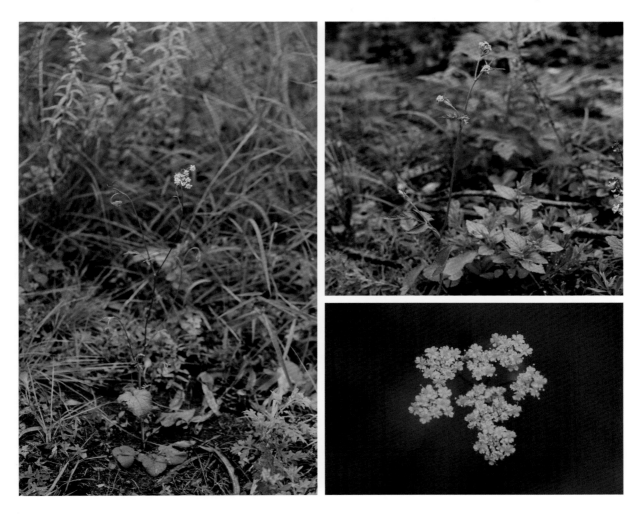

【形态特征】多年生草本。茎常单生，被柔毛。基生叶有柄、叶鞘，有毛，叶片不分裂，心形，稀为三出分裂，近革质，边缘有齿；茎生叶少，中、下部叶有柄；单叶或三出分裂；上部叶较小，有短柄或无柄，叶片3裂或一至二回羽状分裂。复伞形花序少，有长梗；通常无总苞片，伞幅有毛；花瓣白色，间或微带红色，倒心形，有内折的小舌片，背面有毛；花柱向两侧弯曲。果实卵球形，果棱线形。花、果期6~10月。

【适宜生境】生于海拔1350~3500m的灌丛、草坡、沟边、路旁或林下。

【资源状况】分布于香格里拉、德钦、泸水、福贡、玉龙等地。偶见。

【入药部位】全草（杏叶防风）。

【功能主治】行气温中，祛风除湿，活血消肿。用于胸腹冷痛，胃痛，筋骨痛，风湿麻木，跌打损伤，瘰疬，肿毒。

异叶茴芹 八月白、鹅脚板、骚羊股
Pimpinella diversifolia DC.

【标本采集号】5334210679

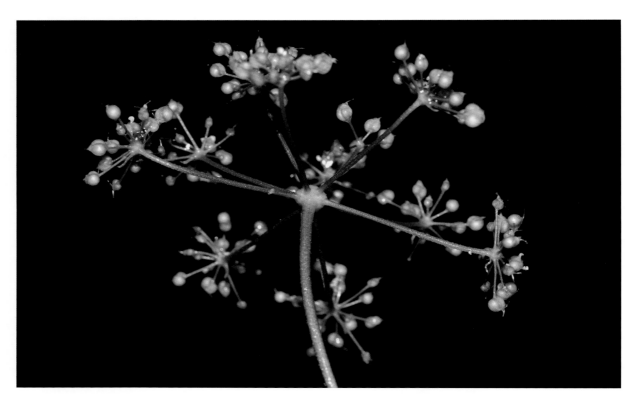

【形态特征】多年生草本。通常为须根，茎有条纹，被柔毛。叶异形，基生叶有长柄；叶片三出分裂，裂片卵圆形，纸质；具叶鞘，裂片边缘有锯齿；茎中、下部叶片三出分裂或羽状分裂；茎上部叶较小，有短柄或无柄，具叶鞘，叶片羽状分裂或 3 裂。通常无总苞片；小伞形花序有花 6~20；花瓣倒卵形，白色，顶端凹陷，小舌片内折，背面有毛。幼果卵形，近于无毛，果棱线形。花、果期 5~10 月。

【适宜生境】生于海拔 160~3300m 的山坡草丛中、沟边或林下。

【资源状况】分布于香格里拉、德钦、贡山、玉龙等地。偶见。

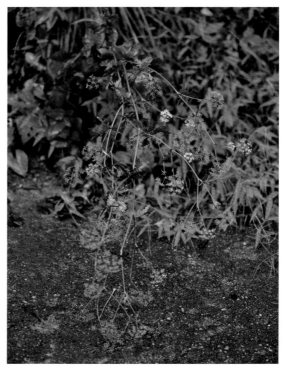

【入药部位】全草（鹅脚板）。

【功能主治】祛风活血，解毒消肿。用于感冒，痢疾，黄疸；外用于跌打损伤，毒蛇咬伤，皮肤瘙痒。

川滇变豆菜 五角枫、三台草、草三角枫
Sanicula astrantiifolia Wolff ex Kretschmer

【标本采集号】5334210514

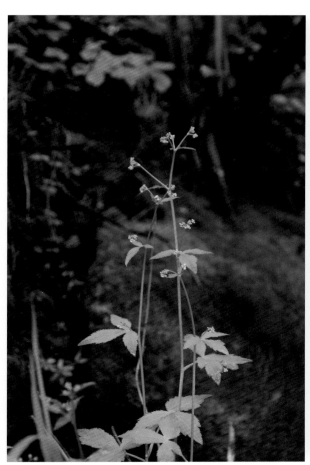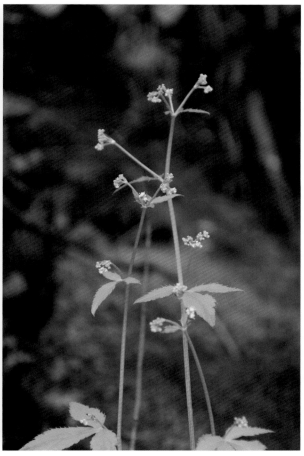

【形态特征】多年生草本。根短而粗。基生叶纸质或近革质，圆肾形，掌状 3 深裂，裂片边缘有锯齿或间有复锯齿，齿端有短刺毛；茎生叶的形状同基生叶；最上部的叶片小，有短柄至无柄，3 深裂。花序呈二歧叉状分枝；花瓣绿白色或粉红色，近中部开始向内弯曲；雌花萼片和花瓣同雄花。果实下部皮刺短，上部的皮刺呈钩状，油管小。花、果期 7~10 月。

【适宜生境】生于海拔 1932~3000m 的河边杂木林下、山坡草地。

【资源状况】分布于香格里拉、德钦、维西、贡山、福贡、兰坪、玉龙等地。偶见。

【入药部位】全草、根（小黑药）。

【功能主治】补肺，益肾。用于肺痨，肾虚腰痛，头昏。

鳞果变豆菜 矮变豆菜、肾叶变豆菜
Sanicula hacquetioides Franch.

【标本采集号】5334210184

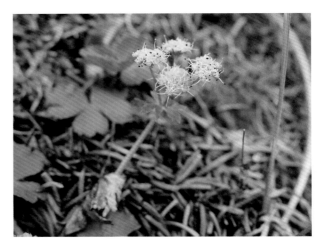

【形态特征】草本。根状茎短，侧根纤细。茎光滑，软弱，不分枝。基部有透明的膜质鞘；叶片圆形或心状圆形，两面无毛，掌状 3 深裂。伞形花序顶生，不分枝；总苞片叶状、对生；小总苞片披针形或卵状披针形；小伞形花序有花 10~15，白色、灰白色或淡粉红色，顶端向内深凹，呈耳廓状；两性花通常 1~3，无柄；雌花萼齿和花瓣的形状同雄花。果实表面有鳞片状和瘤状突起。花、果期 5~9 月。

【适宜生境】生于海拔 2650~3800m 的空旷草地、山坡路旁、林下及河沟边草丛中。

【资源状况】分布于香格里拉、德钦、维西、贡山、玉龙等地。偶见。

【入药部位】全草（鳞果变豆菜）。

【功能主治】化痰，祛风，通经。用于风寒感冒，扁桃体炎，百日咳，经闭，乳痈，膀胱结石。

小窃衣 华南鹤虱、粘粘草、破子草
Torilis japonica (Houtt.) DC.

【标本采集号】5334210855

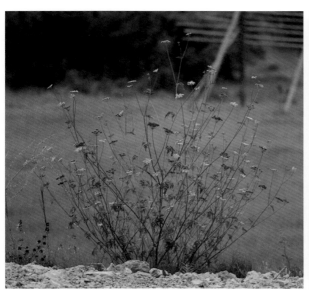

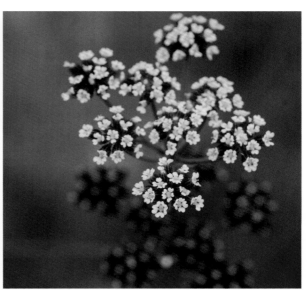

【**形态特征**】一年或多年生草本。主根细长，棕黄色。茎有纵条纹及刺毛。叶柄下部有窄膜质的叶鞘；叶片长卵形，一至二回羽状分裂，两面生粗毛。复伞形花序顶生或腋生；花序梗有倒生的刺毛；总苞片线形；伞幅有向上的刺毛；花瓣白色、紫红色或蓝紫色，外面被粗毛。果实有内弯或呈钩状的皮刺。花、果期 4~10 月。

【**适宜生境**】生于海拔 150~3060m 的杂木林下、林缘、路旁、河沟边及溪边草丛。

【**资源状况**】分布于香格里拉、德钦、维西、贡山、福贡、玉龙等地。偶见。

【**入药部位**】果（小窃衣）。

【**功能主治**】杀虫。用于虫积胀痛，驱蛔虫。

窃衣　臭毛虫草、草粘子、水防风
Torilis scabra (Thunb.) DC.

【标本采集号】3229010116

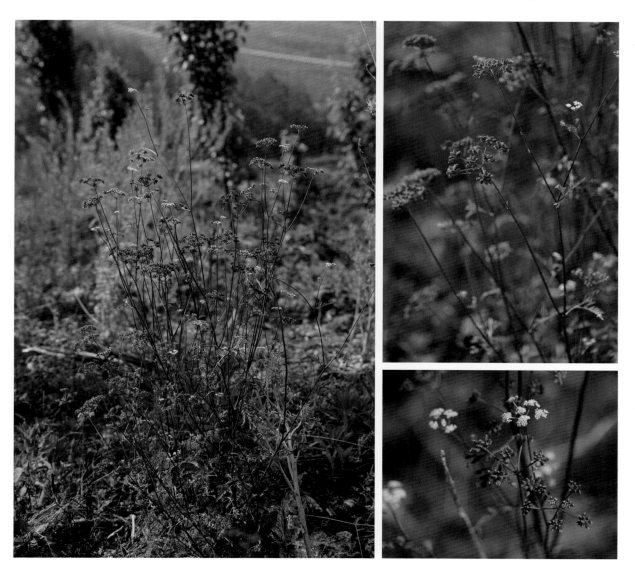

【形态特征】一年生或多年生草本。茎单生，有分枝，有细直纹和刺毛。叶卵形，一至二回羽状分裂，小叶片披针状卵形，羽状深裂。复伞形花序顶生和腋生；总苞片通常无，很少1，钻形或线形；伞幅2~4，粗壮，有纵棱及向上紧贴的粗毛；小总苞片5~8，钻形或线形。果实长圆形。花、果期4~11月。

【适宜生境】生于海拔250~2400m的山坡、林下、河边及草丛中。

【资源状况】分布于玉龙等地。偶见。

【入药部位】果（窃衣）。

【功能主治】清热解毒。用于祛风湿，杀虫。

西藏凹乳芹 独脚当归、野当归、西归
Vicatia thibetica de Boiss.

【标本采集号】ZM504

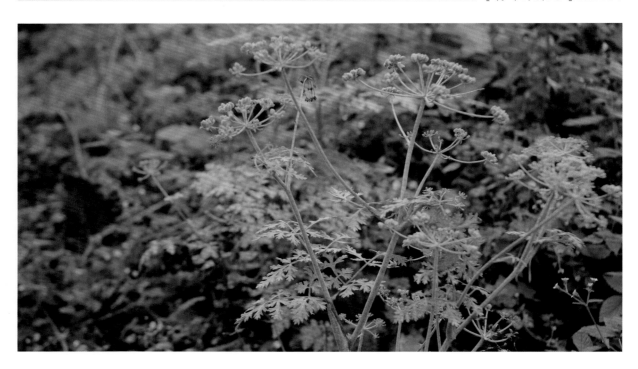

【形态特征】乔木，稀灌木。根圆锥形，表面棕黄色，顶端有细密环纹。茎直立，中空，有细条纹，除伞幅基部有短糙毛外；全株光滑无毛。基生叶及茎生叶为二至三回三出式羽状复叶；叶片近三角形；顶部的茎生叶简化成鞘状。复伞形花序；花瓣白色或略带红色，倒卵形，基部有短爪。分生果长圆形或卵形，成熟后棕色。花期6~8月，果期8~9月。

【适宜生境】生于海拔2700~4000m的山坡、草地、林下、河滩及灌丛。

【资源状况】分布于德钦、玉龙等地。偶见。

【入药部位】根（西藏凹乳芹）。

【功能主治】滋补，除湿，止痒。用于胃寒，腰肾寒痛，痰涎，风湿瘙痒。

岩梅科

岩　匙　白奴花、岩菠菜、石莲
Berneuxia thibetica Decne.

【标本采集号】533324180426117LY

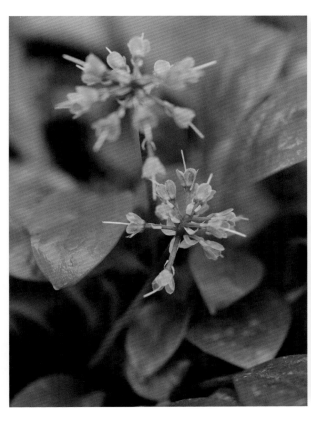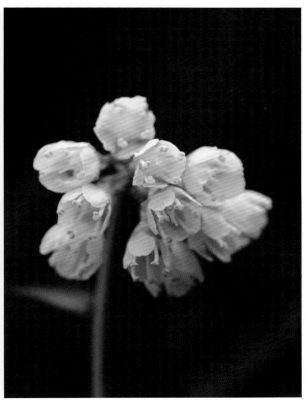

【形态特征】多年生草本。根状茎粗壮，木质，几直立，稍弯曲，褐色或暗褐色，顶端发出莲座状的叶丛。叶基生，革质，倒卵状匙形或椭圆状匙形，全缘，反卷。伞形总状花序；花梗常红色，微具短柔毛；花白色，两性，整齐；萼片5，阔椭圆形或卵状披针形；花冠钟状，深5裂，裂片舌状或矩圆形，膜质，全缘；雄蕊5，退化雄蕊5。蒴果圆球形。花期4~6月，果期8~9月。

【适宜生境】生于海拔1700~3500m的高山或中山林中潮湿地区。

【资源状况】分布于德钦、维西、贡山、福贡、玉龙等地。偶见。

【入药部位】全草（岩筋菜）。

【功能主治】散寒平喘，消炎镇痛。用于感冒，风寒咳嗽，劳伤，哮喘，跌打损伤。

红花岩梅 *Diapensia purpurea* Diels

【标本采集号】5334210149

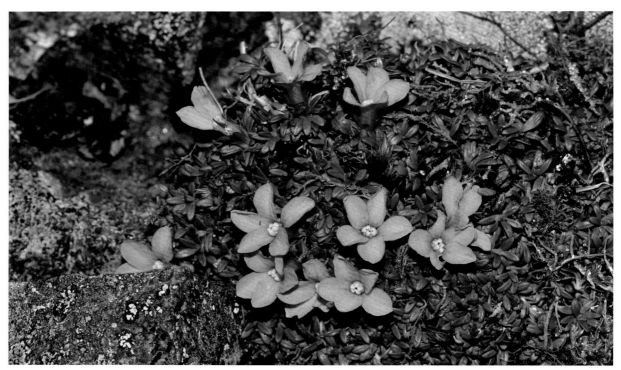

【形态特征】常绿垫状平卧半灌木，多分枝。主根圆柱形，粗壮。主茎极短。叶密生于茎上，革质，匙状椭圆形或匙状长圆形，全缘，反卷，上面无气孔，有细乳头状突起；叶柄具窄翅，下部膨大，抱茎，通常宿存于老枝上。花单生于枝顶端，蔷薇紫色或粉红色，几无梗；萼片5，分离，匙形或长圆形；花冠圆筒形，檐部5裂；雄蕊5，退化雄蕊5。蒴果圆球形，带褐绿色。花、果期6~8月。

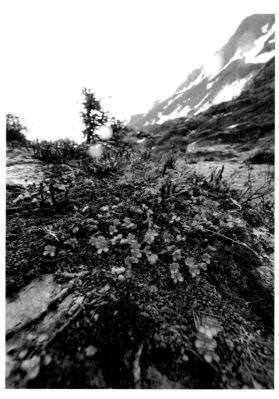

【适宜生境】生于海拔2600~4500m的山顶或荒坡岩壁上。

【资源状况】分布于香格里拉、德钦、维西、贡山、泸水、福贡、玉龙等地。偶见。

【入药部位】全草（红花岩梅）。

【功能主治】祛风除湿，活血消肿。